JN252053

GREEN NOTE

消化器内科グリーンノート

木下芳一 編著
島根大学内科学第二 教授

中外医学社

■執筆者（執筆順）

木 下 芳 一　島根大学第二内科教授
濱 本 直 治　はまもと内科クリニック理事長
吉野生季三　津田小学校前よしの医院院長
福 原 寛 之　出雲市立総合医療センター総合診療科医長
佐 藤 秀 一　島根大学医学部附属病院光学医療診療部准教授
齋 藤 　 宰　松江赤十字病院消化器内科
戎 谷 　 力　兵庫県立加古川医療センター消化器内科医長
相 見 正 史　島根県立中央病院消化器科医長
安 積 貴 年　国際医療福祉大学臨床医学研究センター准教授
天 野 祐 二　国際医療福祉大学臨床医学研究センター教授
結 城 美 佳　出雲市立総合医療センター内科医長
福 庭 暢 彦　島根大学第二内科助教
結 城 崇 史　松江赤十字病院消化器内科副部長
森 山 一 郎　島根大学医学部附属病院腫瘍センター学内講師
三 宅 達 也　島根大学第二内科講師
松 田 佳 世　島根大学第二内科
田 中 志 乃　島根県環境保健公社総合健診センター副所長
三 代 知 子　島根県環境保健公社総合健診センター
末 次 　 浩　松江赤十字病院健診部病院付部長
奥 山 俊 彦　倉敷成人病センター内科部長
石 原 俊 治　島根大学第二内科准教授
数 森 秀 章　松江生協病院消化器内科部長
勝 部 知 子　松江赤十字病院健診部副部長
飛 田 博 史　島根大学第二内科助教

橋 本 朋 之　はしもと内科クリニック院長
濱 本 幸 子　はまもと内科クリニック副院長
内 藤 潤 美　松江記念病院健康支援部部長
磯 田 和 樹　島根大学第二内科
越 野 健 司　たまゆ内科クリニック院長
宮 岡 裕 子　寿生病院内科
新 垣 美 佐　益田地域医療センター医師会病院内科部長
福 山 知 香　島根大学第二内科
柴垣広太郎　島根大学第二内科助教
本 田 千 恵　寿生苑
猪 俣 泰 典　島根大学医学部放射線医学講座放射線腫瘍学教授
合 原 大 博　昭和医院院長
泉　　大 輔　島根大学第二内科
深 澤 厚 輔　市立加西病院消化器内科副部長
宇 野 吾 一　隠岐病院内科
三 上 博 信　島根大学第二内科
三 島 義 之　島根大学第二内科助教
大 嶋 直 樹　島根大学第二内科助教
河 村　　朗　神戸低侵襲がん医療センター消化器内科部長
福 田　　亮　郷原医院院長
花 岡 拓 哉　松江赤十字病院消化器内科副部長
赤 木 收 二　福山大学生命工学部生命栄養科学科教授
岡 本 栄 祐　益田赤十字病院内科部長
高 下 成 明　島根県立中央病院中央診療部長

内田　靖	松江赤十字病院検査部部長
古田晃一朗	益田赤十字病院医療技術部長
藤澤智雄	福山市民病院内科科長
三木雅治	姫路愛和病院内科
仁科雅良	島根大学医学部救急医学教授
谷村隆志	松江市立病院消化器内科副部長
藤代浩史	島根県立中央病院消化器科部長
多田育賢	松江赤十字病院消化器内科
駒澤慶憲	出雲市立総合医療センター内科部長
宮岡洋一	島根県立中央病院内視鏡科部長
古田賢司	おおつ内科クリニック院長
沖田浩一	沖田内科医院院長
楠　龍策	島根県立中央病院消化器科医長
園山浩紀	島根大学第二内科
足立経一	島根県環境保健公社総合健診センター所長
大原俊二	姫路愛和病院内科
雫　稔弘	出雲市立総合医療センター病院事業管理者
岡田真由美	島根大学第二内科
沖本英子	島根大学第二内科
福田直樹	福田医院副院長
石村典久	島根大学第二内科講師
小林祥也	出雲市立総合医療センター内科医長
三代　剛	島根大学第二内科助教
角　昇平	島根大学第二内科

川島耕作　島根大学第二内科助教

角田　力　高槻病院消化器内科医長

山之内智志　島根県立中央病院消化器科医長

古谷聡史　島根県立中央病院内視鏡科医長

清村志乃　日高病院

高取健人　大山病院消化器内科医長

矢﨑友隆　島根大学第二内科

新垣昌利　米子東病院内科

石根潤一　加藤病院消化器内科

石田周幸　大田市立病院消化器科医長

黒河内和貴　島根大学医学部総合医療学講座・
大田総合医育成センター内科教授

増原昌明　大田市立病院消化器科部長

楠　真帆　島根大学第二内科

加藤隆夫　兵庫県立淡路医療センター消化器内科医長

森藤吉哉　札幌道都病院内科医長

串山義則　松江赤十字病院消化器内科部長

高橋芳子　出雲市立総合医療センター内科・消化器科医長

天野和寿　益田赤十字病院第二内科部長

芦沢信雄　地域医療機能推進機構玉造病院副院長

今岡　大　国立がん研究センター東病院肝胆膵内科

伊藤聡子　ベルランド総合病院医長

森田照美　鳥取生協病院消化器内科診療部長

山下詔嗣　島根大学第二内科

序　文

消化器内科領域の研修を行う研修医，若手医師の診療の参考になる携帯可能なガイドブック的な教科書を目指して消化器内科グリーンノートを編集させていただきました．執筆は島根大学消化器内科・肝臓内科のスタッフと関連の施設の先生方を中心に，専門の先生方のサポートをいただき，消化器疾患の診療であれば救急室でも外来でも，病棟でも役立つように作成されています．本書の構成は診断の基本，治療の基本として診断や治療に用いられる手技や薬剤などの解説が最初に記載されています．それに続いて救急外来を受診することが多い消化器疾患への基本的な対応が書かれております．本書があれば救急外来で困ることが少なくなると思います．また，一般外来を受診する患者の主訴となりやすい症状，徴候に関しても一般外来での対応としてまとめております．外来で患者の病状が把握できなくて，どのように診断確定と治療を行ったらよいか迷うことが少なくなると思います．これらの総論的な記載に続いて消化器疾患各論として，各消化器疾患の診療方法が記載されています．

本書はポケットに入るサイズの小さなガイドブックです．この小さな本の中に記載できるボリュームは多くはありません．このため，何を記載し，何を記載しないかは大変重要な選択となります．本書は利用者として研修医や若手医師にフォーカスを絞って，彼らが救急室で，外来で，病棟で消化器疾患の患者，消化器症状を訴える患者を診療するときに役立つことを目指して編集と執筆がなされております．このため，本書には最先端医療に関する記載は多くはありませんが，本書を参考にしていただきますと消化器疾患の診療の基本が手に取るようにわかり，普段の診療で困ることはないだろうと考えております．

最近は，若手の先生たちは，診療の現場でも疑問があるとすぐにスマホを取り出して検索をしているようです．スマホで検索することも良い方法の 1 つだと思いますが，得られる情報が玉石混合となりやすいと考えられます．本書はスマホよりは，すこし大きくなりますが，白衣のポケットに本書を入れて消化器系の研修を行っている若手医師が増えてくることを願っております．

2016 年 10 月

島根大学内科学第二 教授　木下芳一

目　次

Ⅰ. 総　論

Ⅱ. 診断の基本

Ⅲ. 治療の基本

I

総論

1 消化器臓器の構造と生理機能

消化器臓器は胎生期の内胚葉から形成された臓器で元は1本の管腔とそこから枝分かれして伸びていった臓器で形成される．口腔と唾液腺，咽頭，食道，胃，十二指腸，空腸，回腸，大腸，肛門，胆嚢と胆管，肝臓，膵臓で構成されている．これらの臓器には消化管内に取り込んだ食物の情報やその消化状態をモニターして，その状態に応じて消化管を最適な状態にコントロールするために大量の神経細胞，内分泌細胞が存在し，神経やホルモンの指示を受けて消化液を分泌する外分泌細胞，消化管の動きの原動力である平滑筋細胞，消化管内から侵入する病原微生物に対抗するための体内最大の免疫担当細胞集団が存在している．人は消化器臓器の機能を最大に発揮させるように進化してきた．

消化器臓器の最も重要な生理機能は食べ物を消化吸収して，それを体に必要で安全な成分に変換することである．消化器臓器はこの目的のためにさまざまな生理機能を有している．消化器疾患を理解するためには消化器臓器の構造と生理機能を理解しておくことが重要である．

口腔と唾液腺

口腔は随意筋である横紋筋と扁平上皮で構成される．口腔は多数存在する小唾液腺と耳下腺，顎下腺，舌下腺の3つの大唾液腺から分泌される唾液で常に湿っている．歯が存在するが，歯と周囲組織の間の歯周ポケット部分は細菌感染を受けやすく，血管との距離も近いため，細菌の成分が血管内に侵入しやすい．口腔の後ろには大型の免疫リンパ組織である扁桃が存在し，唾液には高濃度のIgA抗体と上皮増殖因子（EGF）が含まれ感染防御と損傷修復能を担っている．

口腔と唾液腺の主な生理機能は食物を咀嚼しながら，それに唾液を加えてまとめ食物塊を作るとともに，表面を粘液でコーティングし安全に嚥下しやすくしている．これに加えて唾液中のIgAやペロキシダーゼによる殺菌作用，上皮増殖因子（EGF）による損傷治癒促進作用も重要である．唾液のアミラーゼによる消化作用は食物が胃内に入るとpHが低下してアミラーゼの至適pHを逸脱するため重要なものとは考えられていない．

咽頭

随意筋である横紋筋と扁平上皮，その裏打ちをしているリンパ組織より構成されている．外部刺激を直接受けやすい部位に存在する．喉頭と共同して食道に運ぶべき食物と気管に入るべき空気を分離することが重要な機能である．

食道

長さ約20cmの管腔臓器で口側3分の1は横紋筋で肛門側3分の2は平滑筋で構成されている．粘膜は扁平上皮で食道下端部に扁平上皮が円柱上皮に突然移行するsquamo-columnar junction（SCJ）が存在している．食道下端部には粘液，重炭酸を分泌する固有食道腺，食道噴門腺が存在し胃液の逆流に伴う食道粘膜傷害の防御機構となっている．食道の筋層は輪走筋層と縦走筋層からなり輪走筋の収縮で空虚時は縦方向の襞が数条形成されている．食道上部の腹側には気管が背側には大動脈が存在している．食道下端部は周囲を横隔膜脚で囲まれ食道壁自体の括約筋機構と横隔膜脚の外部圧迫の協調が下部食道括約筋機構を形成している．

食道は嚥下された食べ物を咽頭部から胃にまで運搬するのが主な機能である．食道の上端部は上部食道括約筋部と呼ばれ常時収縮しており，食べ物が通過するときにだけ弛緩して食物塊を通過させる．食物塊が食道内に入ると食道体部が口側端から順次蠕動運動を行って食物塊を食道下部に輸送するとともに食道胃移行部に存在する下部食道括約筋部の収縮を解除して胃へのルートを確保するとともに食物塊より肛門側の食道内の内圧上昇を抑制する．食道の蠕動波の伝搬速度は秒速 4 ～ 5cm 程度であるため食物塊が食道を通過するためには 4 ～ 5 秒かかることになる．このような嚥下に伴う食道蠕動運動を一次蠕動と呼び，嚥下運動がなくても食道内腔が胃食道逆流などで拡張すればみられる蠕動運動を二次蠕動と呼んでいる．二次蠕動は胃内容物の食道内逆流が出現したときにこれを胃内に排出するために重要であると考えられている．食道体部の蠕動運動，食道下端部の下部食道括約筋部の収縮運動には異常が生じやすい．

胃

胃体部・底部と前庭部より構成された管腔臓器で糖蛋白よりなる粘液と粘液層の内に重炭酸を分泌しうる円柱上皮で覆われている．胃の上皮は透過性が低く，胃内に存在する塩酸やペプシンが粘膜内に侵入しない構造となっている．体部・底部では胃粘膜は塩酸を産生する壁細胞，ペプシノーゲンを産生する主細胞，ヒスタミンを分泌する ECL 細胞を中心とした内分泌細胞を含む胃底腺を有している．一方，前庭部では粘液分泌細胞とガストリンを分泌する内分泌細胞である G 細胞を含む幽門腺を有している．胃底腺粘膜と幽門腺粘膜の境界は内視鏡検査で同定可能で腺境界と呼ばれる．筋層は輪走筋，縦走筋に加えて胃体部は斜走筋層を有している．前庭部は筋層の厚い幽門輪を経て十二指腸につながる．

胃は食物を貯蔵する，殺菌する，消化する，という複雑な生理機能を有している．食事として摂取された食べ物はいったん胃の底部に貯蔵される．胃の底部に食物を貯蔵するために胃底部，体部は食物の摂取に伴って拡張し胃内腔を広くすることで内圧の上昇を抑えている．このような食事に伴う胃の拡張反射を適応性弛緩と呼んでいる．適応性弛緩がうまく働かないと少し食事をしただけで胃内圧が上昇し胃の飽満感などの症状が出現しやすい．適応性弛緩の働きでいったん胃底部に貯蔵された食べ物は塩酸と消化酵素が混合されるとともに，少しずつ胃前庭部に運ばれて化学的，物理的消化が行われる．

唾液中には約 10^8/mL の細菌が存在し食物中にも多数の細菌が存在している．胃内ではこれを殺菌し菌数は 10^2/mL 程度にまで減少する．この殺菌作用は主に胃内が塩酸で pH1 ～ 2 に低下することで行われている．酸性条件で活性を持つ消化酵素であるペプシンと胃の前庭部の粉砕運動によって物理化学的に食物を消化し，食物の大きさが 2mm 程度より小さくなるまで消化された食物は順次幽門輪を通過して十二指腸に流入する．食後期胃運動では 2mm よりも大きな食物塊は胃から十二指腸へは排出されない．

十二指腸

球部，下行脚，水平脚，上行脚より構成されている．平滑筋層と円柱上皮で構成されるが，上皮は胃粘膜上皮と違って透過性が高い腸型の上皮よりなる．表面を覆う上皮細胞には微絨毛が存在し表面積を増やして栄養物の吸収に都合のよい形態となっている．球部には粘液と重炭酸の分泌能が高いブルンネル腺が存在し胃酸の中和能が高い．下行脚には膵管，総胆管の共通開口部であるファーター乳頭部が存在している．ファーター乳頭部のすぐ口側には副膵管が開口する副乳頭が存在している．十二指腸の主要部分は後腹膜腔に存在しており後腹膜に固定されている．

胃から流入した酸性の食物と胃液の混合物の刺激を受けて十二指腸粘膜からセクレチンを分泌し重炭酸を含む膵液の分泌を促進して十二指腸内容を膵液の消化酵素の至適 pH である中性状態に戻す．十二指腸内の酸の存在は十二指腸の運動を亢進させ酸性の食物と膵液の混和を促進する．食物中の脂肪の刺激で十二指腸粘膜からコレシストキニンの分泌が起こり，コレシストキニンは胆嚢収縮を引き起こして食物と胆汁を混和して胆汁中の胆汁酸の界面活性化作用で脂肪分をミセル化して脂肪分解酵素であるリパーゼとの接触面積を大きくする．十二指腸粘膜からは鉄の吸収が行われる．

空腸，回腸

十二指腸に続く管腔臓器で微絨毛，絨毛，ケルクリング襞が存在し吸収面積を大きくしている．ケルクリングは口側の方が明瞭で肛門側になるほど不明瞭になる．腸間膜を有しており移動性が高いが腸間膜根が左上部から右下部へと移行するため，小腸も腹腔内の左上部から右下部へと移行する．空腸，回腸は透過性の高い吸収上皮で構成されているため，腸管内容物が吸収されやすい．このため内腔での細菌の繁殖を抑え有毒物質の産生や病原微生物の腸管粘膜内への侵入を抑える必要がある．このため抗菌物質を分泌するパネート細胞や IgA を分泌する免疫担当細胞さらに IgA に secretory component を付加できる上皮を有している．終末回腸はリンパ装置が発達しておりパイエル板と呼ばれる．

栄養物の吸収を主な生理機能としている．栄養物の消費を防ぎ，有害物質の産生を防ぐために免疫機能が発達しているとともに，食物の小腸内通過時間はわずか 5 ～ 6 時間で細菌が増殖する十分な時間を与えない．小腸内腔の腸内細菌数は健常者では低く抑えられているが，小腸内の食物通過が妨げられると細菌数の増加が起こりやすい．栄養物の吸収には小腸の部位によって違いがあり，小腸上部からは消化されやすい糖質の吸収が行われており，消化に時間のかかる脂肪の吸収は主に小腸下部から行われる．脂肪のミセル化の目的で小腸内に胆管を介して混入された胆汁酸は終末回腸から吸収回収され再使用される．ビタミンB_{12}も終末回腸から吸収される．このため，終末回腸に病変が生じる疾患では胆汁酸が大腸に大量に流入するため下痢を起こしやすくなるとともに，胆汁酸不足となり脂肪や脂溶性ビタミンの吸収が障害を受けやすい．ビタミンB_{12}の吸収も低下しやすい．

大腸

結腸と直腸よりなる．上行結腸と下行結腸は後腹膜に付着している腸管で，横行結腸とS状結腸は腸間膜を有する．直腸は周囲を結合織に囲まれ，下端部は肛門括約筋と直腸恥骨筋などの骨盤底筋群に囲まれて排便の調節に重要な役割を有している．上行結腸の下端部分には盲腸と虫垂が存在し炎症が起こりやすい．下行結腸からS状結腸には上腸間膜動脈と下腸間膜動脈の流入境界部位が存在し虚血性病変が起こりやすい．大腸内は抗菌物質が少なくなり，通過時間も1～2日と長くかかるため細菌が増殖しやすく，常在菌の種類と数が多い．

大腸は水分を再吸収するとともに多数の腸内細菌を有し腸内細菌の産生物をエネルギー源として，また生理活性物質として利用している．大腸内では右側結腸の内容物移動時間はゆっくりで左側結腸の移動時間は比較的早い．直腸内に移動すると排便反射が起こる．大腸内では腸内細菌の発酵によって短鎖脂肪酸やガスが産生されている．便の70～80%は水で7%は腸内細菌やその死骸，7%は食物残渣，7%は脱落上皮細胞である．またおならの主成分は窒素，水素，メタン等の無臭のガスであり，においの主成分は硫化水素であるとされている．

胆囊，胆管

肝のグリソン梢に存在する小葉間胆管が合流して肝内各部位の肝内胆管となり，それが合流して左右の肝葉の胆管から総肝管へとつながる．総肝管の下端部に胆囊につながる胆囊管が合流して総胆管となる．総胆管は健常者では太さが1cmを超えることがない．総胆管は下行して膵内を通過しファーター乳頭部の括約筋内で主膵管と合流して数mmの共通管を形成し十二指腸下行脚に開口する．胆管内圧は膵管内圧より低く，総胆管と主膵管の合流部がファーター乳頭部の括約筋に包まれる手前に存在すれば膵液が共通管を介して総胆管や胆囊内に流入することになる．この状態が膵・胆管合流異常と呼ばれる．胆囊，胆管は円柱上皮でおおわれ，その筋層は薄く炎症が胆道外に波及しやすい．胆囊壁の一部は肝下面に接着しており腫大すれば肝門部の総肝管や総胆管を圧迫することがある．また，胆囊粘膜に癌が発生すれば薄い壁を介して直接に肝臓内に侵入しやすい．

胆管の機能は肝臓で産生された胆汁を十二指腸まで運搬することであるが，多数の細菌を含む十二指腸内容物が胆管内に流入するのを防ぐためにファーター乳頭が逆流防止機能を担っている．ファーター乳頭機能が乳頭切開や手術操作で失われている場合には胆管炎や肝膿瘍の発症リスクが高まる．胆囊は胆汁を貯蔵するとともに濃縮しており胆囊内胆汁はコレステロール，ビリルビンの濃度が高くなり胆石が形成されやすい状態となっている．胆囊は食事に伴って迷走神経刺激を介して，さらに十二指腸粘膜から脂肪の刺激によって分泌されるコレシストキニンによって収縮し，その内容物を十二指腸内に排出する．

膵臓

頭部を十二指腸下行脚と水平脚に囲まれ，尾部を脾臓に接する後腹膜臓器で，頭部を総胆管が縦走し，中央よりやや口側を主膵管が横走している．主膵管は 3mm 程度までの太さを超えると異常であると判定される．主膵管は分岐しながら腺房につながり腺房の上皮細胞はトリプシンノーゲン，キモトリプシンノーゲン，アミラーゼ，リパーゼなどの消化酵素と重炭酸を分泌している．膵頭部と体部の境界部分で主膵管から分離する副膵管は膵頭部の頭側部を横走し副乳頭として十二指腸に開口する．膵臓は腹腔神経叢に近く，膵臓の炎症，腫瘍などは強い腹痛の原因となり易い．膵臓内には内分泌細胞の集塊であるランゲルハンス島が多数存在するが，インスリンを産生するβ細胞は膵尾部に多い．膵臓のすぐ頭側には腹腔動脈から分岐する脾動脈が，背側には脾静脈が存在しており，ランゲルハンス島から分泌されたインスリン，グルカゴンなどのホルモンは脾静脈に流入し門脈を経て肝臓に流入する．高齢となると膵の腺房の萎縮が起こり脂肪細胞に置き換えられていく．

膵臓の主な生理機能はその強力な外分泌，内分泌機能にある．でんぷんの分解酵素であるアミラーゼ，蛋白の分解酵素であるトリプシン，キモトリプシン，脂肪の分解酵素であるリパーゼを産生し主膵管を介して十二指腸内に分泌する．これらの分泌には十二指腸粘膜から分泌される消化管ホルモンであるセクレチンやコレシストキニンが刺激因子となる．さらに膵液中には高濃度の重炭酸が含まれており胃液で酸性状態となった食物を膵液の酵素の至適 pH である中性状態にまで中和する．膵液はカルシウムの過飽和状態にあるが保護コロイドとして作用する Reg 蛋白が膵液中に大量に含まれているためにカルシウムの析出が起こらない．ただし，アルコール性慢性膵炎などで Reg 蛋白の産生が低下すると膵結石が形成される．

肝臓

重さ 1.5kg に達する大型臓器で肝細胞，クッパー細胞，星細胞と血管，胆管，免疫担当細胞，間葉系細胞などで構成されている．肝臓には肝動脈と門脈が流入し肝動脈から 30%程度の血流を残りの 70%の血流を門脈から得ている．門脈は機能血管と呼ばれ消化管から吸収された栄養物が肝臓にまず流入するとともに，消化管から吸収された毒物，アレルゲン，微生物，炎症性サイトカイン，消化管に発生した癌細胞なども直接肝臓に流入する．同様に膵臓から血管内に流入した消化酵素や炎症産物，癌細胞も脾静脈，門脈を介して肝臓に流入する．このように門脈系の存在によって肝臓はほぼすべての消化器臓器からの情報を得ることができ，また影響を受けるような構造的特徴を有していることになる．

肝臓は消化管から体内に取り込まれた物質のフィルターであり，解毒器官であり，栄養物の一次貯蔵庫であり，体にとって必要な物質に変換する化学工場でもある．腸管から侵入した細菌は肝の網内系細胞によって取り込まれ殺菌される．酸化還元酵素ファミリーに属するチトクローム P450 系の酵素を多種要し化学物質を活性化あるいは解毒処理をしたり，またグルクロン酸などの抱合を行う．グルコースを取り込んでグリコーゲンとして貯蔵し，必要に合わせてグリコーゲンを分解してグルコースとして血液中に分泌する．消化管から吸収されたアミノ酸を利用してアルブミンを合成し各臓器での蛋白合成の材料として，血液膠質浸透圧を維持する物質として血中に分泌する．IL-6 などの炎症性サイトカインの情報を受けてアルブミンの産生を低下させて CRP などの炎症関連蛋白の産生を亢進させる．肝臓は予備能が大きな臓器であるが，これらの生理機能が大きく障害されると体全体の機能に大きな影響が及ぶことになる．

腸内細菌叢

人の腸内には嫌気性菌を中心として 1000～2000 種類の細菌が生存しており，1kg の重量に達する．これらの菌は Firmicutes 門，Bacteriodes 門，Proteobacterium 門，Actinobacterium 門の 4 種の門に分類され，一般的には Firmicutes 門に属する菌が最も多い．これらの細菌が特有の代謝を営みさまざまな物質を産生して人に供給したり，生理活性物質を産生して自律神経系や内分泌系に影響を及ぼしている．このため最近腸内細菌叢を新たな臓器としてとらえる考え方が主張されるようになった．腸内細菌叢の移植が偽膜性腸炎や一部の炎症性腸疾患の治療経過を大きく変えることが最近明らかとなってきており，その生理機能が注目されている．

〈木下芳一〉

II

診断の基本

1 腹部身体所見

POINT

① 診察室に入るときの状態…全身をくまなく診察することが大切であるが限られた時間ですべてを診察することは困難であり，まずは外科的処置や入院を必要とする急性腹症かどうかを見極めることが求められる．とりわけ全体的な印象は重要であり，診察室に入ってくるとき顔色が悪く，心配そうで，汗をかき，自力歩行が困難で介助が必要な患者には注意が必要である．このような患者とは異なり明るく，幸せで快適にみえる患者は重大な問題があることが非常に少ない[1)]．

② 問診による情報収集…可能な限り開放型の問診により，症状の部位や性質，増悪や緩和因子の情報を得るよう努めること．心理的ストレス要因も考慮する必要があり精神障害があっても生理学的疾患は否定できないので，曖昧，大袈裟，または妙な愁訴をすべて排除するべきではない．例えば，悪心および嘔吐は，うつ病患者では過小評価されることがあるが，大袈裟な患者からは生命を脅かすかのごとく報告されることがある．疼痛の部位（図 1）および特徴，類似した症状の既往，関連症状は，特に重要である．

③ 急性腹症か？…急性腹症は，外科手術を必要とする疾患を検討すべき非常に重症な，または懸念される腹部症状および徴候を指す．それほど重篤でない疾患の診断に的を絞る前に必ず生命を脅かす疾患を除外すべきである．例えば，絞扼性閉塞または動脈塞栓による腸への血液供給阻害により，症状の発現から 6 時間未満で腸の壊疽および穿孔が起こりうる．

④ 慢性および反復性腹痛か？…慢性腹痛は，3 カ月以上連続的または間欠的に持続する腹痛である．間欠痛は，反復性腹痛と呼ばれることがある．ほぼ全ての慢性腹痛患者が，病歴聴取，身体診察，および基本的な検査を行った後でも確定診断がなされないことがある．おそらくこれらの患者の多くは過敏性腸症候群などの機能的疾患と考えられる．

▶概要

身体所見は，問診で考えた鑑別診断を立証するための手段であり目的を持って身体所見をとるべきである．身体所見をとる前には鑑別診断をあげ，その鑑別疾患を除外し，診断する目的で，身体所見をとるのである．しかし，問診で鑑別疾患が全くあがらない場合，身体所見で何らかの糸口をみつけるべく，所見をとる必要がある．

〈腹部の身体所見のとり方〉

血圧，脈拍，意識状態，末梢循環の他の徴候を評価する必要がある．

1．腹部診察の準備

腹部の位置を示すには，種々の表し方があるが，その中でよく用いられているものの 1 例を図 1 に示した．腹部の診察時には腹部を十分露出させることが必要である．診察は通常仰臥位で行うが，必要に応じ側臥位，半座位，立

図 1

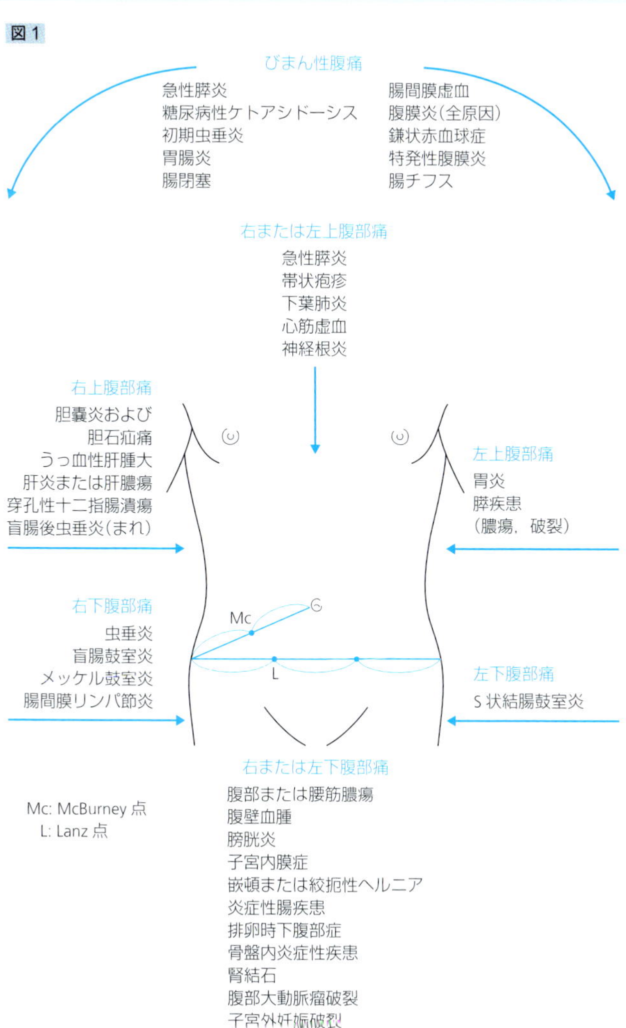

位なども利用する.

視診から始め，聴診，触診，打診の順番を守るのも原則である．人は先に触診してしまうとなかなか視診をしないものである.

2. 視診

a）腹壁表面の状態

①**色調**：皮膚の乾燥の程度，貧血，黄疸の有無をチェックするほか，皮下出血，紫など出血傾向の徴候，瘙痒感の存在を示唆するひっかき傷，色素沈着などのも注意する．例えば肋骨脊椎角の斑状出血（グレイターナー徴候）または臍周囲の斑状出血（カレン徴候）は，出血性膵炎において現れることがある[2)]．

②**瘢痕，線条**：手術瘢痕や，創傷の治癒痕がみられた場合は現病との関連を明らかにしておく．また，下腹部に体の長軸方向に走る白色調の線を皮膚線条といい，肥満，Cushing 症候群，妊娠などによって急激な腹部の膨隆があったことを示す．

③**発疹**：薬疹や，発疹性感染症の手がかりとして重要．

④**腹壁静脈**：腹壁の静脈は正常の場合は臍より上は上行性に，臍より下は下行性に流れている．肝硬変症など門脈域の血流障害では血流の方向は正常と変わらず，緊張が目立つ下大静脈の血流障害では，腹壁静脈はすべて上行性，上大静脈の血流障害はすべて下行性となる．

⑤**臍**：臍ではヘルニアや癌転移の有無をみる．

b）呼吸に伴う腹壁の動き

動きの減少は，疼痛による動きの制限，腹水による横隔膜の挙上，横隔膜麻痺などを示唆することがある．

c）腹部の陥凹

①**全体的な陥凹**：高度のやせや汎腹膜炎の初期，髄膜炎（船状陥凹）などに伴ってみられる．

②**局所的な陥凹**：腹壁の瘢痕や，腹直筋の離開などによって起こることがある．呼吸の障害によって呼気時に心窩部が陥凹する場合がある．

d）腹部の膨隆

①**全体的な膨隆**：主に腹水と鼓腸にみられるが，妊娠，肥満，巨大卵巣嚢腫なども原因となる．

②**局所的膨隆**：胃癌，肝腫瘍，脾腫，腎腫瘍，大腸癌，リンパ節などの腫瘤，幽門狭窄や，急性胃拡張による胃の膨隆，イレウスによる小腸ループなどで拡張した消化管，そして尿閉により尿の充満した膀胱などがある．

e）蠕動不穏

やせた人では正常でも腹壁を通して腸管の蠕動をみることがあるが，病的には腸閉塞，腸重積，幽門狭窄など消化管の通過障害による亢進した腸管の蠕動をみることができる．これを蠕動不穏という．

f）拍動の有無

やせた人では正常でも腹部に拍動がみられるが，腹部大動脈瘤があると心窩部に著明な拍動を認めることがある．

3. 聴診

a）腸雑音：正常では間欠的にグル音が聞けるが，腸雑音が消失し激しい腹痛を伴う場合は腹膜炎や麻痺性イレウスを示唆する．腸管の狭窄，閉塞があると腸雑音は亢進し，高調，金属性となる．

b）**振水音**：幽門狭窄により胃内に液体と空気が貯留している時に，腹壁を揺り動かすようにすると振水音が聞かれる．

c）**血管性雑音**：腹大動脈の狭窄，動脈瘤，腎動脈狭窄などで血管性雑音が聴取される．

d）**肝摩擦音**：肝周囲炎があると肝被膜より発する雑音が聞かれることがある．

4．触診

a）触診の方法

通常，抑臥位で，腹壁を弛緩させるために両下肢を屈曲させる．触診する手は常に温かくなくてはならない．触診は原則として患者の右側に位置し圧痛部位を同定し，患者が耐えられれば，深い触診で腫瘤または臓器肥大を探る．圧痛のある場合は 1 指で触診するとよい．最も痛みが激しい部位から離れたところからやさしく触診を始め，腹膜刺激を示唆する筋性防御，筋硬直，反跳圧痛の存在や腫瘤に加えて，特に圧痛のある部位を特定する．また，鼠径部および全ての手術瘢痕の触診を行ってヘルニアを確認する．

b）正常の触診所見

①**腹壁**：腹直筋の発達している人では時に腹壁が硬くなり，腹腔内臓器の触診が難しくなることがあり，腱部を肝の辺縁と誤ることがある．

②**肝**：肝の触診は，腹式呼吸とし，右手掌全体を腹壁にあてて軽く押すようにしながら示指の外側あるいは中指の先端に肝下縁を触知できる．

正常の場合，肝は触知できないか，触れても右乳腺上肋骨弓下にかろうじて下縁を触れる程度である．肝が触れたら，その大きさ，辺縁の性状（鋭または鈍），表面の性状（平滑，凹凸不整，細結節状，粗大結節状），硬度（軟，弾性硬，硬），圧痛，の有無，その程度などを記載する．

③**腎**：腎の触診は双手診による．検者は右腎を触診するには左手を左季肋下に，右手をその背部におく．背部から腎を押すようにしながら両手に腎をはさむようにして深呼吸を行わせると，腎を触知できる場合には移動性のある腎下縁を特有の平滑な球状物として触れる．やせた人，腹壁の弛緩した人では時に右腎下極を触れることがあるが，左腎は通常触れない．腎を触れた場合，その大きさ，表面の性状，硬さ，移動性などを記載する．

④**結腸**：正常でも腸内のガスや糞便が貯留していると結腸を触れることがある．特に盲腸部は右下腹部に軟らかい腫瘤状のものとしてしばしば触れ，圧迫するとグル音を聞くことが多い．

横行結腸もしばしば上腹部に横走するやわらかい腸詰様腫瘤として触れる．下行結腸は左下腹部にやや硬めの索状物として触れることが多い．

⑤**腹大動脈**：やせた人では正常でもしばしば拍動の強い腹大動脈を正中線上に触れる．

⑥**腰椎**：やせた人では触れやすい．側部に圧痛があることが多い．

⑦**脾**：脾の触知には，双手診を用いる．患者を右半側臥位（あるいは仰臥位）とし，検者は患者の右側に位置する．右手指を平らにそろえて左肋骨

JCOPY 498-14044

弓下におき，左手をその背面に添えて圧迫するようにしながら深呼吸を行わせ手指を肋骨弓下に押し入れるようにすると，脾腫があれば呼吸とともにその辺縁を触れる．正常で脾に触れることはない．

⑧**その他**：胆嚢，膵，胃，小腸，骨盤腔臓器などは正常では触れない．

c）腹壁の緊張亢進

腹壁の緊張亢進は，壁側腹膜に炎症が存在することを示す．しばしば腹筋は板状に硬くなり，強い圧痛や半跳痛がみられる．これらが腹部全体にみられる場合は汎腹膜炎などを，また限局性にみられる場合は右上腹部では急性胆嚢炎，左上腹部では急性膵炎，右下腹部では急性虫垂炎，盲腸周囲膿瘍，憩室炎，左下腹部では憩室炎などを考慮する．

d）腫瘤の触知

正常では触れない腫瘤を触知したら，部位，大きさ，形，表面の正常，硬度，圧痛の有無，呼吸性移動，可能性波動の有無，拍動の有無，多臓器との関係などを記載する．

e）圧痛と圧痛点

●圧痛の部位と疾患

〈圧痛点〉

McBurney **点**：右上前腸骨棘と臍を結ぶ線の中央部．

〈虫垂炎の圧痛点〉

Lanz **点**：左右上前腸骨棘を結ぶ線の右外側 1/3 と中 1/3 の境界部．虫垂炎の圧痛点．

Kummel **点**：臍左下 1 ～ 2cm の点．虫垂炎の圧痛点．

〈反跳痛〉

Blunberg **症状**：右下腹部にみられる反跳痛．急性虫垂炎にみられる．

Rosenstein **症状**：右下腹部の圧痛が背臥位より左臥位で増強．急性虫垂炎にみられる．

Rovsing **症状**：下行結腸にそって上行性に圧迫すると右下腹部に疼痛を感ずる．急性虫垂炎にみられる．

f）波動

側腹部に手掌をあて，反対側の側腹部を指で軽くたたくと，手掌にその衝動を感じるとき，これを波動があるといい腹部に液体が貯留していることを示す．腹水，卵巣嚢腫，腹膜偽粘膜腫，水嚢胞，膿瘍などで認められる．

5. 打診

a）**鼓音**：鼓音がみられる場合は消化管内のガス貯留，腹腔内遊離ガスの存在などを示す．

b）**濁音**：濁音は次のような場合にみられる．

①肝腫，脾腫など実質臓器腫大や腫瘤の存在．

②腹水．背臥位では腹部中央が鼓音，側腹部が濁音を呈する．卵巣嚢腫ではこの逆となる．また，腹水のある場合，体位変換により，常に上方が鼓音，下方が濁音を呈する．

c）**叩打痛**：肝炎，肝膿瘍，うっ血肝，横隔膜下膿瘍などでは肝部叩打痛がみられることがある．

直腸指診，女性における内診が終了した時点で，腹部の評価は全て終了する．

▶注意点

疼痛に対する反応は個人差があるので，腹痛に関する説明には限界がある．一部の人，特に高齢者は痛み反応に乏しいが，症状を誇張する人もいる．乳児，幼児，一部の高齢者は疼痛部位を特定するのが困難なことがある．重度の腹痛では，検査・治療は時に同時に進められ，早期に外科医の診察を受ける必要がある．問診および身体所見で通常少数の原因以外は全て除外され，最終診断は臨床検査および画像検査を行うことによって確定される．それほど重篤でない疾患の診断に的を絞る前に必ず生命を脅かす疾患を除外すべきである．軽症患者については，経過観察が最もよいであろう．

▶まとめ

効率よく病状を把握するために，

1. 問診で疑われない疾患に関する身体所見はとりあえず省略しても良い．
2. 問診時に鑑別診断をあげ，それを否定するための感度の良い身体所見，確定するための特異度の高い身体所見を優先的にとること．
3. 診断が困難な場合や訴えが十分にとれない場合などはくまなく所見をとること．

参考文献：

1）The Merck Manual Online. http://www.merckmanuals.com
2）吉利 和，鈴木秀郎，宮下英夫，他編．内科診断学．改訂７版．京都：金芳堂；1993. p.117-22.

〈濱本直治〉

2. 消化器疾患の検査

1 腹部単純 X 線検査

POINT

① 低侵襲な検査で簡便である.
② 腹部症状を主訴とする場合には最初に行われる検査の 1 つである.
③ 妊娠中または妊娠の可能性がある場合には可能な限り避ける.

▶概要

X 線照射装置とフィルム等の間に体を置き，X 線を照射し画像化する．X 線の透過度の高い空気，皮膚，筋肉等では黒く，X 線の透過度が中等度の脂肪や軟部組織では灰色に, X 線の透過度の低い骨や金属などでは白く写り, グレースケールの色調で表現される.

肝臓，腎臓および脾臓などの大きさ，形，位置の確認，炎症・外傷・腫瘍などによる消化管異常ガス像，腹水，遊離ガス像の確認，結石，腫瘤陰影，異物などを確認する.

▶適応

腹部症状を訴える場合に行う．急性または亜急性の腹痛，腸閉塞が疑われる場合，結石が疑われる場合，消化管穿孔が疑われる場合，腹部外傷，腹部膨満といったときである.

▶注意点と副作用・リスク

背臥位前後方向での撮影を基本とし，撮影時に息止めをすることが大事である．息止めをすることで腹部全体のコントラストは良好となる．可能であれば立位と臥位での撮影が望ましいが，無理であれば立位または臥位にて行う．少量の遊離ガス像の検出を目的とする場合や重症患者では左側臥位での撮影も考慮する．胸部単純 X 線検査との併用も有用である．短時間で終了する検査ではあるが，撮影時の転倒や転落に対しての注意を要する.

▶検査の実際

検査前には，可妊娠年齢の女性の場合には妊娠の有無を必ず確認する．ボタンやプリント T シャツなどの衣類は脱ぎ，アクセサリー等も外しておく．ボタン等のない肌着は着用可能であるが，検査着などを着用するのが望ましい．撮影直前に息止めを指示し撮影を行う.

▶結果判定

腹腔内遊離ガス像，後腹膜腔内ガス像，消化管ガスの分布や形状，消化管壁内ガス，管腔臓器の内腔や壁内のガスの有無，実質臓器内ガスの有無を確認する．腹腔内遊離液体貯留，後腹腔内液体貯留，軟部組織陰影異常，異常石灰化，骨などの異常，下肺野や横隔膜の異常などを確認する.

腹腔内遊離ガス像

foot ball sign (air dome sign)：背臥位では大量の遊離ガスが腹腔内の腹側に貯留する結果，両側腹部が張り出して楕円状になり，フットボールのような形になる所見.

triangle sign：腹腔内遊離ガス像が大腸あるいは小腸の 3 つの係蹄の間に介在し，三角形のガス像としてみられる所見.

parahepatic air：腹腔内遊離ガスが肝臓の前下縁に沿って分布し，肝臓の前下縁を描出するような線状ガスがみられる所見.

その他，Rigler's sign（double wall sign），lateral flank air，falciform ligament sign，inverted-V sign，urachus sign などがある.

消化管内ガス像の異常

coffee bean's sign：閉塞した腸管が屈曲して重なり合い，コーヒー豆様のガス像を呈する．S 状結腸捻転などでみられる.

colon cut-off sign：横行結腸のガス像が肝彎曲部で途絶してみえる所見．急性膵炎や腸間膜血管の血栓症や虚血性大腸炎などでみられる.

thumb printing sign：結腸ガス像の辺縁に沿った境界明瞭な指圧痕がみられる所見.

sentinel loop sign：消化管に隣接する臓器の急性炎症が波及して限局性の麻痺性イレウスが起こる所見．急性膵炎，急性胆嚢炎などでみられる.

その他，converting lines sign, dilated transverse colon sign, double bubble sign, hot air balloon sign, rigid loop sign, string of beans sign などがある.

腹腔内液体貯留像

dog's ears sign：骨盤腔内への液体貯留所見．膀胱が犬の顔，腹膜反転部に貯留した液体が耳のようにみえる.

Hellmer's sign：背臥位で右側腹部への液体貯留により，肝の外側縁が内側へ偏位する所見.

hepatic angle sign：肝右葉の下外側縁は，それと接する腹膜外脂肪層より描出される．Morison 窩への液体貯留により，肝下角が描出されなくなる所見.

その他，flank stripe sign，ground-glass sign などがある.

異常軟骨組織陰影像

psoas sign：炎症，出血，浮腫，液体，腫瘍など腰筋線の描出を妨げるような病変が存在する場合，腸腰線が不鮮明になる所見.

pseudotumor sign：絞扼された腸管腔内には液体貯留のみでガスを含まないため腫瘤状にみられる所見.

renal halo sign：前および後傍腎腔の脂肪層内に炎症による浸出液や血液が存在したり，悪性腫瘍がびまん性に浸潤した場合には，腎の周囲に判然とした透亮像がかさ状にみられる所見.

その他，incomplete border sign などがある.

〈吉野生季三〉

2. 消化器疾患の検査

2 超音波検査

POINT

① 上腹部の臓器（肝胆膵腎脾）のみならず消化管の状態・病態把握にも有用.
② 患者への苦痛がなく，エコー機器さえあればいつでも誰でも簡便に行える.
③ 妊婦を含めほとんどの患者に安全に施行可能である.

▶概要

超音波画像装置を用いて腹腔内臓器や腹腔内部の状態の観察を行う．通常観察（B モード）で基本的な観察を行い，必要に応じて血流状態の評価（カラードプラ，パワードプラ）も行う．また超音波用造影剤を用いて，さらなる詳細な血流動態の評価を行うことが可能である．超音波画像装置さえあれば基本的には検査の場所は選ばない（ポータブルエコーを用いてベッドサイドでの検査も可能）.

▶適応

腹部症状を中心とした消化器症状を訴える患者全般に適応がある．また症状がなくても腹腔内の疾患が疑われる患者には適応があり，禁忌症例がないのも本検査の特徴である.

▶注意点と副作用・リスク

①検査中の深呼吸や息止めの利用が描出の補助になることが多いが，循環器系・呼吸器系疾患，特に COPD 患者などへの呼吸指示には注意する必要がある.
②動的画像を静止画像として記録することが多いため検査者の意図が反映されやすい．つまり検査者の主観を完全に排除することができないため CT や MRI に比べ客観性に欠ける.

▶検査の実際

①観察手順に決まったものは存在しない．検査者が成書などからの知識・自分の経験などをもとに，順序立てた見落としのない観察手順を自ら構築することが大切である.
②体位変換をすることで描出具合が変化することもあるため必要に応じて利用する.
③ルーチン観察（主に肝胆膵腎脾）以外にも患者が症状を訴える部位の重点的な観察を行う.
④疾患によっては超音波用造影剤を用いてリアルタイムに血行動態を確認する.
⑤消化管の観察・評価の場合にはある程度時間をかけた蠕動運動の亢進・減弱の評価，圧迫などを取り入れた変形の有無などの評価も重要.

▶結果判定でポイントとなる主要所見

脂肪肝: 肝実質のエコー輝度上昇（肝腎コントラスト陽性），深部減衰，肝内脈管の不明瞭化などがさまざまな程度で混在．単純性脂肪肝と非アルコール性脂肪性肝炎（NASH）は超音波検査では鑑別は困難．

肝細胞癌: 典型的所見としてはモザイクパターン，nodule-in-nodule パターン，辺縁低エコー帯（halo）などがある．造影超音波では早期相（動脈相）で濃染された後，後期相（門脈相）で wash out され，Kupffer 相で欠損像として観察される．

転移性肝癌: bull's eye sign を認める．しかし，原発巣によって種々の所見を呈する．肝内に大小さまざまな腫瘤が多発していることが多い．

肝膿瘍: 境界不明瞭な低エコー腫瘤像として認められ，経時的に変化することが多い．

肝血管腫: 境界明瞭な高エコーを呈することが多い．大きい病変は低エコーも混在した多彩な像を呈する．

胆石症: 胆石そのものによる高エコーおよび後方の acoustic shadow（音響陰影）が特徴．しかし胆石の構成成分によって種々の所見を呈する．

急性胆囊炎: 胆囊腫大，胆囊壁肥厚，胆泥・胆石の存在，胆囊周囲液体貯留，プローブによる Murphy 徴候などを認める．

総胆管結石: 総胆管内に等〜高エコー病変を認める．左側臥位でより観察しやすくなる．

膵癌: 膵内に比較的境界明瞭な低エコーを認める．また病変部より尾側の主膵管拡張を認めることが多い．

急性腹症の free air: 肝左葉表面にガス像を認める．この所見を認めれば消化管穿孔が疑われる．

腹水: 少量の腹水貯留は身体診察での確認は困難なためエコーが有用．モリソン窩や骨盤腔内を観察する．

急性虫垂炎: 典型例では右下腹部走査で盲腸から連続して腸腰筋を越えるように骨盤腔内へと走行する腫大した管腔臓器を認める．蠕動はなく内部に結石（糞石）を認めることもある．

イレウス: 腸管拡張，腸管内容物の貯留を認める．単純性イレウスでは蠕動は亢進気味となり to and fro が認められ，絞扼性イレウスでは蠕動の低下〜停止となり内容物も 2 層化していることが多い．

〈福原寛之〉

2. 消化器疾患の検査

3 ▶ CT

POINT

① 空間分解能の高い検査で客観性に優れ，一度に多くの情報が得られる.
② 病巣の探索に加えて，その間接所見の発見も重要である.
③ 造影剤を用い，さらにダイナミック検査を行うことで，腫瘍性疾患において詳細な情報が得られる.
④ 妊娠の可能性，造影剤アレルギー，腎障害や前投薬禁忌に十分注意する.

▶概要

全身の三次元画像を短時間で得られる検査である．密度分解能が高いため，単純X線検査に比べて情報量が多く，比較的小さい病変でも検出可能である．造影剤アレルギーや，腎機能障害の危険があり，注意が必要である.

▶適応

自覚症状としては，腹痛の原因の鑑別がまずあがる．消化管穿孔，イレウス，鼠径・大腿・閉鎖孔ヘルニア，虚血性腸炎，炎症性腸疾患，大腸憩室炎，虫垂炎，急性膵炎，胆嚢炎といった消化器疾患だけではなく，卵巣茎捻転，尿路結石，大動脈解離といった消化器以外の領域の疾患も念頭におく必要がある．また，吐血，コーヒー残渣様嘔吐，下血，タール便，原因不明の貧血など消化管出血の鑑別，腹部膨満，食欲不振，進行性の便秘などでの肝硬変や消化器悪性疾患の除外にも有用である．さらに，急性および慢性下痢，原因不明の発熱，体重減少，黄疸，腹部腫瘤触知などでも消化器悪性疾患，炎症性疾患の除外・鑑別目的でもCT検査を用いる.

▶注意点と副作用・リスク

造影剤の副作用

2～3%の頻度で発生する．造影剤の副作用は大きく，即時性副作用と遅発性副作用に分かれ，即時性では，悪心，嘔吐，咳，くしゃみ，蕁麻疹といった軽度から中等度の副作用からアナフィラキシーショック，痙攣，突然の心停止のような頻度は少ないものの重篤な副作用まで多種多様である．軽症でも十分に観察を行い，重症例では，救急対応可能な医師をできるだけ多くすぐに集めることが重要である.

造影剤腎症

造影CT検査を施行した際には腎臓に大きな負担をかけることになる．それ故に，腎機能不良例に造影剤を投与した場合には不可逆的腎障害を起こしてしまう可能性がある．特にeGFR < 45mL/min/1.73m^{2}の場合，点滴などの予防策を講ずることが腎障害患者におけるヨード造影剤使用に関するガイドライン2012では推奨グレードBとなっている.

ブチルスコポラミン（ブスコパン®）筋注

消化管運動を抑制し，これによるアーチファクトを軽減するが，投与禁忌（閉塞隅角緑内障，不整脈，狭心症，心筋梗塞，前立腺肥大などの既往）や投与後の過敏症の有無に注意する必要がある．

▶検査の実際

可妊娠年齢の女性では妊娠の有無について必ず問診し，否定できなければ妊娠反応をチェックすることも必要である．腎機能障害や造影剤アレルギーの既往がある場合は単純 CT を撮影する．胆道結石や炎症性疾患では点滴静注での造影 CT で多くの場合診断は可能であるが，悪性腫瘍を疑う場合は 3 相ダイナミック撮影が必要である．

▶結果判定でポイントとなる主要所見

肝腫瘤

a) 肝細胞癌では早期動脈相での腫瘍濃染と門脈相での造影剤 washout，b) 転移性肝腫瘍の多くは乏血性で，c) 門脈相においてリング状濃染，肝海綿状血管腫では動脈相で辺縁から球状に濃染が広がり，門脈相から平衡相にかけて内部が造影される所見が典型的である．

肝膿瘍

中心部の膿瘍腔は造影されない不整形低吸収域として描出され，経時的に変化する．

胆石

結石のカルシウム含量が多ければ高吸収となる．

急性胆嚢炎

胆嚢腫大，緊満，壁の全周性肥厚などがみられる．

胆嚢隆起性病変

多くはコレステロールポリープで，10mm 以上は悪性を考える．

急性膵炎

膵腫大，膵周囲脂肪織濃度上昇，体液貯留がみられる．

慢性膵炎

膵の石灰化・膵石と膵管の不正・不規則拡張がみられる．

膵管癌

乏血性腫瘍と腫瘤より上流の主膵管拡張がみられる．

腸管罹患部位

a) 小腸（終末回腸）〜盲腸ではクローン病，MRSA・腸炎ビブリオ・エルシニア，b) 右半結腸優位であれば，病原性大腸菌，カンピロバクター，抗生剤関連性出血性腸炎，c) 左半結腸優位であれば虚血性腸炎，偽膜性腸炎，赤痢アメーバなど，d) 直腸から連続する病変では潰瘍性大腸炎を念頭に置く．

大腸憩室炎

右半結腸にある場合，虫垂炎との鑑別が重要になる．造影 CT が診断に有用で，憩室に加えて結腸周囲の脂肪織の炎症，結腸壁の肥厚がみられる．

イレウス

緊急度の高い機械性イレウスでは拡張から虚脱への移行部（transition point）の確認，消化管の先細り（beak sign），腸間膜脂肪織の濃度上昇（dirty fat）や脈管走行異常などが閉塞機転診断の足がかりとなる．イレウスの原因として閉鎖孔ヘルニアは見落としやすい疾患である．CT 画像を診断する時に，右外閉鎖筋と恥骨筋の間に囊胞性腫瘤として腸管が描出されていないかどうかも十分に注意する必要がある．腹部スクリーニング単純 CT で大血管内の CT 値低下がみられた場合に貧血が疑われ，消化管を意識してみることも消化管悪性疾患等の発見につながる．遊離ガスも見落としてはならない所見で，穿孔などを疑った場合は肺野条件にして十分に腹腔内を観察する必要がある．腹壁下だけでなく，肝円索，右前傍腎腔，網囊など遊離ガスの貯留しやすい場所を知っておくことも重要である．

〈佐藤秀一〉

2. 消化器疾患の検査

4 MRI

POINT

① さまざまな撮像方法があり，目的に応じた使い分けが必要である．
② 放射線被曝はないが，ペースメーカーなど MRI 禁忌があり，検査前に確認が必要である．
③ 造影剤使用時にはこれによる副作用にも注意が必要で，特に腎不全患者では腎性全身性線維症があり使用の検討が必要である．

▶概要

一般的には超音波検査や CT で認めた異常に対する精査目的で行われることが多い．さまざまな撮像方法があり，目的に応じた撮像方法での評価が必要となる．CT と比べ，放射線被曝がないという利点があるが，検査時間が長い，体内にペースメーカーや MRI 非対応の金属があると使用できないという欠点もある．

▶適応

肝疾患

肝腫瘤（肝嚢胞，血管腫などの良性腫瘍，原発性肝癌，転移性肝癌など）の精査

胆道系疾患

結石，腫瘍などの精査，胆道系の走行（拡張，狭窄，不整など）の精査

膵疾患

膵腫瘤（膵嚢胞性病変，膵癌など）の精査，膵管の走行（拡張，狭窄，不整など）の精査

など多岐にわたる．

また，撮影方法としても単純 MRI や造影 MRI，MRCP（magnetic resonance cholangiopancreatography）などがあり，造影剤にも血流評価をするためのガドリニウムや，肝特異性のある SPIO（superparamagnetic iron oxide），Gd-EOB-DTPA（gadolinium-ethoxybenzyl-diethylenetriamine pentaacetic acid）などがあるため，目的に応じた使い分けが必要である．

▶注意点と副作用・リスク

禁忌

ペースメーカー，植込み型除細動器，人工内耳など，体内に電子機器が入っている方

相対禁忌

MRI 非対応の金属が入っている方，マスカラ，入れ墨のある方，薬剤浸透性絆創膏（ニトログリセリン，ニトロダーム®など）を使用している方，妊

娠中またはその可能性がある方，閉所恐怖症の方

また，検査室内に時計，携帯電話，磁気カードなどは持ち込めない．

造影検査で使用されるガドリニウム造影剤の副作用として，造影剤による過敏症の他，腎性全身性線維症（nephrogenic systemic fibrosis: NSF）がある．これは重篤な腎機能障害を持つ患者において，ガドリニウム使用後数日から数カ月後，時に数年後に皮膚の腫脹，硬化，疼痛などで発症する進行性の疾患で，進行すると四肢関節の拘縮を生じ，ADL が著しく制限される．現時点で確立された治療法はなく，時に死亡例も報告されている．このため，eGFR ＜ 30mL/min/1.73m^2 の患者にはガドリニウム造影剤は使用しない．

►検査の実際

上記の禁忌がないか確認して検査を行う．検査目的に応じた撮像方法（単純 MRI，造影 MRI，MRCP など）の選択が必要である．

►結果判定

表 1 に示す．

表 1 各種病変の代表的な所見

〈肝疾患〉 造影剤（Gd-EOB-DTPA）を使用した検査が有用（EOB-MRI）	
肝細胞癌	古典的にはdynamic studyで動脈相での濃染とその後のwash outがみられる．Hepatobiliary phaseにおいて低信号となり，早期濃染のない早期の段階で病変を検出するのに有用．
胆管細胞癌	dynamic studyで動脈相から門脈相でリング状濃染，平衡相では内部の線維化に濃染が拡がる．末梢胆管の拡張を伴うことがある．Hepatobiliary phaseで低信号となる．
転移性肝癌	典型的には多発で大小不同．原発巣により造影パターンはさまざまだが，Hepatobiliary phaseで明瞭な低信号となる．
肝血管腫	T2強調画像で強い高信号となり，dynamic studyで周囲より中心へ徐々に造影される．
〈胆道系疾患〉 結石や狭窄，拡張の検出にMRCPが有用	
〈膵疾患〉 膵管の走行の確認にMRCPが有用	
膵癌	膵管走行の変化をMRCPで確認すると共に，脂肪抑制T1強調画像で高信号の周囲実質より低信号となることが検出に有用．
膵嚢胞性病変	T2強調画像で強い高信号となる．嚢胞内結節やMRCPで膵管との連続性を確認する．

その他，水分子の拡散を画像に反映する拡散強調画像（diffusion-weighted imaging: DWI）においては，悪性腫瘍など，細胞密度が上昇し，水分子の拡散が阻害されている組織では高信号となるため，病変の鑑別に有用である．

〈齋藤　宰〉

JCOPY 498-14044

2. 消化器疾患の検査

5 PET

POINT

① 各種癌の転移検索に有用.
② 高血糖患者は検査精度が低下する.

▶概要

放射線同位元素 ^{18}F で標識された fluorodeoxyglucose（^{18}F-FDG）を静脈注射したあとに撮影を行って体内の糖代謝の亢進をみることで，主に癌を診断する検査．同時に CT 撮影する PET/CT が普及している．

▶適応

悪性腫瘍の確定病名がついている患者（早期胃癌以外の全ての癌は保険適応）の再発，転移診断．

▶注意点と副作用・リスク

- FDG の集積が強くなる要素は，①取り込み（扁平上皮癌＞腺癌，低分化＞高分化）②大きさ（大＞小）③形（塊状＞扁平）④血糖（低＞高）など．
  よって扁平な形の腫瘍となりやすい消化管や，血糖 200mg/dL 以上の糖尿病患者は検出能が落ちる．血糖 300mg/dL 以上なら検査をやめたほうがよい．
- スキャンに時間がかかるので，30 分ぐらい安静保持できない患者には用いない．
- PET 検査直後の患者さんを診察するとフィルムバッジ（感度 0.1mSv）が反応する．FDG 注入後 4 時間経った患者さんと 1m の距離をとり（推定 2 ～ 3μSv/hr；法定線量限度 50mSv/ 年＝ 5.7μSv/hr），短時間の接触ならば，被曝はほぼ無視できる．13 時間経てば検出感度以下．
- CT なしの PET 検査の被曝量は 1 回で 3.5mSv．CT が数～ 10mSv 以上．自然界からの被曝量は 2.4mSv/ 年．
- FDG は高価であり，しかも急速に減衰していくので，検査時間に合わせて FDG は調製されている．よって容易に検査時間を変更することはできない．

▶検査の実際

①絶食

- 検査前 4 ～ 6 時間は食事や糖分を含んだ水分摂取は禁止．
- 検査前・当日に運動や力仕事は禁止（筋肉に集積が起こる）．
- 高血糖を避けるため基礎インスリン投与することもある．

②血糖値を測る

③ FDG の静脈投与

図 1 ^{18}F-fluorodeoxyglucose（FDG）の構造式

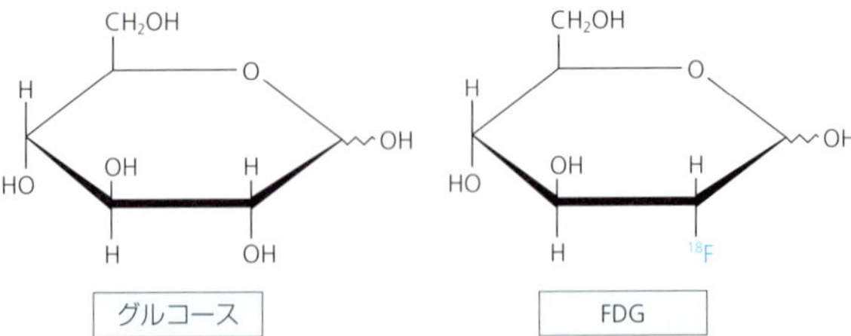

グルコースを放射能ラベルした試薬を注入するので，アナフィラキシーなどの副作用はほぼない．造影剤アレルギー患者に使用できる．

表 1 PET で偽陰性となりやすい腫瘍

癌種	検出されにくい腫瘍
頭頸部・食道	
胃	表在型，4型（スキルス胃癌）
肝	高分化肝細胞癌
膵	
胆道，胆嚢	浸潤型胆管癌（表層性に広がる）
大腸	
腹膜播種	小さな腹膜転移

腫瘤を形成せず表層性に広がる体積の小さな癌，細胞密度の低い癌は検出されにくい

④**安静**

- 約 1 時間．FDG を全身に取り込ませる．

⑤**排尿**

- 膀胱にたまった FDG を排出．

⑥**撮影**

- 投与 60 分後（早期相），場合によっては 90 分後（遅延相）も撮影．
- 撮影時間は約 30 分間．

⑦**待機**

- FDG の半減期は 109 分．FDG 注入後 2 時間程度は PET 室から退出させない施設もある．

⑧ **PET 室退室**

- 被曝の恐れがあるので，24 時間は乳幼児や妊産婦への接触を避ける．
- 授乳は 48 時間避ける．

▶結果判定

- 原発腫瘍だけでなく，特に転移性腫瘍の有無が一目でわかることが PET 検査のメリット．
- FDG は脳，心臓など糖代謝の盛んな臓器に集積し，尿に排泄されるので腎臓，尿路，膀胱にも集積する．そのためこれらの臓器の癌診断には向かな

い．胃は穹窿部に生理的集積が強く，慢性胃炎で広範に集積することもあるので診断には注意．肝臓もベースラインでやや高集積となっており，小病変は指摘できない（表 1）．

- 炎症でも集積があるので注意．
- う歯，歯肉炎は事前に問診しておかないと，集積で口腔癌と間違える．

〈戎谷　力〉

2. 消化器疾患の検査

6 ▶ 消化管造影

POINT

① 消化管の全体像，病変部位やサイズなど客観的に評価しやすい検査法である．
② 妊娠の可能性，造影剤アレルギー，過敏症，鎮痙薬禁忌などに注意する．
③ 造影剤の種類を把握し，症例に応じて使い分ける．
④ きれいな写真を撮影し，主要な造影所見に留意する．

▶概要

造影剤を使用して消化管の粘膜面からの情報を得る手法である．近年，内視鏡検査の普及がすすんでいるが，消化管の全体像，病変の部位やサイズなどを客観的に評価しやすく内視鏡検査の短所をカバーする検査法である．

さらに消化管の運動や，内容物の通過状態など，限定的ではあるが，消化管運動機能に関する情報を得ることもできる．

▶適応と対象

癌の検診から各消化管の病変（腫瘍や炎症）に対する精密検査，通過障害の有無，縫合不全や穿孔などの確認のために行われる．ただし，妊娠中または妊娠の可能性のある女性，造影剤の成分に対して過敏症がある方は禁忌となる．

▶注意点と副作用・リスク

現在日常診療では主に3種類の造影剤（バリウム，イオン性ヨード造影剤，非イオン性ヨード造影剤）を使用しているが，それぞれ使い分けが必要である．

バリウム

X線写真に写りやすく粘膜の詳細な評価が可能であること，安価であり体内に吸収されず副作用が少ないなどの利点があり古くから広く使用されている薬剤である．しかしその一方で，体内に吸収されないので便として排泄されない場合，穿孔（バリウム腹膜炎）や腸閉塞を起こすリスクがあり，事前に穿孔や消化管の強い狭窄や閉塞が疑われる症例には禁忌となる．また，急性出血のある患者へも出血部位に穿孔を生じる可能性や，粘膜損傷部などからバリウムが血管内に侵入する危険性もある．さらに，誤嚥した場合，誤嚥性肺炎や肺肉芽腫などを惹起する可能性があるため注意が必要である．

イオン性ヨード造影剤

バリウムより造影効果は劣るが，バリウムが使用できない場合で消化管精査が必要な時に使用する．主に消化管狭窄や急性出血，穿孔の可能性（消化器潰瘍，憩室）がある症例，外科手術を要する急性症状時，胃や腸の術後の狭窄や縫合不全のチェック，内視鏡検査実施前の異物および腫瘍の造影などで使用することがある．一方，ヨードアレルギーの患者には使用できないことや，高浸透圧のため下痢を誘発することがあり，水または電解質代謝異常のある患者への使用には注意する必要がある．ただ，消化管狭窄のチェックと同時に排便を期待することを目的に使用することもある．また，誤嚥により呼吸困難や肺水腫を起こす危険があり，誤嚥を引き起こす可能性のある患者（高齢者，小児，嚥下障害のある患者，意識レベルが低下した患者）へ経口で投与する場合細心の注意が必要である．

非イオン性ヨード造影剤

主に血管内投与で使用される薬剤だが，誤嚥や食道の縫合不全の疑いがある症例に使用される．軽度の誤嚥や縫合不全に伴う造影剤の気管内流入による肺水腫の危険性は低いとされ，誤嚥や縫合不全の有無を調べるには比較的安全な薬剤であると考えられる．

検査の実際

食道，胃，十二指腸，小腸，大腸と造影検査で全消化管の観察が可能である．各種造影検査で前処置や後処置は異なる．ここでは主にバリウムによる検査を前提とするが，基本的にはきれいな二重造影（空気と造影剤でつくられる像）を撮影することが重要である．詳細は専門書を参照されたい．

上部消化管造影や小腸造影では前日 21 時から絶食として，眠前にセンノシドを内服してもらう（大腸ガスが造影の妨げになることがあるため）．注腸造影では，前日に検査食やクエン酸マグネシウム剤などで便処置をしておく．

当日の検査では上部消化管の場合は 200w/v%以上の高濃度バリウムを，小腸では 50 ～ 70w/v%以下，注腸では 70 ～ 80w/v%バリウムを使用する．上部の場合は造影剤を経口で，またはチューブを経鼻または経口挿入し造影剤を注入する方法がある．後者の場合，空気量や造影剤の量を自由に調節できるため精密検査などによく使用する（経口での胃の検査の場合，発泡剤を使用し胃を膨らませて撮影する）．注腸造影ではチューブを経肛門的に挿入後，バリウムや空気を注入する．いずれの検査でも造影剤と空気の量を調節して，必要に応じて体位変換を行い消化管の各部位を撮影する．

造影検査時に消化管蠕動を抑制するために，鎮痙剤としてはブチルスコポラミンまたはグルカゴンを使用することがあるが，事前に禁忌のチェックをしておく（ブチルスコポラミンは作用時間が長く，グルカゴンより安価であり，禁忌や危険因子がなければ使用がのぞましい）．鎮痙剤なしで施行することもあるが，十分な撮影が困難であることが多い．また，後処置として検査終了後はバリウムの排泄を促すためセンノシドを内服する．

ポイントとなる主要所見

隆起，陥凹，ひだの異常，粘膜不整，辺縁不整，壁変形，伸展・拡張不良，圧排，狭窄などの所見に留意する．

実際の症例を提示する．胃の造影検査で胃の前庭部前壁に多結節状の隆起性病変を認め，病変中央部に一部バリウムのたまりを認めた（図 1）．内視鏡検査で IIa + IIc 型の早期胃癌を認めた（図 2）．

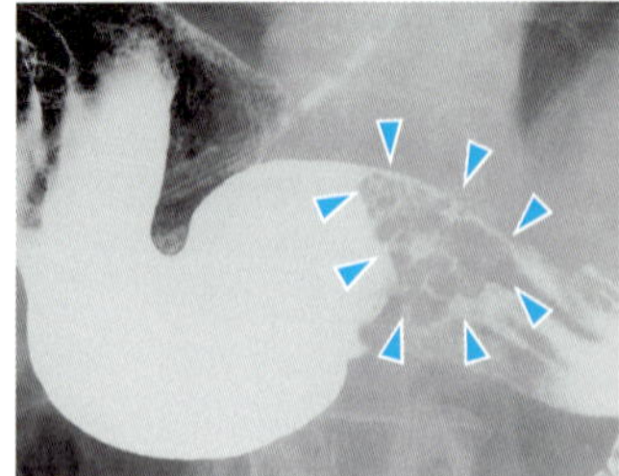

図1 胃X線写真

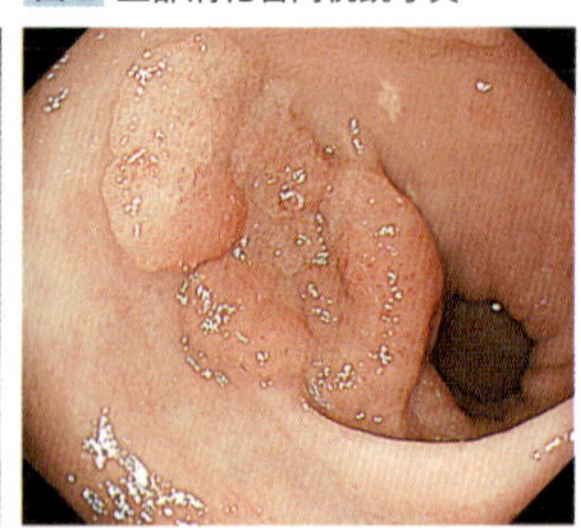

図2 上部消化管内視鏡写真

参考文献：

1）藤田隆三，山道信毅，吉野良雄，他著，光島 徹監修．消化管造影基本テクニック．東京：南江堂：2001．

〈相見正史〉

2. 消化器疾患の検査

7 上部消化管内視鏡検査

POINT

① 口腔から咽頭・喉頭，食道，胃，十二指腸までの観察を行う．
② 内視鏡の挿入経路は，経口腔ルートと経鼻腔ルートがある．
③ 死角のない観察方法を駆使し，病変の見落としをなくす．

▶概要

上部消化管内視鏡検査は，口腔・咽頭・喉頭・食道・胃・十二指腸までを観察する消化器内科診療において代表的ルーチン検査の一つである．その一方で，低侵襲性と多機能性により病態のあらゆるステージで多様な検査・治療に用いられるようになってきている．個別疾患の診断的・治療的内視鏡検査に関しては他の専門書に譲ることとし，ここでは上部消化管内視鏡検査を始めるにあたってまず基本的な重要点を総論的に概説する．

検査前

本検査の被検者は人間ドック・検診目的から，明らかな消化器症状のある方や不定愁訴のある方の検査までさまざまである．また，本検査はルーチン検査としてごく一般的に行われてはいるものの，検査施行前には必ず基礎疾患・既往症（心疾患・呼吸器疾患・リドカインなどの薬剤アレルギー・手術歴など）などから禁忌やリスクの程度を評価したでうえで検査を施行する必要があり，したがって被検者には検査前に説明と同意が必要になる．また，抗凝固薬・抗血小板薬などの服用の有無のチェックをしたうえで実際の検査に臨むべきである．

検査中

血圧・脈拍数・酸素飽和度などの vital sign をチェックしたのち検査を開始する．検査開始後も患者に過度の緊張・不安があれば適切に声をかけながら検査をすすめるが，これでも緊張や不安が除去できない場合は，ルート確保の上で鎮静剤の投与なども考慮する．この間，常に vital sign のチェックを行い，何かあればすぐに検査を中止することを躊躇してはならない．さらに，処置用カートの常備など，救急処置はいつでも施術可能にしておかねばならない．

検査後

最後にも vital sign のチェックは怠らない．また，検査後の説明はまずは簡略に行い，詳しい結果は身体的に落ち着いた後日に詳しく行いたい．

▶適応，注意点

1 内視鏡アプローチ

通常上部消化管内視鏡検査は，通常径内視鏡を用いて経口腔ルートより行われている．そのために事前にリドカインによる咽頭麻酔が行われる．しかし近年，人間ドックや検診の患者や高齢者に対して苦痛の軽減，麻酔による誤嚥の軽減などを目的に，経鼻内視鏡を用いた経鼻腔ルートでの検査が多く施行されるようになってきている．これは近年の技術開発による細経化・高画質化により可能となったものであるが，いまだ通常径の内視鏡と比較すると十分な画質には至っていないため，経鼻内視鏡検査で病変の観察が不十分と判断された場合には高画質である通常径内視鏡での検査をためらってはいけない．

2 観察方法

内視鏡検査における観察方法に王道はない．しかし，5～10 分程度の検査中にはやはり注意すべきポイントがいくつか存在するのも事実であり，そのいくつかを解剖学的順序に従って概説したい．

口腔・咽頭・喉頭

近年の内視鏡の高画質化・細径化により口腔・咽頭・喉頭も上部消化管内視鏡検査での検査対象となってきている．これは各個人の解剖学的な問題や嘔吐反射などによりすべての患者で可能なことではないが，愛護的な内視鏡操作によりきわめて詳細な観察は可能である．特に喫煙歴や飲酒歴のある方の内視鏡検査時には特に丁寧な観察が望まれる（図 1 ①）．

食道

食道はほぼ直線的な臓器である．このため過度な送気を行うと観察すべき食道粘膜が接線方向になってしまい，わずかな粘膜の発赤やひきつれなど早期癌のサインを見逃してしまいかねない．このため十分な洗浄のうえ，送気による粘膜の過伸展には十分に注意しながらの観察が必要である．

また，近年わが国でも増加傾向にある逆流性食道炎やバレット食道癌の発見には食道胃接合部の詳細な観察が必要である．この部位の観察には患者に深吸気を行ってもらい，十分に伸展された状態で食道胃接合部の観察を行う必要がある（図 1 ②，③）．

Narrow band imaging（NBI）や blue laser imaging（BLI）などの機能が搭載された内視鏡機器では，いわゆる image-enhanced endoscopy（IEE）が可能であり，咽・喉頭部および食道の観察においては病変の拾い上げを向上させるため IEE 観察は必須と言える（図 1 ④）．

胃

胃は「胃袋」と称されるように，内視鏡検査時には送気により特異的な形態になり，時にブラインドとなる部位が存在するため，観察時に注意すべきポイントがいくつかある．まず噴門部特に後壁は食道裂孔ヘルニアのない場合は特に十分な送気と内視鏡を 360 度回転させることで見逃しのない観察が必要である（図 1 ⑤，⑥）．

穹窿部は被検者によって形態的な違いが大きいため一概には言えないが，基本的には内視鏡の見下ろし操作と見上げ操作に加え送気・脱気の手間を厭わずに万遍なく行う必要がある．

胃体部観察の注意点は 2 点ある．1 つ目は十分な送気による大彎の観察で

図 1

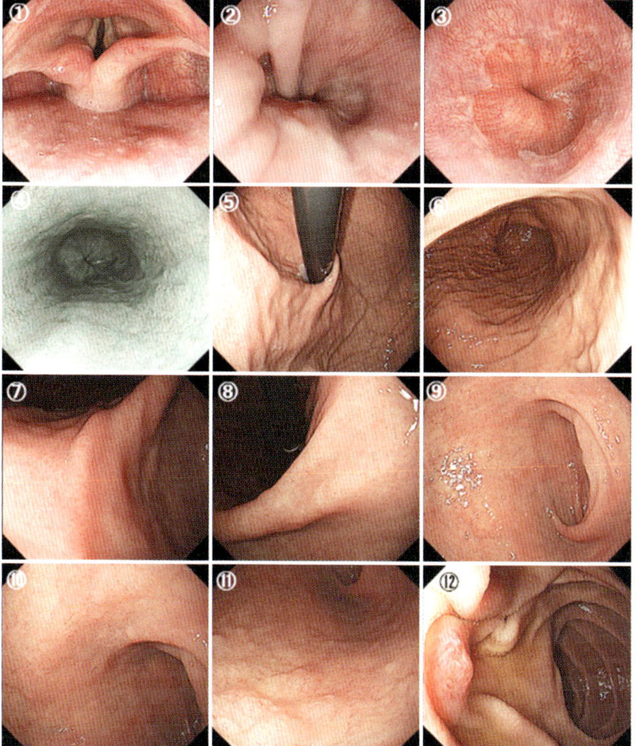

①：下咽頭・喉頭，②：食道胃接合部，③：食道胃接合部（深吸気時），
④：食道（NBI），⑤：胃噴門部，⑥：胃体部後壁，
⑦：胃角部小彎前壁，⑧：胃角部小彎後壁，⑨：十二指腸球部，
⑩：十二指腸球部上壁，⑪：十二指腸球部下壁，⑫：十二指腸乳頭

ある．これは被検者がゲップなどを起こしてしまうことで困難な場合もあるが，可能な限り繰り返し送気を行って観察を行うことが求められる．もう1つは胃体部の後壁である．一般的に内視鏡を見下ろしの状態にし，内視鏡を抜去しながら観察を行うが，後壁は接線方向となり観察しづらくなるため慎重な観察が必要になる．

胃角部周辺は病変が多いこともあり観察しやすい小彎側だけに限らず，その前後壁側の観察も忘れずに丁寧に行いたい（図 1 ⑦，⑧）．

幽門前庭部における通常観察は比較的容易なところである場合が多いものの，一度変形が起こると内腔が狭いため観察がやや困難になることもあり注意が必要である．

十二指腸

十二指腸は比較的悪性疾患の少ない臓器ではあるものの，近年の内視鏡の高画質化・細径化により新たに発見される病変も増えつつある．球部には幽門輪の陰になる場所があるため，正面像のみならず内視鏡の上下左右アングルを用いた観察が望まれる．下行脚以降は個人差が大きいものの，可能な限り十二指腸乳頭や水平脚まで内視鏡を挿入しての観察が望まれる（図1⑨，⑩，⑪，⑫）．

3 抗血栓薬について

以下に内視鏡検査・治療時にリスク要因となるおもな抗血栓薬とその休薬期間について一覧にまとめる（表1）．

表1 各薬剤の術前休薬期間

一般名	商品名	休薬期間	半減期
アスピリン	バファリン®，バイアスピリン®	3日	バイアスピリンとして44分，サリチル酸として2～5時間
塩酸チクロピジン	パナルジン®	5日	1.6時間
シロスタゾール	プレタール®	2日	18時間
クロピドグレル	プラビックス®	5～14日	6.9時間
イコサペント酸エチル	エパデール	7日	10時間
ベラプロストナトリウム	ドルナー®，プロサイリン®	1日	1.1時間
塩酸サルポグレラート	アンプラーグ®	1日	45分
ワルファリン	ワーファリン®	3～4日	60～133時間
アルガトロバン	ノバスタン®	5日	30分
ダナパロイドナトリウム	オルガラン®	5日	17～28時間
ダビガトラン	プラザキサ®	2日	13.4時間
ジピリダモール	ペルサンチン®	2日	25分
リマプロストアルファデクス	オパルモン®	1日	27分
オザグレルナトリウム	カタクロット®	5日	47分

参考文献：

1）日本消化器内視鏡学会監修，日本消化器内視鏡学会卒後教育委員会編．消化器内視鏡ハンドブック．東京：日本メディカルセンター；2012.

〈安積貴年・天野祐二〉

2. 消化器疾患の検査

8 ▶ 大腸内視鏡検査

POINT

①前処置として腸管洗浄が必要である.
②大腸の中を内視鏡で直接観察し，病変の発見と肉眼診断が可能である.
③一般的な大腸内視鏡検査は経肛門的にスコープを挿入し，内視鏡観察と必要に応じて内視鏡治療や組織採取を行うことができる.
④経口的にカプセルを嚥下して検査を行う大腸カプセル内視鏡検査も 2014 年に保険適応となった.

▶概要

前処置として大腸の内容物を除去するための特殊な下剤(経口腸管洗浄剤)を使用し，腸管洗浄を行った後に大腸内視鏡を経肛門的に挿入する．一般的に盲腸または回腸末端まで挿入し，内視鏡を抜去しながら大腸の中を直接観察する.

▶適応

便潜血検査陽性，下血，腹痛，慢性下痢や便秘などの便通異常，便柱狭小化，腹部腫瘤など大腸疾患を考えるすべての状態が大腸内視鏡検査の適応といえる．検査に引き続いて組織生検，ポリープ切除・粘膜切除術，出血性病変に対する機械的止血や凝固止血などを行うことができる．本邦の大腸カプセル内視鏡検査の適応は現時点では大腸内視鏡検査を必要とするが，当該検査（つまり通常の大腸内視鏡検査）が施行困難な場合に限られている.

▶注意点と副作用・リスク

①大腸癌を疑うような症例の診断に大腸内視鏡検査が有用性であることは言うまでもないが，狭窄・閉塞を疑うようなアラーム症状を有する症例の場合，前処置薬による口側腸管の急激な圧上昇による穿孔を起こす場合があり，腹膜炎による死亡例も報告されていることから十分な注意が必要である.
②大腸内視鏡挿入時，腸管の屈曲部通過時や内視鏡のループ形成など腸管に伸展がかかると疼痛を生じる．無理な挿入は過度に大腸粘膜に負荷をかけることで粘膜損傷や出血，さらには腸管穿孔を起こす場合がある.
③検査時に使用する鎮痙剤，鎮静剤の副作用にも注意する.
④検査当日絶食で，前処置による脱水のため心筋梗塞や脳梗塞などのリスクがあり，既往歴や高齢者への検査の場合注意する.
⑤大腸カプセル内視鏡特有の偶発症として狭窄口側へのカプセル停留がある.

▶検査の実際

施設によってレジメに多少の違いがあるが，一般的に検査前日は残渣の少ない食事（大腸検査用の低残渣食も市販されている）とし眠前に下剤を服用，検査当日は朝から絶食とする．前処置として経口腸管洗浄剤を服用する．残渣や便汁の残存は挿入困難や病変の見落としを引き起こすため前処置は重要である．高張液体下剤，等張液体下剤，錠剤があるが，錠剤であるNap製剤は高血圧を有する高齢者に禁忌である．腸管洗浄完了後大腸内視鏡を経肛門的に挿入し，直腸から盲腸，さらに回腸末端まで挿入，内視鏡を抜去しながら観察する．病変が発見された場合は病変に応じた内視鏡的治療や組織生検を行う．大腸ポリープ切除術（ポリペクトミー），内視鏡的粘膜切除術（endoscopic mucosal resection: EMR），大きな病変に対しても一括切除が可能な内視鏡的粘膜下層切開剥離術（endoscopic submucosal dissection: ESD）と大腸腫瘍に対する治療選択肢がひろがっている．

大腸は生理的屈曲があること，S状結腸と横行結腸は腹腔内で固定されておらず自由に形を変えることから，単純に押しても深部に挿入できない．そのため上部消化管内視鏡検査に比べ挿入に技術とコツが必要であり，さまざまな挿入法が提唱され内視鏡医の「腕の見せ所」ともいえる手技である．近年無透視挿入法が広く行われている．挿入困難例や初学者ではスコープの形と位置を確認するためX線透視を用いる場合もあるが，被曝をしないためのツールとしてナビゲーションシステムを搭載した内視鏡も市販されている．

大腸カプセル内視鏡は「苦痛の少ない大腸内視鏡検査」として期待されているが，適応の制限，病変を発見しても治療や生検が行えないことなどから通常の大腸内視鏡検査との使い分けが必要である．また現状では通常の大腸内視鏡より多量の下剤を服用する必要があり苦痛軽減のために今後の工夫が期待される．

▶結果判定でポイントとなる主要所見

大腸内視鏡では隆起や陥凹などの形態異常，粘膜の色調変化，血管透見も注意深く観察する．微細な病変は血管のとぎれとして観察される場合もある．それぞれの所見の特徴や局在によって内視鏡的診断を行う．光学的強調画像で血管構造や腫瘍の表面構造，色素散布＋拡大内視鏡観察によるpit patternにより腫瘍の悪性度と深達度の診断分類が作成されている．挿入長や体位と液体貯留部位の関係だけでなく，盲腸の虫垂入口部とバウヒン弁の位置，横行結腸は結腸ひもにより内腔が三角形にみえること，S上結腸は半月様のひだが左右交互に観察されるなど，内視鏡的に部位を特定できる特徴的な所見（図1）が病変の局在を診断する手助けとなる．

ポリープ

隆起性病変全般に対し使用される．癌，腺腫性，非腺腫性のものが含まれる．

大腸癌

形態により表在型（0型），腫瘤型（1型），潰瘍限局型（2型），潰瘍浸潤型（3型），びまん浸潤型（4型），分類不能型（5型）に分類される．表在型は早期癌で，さらに隆起型（I型）と表面型（II型）に分類，隆起型の中で

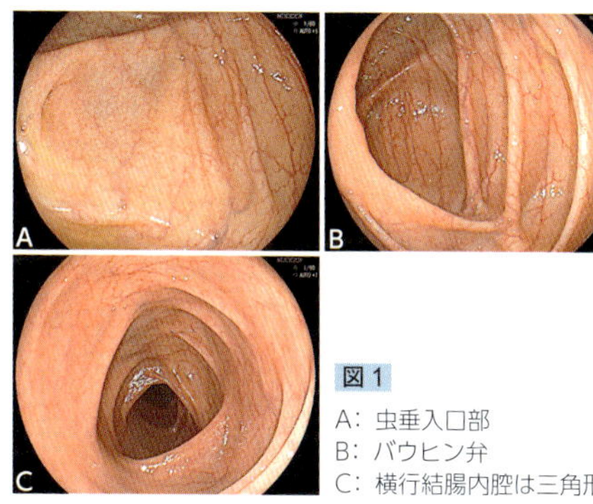

図 1
A：虫垂入口部
B：バウヒン弁
C：横行結腸内腔は三角形にみえる

も茎の状態によって有茎型（Ip），亜有茎型（Isp），無茎型（Is）とし，平坦型も平坦隆起型（IIa），表面平坦型（IIb），平坦陥凹型（IIc）と記載する．また平坦隆起型の腫瘍径 10mm 以上の側方発育を主体としたものは LST（laterally spreading tumor）と総称され，これらは顆粒の目立つ granular type; LST-G と顆粒の目立たない non-granular type; LST-NG に，LST-NG の中でも flat elevated type と pseudo-depressed type に細分類される．

大腸憩室

ポケット状のくぼみとして観察されるが内腔に反転して突出してみえることもある．憩室炎を起こしていると憩室周辺粘膜の発赤浮腫と膿汁流出が観察される．

大腸潰瘍

- **潰瘍性大腸炎**…びまん性，連続性の大腸粘膜の炎症で，大腸粘膜の全周にわたる炎症が直腸から連続する．粘膜は血管透見像が消失し，粗造または細顆粒状，易出血性で粘血膿性の分泌物が付着，多発性びらん・潰瘍あるいは偽ポリポーシスを認める．
- **クローン病**…非連続性で不整形から類円形の潰瘍，敷石像，縦走潰瘍がある．消化管粘膜の全層性の炎症性疾患であるため炎症の激しい部位では狭窄病変・裂溝・瘻孔が観察される．肛門周囲膿瘍，痔瘻により肛門狭窄を伴っている場合もあるが肛門管癌の合併にも注意する．
- **虚血性腸炎**…S 状結腸や下行結腸に好発し，発赤，出血，浮腫，縦走潰瘍などがみられ，注腸造影検査での母指圧痕像に相当する粘膜の浮腫による変化が観察される．

〈結城美佳〉

2. 消化器疾患の検査

9 ▶ 超音波内視鏡

POINT

①細径プローブと専用機があり，適切な周波数で走査する．
②浸水時の誤嚥，専用機の穿孔に注意が必要である．
③細径プローブは管腔臓器表層の観察に適している．
④ラジアル型は消化管領域，胆膵領域いずれの観察も可能である．
⑤コンベックス型ではEUS-FNA，ドレナージへの応用が可能である．

▶概要

内視鏡の鉗子口から挿入して行う細径プローブ，専用の内視鏡を用いる専用機がある．細径プローブには消化管用と胆管・膵管用があり，胆管・膵管用は管腔内超音波（IDUS）と呼ばれる．専用機には走査方式の違いでラジアル型とコンベックス型がある．コンベックス型は穿刺術が可能である．

▶適応

細径プローブは比較的早期の上皮性腫瘍の深達度診断，小さな非上皮性腫瘍の質的診断が良い適応である．ラジアル型は描出画像の理解が比較的容易であり消化管や胆膵，腹腔内病変の観察における all-rounder である．コンベックス型は観察だけでなくEUS-FNAや膵仮性嚢胞ドレナージ，胆管ドレナージなどの治療に応用可能である．EUS-FNAは胆膵診療において欠くことのできない手技であり，描出可能かつ穿刺ルートに血管がなければ施行可能である．消化管粘膜下腫瘤，リンパ節腫大，膵腫瘤などが良い適応だがIPMNなど膵嚢胞性病変に対しては播種の懸念があり本邦では推奨されていない．

▶注意点と副作用・リスク

浸水時に誤嚥の恐れがあり，回復体位や口腔内吸引などの対応が必要である．また専用機は通常の内視鏡より挿入に技術を要し，穿孔に注意する．特に下咽頭通過の際や十二指腸球部から下行部へストレッチする際は愛護的な操作が求められる．初心者は上級医の指導の下で行うべきである．EUS-FNAは出血のリスクがあり，さらに膵病変においては術後膵炎にも注意が必要である．

▶検査の実際

適宜鎮静を用いて行う．EUF-FNAや嚢胞ドレナージは経過観察入院を行う．消化管病変の観察する際は脱気水などを浸水させて観察する．胆膵領域など消化管外病変を観察する際は先端のプローブ部分にバルーンを装着して行う．

図 1

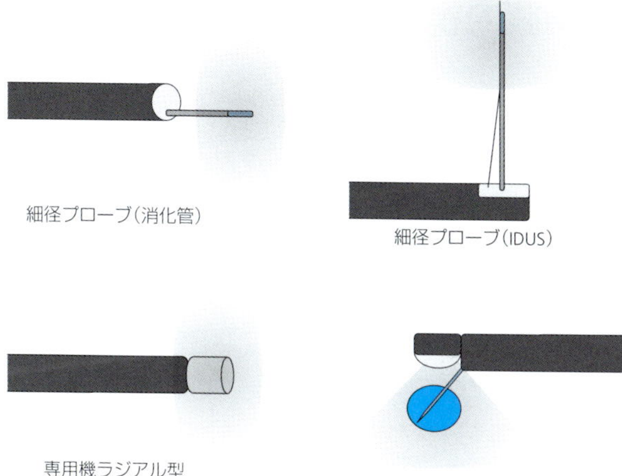

細径プローブ

12～20MHz の各種プローブがあり病変に適したものを選択する．病変表面を十分洗浄し粘液を除去してから行う．浸水時には内視鏡のジェット機能や体位変換を併用してもよい．プローブは基本的に奥から手前に向かってゆっくり引きながら走査する．

専用機

病変に応じて周波数の切り替えが可能であり，消化管外走査では 5～7.5 MHz で行う．機種によってカラードップラーや超音波造影剤の併用も可能である．胆膵領域のスクリーニングをする際は標準的描出法として胃内走査，球部走査，下行部走査の 3 つのパートに分けて行う．DVD を用いた書籍も複数あるが，最も効率的な習得方法は上級医の下，hands on でトレーニングを受けることである．

〈福庭暢彦〉

2．消化器疾患の検査

10 ▶ 小腸内視鏡

POINT

① 小腸内視鏡には，小腸カプセル内視鏡と，バルーン内視鏡（ダブル，シングル）がある．
② 小腸カプセル内視鏡は小腸観察を苦痛が少なく行えるが，観察のみで治療はできない．
③ バルーン内視鏡は，小腸を観察だけでなく，さまざまな検査・治療も行えるが，苦痛を伴い，さまざまな偶発症に注意する必要がある．
④ バルーン内視鏡は，経口ルートと経肛門ルートがあり，症状や検査結果で選択する必要がある．

▶概要

小腸カプセル内視鏡はカプセル型の内視鏡を嚥下し小腸を検査する内視鏡機器で，カプセル内視鏡で撮影された画像は記録装置に送られ，ワークステーションで読影することができる．必要時には，リアルタイムに送られた画像を確認することも可能である．日本ではコヴィディエンジャパンのPillCam®とオリンパスのEndoCapsuleが主に使用されている．

バルーン内視鏡は，内視鏡に先端にバルーンがついたオーバーチューブを組み合わせることで，小腸に到達できるように考えられた内視鏡システムである．オーバーチューブ先端についたバルーンが膨らむことによって腸管を把持し，オーバーチューブが挿入された部分の腸管を短縮し，さらに短縮した腸管が伸展するのを抑制することで，内視鏡がより深部に挿入するのを助ける．また鉗子孔からさまざまな処置具を挿入することで，検査・治療を行うこともできる．バルーン内視鏡には内視鏡先端にもバルーンがついたダブルバルーン内視鏡と，内視鏡先端にバルーンがないシングルバルーン内視鏡がある．

▶適応

小腸カプセル内視鏡の保険適応については，2007年に保険収載された時点では，上部および下部消化管の検査（内視鏡検査も含む）を行っても原因不明の消化管出血患者に限定されていたが，2012年にカプセル内視鏡検査前に開通性評価に使用するPillcam®パテンシーカプセルがコヴィディエンジャパンのカプセル内視鏡に対して保険承認され，消化管の狭窄または狭小化を有するまたは疑われる場合にはパテンシーカプセルを事前に使用することで，小腸疾患が既知または疑われる患者に適応が拡大された．

バルーン内視鏡の適応は，症状，他の検査所見等から小腸疾患を疑い，バルーン内視鏡が必要と判断された症例である．

▶注意点と副作用・リスク

小腸カプセル内視鏡の偶発症は，代表的なものとして滞留がある．滞留とは 2 週間以上体内に留まる，もしくは内視鏡的，外科的に回収されなければ体外排出が望めない状態である．小腸カプセル内視鏡施行前に滞留の発生の可能性について十分に検討し，もし発生が疑われる場合はパテンシーカプセルの使用や他の小腸検査を検討する．また，気管への誤嚥も報告されていて，嚥下障害が疑われる場合も注意が必要である．

バルーン内視鏡の偶発症としては，出血，穿孔，誤嚥性肺炎などの上部・下部消化管内視鏡と同様の合併症に加えて，バルーン内視鏡に特徴的な合併症として急性膵炎がある．

▶検査の実際

小腸カプセル内視鏡は，8 時間以上の絶食後，ワークステーションの準備，センサアレイ，記録装置等を装着後に，患者にカプセルを嚥下させる．カプセル嚥下 2 時間後に飲水可，4 時間後軽食可とする．検査終了後，記録装置やセンサアレイを患者から取り外し，ワークステーションにデータを転送し，読影する．

バルーン内視鏡はさまざまな情報から，経口ルートか経肛門ルートを決定する．前処置は経口ルートの場合は前夜からの絶食，経肛門ルートの場合は，下部消化管内視鏡検査と同様に下剤や腸管洗浄液を使用する．検査中は経口ルートでは深鎮静，経肛門ルートでは意識下鎮静で行うことが多い．

▶結果判定でポイントとなる主要所見

小腸血管性病変：angioectasia, AVM（arteriovenous malformation）などがある．

小腸びらん・潰瘍：NSAIDs 起因性小腸粘膜障害，好酸球性胃腸炎，虚血性小腸炎，非特異性多発性小腸潰瘍症などの疾患が原因で認める．

小腸腫瘍：空腸癌，悪性リンパ腫，GIST，脂肪腫などがある．

小腸憩室：空腸憩室，メッケル憩室などがある．

〈結城崇史〉

2. 消化器疾患の検査

11 ERCP

POINT

①ERCP 関連手技は，十二指腸用内視鏡の特徴と操作法を熟知することが大切である．
②診断的 ERCP は減少しているが治療的 ERCP は増加している．
③EUS 関連手技と相補的関係にある．
④ERCP 関連手技は比較的，偶発症の多い手技であることを認識する．
⑤術後腸管症例ではバルーン内視鏡を用いて ERCP を行う．

▶概要

ERCP（内視鏡的逆行性胆道造影：endoscopic retrograde cholangio-pancreatography）は EUS（超音波内視鏡：endoscopic ultra-sonography）と共に胆膵疾患の診断・治療には欠かせない検査である．胆膵疾患を疑った場合には腹部超音波検査，CT，MRI を行い，必要と判断された症例はより侵襲性の高い診断的 ERCP・EUS を行い，必要に応じて引き続き治療的 ERCP・EUS を行う場合もある．また ERCP および EUS は胆膵疾患の診断および治療に関して相補的な関係にある．

▶適応

US，CT，MRI などの画像検査の進歩や EUS の普及によって胆膵疾患の初期診断として侵襲性の高い ERCP が行われることは少なくなった．しかしながら経乳頭的な細胞診や組織診および IDUS（管腔内超音波検査法：intraductal ultrasonography）や経口胆道鏡検査により，良悪性診断や胆道癌や小膵癌の進展度診断には有用である．ERCP は現在多くが治療目的で使用されており，胆管結石に対する切石術や胆道ドレナージが行われている．術後腸管症例における胆膵疾患は，近年バルーン内視鏡（ダブルバルーン内視鏡，シングルバルーン内視鏡）を用いて ERCP 関連手技が行われる．

▶注意点と副作用・リスク

ERCP 関連手技は比較的，偶発症の多い手技である．消化器内視鏡関連の偶発症に関する第 5 回全国調査報告―2003 年より 2007 年までの 5 年間―では，ERCP 関連処置は腫瘍治療（EMR，ESD，他）の 0.583％に続き，0.509％（1,369/268,922）と偶発症の発生頻度が高かった（診断的 ERCP が 0.408％，治療的 ERCP が 0.585％）．死亡例が 29 件あり，そのうち医事紛争になったのは 3 件であった．

内視鏡挿入に伴う出血，穿孔：十二指腸内視鏡は後方斜視鏡であり，内視鏡画面の下端が内視鏡の進行方向となる．発生しやすい部位としては梨状陥凹，食道胃接合部，幽門輪付近，十二指腸下行部である．また適宜送気と内視鏡のダウンアングルで進行方向を確かめ，盲目的な挿入は避ける．

急性膵炎：偶発症の中でも頻度が高く，ときに重症化し，死亡例も認めることもある．カテーテルによる乳頭の刺激や損傷により乳頭浮腫および括約筋の攣縮が引き起こされ，これにより膵液流出障害が原因とされる．また膵管への造影剤の直接刺激，逆行性感染，胆汁や十二指腸液も原因とされる．予防は愛護的な挿管が一番であるが，冷水散布，エピネフリン添加生理食塩水散布，自然脱落型膵管ステントなどがある．発症した場合には急性膵炎診療ガイドラインにそって治療を行う．

EST に伴う出血，穿孔：検査前に出血傾向の有無や抗凝固薬の内服の確認を行う．血管の解剖学的位置から 11 時から 12 時方向に向けて切開を行うと穿孔や出血が少ないとされる．

▶検査の実際

ERCP 関連手技は比較的，偶発症の多い手技であるため，患者が検査・治療を受けるか否かを，有益性および危険性などの情報を正しく患者側に伝え，同意を得ることが重要である．また偶発症回避のために既往歴・内服中の薬剤・薬剤アレルギーなどを十分に確認する．十二指腸内視鏡は後方斜視鏡であり，カテーテルを操作するための鉗子起上台も有しており，その操作法を熟知することが大切である．十二指腸内視鏡を十二指腸下行部まで挿入した後に，乳頭を正面視して開口部と胆管や膵管の走行をイメージする．造影カテーテルは多種多様なものがあり，自分に合ったものを使用するのが理想であるが，挿管困難例もあることから数種類のカテーテルを準備する．疾患およびその病状により使用するデバイスが異なり，場合によっては取り寄せが必要なものもあるため，検査に必要な物品はあらかじめ上級医と相談することが望ましい．

▶結果判定でポイントとなる主要所見

胆管の場合，狭窄性・拡張性病変，透亮・陰影欠損病変がある．狭窄性病変では単発か多発か，また狭窄部の形状に着目する．悪性では胆管癌，膵癌，胆嚢癌，乳頭部癌，リンパ節転移などがあり，良性疾患では胆管結石，慢性膵炎などがある．拡張性病変では限局性では膵・管胆管合流異常症を，びまん性であれば膵・胆管合流異常症や乳頭部癌を疑う．透亮・陰影欠損病変は限局性かびまん性か，可動性の有無に着目する．良性では結石を，悪性では胆管癌や乳頭部癌などを鑑別にあげる．

膵管の場合，限局性の病変であるか，びまん性の病変であるかに分類し，狭窄を認めるもの，拡張を認めるもので鑑別を行う．膵管の狭窄を認めるものは膵癌，腫瘤形成性膵炎などを，びまん性に狭窄を認めるものでは自己免疫性膵炎，慢性膵炎，膵癌などを，びまん性に拡張を認める症例では IPMN（主膵管型：intraductal papillary mucinous neoplasm）や乳頭部癌を鑑別にあげる．

〈森山一郎〉

2. 消化器疾患の検査

12 ▶ 血管造影検査

POINT

① 血管内に挿入したカテーテルから造影剤を注入し血管の状態などを観察する検査.
② 検査だけでなく同時に経カテーテル的に処置や治療を行うことが多い.
③ 消化器疾患では，肝細胞癌診療のために施行する頻度が高い.
④ その他，神経内分泌腫瘍の局在診断，門脈圧亢進状態に関連する病態の診療，消化管出血・虚血など多くの疾患に適応を有する.

▶概要

血管造影検査は，X 線透視下で血管にカテーテルを挿入し造影剤を注入することによって血管の状態や腫瘍性病変などを詳細に観察する検査である. Digital subtraction angiography（DSA）は背景を削除することにより明瞭な血管描出が可能である. 通常造影剤はヨード造影剤を使用するが，禁忌例には二酸化炭素（CO_2）を用いる方法もある. 造影する血管によって，動脈造影，静脈造影，経皮経肝的門脈造影に分かれ，疾患に応じて使い分ける.

また検査だけでなく経カテーテル的に処置や治療を行うことも多い（interventional radiology：IVR）.

▶適応

腹部領域における適応疾患には以下のようなものがあげられる.

腫瘍性病変の診断・治療

肝細胞癌をはじめとする肝内腫瘍性病変，腹腔内神経内分泌腫瘍の局在診断（選択的動脈内刺激剤注入試験：SASI test），腹部悪性腫瘍による脈管浸潤の評価.

門脈圧亢進症に関連する病態の診断・治療

胃・食道静脈瘤，門脈圧亢進性胃腸症，難治性腹水，門脈 - 大循環シャントによる脳症，脾機能亢進症，Budd-Chiari 症候群.

血管系の異常に関連する病態の診断・治療

消化管出血，急性腸管虚血，腹腔内動脈瘤.

▶注意点と副作用・リスク

事前に造影剤など薬剤アレルギーの有無，患者の全身状態や合併症，妊娠の有無，血球数・肝腎機能・凝固系などを確認しておくことが必要である. 術前の CT アンギオグラフィーも血管の走行などを把握するうえで参考になる. ヨード造影剤アレルギーのある症例は，軽度であればステロイドを前投薬して検査を行う. 高度のアレルギー例は原則禁忌であるが，症例により陰性造影剤である CO_2 を用いて検査を行うこともある.

合併症として，造影剤の有害事象，穿刺部の出血・血腫形成，血管攣縮，血管内膜損傷，カテーテル周囲や血管内腔の血栓形成，血栓や塞栓物質による塞栓症などがある．

▶検査の実際と結果判定

頻度の高い疾患，処置をあげる．

肝細胞癌

腹腔動脈から肝動脈にカテーテルを進め造影を行う．腫瘍濃染（tumor stain）が特徴的な所見である．肝動脈造影下CT（CT during hepatic arteriography：CTHA），経動脈性門脈造影下CT（CT during arterial portography：CTAP）を撮影することにより微小病変の検出が可能となる．

肝内に病変が多発する肝障害度AまたはBの症例が経カテーテル治療の適応となり，肝動脈化学塞栓療法（transcatheter arterial chemoembolization：TACE）や肝動注化学療法（hepatic arterial infusion chemotherapy：HAIC）を行う．また肝細胞癌破裂による腹腔内出血例に対して止血目的で肝動脈塞栓術（transcatheter arterial embolization：TAE）を行う．

門脈圧亢進症に関連する病態の治療

バルーン閉塞下逆行性経静脈的塞栓術（balloon-occluded retrograde transvenous obliteration：B-RTO）

主に胃腎シャントによる胃静脈瘤，肝性脳症の治療を目的に行う．経静脈的にバルーンカテーテルを胃腎シャント内に逆行性に進め，血流を遮断して硬化剤を注入しシャントを血栓化する．

経頸静脈的肝内門脈肝静脈短絡術（transjugular intrahepatic portosystemic shunt：TIPS）

他治療で難治性の胃・食道静脈瘤，難治性腹水などの症例．肝静脈から門脈を穿刺し，肝静脈-門脈間にステントを留置することにより門脈圧を低下させる．

部分的脾動脈塞栓術（partial splenic embolization：PSE）

脾腫に伴う血球減少例．脾動脈の一部を塞栓し脾機能を低下させることにより血球の増加を図る．

消化管出血

保存的治療抵抗性の活動性大量消化管出血で内視鏡的止血ができない症例．出血源として，潰瘍，腫瘍，憩室，血管奇形，仮性動脈瘤などがある．状態が許せば術前に内視鏡検査やCT，出血シンチグラフィなどで出血点を推定しておくことが望ましい．出血している領域の支配血管から造影し，出血点が認められれば選択的に血管を塞栓し止血する．

〈三宅達也〉

2. 消化器疾患の検査 ▶ 13. 血液検査

a ▶ 血液学的検査

POINT

① あらゆる全身性疾患の病態評価，治療効果判定に用いられる．
② 異常値が出た場合は検査エラーを除外する．
③ 検査値だけではなく，臨床上と照らし合わせて総合的に判断することが重要である．

▶概要

血球成分である白血球，赤血球，血小板の質的・量的異常を調べる検査である．

▶適応

あらゆる全身性疾患の病態評価，治療効果判定などに用いられる．

▶注意点と副作用・リスク・検査の実際

①検査値だけではなく臨床経過や臨床症状と合わせて病態を判断することが重要である．
②臨床症状と乖離した検査異常値が出た場合はまず検査エラーを除外する．
- ヘモグロビン濃度の低下：溶血の可能性を除外．
- 血小板数の低下：エチレンジアミン四酢酸（EDTA）の存在下での抗血小板抗体による血小板凝集の可能性を除外．

③白血球に関しては各血球分画のうちどれが増加，減少しているかを確認する．

▶結果判定でポイントとなる主要所見

白血球増加症（白血球数≧ 1 万 /μL 以上）

a）好中球増加症（好中球数≧ 7,000/μL）：細菌感染症，炎症性疾患，悪性腫瘍，ステロイド使用時など．

b）リンパ球増加症（リンパ球数≧ 4,000/μL）：伝染性単核球症，その他ウイルス性感染症．

c）好酸球増加症（好酸球数≧ 500/μL）：好酸球性胃腸症，喘息，アトピー性皮膚炎，特発性好酸球増加症候群など．

白血球減少症（白血球数＜ 4,000μ/L）

a）好中球減少症（好中球数＜ 1,500/μL）：重症感染症，ウイルス感染症，腸チフス，化学療法，抗甲状腺薬・抗痙攣薬・抗菌薬使用時など．

赤血球増加症

見かけ上の増加である相対的赤血球増加症と体内の赤血球量自体が増加する絶対的赤血球増加症に区別される．最も多いのは相対的赤血球増加症のうち喫煙，飲酒，高血圧，肥満などが原因となるストレス赤血球増加症である．

赤血球減少症（貧血）

平均赤血球容積（mean corpuscular volume: MCV）によって小球性，正球性，大球性に大別できる．

a）**小球性貧血**（MCV ≦ 80）：多くは鉄欠乏性貧血と二次性貧血である．両者ともに血清鉄が低値となる．鑑別点は鉄欠乏性貧血ではフェリチン低値，総鉄結合能（TIBC）高値となるが，二次性貧血ではフェリチン高～正常値，TIBC低値となる．高齢者の鉄欠乏性貧血は慢性消化管出血を疑う．二次性貧血は悪性腫瘍，感染症，低栄養，肝疾患などさまざまな原因がある．

b）**正球性貧血**（81 ≦ MCV ≦ 100）：出血性貧血，溶血，骨髄低形成，二次性貧血などさまざまな病態がある．

- 遺伝性球状赤血球症：常染色体優性遺伝による溶血性貧血．黄疸，脾腫がみられる．本疾患の 40 ～ 50％に胆石症を合併するという報告がある．

c）**大球性貧血**（MCV ≧ 101）：巨赤芽球性貧血はビタミン B12 欠乏や葉酸欠乏により起こる．ビタミン B12 欠乏性貧血は悪性貧血か胃切除後貧血である．軽度の大球性貧血であれば肝疾患，甲状腺機能低下症，アルコール多飲などを疑う．また，網赤血球が増加する溶血や急性出血でも大球性となりうる．

血小板増加症

血液疾患や運動・妊娠・出産時などの生理的血小板増加の他に反応性血小板増加がある．

a）**反応性血小板増加**：鉄欠乏性貧血，炎症性疾患，外科術後，脾摘後，悪性腫瘍

血小板減少症

産生低下と破壊・消費亢進が主な病態である．

a）**播種性血管内凝固症候群**：重症感染症や悪性腫瘍，劇症肝炎などさまざまな病態で起こりうる．全身性の凝固系の活性化により凝固因子・血小板が消費され，出血傾向となる．疑った場合は凝固・線溶系検査を追加する．

b）**肝硬変**：門脈圧亢進症に伴う脾機能亢進症による破壊亢進と肝臓での産生低下が主因である．

〈松田佳世〉

2. 消化器疾患の検査 ▶ 13. 血液検査

b ▶ 肝機能検査

POINT

- 検査法の意義を理解し病態にあった項目を選択する.

▶概要

肝疾患を疑ったときまず行う検査であり，健診などでも利用される.

▶適応

肝機能検査法の選択基準（表 1）参照.

表 1 肝機能検査の選択基準

	*肝疾患発見のため		測定意義			経過観察	
	集検	ドック	肝細胞障害の診断	胆汁うっ滞の診断	重症度の判定	急性	慢性
AST（GOT）	◎	◎	◎	◎		◎	◎
ALT（GPT）	◎	◎	◎	◎		◎	◎
ALP	○	◎	◎	◎		○	
γ-GTP（γ-GT）	◎	◎	◎	◎		○	◎
総ビリルビン		◎	◎	◎	◎	◎	○
直接ビリルビン		○	○	◎	◎	◎	○
総蛋白		○	○		○		○
アルブミン		◎	○		◎	◎	◎
ChE			○		◎	◎	○
ZTT		○	○				
総コレステロール		◎	○	◎	◎	◎	◎
プロトロンビン時間			○	○	◎	◎	◎
ICG試験					○		○
血小板数		○			◎	○	◎

◎ 必須，○ できるだけ行う，*HBs抗原，HCV抗体の測定を同時に行うことが望ましい.
(日本消化器病学会 肝機能研究班．肝機能検査法の選択基準（7版）．日消誌．2006; 103: 1413-9[1]．)

▶注意点と副作用・リスク

肝疾患以外でも上昇することがあるので注意が必要である．AST は心筋，骨格筋，血球の破壊，LDH は癌，溶血性疾患，心筋梗塞，悪性貧血，筋疾患，ALP は成長期，血液型 B 型 O 型の分泌型，骨疾患，妊娠末期，一部の癌，高脂肪食後，γ-GTP はサプリメントとしてプロポリス服用時に上昇することがある．また，アルブミン，総コレステロールは肝障害に特異的ではないことに注意する.

▶検査の実際

肝病態と肝機能検査の関連（図 1）参照.

図 1 肝病態と肝機能検査の関連

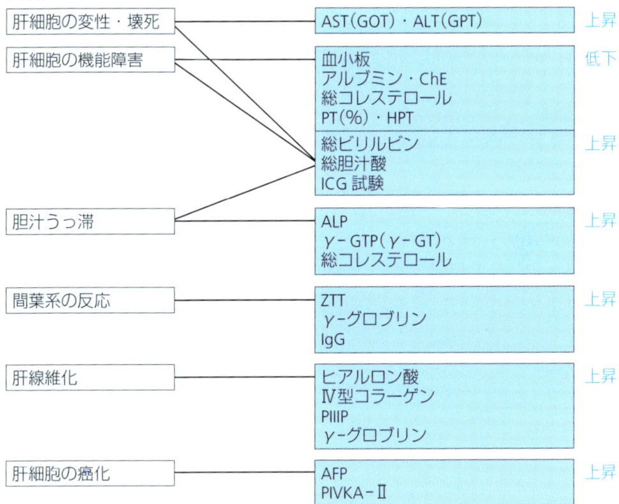

(日本消化器病学会 肝機能研究班. 肝機能検査法の選択基準 (7版). 日消誌. 2006; 103: 1413-9[1].)

▶結果判定のポイント

脂肪肝

アルコール性は AST 優位，非アルコール性は ALT 優位の上昇が特徴的である.

急性肝炎

AST，ALT が著明に上昇，総ビリルビンも上昇する.

ウイルス性慢性肝炎

AST，ALT の持続的異常を示す．間葉系の反応（γ-グロブリン)，胆道系酵素（ALP，γ-GTP)，総ビリルビン，ICG 試験でも異常値を示す．慢性 B 型肝炎の急性増悪には，AST，ALT，総ビリルビン上昇を示すが，慢性 C 型肝炎は総ビリルビン上昇はまれである．炎症の程度は AST，ALT と，線維化の程度は血小板，ヒアルロン酸と関連する.

自己免疫性肝炎

γ-グロブリン上昇が特徴的で，AST，ALT や総ビリルビンの中等度以上の増加，アルブミンや ChE の低下を認める.

肝硬変

アルブミンの低下，PT 時間の延長，総ビリルビン，γ-グロブリン，ZTT，TTT 上昇を認める．ALP，γ-GTP の高度上昇はアルコール性，肝癌の合併を考慮する．肝線維化の程度を反映し，肝線維化マーカーが上昇する．

原発性胆汁性胆管炎

ALP，γ-GTP の上昇が特徴的で，総コレステロール，血清銅も上昇する．AST，ALT は初期には正常か軽度の上昇である．

参考文献：

1）日本消化器学会 肝機能研究班．肝機能検査法の選択基準（7 版）．日消誌．2006; 103: 1413-9.

〈田中志乃〉

2. 消化器疾患の検査 ▶ 13. 血液検査

C ▶ 肝炎ウイルスマーカー

POINT

① 肝機能障害の原因として肝炎ウイルスが疑われるときに行う.
② A 型肝炎, B 型肝炎, C 型肝炎, E 型肝炎のマーカーについて現在保険収載がある.

▶概要

A 型肝炎の急性期や既感染について検査可能.

B 型肝炎については各マーカーの組み合わせにより, 急性肝炎, 無症候性キャリア, 慢性肝炎, 非活動性キャリアといった状態が確認可能で状態に応じ治療が選択される.

▶適応

1 肝機能障害の原因として肝炎ウイルスが疑われる場合の原因検査

検査の実際: 採血による検査.

2 結果判定でポイントとなる主要所見

A 型肝炎ウイルス (HAV)

HAV-IgM 抗体: 急性期 (感染初期 1 カ月から最大 6 カ月) に上昇する.

HAV-IgG 抗体: 既感染およびワクチン接種後に陽性となる.

B 型肝炎ウイルス (HBV)

HBs 抗原 [S1] (定性. 定量): HBV のエンベロープに存在する抗原で陽性であれば HBV に感染している状態と判断. 以前は定性法 (単位 C.O.I) のみが用いられていたが, 感度の良い定量法 (単位 IU/mL) が開発され, 定量法にて測定された HBs 抗原量は肝組織中の ccc (covalently closed circular) DNA を反映し, 予後や治療効果判定に有用とされる. B 型肝炎治療ガイドライン[1]では B 型慢性肝炎の抗ウイルス療法の長期目標は HBV-DNA の低下だけでなく, HBs 抗原の消失とされている.

HBs 抗体: HBs 抗原に対する抗体. HBs 抗原のセロコンバージョンとともに出現する. HBs 抗原が陰性であれば, 過去の感染の状態を示す. また B 型肝炎ワクチン接種後にも陽性となる.

HBc 抗体 (IgM 型. IgG 型): HBV のコア蛋白に対する抗体. IgM 型抗体は HBV 感染早期から検出可能であり, キャリアの急性増悪時にも検出される. IgG 型抗体も肝炎早期から検出され, 治癒後次第に低下するが HBs 抗原が陰性となっても低力価で持続するため HBV 感染既往の指標となる.

免疫抑制, 化学療法を施行する際, HBs 抗原が陰性であっても HBs 抗体, HBc 抗体が陽性の場合は感染の既往があるため, HBV 再活性化の可能性を念頭に置き, ガイドラインに従ってリアルタイム PCR 法による HBV-DNA

図1 免疫抑制剤・化学療法施行時のB型肝炎検査フローチャート

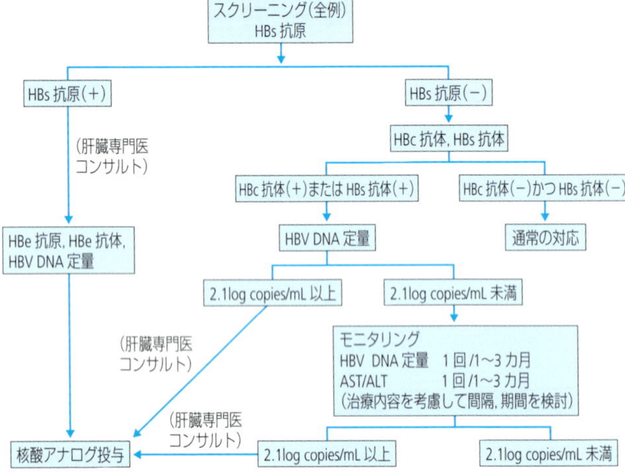

(日本肝臓学会肝炎診療ガイドライン作成委員会編. B型肝炎治療ガイドライン. 第2.2版. 日本肝臓学会; 2016. p.66[1] より改変)

定量検査を行う必要がある（図1）.

HBe抗原: HBV遺伝子のpre-C-C領域から作られる抗原蛋白. 陽性であれば肝内ウイルス増殖が盛んで血中ウイルス量が多く感染力も高い.

HBe抗体: HBe抗原のセロコンバージョン（SC）により出現する. HBe抗体が陽性になると, ウイルスの増殖力は低下し肝炎は終息に向かうが, SC後もウイルス量が多く, 肝炎が持続することもあるため注意が必要である.

HBV-DNA: 血液中のHBVウイルス量を反映. 核酸アナログ療法に反応すると速やかに低下することが多い.

HBVコア関連抗原: HBe抗原, HBc抗原, p22crの総称. 核酸アナログ投与下でも血中に放出され, 肝組織中のcccDNAと相関するとされるため, 核酸アナログを中止する際の目安, 再燃の予測に有用である.

HBVゲノタイプ: B型肝炎の診断が確定した患者に対して治療法を選択する目的で1回のみ検査可能. 日本ではゲノタイプA, B, Cが問題となる. ゲノタイプAは急性感染後にキャリア化しやすく, ゲノタイプBのうちプレコアに変異のある株は劇症化の要因となる. ゲノタイプCは肝細胞癌の発症リスクが高い.

C型肝炎ウイルス（HCV）

HCV抗体: HCV感染のスクリーニング検査として使用. HCV現感染以外にも治療後を含む既往の感染やHCV抗体偽陽性例で陽性となる. この際HCV-RNAは陰性となる.

HCV-RNA: 血中HCV-RNA量を反映する. 陽性であればHCVに感染して

いると判断.

HCV コア蛋白: HCV 粒子中のコア抗原を定量測定する. 血中のウイルス量を反映する.

HCV セロタイプ: C 型肝炎の診断が確定した患者に対して治療法を選択する目的で 1 回のみ検査可能. 通常は 1 型, 2 型の判定が可能である.

D 型肝炎ウイルス (HDV)

HBV 感染下に重複感染する. HBs 抗原陽性患者で HD 抗体が陽性であれば HDV 感染と診断されるが, 現在 HD 抗体の製造が日本で行われていないため, 抗体診断はできない.

E 型肝炎ウイルス (HEV)

HEV-IgA: E 型肝炎ウイルス感染で陽性となる.

HEV-RNA, HEV-IgM, HEV-IgG も測定は可能であるが現在は保険未収載である.

参考文献:

1) 日本肝臓学会肝炎診療ガイドライン作成委員会編. B 型肝炎治療ガイドライン. 第 2.2 版. 日本肝臓学会; 2016.

〈三代知子〉

2. 消化器疾患の検査 ▶ 13. 血液検査

d ▶ 膵酵素

POINT

① アミラーゼは簡便性，迅速性などから膵疾患の診断に繁用される（表 1）.
② アミラーゼには 2 種類のアイソザイムがあり，膵型（P 型）アミラーゼと唾液腺型（S 型）アミラーゼと呼ばれている.
③ リパーゼ，エラスターゼ 1，トリプシン，ホスホリパーゼ A_2 は膵特異性が高い.
④ 血中アミラーゼが高値となる非膵疾患にマクロアミラーゼ血症，腎機能障害などがある.
⑤ エラスターゼ 1 は膵癌の腫瘍マーカーに分類されることもある.

表 1 血中アミラーゼ異常値の機序による鑑別疾患，病態

高アミラーゼ血症：機序による鑑別疾患，病態
①膵臓の炎症：急性膵炎，慢性膵炎 ②膵臓，周囲臓器の腫瘍など：膵癌，膵嚢胞，十二指腸乳頭部癌など ③結石による閉塞での血中への逸脱：総胆管結石 ④膵液の逆流：ERCP，PTCなど膵胆管の検査後など ③膵液の腸からの漏出，吸収：消化管穿孔，腸管壊死，腹膜炎，腸閉塞など ④腎からの排泄障害：マクロアミラーゼ血症，慢性腎不全 ⑤アミラーゼ産生腫瘍：肺癌，卵巣癌，大腸癌，卵管癌など ⑥唾液腺疾患 ⑦その他：子宮外妊娠，薬物，外科手術後，ショック，火傷，原因不明など
低アミラーゼ血症：機序による鑑別疾患，病態
①膵疾患による膵実質の荒廃：慢性膵炎，膵癌 ②膵全摘後，膵広範囲切除後 ③重症糖尿病 ④唾液腺の摘出後，唾液腺照射後

▶概要

膵臓は消化酵素を作る外分泌腺とインスリンなどのホルモンを血中に分泌する内分泌腺からなる．消化酵素を合成，貯留，分泌するのは膵腺房細胞である．膵酵素の中では血中アミラーゼが繁用される.

▶適応

上腹部痛，背部痛，黄疸，原因不明の体重減少，食欲減退などの症状の鑑別のために検査適応があり，膵炎，膵癌，自己免疫性膵炎など膵疾患を念頭に置き，血中への膵酵素の逸脱あるいは尿中アミラーゼ高値を捉えることによって膵疾患診断の手がかりをつかむことが重要である.

▶注意点と副作用・リスク

アミラーゼは健常者では食事の影響はない．リパーゼ，エラスターゼ 1，トリプシン，ホスホリパーゼ A_2 は食事の影響は受けず日内変動もみられず，随時採血可能である．

▶検査の実際

腹痛，背部痛などの臨床症状がある時のスクリーニング検査として，また無症状の健康診断や人間ドック時のスクリーニング検査として行われる．

▶結果判定

急性膵炎

迅速な診断が求められる急性膵炎では血中アミラーゼ，膵特異性の高い血中リパーゼが繁用される．急性膵炎の成因で多いのはアルコールと胆石であり，血中中性脂肪値が 1,000mg/dL を超えている場合には脂質異常症が原因である可能性が高く，高 Ca 血症を伴う場合には副甲状腺機能亢進症が原因となる可能性がある．

慢性膵炎

慢性膵炎が疑われる場合には US や CT，MRCP などの画像検査や飲酒歴を聴取し，膵外分泌機能の評価，血中 / 尿中アミラーゼ，血中リパーゼなどで症状と血中膵酵素の関連性を調べることが重要である．

総胆管結石

総胆管結石の十二指腸嵌頓などによる膵管排出路閉塞により，血中膵酵素の上昇がみられることがある．他の血液検査，US，CT など画像検査を併用し，診断，治療方針を決定する．

膵癌

腹痛，背部痛などの症状から膵腫瘍を疑う時，エラスターゼや CA19-9 などの血中腫瘍マーカーの測定，US，CT，MRCP，EUS など各種画像検索を進める．

マクロアミラーゼ血症

臨床症状と血中アミラーゼ値の間に乖離がみられる時に疑ってみることが必要である．マクロアミラーゼはアミラーゼに免疫グロブリンが結合した複合体で，高分子量のため腎からの排泄が低下し，持続性の高アミラーゼ血症をきたす．

腎不全

高アミラーゼ血症である場合にでも，腎からの排泄障害のために尿中アミラーゼの増加がみられない．

参考文献：

1）三橋知明，Medical Practice 編集委員会編．臨床検査ガイド 2015 年 改訂版 これだけは必要な検査のすすめかた・データのよみかた．東京：文光堂；2015.

〈末次　浩〉

2．消化器疾患の検査 ▶ 13．血液検査

e ▶ 免疫学的検査

POINT

① 抗原抗体反応などの免疫学的手法を用いて行う検査．
② 主に感染症や自己免疫性疾患の診療で測定することが多い．
③ 漫然と検査せず，疾患を絞り込み適切な検査を行う．

▶概要

免疫学的検査とは，抗原抗体反応などの免疫学的手法を用いて行う検査である．主に感染症や自己免疫性疾患の診断，病勢の評価を目的とする．免疫血液学的検査，感染症免疫学的検査，肝炎ウイルス関連検査，自己抗体検査，血漿蛋白免疫学的検査，細胞機能検査など多岐にわたる．

▶適応

免疫学的検査を行う主な消化器疾患を列挙する．

感染症

ウイルス性肝炎，肝膿瘍，胆道感染症，感染性胃腸炎，萎縮性胃炎・胃十二指腸潰瘍（*Helicobacter pylori*），偽膜性腸炎，サイトメガロウイルス（CMV）感染症，Epstein-Barr ウイルス（EBV）感染症，真菌症，寄生虫疾患など．

自己免疫性疾患

自己免疫性肝炎，原発性胆汁性胆管炎，IgG4 関連硬化性胆管炎，自己免疫性膵炎，自己免疫性胃炎，炎症性腸疾患など．

その他

代謝性疾患，薬物性肝障害などアレルギー疾患，輸血時の血液型，不規則抗体，交差試験など．

▶注意点

免疫学的検査はそれ単独で検査を行うことは少なく，臨床症状や病歴，他の検査結果などを総合的に判断し，鑑別すべき疾患を絞り込んだうえで適切な検査項目を測定することが重要である．

▶検査の実際と結果判定

消化器疾患と関連のある検査項目を表 1 に示す．

表 1 消化器疾患と関連のある検査項目

検査項目	疾患
1）血液免疫学的検査	
血液型，不規則抗体，交差試験	急性出血，慢性貧血に対する輸血時
2）感染症免疫学的検査	
血中*Helicobacter pylori*抗体	萎縮性胃炎，胃十二指腸潰瘍，胃癌，胃MALTリンパ腫
CMV-IgM抗体，CMV-IgG抗体，CMVpp65抗原	CMV肝炎，CMV再活性化
EB-VCA-IgM抗体，EB-VCA-IgG抗体，EBNA抗体	EBV肝炎，伝染性単核症
赤痢アメーバ抗体	腸管アメーバ症，アメーバ性肝膿瘍
アニサキスIgG・IgA抗体	アニサキス症
エンドトキシン	グラム陰性桿菌血症，敗血症，穿孔性腹膜炎，急性化膿性胆管炎，肝膿瘍，イレウスなど
プロカルシトニン	敗血症
(1→3)-β-D-グルカン	深在性真菌症
3）肝炎ウイルス関連検査	他項参照
4）自己抗体検査	
抗核抗体	自己免疫性肝炎，自己免疫性膵炎，CREST症候群など
抗LKM-1抗体，抗平滑筋抗体	自己免疫性肝炎
抗ミトコンドリア抗体，抗ミトコンドリアM2抗体	原発性胆汁性胆管炎
抗セントロメア抗体	原発性胆汁性胆管炎，CREST症候群
抗胃壁細胞抗体	自己免疫性胃炎，悪性貧血
IgG4	自己免疫性膵炎，IgG4関連硬化性胆管炎，その他IgG4関連疾患
5）血漿蛋白免疫学的検査	
C反応性蛋白（CRP）	感染症，悪性腫瘍，炎症性腸疾患など
血清アミロイドA蛋白（SAA）	感染症，悪性腫瘍，炎症性腸疾患，アミロイドーシスなど
トランスフェリン	高値：急性肝炎，鉄欠乏性貧血 低値：肝硬変，ヘモクロマトーシス
セルロプラスミン	Wilson病
血清補体価（CH50），補体蛋白（C3，C4）	高値：感染症，悪性腫瘍 低値：慢性肝疾患
IgG	自己免疫性肝炎，その他慢性肝疾患，悪性腫瘍，リンパ増殖疾患など
IgA	アルコール性肝障害
IgM	原発性胆汁性胆管炎
非特異的IgE，特異的IgE	アレルギー疾患，寄生虫疾患
免疫電気泳動	M蛋白血症，アミロイドーシス
結核菌特異的IFN-γ	腸結核，結核性腹膜炎
6）細胞機能検査	
リンパ球刺激試験（LST）	薬物性肝障害

〈三宅達也〉

JCOPY 498-14044

2. 消化器疾患の検査 ▶ 13. 血液検査

f ▶ 腫瘍マーカー

POINT

① 消化管の悪性腫瘍を確実かつ早期に診断し得る腫瘍マーカーはいまだ存在しない.
② 癌高危険群での臓器特異的な腫瘍マーカーの評価が早目の診断に有用なことがある.
③ 悪性腫瘍治療後の経過判定として腫瘍マーカーの推移は有用である.
④ Omics 解析による手法が診断精度の高い新規腫瘍マーカーの確立につながる可能性がある.

▶概要

腫瘍マーカーは，悪性腫瘍診断のための補助的検査で，進行度評価，予後予測，治療法の選択，治療効果判定，再発の有無などを目的に，非侵襲的かつ簡便にできる検査である．腫瘍マーカーの異常とその数値の大小は，基本的には悪性腫瘍の可能性とその量的多寡を反映していると考えるべきだが，腫瘍マーカーの指標となる癌細胞産生の胎児性蛋白や糖蛋白，癌細胞関連蛋白とその関連抗体などは良性疾患や健常者にも認められ，また腫瘍発生の早い段階での検出も難しい．したがって，腫瘍マーカーは悪性腫瘍のスクリーニングとしては偽陽性率と偽陰性率が高く，悪性腫瘍を的確かつ早期に診断する手段としてはいまだ有用とは言えない．早期の悪性腫瘍を診断するには，病歴，自他覚的所見，内視鏡検査，超音波検査，CT，MRI 等から診断を進めるのが通常である．腫瘍マーカーは，悪性腫瘍に関連したバイオマーカー（生体内での変化を知るための客観的な指標物質）の 1 つであるが，今日，genomics，transcriptomics，proteomics，metabolomics などの多分野での omics 技術の活用により，将来的に早期診断に有用な診断精度の高い新規腫瘍マーカーの開発と個別化医療への更なる応用が期待される.

▶適応

①悪性腫瘍病変が疑われた場合.
②治療効果のモニタリングを必要とする場合.
③慢性膵炎，糖尿病，IPMN，ウイルス性肝疾患，NASH などの癌高危険群の場合.

▶注意点と副作用・リスク

①腫瘍マーカー陽性者で実際に悪性腫瘍が存在する確率を示す「陽性的中率」は，悪性腫瘍の有病率が一般に低い人間ドックや職場健診の集団では低く，診断効率は悪い．したがって，健診時の腫瘍マーカー異常者に必要以上の不安を与えないよう個々に対応する.
②各腫瘍マーカーの偽陽性となる場合を把握しておく.

③腫瘍マーカーを判断する上で，偽陽性・偽陰性の可能性を常に考慮した上で，経時的に腫瘍マーカーの推移と変動幅を評価し誤診や見落としを避ける.

▶検査の実際と結果判定

腫瘍マーカーの抗原性の違いに着目し，相関性の低い腫瘍マーカーを組み合わせて検査する．詳細は他書に譲るが，保険上は下記の表 1 の①から⑲の腫瘍マーカーを上限 4 個まで同時に検査できるが，保険請求費は組み合わせた個数で一律に決まっており，いくつかの特定の腫瘍マーカーの組み合わせではさらに保険請求費は限定される．また悪性腫瘍が確定しているかどうかでも保険算定は異なる.

表 1 消化器関連の腫瘍マーカーと異常値を認める疾患等

腫瘍マーカー	消化器系腫瘍	その他に高値となる場合
① CEA (癌胎児性抗原)	大腸癌，胃癌，食道癌，膵癌，胆管癌，肝癌，家族性大腸腺腫症，大腸腺腫症	肺癌，膀胱癌，卵巣癌，乳癌，甲状腺癌，子宮頸癌，転移性腫瘍，喫煙，加齢，炎症性疾患，自己免疫性疾患，糖尿病，甲状腺機能低下症
② AFP (α-フェトプロテイン)	原発性肝癌，転移性肝癌，肝芽腫	卵巣嚢腫瘍，睾丸腫瘍，悪性奇形腫，ヨークサック腫瘍（卵黄嚢腫瘍），胎児性癌，B型・C型肝炎，肝硬変症，急性肝炎，慢性肝炎，妊娠 <補足>稀ながらAFP産生胃癌がある.
③ TPA (組織ポリペプタイド抗原)	大腸癌，胃癌	乳癌，腎臓癌，尿管癌，膀胱癌，胃潰瘍，胆石症，膵炎，肺炎，前立腺炎，糖尿病，インフルエンザ，肺癌 <補足>臓器特異性は低い.
④ SCC抗原 (扁平上皮癌関連抗原)	食道癌	子宮頸癌，肺癌，扁平上皮癌一般（頭頸部癌，皮膚扁平上皮癌），肺炎，肺結核，気管支炎，喘息，肝炎・肝硬変，慢性腎不全，アトピー性皮膚炎，天疱瘡，乾癬
⑤ DU-PAN-2	膵癌，胆嚢・胆管癌，肝細胞癌	胆石，肝硬変，慢性膵炎，腎不全 <補足>I型糖鎖抗原（糖蛋白）.
⑥ NCC-ST-439	胃癌，膵癌，胆嚢・胆管癌，大腸癌，肝癌	乳癌，肺癌，顎下腺癌など多くの腺癌，肝硬変，慢性膵炎 <補足>II型糖鎖抗原（糖蛋白）．特異度は高い.
⑦ Elastase 1 (エラスターゼ1)	膵癌，十二指腸癌，膵頭部癌・十二指腸乳頭部癌	急性・慢性膵炎，腎不全 <補足>膵外分泌消化酵素.
⑧ CA19-9	膵癌，胆嚢・胆管癌，胃癌，大腸癌，食道癌，肝癌	肺癌，肺腺癌，乳癌，前立腺癌，卵巣癌，生殖器癌，びまん性汎細気管支炎，特発性間質性肺炎，嚢胞性線維症，気管支拡張症，慢性膵炎，糖尿病，自己免疫疾患，胆管炎，妊娠後期，卵巣嚢腫，子宮内膜症 <補足>I型糖鎖抗原（糖蛋白）．ルイス血液型陰性者では上昇しない.
⑨ CA72-4	胃癌，結腸癌，直腸癌，膵癌	卵巣癌，乳癌，肺癌，良性卵巣腫瘍，チョコレート嚢胞，妊娠，羊水塞栓症，Crohn病，膵炎，肝硬変，肺炎 <補足>母核糖鎖抗原（糖蛋白）．特異度は高い.
⑩ SPan-1	膵癌，胆嚢・胆管癌，肝癌	胆石，肝硬変，慢性膵炎，腎不全 <補足>I型糖鎖抗原（糖蛋白）.
⑪ STN (シアリルTn抗原)	胃癌，大腸癌，膵癌，胆嚢・胆管癌	子宮頸癌，卵巣癌，肺癌，良性卵巣腫瘍，チョコレート嚢胞，妊娠，羊水塞栓症，Crohn病，膵炎，肝硬変，肺炎 <補足>母核糖鎖抗原（糖蛋白）．特異度は高い.

JCOPY 498-14044

表1 つづき

腫瘍マーカー	消化器系腫瘍	その他に高値となる場合
⑫ NSE（神経特異エノラーゼ）	インスリノーマ，グルカゴノーマ，神経内分泌腫瘍	小細胞肺癌，腎細胞癌，神経芽種，甲状腺髄様癌，褐色細胞腫，膿胸関連リンパ腫，脳腫瘍，脳血管障害，脳炎
⑬ 血中BFP（塩基性フェトプロテイン）	原発性肝癌，肝臓癌，胆嚢癌，膵癌	前立腺癌，卵巣癌，睾丸腫瘍（精巣腫瘍），子宮体癌 <補足>臓器特異性は低いが，他の腫瘍マーカーとの相関性は低い．
⑭ PIVKA-II（ビタミンK欠乏時産生蛋白）	肝細胞癌	B型・C型慢性肝炎，肝硬変症，劇症肝炎，慢性肝炎，アルコール性肝障害，原発性胆汁性胆管炎（PBC） <補足>特異度は高い．ビタミンK欠乏（ワルファリン，セフェム系抗菌薬，閉塞性黄疸）で高値となる．
⑮ SLX（シアリルLeX-i抗原）	膵癌	肺癌，卵巣癌，肺線維症，びまん性汎細気管支炎，気管支拡張症，膵炎，卵巣炎 <補足>II型糖鎖抗原（糖蛋白）．特異度は高い．
⑯ CA125	膵癌，結腸癌，胃癌	卵巣癌，子宮内膜症，肺癌，乳癌，子宮頸癌，胸膜炎，腹膜炎，子宮内膜症，子宮内膜炎，卵巣過剰刺激症候群，卵管炎 <補足>コア蛋白関連抗原（糖蛋白）．
⑰ 抗p53抗体	食道癌，大腸癌	乳癌，頭頸部癌，子宮頸癌，肺癌，前立腺癌，胆管癌，胃癌，膵癌 <補足>他の腫瘍マーカーとの相関性は低い．
⑱ AFP-L3分画（AFPレクチン分画）	肝細胞癌	劇症肝炎，急性肝炎 <補足>AFPとは独立した因子で，特異度は高い．AFP-L3分画の高値群と低値群で生存率に有意差がある．
⑲ HER2蛋白	胃癌	乳癌 <補足>HER2陽性胃癌にトラスツズマブ投与が有効．

（注）各腫瘍マーカーの保険適応となっている疾患に下線（＿）をしている．なお保険収載はされているが，検査試薬が販売中止のため現在測定できないCA50，尿中遊離型フコース，POA（膵癌胎児性抗原）は記載していない．

〈奥山俊彦〉

2. 消化器疾患の検査

14 消化管感染症の検査

POINT

① 細菌，真菌，原虫・寄生虫，ウイルスなどの微生物によって誘発される炎症性疾患である．
② 下痢，下血，腹痛，発熱などの臨床症状が特徴である．
③ 診断には，食歴，渡航歴，薬剤使用歴，基礎疾患の有無などの詳細な聴取が必要である．
④ 血液検査，便検査，CT，内視鏡検査，病理組織検査などによって総合的に診断する．

▶概要

血液検査による炎症反応のチェック，採取した便の培養による原因微生物の同定，CT による罹患範囲（消化管）や炎症波及の確認，症例によっては内視鏡検査や生検組織の病理診断によって確定診断を行う．

▶適応

下痢，下血，腹痛，発熱などの症状を有する症例が検査の対象となる．これらの症状は必ずしも急性で短期的なものとは限らず，腸結核のように慢性的経過をたどる感染症もあることを考慮する．慢性経過例では，潰瘍性大腸炎，クローン病，ベーチェット病などの除外診断のために便培養検査は必須である．

▶注意点と副作用・リスク

採血，便培養，CT 撮影などはリスクが少なく，必要に応じて施行されるべきである．便培養は抗菌薬投与前に行うことが原則であり，十分量の検体（0.5 ~ 2.0g）を検査に使用する．一部の微生物に対する血中抗体検査や，便中毒素検査などについては保険適応の問題もあり，施行に際しては注意が必要である．内視鏡検査については，炎症の増悪や頻度は低いが穿孔のリスクなどもあることから，その必要性については熟考されるべきである．

▶検査の実際（図 1）

病歴聴取

食歴，海外渡航歴，薬剤使用歴，基礎疾患の有無などとともに，症状（下痢，血便，腹痛，発熱など）と臨床経過（症状の出現時期と経過）を詳細に聴取する．感染微生物の潜伏期間や生活背景を把握することで診断に役立つ．また，抗菌薬使用後に発症している場合は *Clostridium difficile* による偽膜性腸炎，潰瘍性大腸炎や膠原病などの免疫疾患で，ステロイドや免疫調節剤が投与されている場合はサイトメガロウイルス（CMV）の再活性化などを考慮する．

図 1　消化管感染症の診断手順

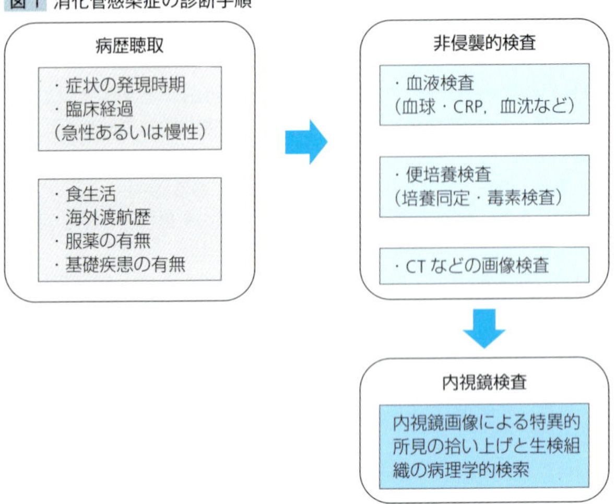

血液検査

末梢血血球検査，血沈，CRP，電解質，腎機能などを測定し腸炎の重症度把握に役立てる．病歴から特定の感染症が疑われる場合は，血中の抗体・抗原検査（エルシニア抗体，CMV アンチジェネミアなど），免疫応答検査（結核の T-SPOT）などを考慮する．

便培養検査

受診後早期に施行する．抗菌薬使用の有無，渡航歴など必要な情報は提供する．特定の感染症が疑われる場合は毒素同定（ベロ毒素：病原性大腸菌，CD トキシン：偽膜性腸炎など）を施行する．

画像検査

中等症～重症の症例では，CT の結果が診断や治療に役立つ場合が多い．腸管の炎症範囲の把握や腹水の有無，周辺への炎症波及の程度が把握できる．内視鏡検査は急性期の重症例には避けるべきであるが，症例によっては内視鏡所見，生検の病理所見や PCR などが診断に有用な場合がある（偽膜性腸炎，腸結核，CMV 腸炎，アメーバ赤痢など）．

▶結果判定

便培養検査や血液検査などで特定の微生物が同定されれば確定診断に至る．しかし日常臨床では，必ずしも病原微生物を同定できる症例のみでなく，診断に苦慮することも多い．このような症例では，先に述べたような病歴などを十分に考慮することで注意深く診療に当たる必要がある．

〈石原俊治〉

2. 消化器疾患の検査

15 膵外分泌機能検査

POINT

① 膵外分泌機能検査は慢性膵炎の診断に用いられる.
② 膵外分泌機能検査は直接法と間接法がある.
③ 現在, 本邦で施行可能な膵外分泌機能検査は BT-PABA 試験のみである.
④ BT-PABA 試験は感度・特異度の点から複数回検査を実施することが望ましい.

▶概要

膵は消化管内腔に対し消化酵素を分泌する外分泌と, 主に血糖の調節を行う内分泌の 2 つの大きな役割をもつ. 外分泌に係わる細胞は腺房細胞と腺房中心細胞であり, 腺房細胞からは炭水化物を分解するアミラーゼ, 蛋白質を分解するトリプシン, キモトリプシン, エラスターゼ, 脂肪を分解するリパーゼ, ホスフォリパーゼが, 腺房中心細胞からは重炭酸が分泌される. 膵外分泌機能はその機能の 90%以上が減少するまで脂質や蛋白質の消化不良, 脂肪便や体重減少などの臨床症状は現れないとされ, 成人における機能低下の主な原因は, 慢性膵炎, 膵癌および膵切除である.

膵外分泌機能検査は, セクレチン試験や内視鏡的純粋膵液採取法といった外分泌を刺激して行われる直接法（有管法）と, 生理的な外分泌を計測する間接法（無管法）がある. 直接法は胃十二指腸管を用いる, ないしは ERCP 下に膵管にカテーテルを挿管することにより直接膵液を採取し, 膵液量, 重炭酸塩濃度, アミラーゼ分泌量を測定し評価するもので, 感度・特異度共に高く膵外分泌試験のゴールドスタンダードともされる検査法である. しかしながら, 検査におけるコスト面の問題や, 本邦ではヒトに投与可能なペプチド製剤の入手が困難となっており, 現在実施不可能となっている. 間接法は便中キモトリプシン, 便中エラスターゼ 1, 定量的脂肪便分析, 呼気試験など世界ではさまざまな方法がみられるが, 現在本邦で臨床において実施可能な検査は BT-PABA 試験のみである.

BT-PABA 試験は PFD（pancreatic function diagnostant）試験とも呼ばれ, 膵消化酵素の 1 つである膵キモトリプシン活性を間接的に測定する検査で, 低値を示した時に慢性膵炎を疑う. BT-PABA は N - ベンゾイル -L- チロシル -p- アミノ安息香酸（N-benzoyl-L-tyrosyl-P-aminobenzoic acid）のことであり, 一般名はベンチロミド（bentiromide）という. 安息香酸（benzoic acid）, チロジン, パラアミノ安息香酸（PABA）から成る合成ペプタイドである BT-PABA は, 経口投与してもそのままではほとんど消化管から吸収されないが, 膵酵素の 1 つである膵キモトリプシンによって容易にしかも特異的に加水分解をうけ, PABA が遊離する. 遊離した PABA は小腸で吸収された後に肝で主にグリシン抱合をうけ, 腎から尿中に排泄される. 膵の外分泌能が障害された患者では BT-PABA は十分に分解されないため,

PABA の尿中排泄が減少する．これにより膵外分泌機能の程度を推し量ることが出来るのであるが，経口摂取した BT-PABA が最終的に尿中に PABA として排泄されるまでに膵以外の小腸，肝臓，腎臓を経由するためにそれぞれの臓器が障害されている場合にも測定値に影響を及ぼすために十分な注意が必要である．

▶適応

慢性膵炎

▶注意点と副作用・リスク

注意点：消化酵素含有製剤，消炎酵素剤，利胆剤などの投与を受けている患者では，検査の目的に反するために検査前 3 日より薬剤中止を行う．検査試薬はアルコールを含有するためアルコールに過敏な体質の患者では，副作用症状があらわれやすいとされる．また妊娠中の投与に関する安全性は確立していないため，妊婦または妊娠している可能性のある婦人には投与しないことが望ましいとされている．

副作用：ベンチロミドの添付文書には副作用発現頻度調査終了時の発現頻度は症例 6,764 例中，40 例（0.59%）であった．認められた副作用も悪心，頭痛，顔面紅潮などほとんどが軽微なものであった．

▶検査の実際

- 早朝空腹時に採尿後 1 回につき「膵外分泌機能検査用 PFD® 内服液 500 mg」1 瓶を 200mL 以上の水とともに服用する．
- 利尿をはかる目的で服用から約 1 時間後に最低約 200mL の水を飲用させる．
- それ以後について水分は自由摂取してよい．
- 検査開始より，3 時間以上経過した場合，食事も自由に摂取してよい．
- 尿は服用から 6 時間までの全尿を採尿する．
- 結果は服用後 6 時間までの総尿中の PABA 排泄率（%）で表示する．

▶結果判定でポイントとなる主要所見

PABA 排泄率 70%以上が正常とされる．健康成人では 81.9 ± 8.5 であり，慢性膵炎，膵石症，膵癌ではそれぞれ 58.6 ± 17.9，54.5 ± 19.6，56.6 ± 18.1 と低下を認める．他疾患では肝胆道疾患では 58.8 ± 16.8，糖尿病では 77.0 ± 12.6，その他の疾患は 81.8 ± 11.3 である．

しかし，本検査の感度および特異度は高くないため，複数回（少なくとも 2 回）検査を行うことが勧められる．また，前述のように小腸疾患，肝疾患，腎疾患を有する患者においては検査値に大きな影響を与えるために評価を行う時には十分な注意が必要である．

〈森山一郎〉

2. 消化器疾患の検査

16 胃酸分泌能評価テスト

POINT

① 胃液検査は酸分泌能を定量的に評価することができる.
② 胃液検査は Zollinger-Ellison 症候群の鑑別診断に有用である.

▶概要

胃液検査法は胃管を用いて経時的に胃液を回収して酸分泌量を測定する方法である. 胃粘膜の状態を胃液分泌面から捉えたものであり, 酸分泌能を定量的に評価することができる. 刺激前の 60 分間の酸分泌量を基礎酸分泌量 (BAO) という. 刺激後の酸分泌量には最高酸分泌量 (MAO) と最大刺激時酸分泌量 (PAO) がある. MAO は刺激後 60 分間の酸分泌量を合計したもので, PAO は刺激後の最も高い, 連続した 30 分間の酸分泌量を 2 倍して算出した値である. BAO は空腹時の無刺激の状態での酸分泌量を表し, MAO, PAO は刺激された状態での酸分泌量を表すため, 壁細胞の総数を反映する.

▶適応

食道・胃・十二指腸病変の診断には通常, 内視鏡検査が行われており, 胃液検査が日常臨床の場で診断目的に行われることはまれである. しかしながら Zollinger-Ellison 症候群 (高ガストリン血症により胃底腺粘膜の肥厚が生じ, 胃酸分泌過剰がみられる) のような診断に苦慮する病態の場合には, 胃液検査法が診断の決め手になる場合がある.

▶注意点と副作用・リスク

- 経時的に胃液を確実に回収する必要があるため, 胃管を留置する位置が重要である. 胃管を経鼻的または経口的に挿入し, 55 から 60cm 挿入し, 胃液を吸引して確認する.
- 酸分泌刺激剤としてテトラガストリン 4 μg/kg 筋注 (ペンタガストリン 6 μg/kg 筋注でもよい) が用いられるが, 入手が困難な場合が多い.
- テトラガストリンの副作用は悪心, 上腹部痛などがあげられるが, いずれもまれで軽微である.

▶検査の実際

① 12 時間絶食し, 早朝に検査を行う.
②胃管を留置し, 仰臥位または左側臥位とし, 胃内容を吸引して破棄する.
③初めに非刺激下に 10 分毎に 60 分間, 胃液採取を行い, これを基礎分泌とする.
④続いてガストリンを投与し, 10 分毎に 60 分間, 胃液を採取し, これを刺激分泌とする.
⑤採取された胃液の量, pH, 胃液酸度を測定する. 使用する胃液は 1mL 以

上を用いる．胃液酸度は pH メーターや pH Stat を用い，NaOH 溶液により pH 7.0 まで滴定した滴定酸度（mEq/L）をもって表現する．滴定酸度に胃液量を掛ければ 10 分当たりの酸分泌量（mEq/10min）が得られる．

►結果判定

正常値[1)]

BAO	男	2.6 ± 3.8 mEq/hr	女	1.7 ± 1.7 mEq/hr
MAO	男	13.0 ± 6.9 mEq/hr	女	10.2 ± 4.7 mEq/hr

鑑別診断

過酸は十二指腸潰瘍や Zollinger-Ellison 症候群で認められる．一方，低酸は悪性貧血，萎縮性胃炎，胃癌で認められる．

Zollinger-Ellison 症候群はまれな疾患であるが，難治性の消化性潰瘍を呈する場合，胃液検査が鑑別診断の手助けとなる．本症では安静時にもガストリンによる刺激が加わっており，BAO が著しい高値を示し，MAO に近づく．BAO ≧ 15mEq/hr，BAO/MAO ≧ 0.6 が診断の目安となる．一方，萎縮性胃炎が背景にある場合，しばしば血中ガストリン値が高値を呈するが，これは酸分泌能が低下しているためである．

►その他の酸分泌能の評価方法

24 時間 pH モニタリング

胃内の pH を直接に測定して，酸分泌量を推定できる．臨床的には胃・食道逆流症において食道内への胃酸逆流を調べる方法として用いられている．酸分泌拮抗薬の投与下では胃液量が少なくなり，胃管を用いた胃液検査は結果が不安定になりやすい．一方，pH モニタリングは酸分泌抑制状態でも正確な評価が可能であるため，酸分泌拮抗薬の効果判定に有用である．

参考文献：

1）山形敬一，石森 章，佐藤勝巳，他．胃液測定法検討小委員会報告―標準的胃液検査法ならびに内視鏡的正常胃粘膜症例の胃液分泌能―．日消誌．1983; 80: 289-93.

〈数森秀章〉

2. 消化器疾患の検査

17 便・尿検査

POINT

① 便潜血検査免疫法（便潜血検査）は大腸癌スクリーニング検査として普及している.
② 同検査で発見されるのは大腸癌以外に大腸ポリープ，炎症性腸疾患，感染性腸炎などがある.
③ 尿検査は初診，入院時，検診などで繁用され，有用性が高い.
④ 血清アミラーゼ高値の際の膵疾患との鑑別に尿中アミラーゼ測定が有用である.
⑤ 腹痛患者でポルフィリン症を疑う場合には，尿中ポルフィリン体を測定する.

▶概要

便潜血検査としては現在，免疫法（ヘモグロビン）が使われている．便中のヒトヘモグロビンを測定対象にしており，一般診療でのスクリーニング検査や大腸癌検診などで広く行われている.

尿検査は初期診療で疾患を絞りこむために簡便で有用な検査である．尿試験紙法には，比重，pH，蛋白，アルブミン，潜血（ヘモグロビン），ブドウ糖，ケトン体，ウロビリノゲン，ビリルビン，亜硝酸塩（細菌），白血球，クレアチニンなどの検査項目がある．尿ウロビリノゲン，ビリルビン検査結果については，血清肝機能検査を併用して判断すべきである．尿蛋白や尿潜血は検診でも広く利用される.

▶適応

便潜血検査の適応には腹痛，便秘，嘔吐，貧血の原因の鑑別がまずあがる．大腸癌や感染性腸炎，炎症性腸疾患といった消化器疾患だけでなく，尿路結石，膀胱炎，腎盂腎炎といった消化器以外の領域の疾患も念頭におき，尿検査を併用するとよい.

尿検査は初診患者や入院時のスクリーニング検査として全ての患者を対象に実施すべきである．血中アミラーゼ高値の場合の腎不全やマクロアミラーゼ血症など非膵疾患との鑑別診断に尿中アミラーゼ測定や，原因不明の腹痛の鑑別診断検査に尿中ポルフィリン体の測定がある.

▶注意点と副作用・リスク

便潜血検査の測定上の注意は，採便は容器の説明書に従い，便の表面からまんべんなく採便することである．採便後は細菌によるヘモグロビンの変性を避けるためできるだけ早く測定検査に提出するか，測定まで時間がかかるときは検体を冷蔵保存する．便潜血検査は検査回数を増やすことが病変の発見に効果的であり，2 日法などが推奨される．病変があっても 1 日法のみでは検出されないことがある．便潜血反応陽性者に占める癌患者の割合は自施設では3～5％台程度である．一般に，病変として最も高頻度にみられるのは腺腫性・非腺腫性の大腸ポリープや憩室であると言われ，また陽性者の過半数で結果的に何の異常もないことは珍しくない．

►検査の実際

ヘモグロビンは消化酵素で分解されやすいため口腔や上部消化管の出血では検出されにくく，主に下部消化管の各出血性病変で陽性となる．便潜血検査陽性の場合，進行大腸癌など重篤な疾患を見逃さないため，全大腸内視鏡検査が最も推奨され，次にS状結腸内視鏡検査に注腸造影検査を併用する方法が推奨される．痔疾を有する場合，精密検査を拒否する場合も少なくないが，基本的に精密検査を勧める．

►結果判定でポイントとなる主要所見

便潜血検査陽性の場合には以下の疾患が鑑別疾患としてあがる．

大腸癌，大腸ポリープ，炎症性腸疾患（潰瘍性大腸炎，Crohn病），感染性腸炎，虚血性腸炎，大腸憩室出血，薬剤性腸炎など

患者や受診者の全身状態を把握したうえで，全大腸内視鏡検査が推奨される．腹部症状などを伴う場合で尿検査の結果より以下の鑑別疾患などがあがる．

妊娠

腹痛，嘔気を主訴に来院した女性であれば，妊娠を念頭に問診を行い，疑いがあれば尿妊娠反応検査を行う．

泌尿器科疾患

腹痛，特に側腹部痛や背部痛のある場合に尿検査，腹部X線，超音波検査などを併用して，尿管結石などの尿路系疾患の検索を行う．

腎不全，マクロアミラーゼ血症

血中アミラーゼ高値の場合の，腎不全やマクロアミラーゼ血症などの非膵疾患との鑑別診断に，尿中アミラーゼの測定が重要である．

急性ポルフィリン症

原因不明の腹痛の鑑別診断として今疾患を疑う場合には，尿中ポルフィリン体を測定する．

〈末次　浩・勝部知子〉

2. 消化器疾患の検査

18 肝生検

POINT

①肝臓の組織の一部を採取し，臨床的に不明な病態を解明することを目的に行う．
②超音波ガイド下で血管走行を把握することによって，安全に生検針を挿入できる．
③経皮的肝生検は比較的安全な検査であるが，出血の合併症には注意が必要である．

▶概要

超音波ガイド下で経皮的に肝臓に生検針を刺し，肝臓の組織の一部を採取する検査である．さまざまな肝疾患の成因，診断，予後判定，治療方法を決定するためにきわめて重要な検査である．出血，局所麻酔に伴う副作用，皮膚からの感染や胆道の穿刺に伴う胆汁漏による腹痛や発熱，気胸などの合併症には十分注意をする必要がある．

▶適応

- 肝機能障害の原因診断
- B 型慢性肝炎，C 型慢性肝炎の進行度診断
- アルコール性肝炎の重症度判定
- 非アルコール性脂肪肝炎の診断
- 薬剤性肝障害
- アミロイドーシス，ヘモクロマトーシス，ウィルソン病などの代謝性疾患の診断
- 原発性胆汁性胆管炎，原発性硬化性胆管炎の評価
- 特発性門脈圧亢進症の診断
- 肝腫瘤性病変の確定診断
- 炎症性または肉芽腫性病変（サルコイドーシスなど）の診断
- 病原体の培養目的
- 肝移植後の拒絶反応

▶絶対禁忌

- 手技中に静止できず息を止められない場合
- 出血時間 10 分以上
- 血小板数 5 万 /m^3 以下
- ヘパプラスチンテスト 40%以下
- ビタミン K 投与下で INR1.2 以上
- 腹水貯留
- 穿刺ルート上の肝表面に大網がある場合

▶相対禁忌

- 著明な貧血
- 腹膜炎
- 高度の胆管閉塞
- 横隔膜下や右胸膜の感染または胸水

▶注意点と副作用・リスク

- ごくまれに局所麻酔薬によって，血圧低下，意識混濁，痙攣などを起こすことがある．
- ごくまれに止血しない場合や遅れて再出血することがあり，輸血や緊急手術が必要となる場合がある（死亡率は 0.0088 ～ 0.3%との報告も認める[1)]）．
- 皮膚からの感染や胆管穿刺に伴う胆汁漏による発熱と腹痛
- 一過性の肝機能障害
- 気胸
- 腫瘍を穿刺する場合には，まれに癌細胞を撒き散らすことがある．

▶検査の実際

超音波ガイド下経皮的針生検は，1 泊 2 日あるいは 2 泊 3 日の入院で行う．入院当日あるいは入院翌日に検査を行う．患者が抗凝固薬や抗血小板薬を服用している場合は，日本消化器内視鏡学会が提言する抗血栓薬服用者に対する消化器内視鏡診療ガイドライン[2)]を参考にして対応している．検査当日，病室で点滴（当院ではアドナ注 25mg を混注している）を入れ，前投薬（当院ではアタラックス -P 注射液 25mg を筋注している）を注射した後に検査室に移動する．超音波検査装置で血管走行に注意して穿刺ラインを決定する．皮膚と肝表面に局所麻酔薬を注射した後に穿刺針を穿刺する．当院では肝実質生検を 16G 針，肝腫瘤生検を 21G 針で行っている．穿刺針を抜いた後にカラードップラーで出血の肝表面への出血の有無を確認する．肝表面への血流シグナルを認めた場合は，用手的に 3 分間の圧迫止血を行う．出血傾向や血液疾患の合併がある症例ではまれに止血が困難となり，カテーテルを用いた止血や緊急手術が必要となる場合がある．止血を確認して検査を終了する．患者には検査終了後 3 時間は病室のベッド上での安静を指示する．検査終了 2 時間後に血液検査を行い貧血の有無を確認する．検査終了 3 時間後に患者の診察を行い，穿刺部の血腫や腹痛の有無を確認して安静を解除する．当院では検査終了当日の安静度を病棟内での活動にしている．検査翌日に再度の血液検査と診察を行い，合併症の有無を確認して退院となる．退院後も 1 週間程度は，激しい運動や遠出は避けていただく．

参考文献：

1) Kose S, Ersan G, Tatar B, et al. Evaluation of percutaneous liver biopsy complications in patients with chronic viral hepatitis. Eurasian J Med. 2015; 47: 161-4.
2) 日本消化器内視鏡学会 抗血栓薬服用者に対する消化器内視鏡診療ガイドライン作成委員会編．抗血栓薬服用者に対する消化器内視鏡診療ガイドライン．日本内視鏡学会；2012.

〈飛田博史〉

III

治療の基本

1．非薬物療法

1 ▶ 消化管疾患における食事，生活指導

POINT

① 胃食道逆流症においては，胃内容物が食道内に逆流し長時間停滞することにより食道粘膜過敏，びらん潰瘍が引き起こされるため，多くはPPIを中心とする薬物療法が治療の根幹ではあるものの，胃内の酸性内容物の酸度を上げない食事内容や生活指導が薬物治療の効果を上げるためにも重要である．
② 消化性潰瘍においては，酸分泌抑制剤（H2RA，PPI），HP除菌治療が登場する以前ほど食事療法は重要な位置は占めていないが，実地臨床では依然として食事，生活指導は重要であり，適切な指導は患者の信頼を得ることにつながり継続的な治療に重要である．
③ 過敏性腸症候群においては，下痢型，便秘型により食事指導内容が異なることに注意する．生活習慣にも深く関連しているので，よく患者の食事内容や生活リズムを把握し，改善点を具体的に示してあげることが重要である．
④ 癌などの通過障害をきたす病変がないいわゆる機能性便秘では患者のライフスタイル，食事内容のインタビューが欠かせない．
⑤ 下痢症（下痢型過敏性腸症候群以外）においては，腸炎などの急性下痢は回復までの注意で十分であるが，慢性的な下痢傾向の患者はやはり食事摂取状況，ライフスタイルの聴取から改善点を探る姿勢が大切である．
⑥ 炎症性腸疾患（潰瘍性大腸炎，クローン病）においては，近年TNF-α抗体療法など薬物治療の進歩が目覚ましい．潰瘍性大腸炎は主に薬物治療中心，クローン病は成分栄養療法も考慮される．

▶治療（食事・生活指導）の実際

胃食道逆流症

・食事指導

大食の禁止：一度にたくさん食べることで胃内圧を上昇させ，一過性下部食道弛緩を誘発し逆流イベントを増加させうる．

高脂肪食を控える：大量の高脂肪食は胃排泄時間を延長させ，胃内圧上昇，胃酸分泌亢進を起こす．

具体例：コーヒー，チョコレート，赤ワイン，カフェイン飲料，甘味食，かんきつ類，アルコール，香辛料の過剰摂取を控えさせる．

・生活指導

肥満の解消：肥満は内臓脂肪の蓄積により胃内圧上昇から酸逆流を引き起こしやすくなる．

上体を高くして就寝する：特に食道裂孔ヘルニアが顕著な例では試させてみる．

前かがみの仕事をやめさせる：特に草取り，農作業，手芸などは腹圧上昇，胃内容の逆流をきたしやすい．

その他：禁煙，節酒，夜遅い夕食はやめる，食後すぐ臥位にならない．

消化性潰瘍

・食事指導

消化のよい食事：高脂質の食事は胃の負担が大きいので控える．

具体例：てんぷら，肉の脂身などは有症状期は控えさせ，粥や半熟卵などを摂らせる．乳製品，白身魚などの良質なたんぱく質の摂取がのぞましい．また十分咀嚼させ規則正しい時間に食事を摂取できるように指導する．

・生活指導

禁煙：喫煙は胃粘膜血流を低下させ，治癒期の潰瘍辺縁の血流を低下させうる．

薬剤：NSAIDs は潰瘍治癒が確認されるまでは中止させる．

過敏性腸症候群

・食事指導

便秘型では高繊維食の摂取が有効．特に水溶性食物繊維は便秘だけでなく，IBS の多彩な症状に対しても有用性が示されている．一方下痢型では炭水化物や脂質が多い食事，アルコール，香辛料は下痢をきたしやすいため避けるのが望ましい．最近 IBS の食事療法では低 FODMAP ダイエット（図 1）が注目されており，腸で発酵しやすい短鎖炭水化物すなわち，オリゴ糖，二糖類，短糖類，ポリオールなどの糖類を制限することで腸内ガス産生が低下，腸内水分が減少し下痢の改善を促すことが示されている[1]．

図 1 FODMAP（Fermentable Oligosaccharides, Disaccharides, Monosaccharides, And Polyols）----------- 低 FODMAP 食は IBS の症状を改善する -----------

〈高 FODMAP〉
リンゴ，スイカ，ドライフルーツ，アスパラガス，ブロッコリー，マッシュルーム，小麦，パスタ，クッキー，アイスクリーム，ヨーグルト，チーズ(soft)，ソルビトール，マンニトール，ハチミツ，コーンシロップ，枝豆，大豆など

〈低 FODMAP〉
バナナ，ブルーベリー，レモン，グレープフルーツ，人参，セロリ，じゃがいも，かぼちゃ，グルテン抜きパン，米，オーツ麦，ラクトース抜き牛乳・ヨーグルト，豆腐，砂糖など

・生活指導

運動：散歩，エアロビクス，サイクリングなどは IBS の症状緩和に役立つ．

飲酒，喫煙：IBS 増悪因子の除去のため節酒，禁煙は望ましいところである．

機能性便秘症

・食事指導

弛緩性便秘では便容量を増やすべく不溶性食物繊維（根菜，葉菜，豆類）の摂取を促す．また水溶性食物繊維（こんにゃく，寒天など）を摂取させることで発酵によって生じる酪酸，乳酸などの有機酸が大腸環境を整える．

下痢症（下痢型過敏性腸症候群以外）

・食事指導

腸炎による急性下痢では脱水予防が重要で軽症であれば経口補水液（oral rehydration solition: ORS）療法を行う．経口摂取可能であれば腸管を刺激しないような消化吸収のよい軟菜から開始し，香辛料，炭酸，脂質の多い食事は避ける．慢性的に下痢しやすい症状にはアルコールが多ければ制限，食事はよく咀嚼する．腹八分にとどめるなど注意する．乳糖不耐症であれば牛乳中止．また不溶性食物繊維の制限，水溶性食物繊維，乳酸菌やビフィズス菌を取り入れる．

炎症性腸疾患（潰瘍性大腸炎，クローン病）

・食事指導

クローン病では発熱，炎症反応が亢進し，腹痛などで食事摂取が難しい有症状期は腸管安静を目的に中心静脈栄養を施行する．症状，検査所見の改善につれ成分栄養（エレンタール，ツインラインを理想体重 1kg あたり 30 kcal）を開始する，脂質が不足するため脂肪乳剤（200 ～ 500mL）を経静脈的に投与（週 1 ～ 2 回程度）．寛解期には食事と成分栄養を組み合わせスライド式に食事量を増加する．食事は低残渣，低脂肪食が基本である．微量元素（マグネシウム，亜鉛，セレン）欠乏に注意．それらを多く含む牡蠣，納豆，魚介類など適宜摂取するよう指導．潰瘍性大腸炎，クローン病ともに，n-6 脂肪酸は炎症を亢進させ，n-3 脂肪酸は炎症の抑制作用があるため n-6 脂肪酸を多量に含む植物油からできるマーガリン，マヨネーズ，揚げ物，スナック菓子を控え，n-3 脂肪酸を含む魚油（青背さかな，まぐろなどに含まれる），しそ油などの摂取が推奨される．

・生活指導

両疾患の発症，増悪に喫煙が関連している可能性が指摘されている．禁煙指導が望ましい．

成分栄養療法継続には根気強くはげましサポートしてあげる姿勢が重要である．

参考文献：

1） Halmos EP, Power VA, Shepherd SJ, et al. A diet low in FODMAPs reduces symptoms of irritable bowel syndrome. Gastroenterology. 2014; 146: 67-75.

〈橋本朋之〉

1．非薬物療法

2 肝疾患の食事・生活指導

POINT

- 肝疾患の食事療法は疾患の種類・病期によって異なる.

►概要

肝臓の主な働きは，①糖質とエネルギー代謝，②タンパク質と脂質の代謝，③ビリルビンの代謝，④胆汁の生成と分泌，⑤解毒作用である．肝疾患ではこれらが障害される．肝障害が進んだ肝硬変非代償期では，血漿アミノ酸不均衡，低アルブミン血症，タンパク質異化亢進，負の窒素出納，タンパク質不耐症，エネルギー消費亢進，耐糖能異常，高インスリン血症，高グルカゴン血症，インスリン感受性低下，多価不飽和脂肪酸欠乏，脂溶性ビタミン欠乏，微量元素欠乏など，種々の栄養代謝異常を生じる.

►適応

肝疾患には，急性期・慢性期肝炎，さらに進んだ肝硬変期があり，その病因は，アルコール性などの薬物，各種の肝炎ウイルス感染，また肝臓内に過剰な脂肪が蓄えられたために起こる脂肪肝，また鉄や銅などの代謝異常や過剰摂取に伴う肝疾患，自己免疫性の肝疾患など，まずは病態を把握し，その疾患・病期に合わせた食事療法が必要とされる.

▶治療（表 1）

表 1

急性肝炎発症期	食欲低下が著しいときは無理強いをしない．食欲快復後に栄養補給を行う．消化器症状や黄疸が強い時は，糖質を中心とした消化吸収の良い食事にする．おおよそのエネルギーは（30～35kcal/kg/日），タンパク質は（1.0～1.2g/kg/日）とする．
回復期	慢性期に準じる．脂質は制限しない．
劇症肝炎	意識が回復すれば少しずつ脂質の少ない流動食や分粥食から開始し，徐々に急性肝炎食，慢性肝炎食に準じた食事に変更する．
慢性肝炎	特に細かい制限の必要はない．バランスの取れた食事を規則正しく摂ることが大切．摂取エネルギーは活動に見合った必要量とする．肥満や高血糖を伴う場合はエネルギー制限を行う．また，鉄は肝炎を悪化させる報告があるため過剰摂取を避ける．
肝硬変期代償期	慢性期に準じる．アミノ酸製剤を補給する場合が多い．便秘予防に食物線維を心がけて摂る．病気が進むと味覚が鈍化するため塩分やエネルギーの取り過ぎに注意する．肥満や糖尿病の合併があればエネルギーの取り過ぎに注意する．
非代償期	個々の栄養代謝異常に応じた栄養食事療法が必要とされる． ①一般的なエネルギー量は30～35kcal/kg/日であるが，耐糖能異常があり，血糖が上昇している場合は25～30kcal/kg/日とする．またグリコーゲン貯蔵量が減少しているため，絶食時間が長いと糖不足になることがあり，就寝前に200kcal程度の軽食を摂ってもらう場合もある． ②タンパク質は肝臓の機能を積極的に維持するため，一般的には1.3g/kg/日を目安とする．高アンモニア血症や肝性脳症がある場合は食事からの蛋白質を40g/日程度に制限し，高アンモニア血症改善後に分枝鎖アミノ酸（BCAA）を徐々に増量して経口的に補う． ③黄疸の強い時期を除いて脂質の制限は必要としない．脂溶性ビタミンや良質の蛋白質摂取のため適量の油脂が必要．ただし脂肪酸代謝にも異常をきたしており，n-6系，n-3系の多価不飽和脂肪酸の欠乏状態にあるため，植物性油脂や魚介類を摂取する． ④浮腫・腹水のあるときは塩分制限（5～7g以下）． ⑤食物線維は便秘予防のため十分な摂取が必要． ⑥その他として，食道静脈瘤を認める場合，食道の炎症を悪化させる香辛料などの刺激物や，固い物（小骨のある小魚など），飲み込み難い食品は避ける．
アルコール性肝障害	アルコール摂取の制限または禁止．ビタミンやミネラルの十分な補充が必要．他は上記に準じる．
脂肪肝	過栄養性と低栄養性脂肪肝が認められる．過栄養性の場合，過食によるエネルギー過剰により脂肪合成が促進され肥満が原因となるため，エネルギー摂取の制限が必要である．非アルコール性脂肪肝炎（NASH）もこれに含まれる．低栄養性脂肪肝は，蛋白質摂取不足のため，リポ蛋白質の生成が不良となり，脂肪を肝臓外へ輸送できないため発症する脂肪肝であり，食事療法として蛋白質1.2g/kg/日を目安に摂取することが必要である．

〈濱本幸子〉

JCOPY 498-14044

1．非薬物療法

3 胆・膵疾患の食事・生活指導

POINT

① 胆石，胆嚢炎においては疝痛発作，胆汁うっ滞の誘因となる高脂質食，過食，胃液分泌を促進する刺激物の摂取に注意する．
② 胆石，胆嚢炎の急性期では絶飲食とし，回復期では脂質を制限し炭水化物中心の流動食から開始する．
③ 無症状胆石については発作予防のため脂質の過剰摂取，過食を控える．
④ 急性膵炎については非経口的な栄養療法による全身管理後，病期に応じて脂質を制限し，膵液分泌を亢進させるカフェイン，香辛料は控え，飲酒は禁止とする．
⑤ 慢性膵炎については禁酒とし脂質を制限するが，臨床症状が安定すれば増量し，低栄養とならないよう注意する．インスリン分泌低下による二次性糖尿病に対しては，インスリン療法を検討し糖尿病に準じた食事療法を行う．

▶概要

胆嚢疾患，膵疾患においては自他覚症状，検査所見等により，炎症の程度，病期を判断し，飲食の制限，脂質の制限，嗜好品の制限を適切に行う必要がある．発症予防のための生活習慣指導も重要である．

▶治療（食事・生活指導）の実際

胆石・胆嚢炎

急性期，疝痛発作がみられる場合には絶食とし静脈栄養法により栄養を補給する．症状の回復に応じて炭水化物中心の流動食より開始する．脂質は1日10g以下で開始し，1日30g以下の制限とし，1回の摂取量が多くならないよう注意する．また，アルコール，カフェイン等の刺激物も胆汁分泌，胆嚢収縮を促すため控える．胆汁酸の吸収抑制，排泄促進作用のある食物繊維は積極的に摂取する．発作の予防のため，高脂質食（揚げ物，中華料理等）の過食を控え，規則正しいバランスのよい食事摂取を心がけ，精神的肉体的疲労を避けるよう指導する．胆石生成の予防には脂質（飽和脂肪酸，コレステロール），糖質の過剰摂取を避け，植物性たんぱく質，食物繊維を十分に摂取する．コレステロールの過剰摂取は，コレステロール溶解能が低下し胆石が生成されやすいため控える．

急性膵炎

急性期には膵消化酵素の分泌を抑制するために絶飲食とし，十分な補液，非経口的な栄養療法による全身管理を行う．膵炎の臨床症状の消失，検査値，画像所見の改善を確認後，水分から摂取を開始し食事は炭水化物を主体とした流動食より段階的に慎重に増量する．脂質については良質で消化のよい植物性たんぱく質や魚を使用して1日10g以下とし，徐々に30gまで増量する．膵液分泌を亢進させるカフェイン，炭酸飲料，香辛料の摂取は控え飲酒は禁止する．再発予防のために，規則正しくバランスよく食事を摂取するよう指導する．

慢性膵炎

慢性膵炎については禁酒とし不規則な食事，過食を避ける．カフェイン，炭酸飲料，香辛料は制限する．脂質摂取については，腹痛があれば1日20g以下，症状が安定すれば1日40gまで増量し，非代償期では1日40g～50gとする．良質で消化のよいたんぱく質は十分に摂取し，低栄養とならないよう消化吸収のよい食事を頻回に摂取することもすすめられる．インスリン分泌低下による二次性糖尿病に対しては，インスリン療法を検討し，糖尿病に準じた食事療法を行う．1日の総エネルギーは標準体重1kgあたり30kcalをめやすとする．慢性膵炎による糖尿病ではインスリン分泌低下に加えてグルカゴン分泌能も低下しており低血糖が起こりやすく回復しにくい．また慢性膵炎では消化吸収が不安定であり，インスリン投与中は低血糖の防止のため糖質の携帯，補食についても指導する．

〈内藤潤美〉

1．非薬物療法

4 胃管・イレウス管挿入

POINT

① 胃管・イレウス管は，消化管の減圧や経腸栄養に用いられる．
② 減圧目的の胃管は 14-16Fr のものを選択する．
③ 挿入時の嘔吐，窒息，誤嚥などに注意する．
④ 挿入困難な場合には体位変換などを利用する．
⑤ 排液の量・性状や，長期留置による偶発症に注意する．

▶概要

胃管，イレウス管は，いずれも消化管の減圧のため緊急で行うことが多い処置である．

挿入時には嘔吐，誤嚥，窒息などに十分注意する必要がある．また胃管は経腸栄養ルートとして施行機会も多いが，誤挿入が重篤な偶発症をきたすため十分な先端位置確認が必要である．

▶適応

胃管

嚥下機能低下により経口摂取困難な症例の一時的な経腸栄養ルート，また悪性腫瘍による上部消化管閉塞に対する一時的な胃内減圧に用いることが多い．上部消化管出血に対しては緊急内視鏡が可能な施設ではあまり行われない．

イレウス管

原則としては単純性イレウスが適応である．絞扼性イレウスでは緊急手術前に腸管内圧を減圧する目的でイレウス管留置を行うことがある．

▶注意点と副作用・リスク

挿入時には咽頭反射による嘔吐，吐物による窒息・誤嚥に注意すべきである．

長期留置中に注意すべき点として鼻翼の潰瘍がある．そのほか，バルーンを膨張させたままにしておくと腸管短縮や腸重積の原因となりうるため，適切な位置までチューブが進んだらバルーンは縮小させる必要がある．

▶検査の実際

胃管

患者を座位または仰臥位・左側臥位にする．減圧目的であれば 14-16Fr のものを使用する．胃管に潤滑ゼリーを塗布し，鼻孔より挿入する．先端が後咽頭壁に達したら，嚥下に合わせて挿入する．口腔内にたわみがないことを確認しつつ，約 50 ～ 60cm 程度挿入したのち先端位置の確認を行う（図 1）．減圧が目的の場合は胃内容が吸引されればそれ以上の挿入は不要である．一

JCOPY 498-14044

図1 胃管・イレウス管の挿入位置（経鼻ルート）

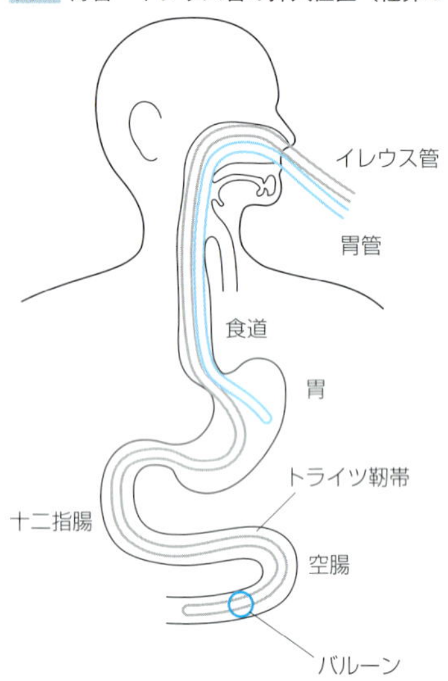

方，栄養が目的の場合はカテーテルチップシリンジで送気した際に気泡音の聴取ができれば胃内に挿入できたと判断してもよいが，万全を期すためには腹部単純X線でも確認すべきである．

イレウス管

①**経鼻ルート**：当院では内視鏡を併用した方法が主流となっている．経鼻挿入した内視鏡を十二指腸下行脚までプッシュの形のまま挿入し，鉗子口からガイドワイヤー（操作性の良さからERCP用のガイドワイヤーを用いてもよい）を挿入しトライツ靭帯を越えてできるだけ肛門側に送り込む．ワイヤーを残して内視鏡を抜去し，そのワイヤーに先端開放型イレウス管をかぶせて留置する（図1）．挿入が困難な場合は適宜体位変換，用手圧迫，呼吸調節やオリーブ油などを用いる．

②**経肛門ルート**：大腸癌によるイレウスの際に使用することがあるが，最近は大腸ステントの留置が普及したため，施行機会は減っている．

〈磯田和樹〉

1．非薬物療法

5 胃洗浄

POINT

① 胃内に停滞している薬毒物，異物（食物残渣，血腫など）を除去するために行う．
② 薬毒物を効果的に除去するためには，誤飲後の 1 時間以内にすべきである．
③ 昏睡下では誤嚥の危険があり禁忌である，仕方なく施行する場合には事前に気管内挿管が必要である．
④ 誤嚥あるいは消化管穿孔の合併症がありインフォームドコンセントを行う必要がある．

▶概要

胃洗浄は胃管を挿入することで胃内に停滞している薬毒物，異物を除去するために行う手技である．近年は薬毒物の除去のためには誤飲して 1 時間以内に胃洗浄を行わないと薬毒物の回収率低下によりその効果はないとされている．消化管出血時に内視鏡視野確保のために胃内の血腫除去目的，上部消化管狭窄（胃癌，十二指腸癌など）による通過障害のため胃内に停滞した食物などの内容物の除去のために行う．

▶適応

今のところ薬物中毒に対する胃洗浄による治療効果は活性炭単独投与より有用な報告はなく，胃洗浄の適応は限られている．薬毒物の服用してからの胃内残留量を考えると胃洗浄は服用後なるべく早期に行うことが望ましく，服用後 1 時間以内と考えられている．日本中毒学会が提唱する胃洗浄の適応は，「毒物を経口的に摂取したのち 1 時間以内で，大量服毒の疑いがあるか，毒性の高い物質を摂取した症例に胃洗浄の適応がある」[1)]としている．ただし何らかの理由で薬毒物の胃内への停滞が長時間になると考えられる場合は 1 時間以降でも胃洗浄で除去できる場合がある．さらに活性炭により吸着されにくい薬毒物の場合は胃洗浄あるいは腸洗浄などを考慮してもよい[2)]．

▶注意点と副作用・リスク

胃洗浄の禁忌は，①誤嚥などのリスクがあるため意識障害あるいはけいれんを起こしている場合，②化学性肺炎を惹起するため強酸や強アルカリ性・石油製品・有機溶剤などの腐食性毒物を服薬している場合，③出血や穿孔のリスクがあるため出血傾向・胃の生検後・胃の術後・刃物などの異物を同時に飲み込んだ場合．ただし，気管内挿管下では①②はその限りではない．

▶検査の実際

胃洗浄は，①基本的には意識清明下でインフォームドコンセントを行った後に行うことが望ましいが，やむなく咽頭反射のない意識障害者に行う場合には必ず気管内挿管下で行う．②基本体位は，胃内容物の十二指腸への流出を防ぎ，誤嚥の危険性を軽減する左側臥位・両下肢屈曲位・頭低位で行うのが望ましい．口腔内の異物・義歯を除く．③胃管挿入の際には口腔内・食道・胃の損傷・穿孔予防に注意して無理な挿入は行わないようにする．挿入後は，胃管が胃内にあることを確認するためにバケツで空気の逆流有無の確認，聴診により心窩部バルブ音有無の確認をする．④胃洗浄は，1 回ごとの注入量は成人で 200 ～ 300mL にとどめ，少なくとも排液がきれいになるまで行う．成人で洗浄液は最低 1 ～ 2L，通常でも 5 ～ 20L 必要である．⑤胃洗浄終了後は，必要により解毒剤・吸着剤・緩下剤の投与を考慮する．胃出血時には，止血剤の投与をしたりする．あるいは出血の有無を確認するためにしばらく胃管留置を考慮することもある．

参考文献：

1）日本中毒学会ホームページ：日本中毒学会が推奨する標準治療の解説（1）胃洗浄．http://jsct.umin.jp/page027.html
2）宮島 衛，広瀬保夫．消化管除染法．Modern Physician. 2014; 34: 126-30.

〈越野健司〉

1．非薬物療法

6 浣腸

POINT

① 肛門から薬液を注入して排便を促すために行う．
② 大腸検査の前処置や便秘の治療として行われる．

▶概要

浣腸

直腸粘膜の物理的・化学的刺激により排便を促す．グリセリンにより腸管壁の水分を吸収し局所を刺激，腸管の蠕道運動を亢進させる．また浸透作用により糞便を軟化，潤滑化させることにより排便を促す．

高圧浣腸

S 状結腸より口側結腸内に薬液を注入する．

▶適応

大腸検査前処置

大腸内視鏡検査，直腸・肛門機能検査，直腸鏡

術前処置

おもに消化器疾患の手術前

治療目的

便秘，直腸肛門機能障害などの排便機能障害

注腸療法

炎症性腸疾患，肝不全，肝性昏睡，高カリウム血症

▶注意点

グリセリン浣腸は挿入に伴う機械的な腸管損傷のほかに，溶血や腎不全などが生じうる．腸管内圧上昇をきたすため，必要に応じて腹部単純 X 線検査や CT 検査を行い適応を判断する．禁忌・慎重投与を表 1 に示す．

表 1 グリセリン浣腸の禁忌と慎重投与

禁忌
• 消化管穿孔およびその疑いがある患者 • 腸管内出血や腹腔内炎症のある患者 • 全身衰弱が高度の患者 • 下部消化管手術直後の患者 • 急性腹症が疑われる患者 • 中毒性巨大結腸症
慎重投与
• 局所（腸管，肛門）炎症，創傷のある患者 • 腸管麻痺のある患者 • 重症の硬結便のある患者 • 重篤な心疾患のある患者 • 乳児，高齢者，妊婦

▶手技

浣腸

- 50%グリセリン浣腸液は成人で60～120mL(体重1kgあたり1～2mL)を使用.
- 迷走神経反射を誘発する危険性があるため薬液は約40℃に温めて使用.
- 体位は左側臥位で両膝を屈曲させる. 立位では直腸穿孔のおそれがあるため行わない.
- 浣腸器挿入前に直腸診を行い, 潤滑剤を先端に塗布してから挿入する.
- 注入管を挿入する長さは体格に合わせ, 成人で6～10cm程度とする.
- 薬液注入後は3分間以上経過し, 便意が強まってから排便する.

高圧浣腸

- 使用する薬液は2%石鹸水, 生理食塩水などで, 300～1,500mL程度.
- グリセリン浣腸と同様に約40℃に温めて使用する.
- 薬液を入れたイリゲーターの液面を肛門から50～100cmの高さになるようにする.
- 急速な注入は迷走神経反射を誘発することがあるため, 注入速度は100～200mL/分を超えないように行う.
- 注入したのち腹臥位, 右側臥位, 背臥位に体位を変え, できるだけ注入液が口側腸管に到達するようにしてから排便をしてもらう.

注腸療法

炎症性腸疾患: ステロイド薬, 5-ASA製剤など
肝不全, 肝性昏睡: ラクツロース
高カリウム血症: イオン交換樹脂など

参考文献:

1) 日本消化器病学会監修, 消化器病診療第2版編集委員会編集. 消化器病診療第2版. 東京: 医学書院; 2014. p.317-9.

〈宮岡裕子〉

1. 非薬物療法

7 腹腔穿刺と排液

POINT

① 腹水採取による腹水性状確認や排液による腹部症状の改善に有用である.
② エコーによる穿刺部位確認により安全に行うことができる.

▶概要

さまざまな疾患により腹水が貯留しうる. 腹腔穿刺により, 腹水を採取して腹水の原因検索を行ったり, 多量腹水による腹部膨満感, 食欲低下などの症状緩和のために多量の腹水を排液したりする.

▶適応

試験穿刺: 原因不明の腹水に対する原因精査目的
排液: 多量腹水があり, 内科的治療でコントロール不良で腹部膨満や食欲低下などの自覚症状が強いとき

▶注意点と副作用・リスク

多数の腹部手術の既往や腸管拡張が著明な患者には注意を要する (どうしても必要なときにはエコーガイド下穿刺が有用).

起こりうる合併症としては, 腹圧低下により腸間膜の血管床に血液が貯留するために起こる血圧低下・ショック状態, 消化管の穿刺, 不潔な操作による腹膜炎, 腹壁の血管損傷や腹腔内臓器の損傷による出血などがある.

排液時には 1,000mL/時間以下とし, 1 回の排液量は 1,000 ~ 3,000mL 程度とする. 上記合併症の可能性があり, 末梢ルートを確保してから行うのが望ましい. また, 4,000mL を超える多量排液が必要なときには循環維持のためにアルブミン投与を行う.

▶検査の実際

①エコーで安全な穿刺部位を確認して穿刺位置を決定する. このとき, 腹壁動静脈を避けるために腹直筋外側とし, 癒着の影響のある手術瘢痕近傍は避ける.
②穿刺位置にマーキングし, これを中心に広めに消毒を行った後, 穴あき滅菌覆布で覆う.
③ 23G 程度の針で局所麻酔する. 陰圧をかけながら腹壁に垂直に針を進め, 皮下・腹膜直上に浸潤麻酔を行う.
④腹膜を貫通し, 腹水が吸引できることを確認する. 試験穿刺であればこのとき針を残してシリンジを取り替え, 腹水を採取して抜針する.
⑤腹水排液を行うときは局所麻酔に引き続き, 16G 程度の側孔付きテフロン留置針 (ハッピーキャス® など) で局所麻酔した部分に穿刺する. 腹壁と垂直に陰圧をかけながら針を進め, 腹水が引けたらもう少し針を進めて外

図 1 腹水性状による疾患の鑑別

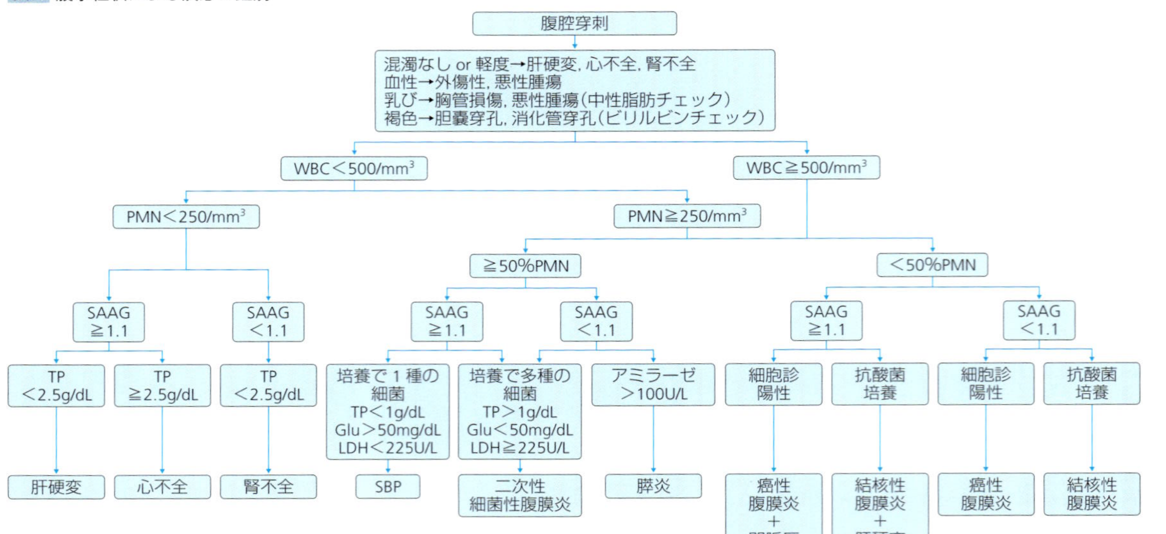

PMN: polymorphonuclear leukocyte(多核白血球), SAAG: serum-ascites albumin gradient(血性 Alb-腹水 Alb), TP: total protein
Glu: glucose, SBP: spontaneous bacterial peritonitis(特発性細菌性腹膜炎)

(Up To Date®より改変)

套が腹腔内に入るようにする．その後は外套のみをさらに進め，内針は抜去する．これにより，腹水が流出してくるため，排液用のルートにつないで排液を行う．

▶結果判定

腹水性状には漏出性，滲出性がある．図 1 に示す．

〈齋藤　宰〉

1．非薬物療法

8 経管栄養

POINT

① 経管栄養を始める前に，嚥下障害の原因究明と嚥下能力の評価が必要である．
② 経管栄養は，挿入に持続的と間欠的があり，ルートは挿入口とチューブの先端位置で複数の種類がある．
③ 嚥下評価を行う医師，内視鏡医，歯科医師，看護師，栄養士，言語聴覚士，歯科衛生士等が連携して，患者に最適な方法を選択するべきである．

▶概要

嚥下とは，水分や食物を口から取り込み，咽頭，食道を経て胃へ送り込む一連の過程をいう．このいずれかに支障が起こることを嚥下障害という．経管栄養は，嚥下障害患者に対し，管を挿入して栄養補給する方法である．ルートには経鼻，経口，経皮がある．経皮には，食道瘻，胃瘻，小腸瘻がある．

▶適応，注意点と副作用・リスク（表 1）

誤挿入徴候が他覚的にわかるか自覚的に訴えられる例．

改善見込みがあれば IC（intermittent catheterization），見込みがないか乏しい，あるいは中・長期間かかるようなら CC（continuous catheterization）を選択する．

上部消化管内視鏡検査，ビデオ嚥下造影検査等を行い，適応について評価していく．

▶検査の実際

持続的経鼻胃経管栄養法（CNG）

嚥下能力について評価を行った後，経口摂取できないと判断した場合，可能な限り経腸ルートに移行するのが一般的である．ただし，CNG は，患者が自己抜去する可能性がある，カテーテルを留置することで嚥下障害が助長されるなど，多くの短所を有する．したがって，長期にわたる場合は IC や経皮経管栄養法を検討する必要がある．

間欠的経管栄養法（IC）

食事や水分摂取のごとに，カテーテルを挿入し，終われば抜去する方法である．咽頭反射が減弱または消失している場合は経口で行い，咽頭反射が亢進している場合は経鼻で行う．胃食道逆流を認めない場合は，カテーテルの先端を食道に留置すると，高速（20 ～ 50mL/ 分）で滴下できる．経口経管栄養法の場合，カテーテルを嚥下すること自体が嚥下訓練となる．

経皮内視鏡的胃瘻造設術（PEG）

持続的経管栄養法としては第 1 選択とされる方法である．Pull/Push 法は，経皮的に胃内に挿入したガイドワイヤーを内視鏡的に把持し，経口的に体外に出し，そのガイドワイヤーを利用して胃瘻カテーテルを経口的に挿入する

表 1 経管栄養の種類と適応

	ルート	手技		適応など		注意点，合併症など
間欠的経管栄養法 IC	経鼻	間欠的経鼻食道栄養法	intermittent nasal esophageal catheterization INE	• 胃食道逆流を認めない	• 経口でカテーテルを挿入しにくい • 咽頭反射が過敏である	• 逆流性誤嚥に注意
		間欠的経鼻胃栄養法	intermittent nasal gastrioc catheterization ING	• 胃食道逆流を認める • INEより手技が簡単		• 気管内誤挿入に注意
	経口	間欠的経口食道経管栄養法	intermittent oral esophageal catheterization IOE	• 胃食道逆流を認めない • 胃切後例にも可能	• 咽頭反射減弱あるいは消失している • 嚥下訓練効果も合わせて期待できる	• 逆流性誤嚥に注意
		間欠的経口胃経管栄養法	intermittent oral gastric catheterization IOG	• 胃食道逆流を認める • IOEより手技が簡単		• 不随意の舌運動がある場合，口腔内でとぐろを巻く場合がある
持続的経管栄養法 CC	経鼻	持続的経鼻胃経管栄養法	continuous nasal gastric catheterization CNG	• 経管栄養開始時		• 気管内誤挿入，自己抜去，挿入部の皮膚損傷に注意
	経皮	経皮内視鏡的胃瘻造設術	percutaneous endoscopic gastrostomy PEG	• 経皮では第1選択．Pull/Push法とイントロデューサー法がある		• 造設方法により，感染の危険がある，出血しやすい　など
		経皮経食道胃管挿入術	percutaneous trans-esophageal gastro-tubing PTEG	• PEGができない時（胃全摘後，重度の食道裂孔ヘルニアなど）		• 自己抜去，チューブの閉塞　など
		経胃瘻的小腸瘻造設術	PEG-jejunostomy PEG-J, jejunostomy through percutaneous gastrostomy JETPEG	• PEG施行したものの，胃食道逆流が多かったり，瘻孔からの漏れが多い時，胃瘻を通して十二指腸以下へカテーテルを送り込む		• 投与速度に制限あり．基本的に経腸栄養用のポンプを用いた持続投与となる
		内視鏡的小腸瘻造設術	direct percutaneous endoscopic jejunostomy direct PEJ	• 口，鼻，食道，胃から挿入したカテーテルを小腸に留置することが困難な時（幽門狭窄や十二指腸閉鎖など），小腸から直接挿入し留置する		

方法である．イントロデューサー法は，胃壁固定後，腹壁にトロッカー，あるいはガイドワイヤーを使用してダイレーターを挿入，その後カテーテルを胃内に挿入する方法である．Pull/Push 法はカテーテルが口腔咽頭を通過する一方，イントロデューサー法は直接胃内に挿入・留置されるので，感染のリスクが少ない．ただ，自己抜去のリスクが高い，抜けやすいなどの短所もある．

経皮経食道胃管挿入術（PTEG）

PEG 造設不能，もしくは困難例に対して考案された方法である．非破裂型穿刺用バルーンを用いて，超音波下に経皮的に頸部食道を穿刺して頸部食道瘻を造設する．同部から留置チューブを食道内へ挿入し，チューブ先端を胃（時に十二指腸，小腸）まで X 線透視下に誘導し留置する．

参考文献：

1）木佐俊郎，酒井康生，蓼沼 拓，他．間欠的経口経管栄養法（IOC）の歴史・適応・手順と効用．Jpn J Compr Rehabil Sci. 2015; 6: 91-104.

〈新垣美佐〉

1. 非薬物療法

9 高カロリー輸液

POINT

① 中心静脈から高濃度の糖液・アミノ酸液・電解質・ビタミン・微量元素などを投与する.
② 2 週間以上消化管を使用できないときに適応となる.
③ 患者の病態に合わせた必要量の設定を行い，モニタリングを継続する.
④ 発熱時にはカテーテル感染を疑う.

▶概要

経口摂取を行わず経静脈的に栄養素を補充する方法として，末梢静脈栄養輸液（peripheral parenteral nutrition: PPN）と中心静脈栄養輸液（total parenteral nutrition: TPN）がある．高カロリー輸液（intravenous hyper-alimentation: IVH）とは後者を指し，中心静脈（下大静脈，上大静脈）から高濃度の糖液・アミノ酸液・電解質液・ビタミン・微量元素などを投与する栄養療法である.

▶適応

2 週間以上，消化管を用いた栄養管理ができない場合が IVH の適応となる．経口的・経腸的に栄養摂取が不可能な場合，経口的な栄養摂取が原疾患に悪影響を及ぼす場合，手術前後の栄養状態の改善が必要な場合などである．具体的には，炎症性腸疾患（クローン病や潰瘍性大腸炎）の急性期，短腸症候群，腸閉塞，膵炎，肝不全，腎不全，消化管術後などである.

▶注意点と副作用・リスク

- カテーテル留置時の手技上の合併症として，気胸，血胸，動脈穿刺，血管外逸脱，局所麻酔によるアレルギーなどがある.
- 長期間カテーテルを留置するとカテーテル感染の原因になる．穿刺部位や皮下カテーテル周囲の感染の有無の確認や，発熱時に血液培養などに加えてカテーテル先端の細菌培養行う.
- 過剰な糖負荷により脂肪肝をもたらすことや，高血糖，浸透圧性利尿が生じ高浸透圧性非ケトン性昏睡を引き起こすことがある.
- 長期絶食により胆汁うっ滞が生じ胆石症や胆嚢炎を起こすことがある．また，腸管粘膜が萎縮し腸管のバリア機能が低下する結果，細菌が腸管壁を透過しやすくなり（bacterial translocation），多臓器不全の発症の誘因の 1 つとなる.

▶検査の実際

- 内頸静脈，鎖骨下静脈，大腿静脈などに中心静脈カテーテルを留置し持続的に輸液製剤を投与する.

- 輸液内容は患者の病態に合わせて必要量を投与する．投与量は表1を目安とし，病態や侵襲の程度に応じて増減する．
- エネルギー投与量は初日から必要量全量の投与はせず徐々に上げていくことが一般的である．

表1　投与量の目安

水分	30〜40mL/kg/日
エネルギー	25〜30kcal/kg/日
糖質	総エネルギー量の50〜60%
蛋白質	0.8〜1.0g/kg/日
脂質	総エネルギー量の10〜20%
ビタミン	総合ビタミン剤1本/日
微量元素	微量元素製剤1本/日

- 糖質はブドウ糖として5mg/kg/分以下の速度で投与する．ブドウ糖濃度12〜15%程度の開始液を2〜3日投与し，血糖値に異常がなければ20%程度の維持液に移行する．一気にエネルギー量を高くするとインスリン分泌不良のため高血糖を生じることがある．
- アミノ酸はブドウ糖からも合成されるが長期では必須アミノ酸が欠乏するため補充が必要である．
- 必須脂肪酸の補充に2, 3回/週の脂肪乳剤の投与が必要である．脂肪乳剤はIVHフィルターの目詰まりを起こすため，基本的には末梢から単独で投与する必要がある．
- ビタミンB1欠乏により重篤な乳酸アシドーシスを発症するため，3mg/日以上を投与する．
- ビタミンK欠乏により凝固因子の合成が低下し出血傾向が出現する．
- 亜鉛，銅，セリン，マンガンなどの微量元素が欠乏するため微量元素製剤を投与する．
- 各所から製品化されたワンパック製剤が使用しやすい．
- TPN中は適切な栄養療法が行えているかモニタリングを継続し，適宜補正する必要がある．
- 感染徴候に注意し，中心静脈カテーテル感染の早期発見に心がける．

〈福山知香〉

1. 非薬物療法

10 消化管腫瘍の内視鏡治療

POINT

① 上皮性腫瘍（癌・腺腫）が主な対象であり，臓器・組織型・治療法により適応が異なる.

② 内視鏡切除は，転移がなく，安全で根治的な切除が可能と考えられる病変が適応である.

③ 適応病変では内視鏡切除により治癒が期待される.

▶概要

内視鏡切除には主に a）ポリペクトミー, b）内視鏡的粘膜切除術（endoscopic mucosal resection: EMR），c）内視鏡的粘膜下層剥離術（endoscopic submucosal dissection: ESD）がある．a → b → c の順にその適応範囲は拡がるが，技術的難易度も上昇する.

▶適応

内視鏡的切除術の適応は，転移がなく，安全に完全切除できると考えられる病変であり，臓器と組織型で適応は異なり，詳細は疾患各論に委ねる．焼却術は EMR 困難例に施行されていたが，治療効果を確認できず，ESD が普及した現在ではほとんど行われない.

ポリペクトミー

有形性と亜有形性病変の一部が対象となる.

EMR

ポリペクトミーで切除困難な 2cm 以下の病変が対象となるが，癌では側方断端陰性を証明するため，適応を 1cm 以下に留めるのが安全である.

ESD

EMR で一括切除困難な大きさや潰瘍瘢痕を伴う早期癌が主な対象となる.

▶注意点と副作用・リスク

- **出血**：最も多い合併症で胃・大腸・食道の順に出血しやすい．抗血栓薬内服例では抗血栓薬服用者に対する消化器内視鏡診療ガイドライン[1]を参考に薬剤の休薬・再開を検討する．特に抗凝固薬のヘパリン置換は後出血率が高く，注意が必要である.
- **穿孔**：EMR では EMR-C 法で, ESD では病変へのアプローチが垂直となる症例や瘢痕合併例で生じやすい．穿孔縫縮と CO_2 送気，絶食・抗生剤投与で多くは改善するが，大腸穿孔では腹膜炎が必発するため特に注意を要する.

図1

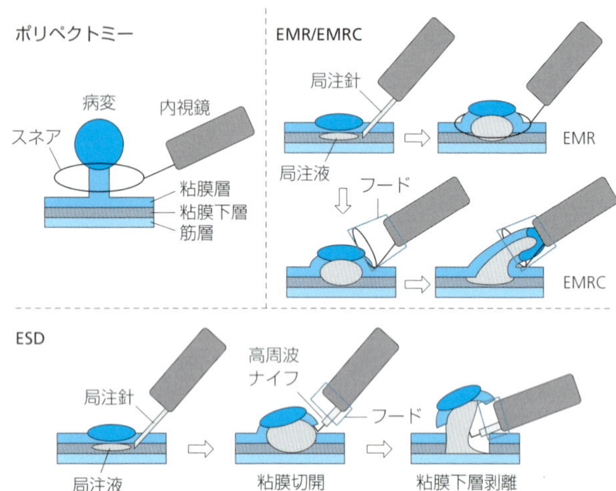

►治療の実際

図1に概要を示す．EMRは頻度の高い大腸EMRと食道・胃EMR-C法について述べる．食道・胃は粘膜の弾性が強く，絞扼時にスネアが滑りやすいため，大腸とは手法が異なる．共通するコツは，処置しやすい視野を作り，スネアや高周波ナイフを操作することである．

ポリペクトミー

スネアで基部を絞扼して混合波で切除する．有茎性ポリープは後出血が多く，凝固波で切除後にクリップで縫縮するとよい（留置スネアで血流遮断後に切除する方法もある）．

大腸EMR

①病変部の粘膜下に生理食塩水を局注して膨隆させる．②膨隆の基部にスネアをかけて絞扼して混合波で切除する．局注は病変の遠位側に行い，スネアで粘膜を押さえつけて軽い吸引で粘膜の緊張を緩めてから絞扼すると，スネアが滑りくい．

食道・胃EMR-C

①病変部の粘膜下に生理食塩水を局注する．②内視鏡に装着した爪付きフード内でスネアを拡げる．③病変をフード内に吸引し，スネアで絞扼して混合波で切除する．局注は病変が軽く膨隆する程度に留め，近位側をフードで固定し，遠位側を引き込むように吸引すると大きく切除できる．絞扼後に送気し，絞扼を僅かに緩めた後に再絞扼すると，筋層巻き込みによる穿孔を予防できる．

ESD

①病変部の粘膜下層に高浸透圧溶液（グリセリンおよびヒアルロン酸ナトリウム溶液）を局注する．②高周波ナイフで粘膜切開を行う．③粘膜下層を剥離して病変を切除する．高周波ナイフにより手順は異なるが，粘膜の弾性や重力による自然張力や専用フードによる粘膜の押し上げを用いてカウンタートラクションを作ることで，切開・剥離が容易となる．粘膜下層を視認しながら剥離することが，術中の出血・穿孔予防に重要である．

参考文献:

1) 日本消化器内視鏡学会 抗血栓薬服用者に対する消化器内視鏡診療ガイドライン作成委員会編．抗血栓薬服用者に対する消化器内視鏡診療ガイドライン．日本消化器内視鏡学会；2012.

〈柴垣広太郎〉

1．非薬物療法

11 ▶ 肝癌の経動脈治療

POINT

① 肝癌を栄養する肝動脈に直接抗癌剤を注入することで治療効果を高め，全身への副作用を少なくする治療である．
② 腹部血管造影検査に引き続いて行う単回の治療の他，リザーバーを留置しての反復，持続投与を行うリザーバー動注化学療法がある．
③ 肝予備能が保たれ，手術不能かつ経皮的局所治療の適応とならない多血性病変が適応となる．

▶概要

肝臓の血流は肝動脈と門脈の二重支配であるが，肝癌（hepatocellular carcinoma: HCC）は肝動脈のみからの血流で栄養されている．HCC に対する経動脈治療はこの特徴を利用し，腫瘍血管である肝動脈に直接抗癌剤を注入することで，理論的には腫瘍内での薬剤濃度を高めて抗腫瘍効果を高くし，体循環への抗癌剤移行が少なくなることで全身化学療法と比べ副作用を少なくさせる治療である．塞栓を加える場合でも非癌部には門脈血流が維持される．再発の多い HCC では繰り返し行うことの多い治療である．

経動脈治療には抗癌剤動注のみの transcatheter arterial infusion（TAI），これに塞栓を加える transcatheter arterial chemoembolization（TACE），塞栓のみの transcatheter arterial embolization（TAE）がある．抗癌剤としてはエピルビシン，シスプラチン，ミリプラチンなどが使用され，塞栓物質としては多孔性ゼラチン粒（ジェルパート®），薬剤溶出性ビーズ（drug-eluting beads: DEB）などがある．TAI には単回の治療の他，リザーバーを留置しての low-dose FP（5-fluorouracil，cisplatin）療法などの治療があり，TACE の中でも conventional TACE（cTACE），balloon-occluded TACE（B-TACE），DEB-TACE に分けられる．

▶適応

TACE は肝障害度 A/B（または Child-Pugh 分類 A/B）で，手術不能かつ経皮的局所治療の適応とならない多血性の HCC に対して推奨される．ただし，高度の門脈腫瘍栓のある場合には塞栓併用により梗塞のリスクがあり禁忌となる．TACE の適応外となる進行した脈管侵襲を伴う症例，両葉に多発する症例では TAI の適応となる．

HCC の破裂に対しては，止血目的の TAE が適応となる．

▶注意点と副作用・リスク

TACE/TAE の合併症として，程度はさまざまであるが，発熱，疼痛，炎症反応などの塞栓後症候群（post-embolization syndrome）がほぼ必発である．これらは対症的に治療可能であることが多いが，塞栓領域が広範になる

JCOPY 498-14044

と肝機能障害から肝不全になることがあり，肝機能に応じた塞栓範囲の決定が必要である．重篤な合併症としては胆管壊死，胆汁嚢胞（biloma），肝膿瘍，肝梗塞，虚血性胆嚢炎などがある．その他，血管造影に伴う出血，動脈損傷などの合併症やヨード造影剤による合併症，使用する抗癌剤による合併症がある．

▶検査の実際

腹部血管造影検査に引き続いて行う．マイクロカテーテルを用いて目的病変の栄養動脈をできるだけ末梢まで選択し，抗癌剤（エピルビシン，シスプラチン，ミリプラチンなど）と油性造影剤であるヨード化ケシ油脂肪酸エチルエステル（リピオドール®）のエマルジョンの動注後，多孔性ゼラチン粒で塞栓を加える（cTACE，バルーン付きカテーテルを用いるときには B-TACE と呼ばれる），または抗癌剤を含浸させた DEB を動注する（DEB-TACE）．門脈腫瘍栓や腫瘍が肝両葉に多発する場合には抗癌剤とリピオドール® のエマルジョンのみ動注する（TAI）．

リザーバーによる TAI では経皮的に肝動脈に留置したカテーテルを薬剤注入部と連結させて皮下に留置し，ここから抗癌剤の反復投与や持続投与を行う．抗癌剤のレジメンは標準化されていないが，low-dose FP 療法やインターフェロン併用 5-FU 肝動注療法などがある．

▶結果判定

全肝の血流評価が可能な dynamic CT や dynamic MRI が有用である．動脈優位相・平衡相で造影されない部分に加え，リピオドール® を使用した場合，この集積部分は壊死として判定する．一般に治療後 1 カ月以上後に効果判定を行うが，明らかなリピオドール® 集積の影響を受けない dynamic MRI では治療後 1 カ月以内での腫瘍壊死の判定が可能とされる．

〈齋藤　宰〉

1．非薬物療法

12 ▶ 肝腫瘍のラジオ波治療

POINT

① 肝細胞癌や大腸癌などの転移性肝腫瘍に対して肝臓への負担を最小限にして局所根治を目指す経皮的内科的治療である．

② 死角をなくしたり，接する腸管を外す目的での人工胸・腹水法や肝動脈塞栓療法やエタノール注入療法と組み合わせて焼灼範囲を拡大させる方法がある．

▶概要

ラジオ波焼灼術（RFA）は電気メスと同様にラジオ波発生装置と穿刺する電極および生体から電流を逃がす対極板からなる．バイポーラー型では対極板は不要である．高周波電流（波長 450 ～ 480kHz）を用いて組織の抵抗（インピーダンス）と誘電加熱を利用，生体蛋白質を凝固変性させる．

▶適応

肝細胞癌，転移性肝腫瘍（図 1）

図 1 肝癌治療アルゴリズム

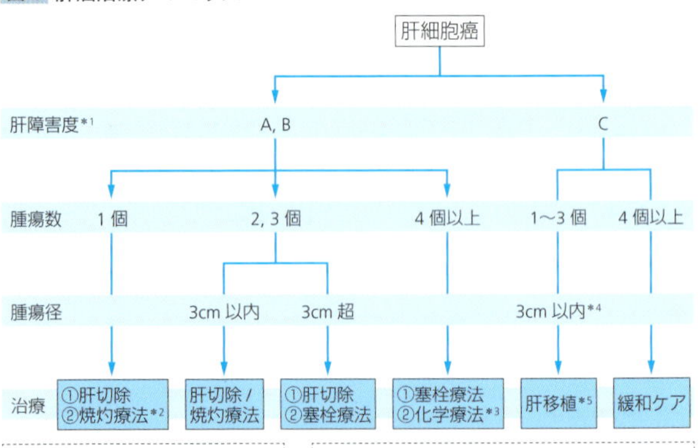

（注）
*1：内科的治療を考慮するときは Child-Pugh 分類の使用も可
*2：腫瘍径 3cm 以内では選択可
*3：経口投与や肝動注などがある
*4：腫瘍が 1 個では 5cm 以内
*5：患者年齢は 65 歳以下

（追記）
・脈管侵襲を有する肝障害度 A の症例では，肝切除・化学療法・塞栓療法が選択される場合がある．
・肝外転移を有する Child-Pugh 分類 A の症例では化学療法が推奨される．

（日本肝臓学会編．科学的根拠に基づく肝癌診療ガイドライン2013年版．東京：金原出版；2013[1] より許諾を得て転載）

►注意点と副作用・リスク (図 2, 表 1)

図 2 RFA の種類

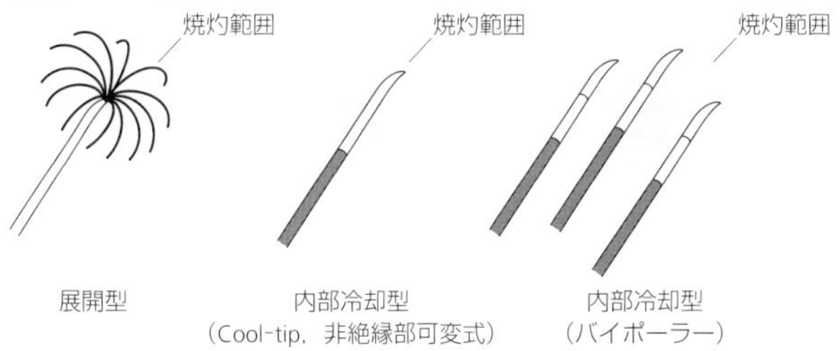

表 1 RFA の種類による利点と欠点・リスク

ラジオ波種類	利点	欠点
展開型	• 冷却ポンプが不要である • 展開後に呼吸による自然抜去が起こりにくい • 腫瘍長軸が穿刺軸に対して直交する病変に対して十分な焼灼範囲が得られやすい • 手元の側孔から焼灼部にエタノールなど焼灼拡大のための溶液を注入することが可能である • 内部冷却型に比べて, 比較的疼痛が少ない	• 針の直進性が悪い • 稀に展開針の収納が困難な場合がある • 不整形に焼灼範囲が得られ, 十分な焼灼が得られたか判定しづらいことがある
内部冷却型 (Cool-tip)	• 単針であり, 病変に対してアプローチしやすい • 針先が見えやすい • 腫瘍長軸が穿刺軸に一致する病変に対して焼灼範囲が得られやすい • 焼灼範囲が球型に近く, 肝癌の形状に似ていることから十分な焼灼が得られたか判定しやすい	• 比較的疼痛が強い • 呼吸による針の自然抜去が起こることがある • 肝表面の病変は焼灼しづらい
内部冷却型 (複数針, バイポーラー)	• 対極板が不要である • 肝表面の病変の両側に電極針を置くことにより病変のno touch ablationが可能である • 3本の電極使用による穿刺では他の穿刺針に比べて1回の焼灼範囲が大きい	• 複数本を使用する場合後から入れる針の穿刺や位置取りが難しい • 針先が見えづらい
内部冷却型 (非絶縁部可変式)	• ラジオ波発生装置本体や針が比較的安価である • 大きさの異なる複数の病変がある場合に, 先端の非絶縁部を調節することで1本で対処可能である	• 針先が見えづらいものもある

文献[2)]によると13,283例（16,346結節）のRFAで3.5%に合併症を認め，肝障害1.7%，出血0.5%，肝外臓器損傷0.7%，腫瘍の急激な進展0.2%であった．

▶ RFAの実際

治療開始前に，事前に穿刺ラインを確認しておくことが重要である．最大径が2.5cmを超えるような結節での系統的電極穿刺やバイポーラーRFAでの複数本電極穿刺の際には特に重要となる．前投薬としてペンタゾシン，ヒドロキシジン，塩酸ペチジンなどを単独あるいは組み合わせて使用する．消毒，対極坂の塗布の後，局所麻酔下に穿刺機器の接続したプローブを把持して，超音波ガイド下で電極を穿刺する．呼吸静止下に穿刺機器を外さず，超音波画面上のラインに沿って結節めがけて穿刺する方法と，肝臓の途中まで穿刺した後，穿刺機器を開放してゆっくり結節にアプローチする方法（free hand法）がある．焼灼の方法に関しては出力の上げ方，焼灼時間，展開針の広げ方など施設によって異なる．合併症や播種などを防止する意味で突沸現象を起こさないようにすることが重要である．超音波で死角になる横隔膜下の病変や，腸管と接する肝辺縁の病変では人工胸水や人工腹水を作成してRFAを行う．肝動脈塞栓療法やエタノール注入療法と組み合わせることで焼灼範囲拡大させる工夫もできる．

参考文献：

1）日本肝臓学会編．科学的根拠に基づく肝癌診療ガイドライン2013年版．東京：金原出版；2013.

2）Koda M, Murakami Y, Hirooka Y, et al. Complications of radiofrequency ablation for hepatocellular carcinoma in a multicenter study: An analysis of 16　346 treated nodules in 13　283 patients. Hepatol Res. 2012; 42: 1058-64.

〈佐藤秀一〉

1．非薬物療法

13 肝不全の血漿交換，血液浄化治療

POINT

① 肝不全に対する血漿交換を含む血液浄化治療は，代謝，排泄，解毒の機能を有する肝臓の代替，肝臓の再生や肝移植までのブリッジングとして不可欠な人工肝補助療法である．

② 人工肝補助療法としては，血漿交換と血液濾過透析の組み合わせが合理的である．

③ 人工肝補助療法は肝性脳症からの覚醒率と救命率の向上を目指した治療である．

▶概要

肝臓の再生能力は優れているが，肝不全に陥ると，アルブミンや凝固因子などの蛋白合成障害とアンモニアなどの昏睡起因物質の分解障害から，間質の浮腫，循環血液量の減少，出血傾向，肝性脳症，昏睡，脳浮腫，易感染性，多臓器不全などの病態に移行する．肝性昏睡を伴う肝不全の救命率は非昏睡型と比較して低い．非昏睡型の内科治療での救命率が86.7%であるのに対して，劇症型，急性型は50.0%，亜急性型は24.4%，遅発性肝不全は0%ときわめて低く，昏睡型肝不全の救命率向上が重要な課題である[1]．代謝，解毒，排泄機能を有する肝臓が肝不全に陥った際に行う人工補助療法としては，血漿交換と血液濾過透析の組み合わせが合理的である．

▶適応

肝疾患における血漿交換と血液濾過透析の保険適応は急性肝不全，劇症肝炎，術後肝不全，同種肝移植術前後などである．

▶注意点と副作用・リスク

新鮮凍結血漿（FFP: fresh frozen plasma）の使用による，①未知の感染症，②クエン酸，血液保存液による高Na血症，低Ca血症，アルカローシス，クエン酸中毒，③アナフィラキシー，④濃度，浸透圧の変化に伴う脳浮腫と肺水腫に注意する．

▶治療の実際

多くの施設では肝性昏睡II度以上で人工肝補助療法を導入し，8割以上の施設で血漿交換と血液濾過透析の併用が行われている．血漿交換（PE: plasma exchange）は2～4時間と比較的短時間で行われる．血液濾過透析は一般的にはCHDF（continuous hemodiafiltration）が行われるが，HFCHDF（high-flow CHDF）やOnline HDFなど，浄化量を増やす工夫も行われている．

現在国内で多施設共同研究が行われているPDF（plasma filtration with

dialysis）は PE とは異なり，免疫グロブリンや肝臓の再生に関与する内因性の hepatocyte growth factor を保持しつつ，アンモニア，グルタミン，アルブミン結合毒素などの昏睡起因物質を優先的に除去することができるので効率的である．また，アルブミン製剤を併用することで FFP による未知の感染症，高 Na 血症，低 Ca 血症，アルカローシスなどの頻度を減らすことができるが，グロブリン分画が保持されるために，ABO 血液型不適合間には選択できない可能性がある．PE，CHDF，PDF の違いを表 1 に示す．

表 1 PE, CHDF, PDF の比較

		PE	CHDF	PDF
除去物質	水溶性低～中分子	○	○～◎	○
	アルブミン結合性低～中分子	○	△	○
	大分子	○	×	△
腎代替		×	○～◎	△
肝代替		◎	×	○

PE: plasma exchange, CHDF: continuous hemodiafiltration
PDF: plasma filtration with dialysis

参考文献：

1）持田 智：我が国における急性肝不全および遅発性肝不全（LOHF）の実態（2011 年）：平成 24 年度全国調査．厚生労働省科学研究費補助金（難治性疾患克服研究事業）「難治性の肝・胆道疾患に関する調査研究班」平成 24 年度報告書．2013. p.108-24.

〈飛田博史〉

1. 非薬物療法

14 炎症性腸疾患の血球成分除去療法

POINT

① 血球成分除去療法は体外循環によって患者の末梢血から活性化細胞をカラムやフィルターによって除去する治療法である.

② アダカラムによる顆粒球単球吸着除去療法(GMA: granulocyte/monocyte apheresis)とセルソーバによる白血球除去療法(LCAP: leukocytapheresis)の 2 種類の方法が施行可能である.

③ GMA は潰瘍性大腸炎(UC)とクローン病(CD)に, LCAP は UC に保険収載されており, いずれも活動性症例に対する寛解導入治療に用いる.

▶概要

UC(ulcerative disease)と CD(Crohn's disease)は宿主の過剰な免疫応答によって引き起こされる難治性炎症性腸疾患である. 両疾患の詳細な病因は明らかとなっていないことから, 治療法の基本は対症療法であり, 薬物治療としてはアミノサリチル酸製剤(5-ASA), ステロイド, 免疫調節剤, タクロリムス, 抗 TNF-T 抗体などが用いられる.

一方, 血球成分除去療法は薬物療法とは異なり, 体外循環によって患者の末梢血から活性化細胞(顆粒球, 単球, リンパ球など)を除去することによって抗炎症作用を発揮する治療法である(図 1). GMA は免疫吸着ビーズを充填させたアダカラム® で主に顆粒球・単球を, LCAP はポリエステル不織布を充填したフィルターで主にリンパ球分画と血小板除去に役立つ. 対外循環による処理量は GMA で 1,500mL/回, LCAP で 3,000mL/回である.

図 1 血球成分除去療法の治療模式図

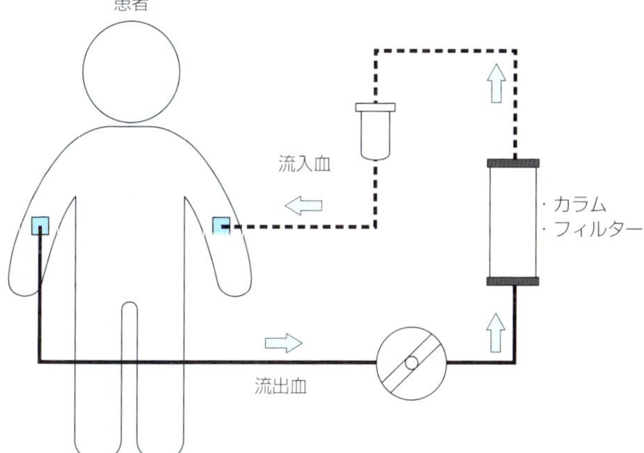

►適応

UC

活動性 UC に対しては，GMA（アダカラム®）と LCAP（セルソーバ）のいずれも保険収載されている．厚生労働省研究班による UC 治療指針では，ステロイド依存性，ステロイド抵抗性 UC に対する寛解導入治療に血球成分除去療法を用いることが推奨されている．現在では従来の 1 回 / 週の施行だけでなく早期集中治療（intensive therapy）が可能となり，カラムあるいはフィルターは総使用数 10 本を上限にすれば，週当たりの施行回数に限度がなくなった．Intensive therapy が寛解導入により効果的であることは臨床研究で示されている[1)]．劇症例では総使用本数 11 本まで保険で認められている．適応については，ステロイド依存性やステロイド抵抗性 UC のみでなく，薬物抵抗性の中等症～重症例に対しても本治療法の導入を考慮すべきである．

CD

活動性 CD に対しても血球成分除去療法が行われるが，現在保険収載になっているのは GMA（アダカラム®）のみである．厚生労働省研究班による CD 治療指針では，栄養療法および既存の薬物療法が無効または適用できない場合で，大腸の病変に起因する明らかな臨床症状が残る中等症から重症の症例への施行が推奨されている．従来は 1 回 / 週の GMA 施行が保険収載されていたが，ごく最近，UC と同様に intensive therapy が可能となった．

►注意点と副作用・リスク

血球成分除去療法は薬物療法とは異なり比較的副作用が少なく，外来通院で簡便に行うことができるのもメリットである．しかし，活動性が高い症例では脱水傾向もあり，穿刺部位確保が困難な場合や，体外循環が開始された後に脱・返血が十分行えない場合がある．また，施行に伴う時間拘束などもあることから，施行に際しては患者背景についても考慮が必要である．

参考文献:

1) Sakuraba A, Motoya S, Watanabe K, et al. An open-label prospective randomized multicenter study shows very rapid remission of ulcerative colitis by intensive granulocyte and monocyte adsorptive apheresis as compared with routine weekly treatment. Am J Gastroenterol. 2009; 104: 2990-5.

〈石原俊治〉

1. 非薬物療法

15 経皮的内視鏡的胃瘻造設法

POINT

① 経皮的内視鏡的胃瘻造設法には3つの方法がある.
② 造設前に患者の状況・状態を把握し, 倫理的・施術的適応を検討する必要がある.
③ 造設後は1年前後でカテーテル交換をする必要がある.

▶概要[1)]

胃瘻とは, 胃内と体外を結ぶ管状の交通路 (瘻孔) をいう. 厳密には胃瘻は腹壁と胃壁に囲まれた瘻孔を指すが, 通常は瘻孔に挿入されたカテーテルによってその役目を果たしておりカテーテルを含めて胃瘻と呼ぶ傾向がある. 胃瘻造設術には複数の方法があるが, 経皮内視鏡的胃瘻造設術 (percutaneous endoscopic gastrostomy: PEG) は, 低侵襲治療手技として評価され, 胃瘻造設の第1選択とされることが多い.

▶適応[1)]

正常の消化管機能を持ち, 全身状態良好 (Alb 2.5g/dL以上・Hg 8.0g/dL以上など) で, 4週間以上の生命予後が見込まれる成人および小児

・摂食・嚥下障害　・繰り返す誤嚥性肺炎
・炎症性腸疾患　・減圧治療など

▶注意点と副作用・リスク[1)]

表1に示す.

表1

	利点	リスク	注意点
Pull/Push法	• 太い径のカテーテルが挿入可 • 穿刺針が細い	• カテーテルが口腔内を通過するため創感染リスクが高い • 経口内視鏡挿入が原則的に2回	• 経口内視鏡挿入が原則的に2回
Introducer原法	• 創感染が少ない • 内視鏡 (経鼻も可) 挿入1回	• 胃内部がバルーン型で抜ける可能性が高い • 穿刺針が太い	• カテーテル径が細いので4週間前後で太径のカテーテルへの交換を要する
Introducer変法	• 創感染が少ない • 内視鏡 (経鼻も可) 挿入1回 • 太い径のカテーテルが挿入可 • 穿刺針が細い		• 手技が煩雑

▶検査の実際[1)]

① Pull・Push 法

経皮的に胃内へ挿入したガイドワイヤーを内視鏡下に把持し経口的に体外に出し，そのガイドワイヤーを利用し胃瘻カテーテルを経口的に挿入する．Pull 法ではループワイヤーを使用し胃瘻カテーテルのワイヤーに結び付けループワイヤーで引き出す．Push 法ではガイドワイヤーを軸としてカテーテルを胃内腔から腹壁外へ押し出す方法.

② Introducer 原法

胃壁固定後に腹壁からトロカールを直接挿入し，外筒を介してカテーテルを胃内に挿入する.

③ Introducer 変法

胃壁固定後に細径の穿刺針を刺入しガイドワイヤーを胃内に留置後それに沿ってダイレーターで刺入部拡張後カテーテルを胃内に挿入する.

※**胃壁固定**：より良い瘻孔形成のため胃壁と腹壁の解離を防ぐ目的で行われる．Introducer 法では必須.

参考文献:
1）PEG ドクターズネットワーク．http://www.peg.or.jp/

〈本田千恵〉

1. 非薬物療法

16 胆道ドレナージ

POINT

① 胆道ドレナージには複数の方法がある（図 1）.
② 患者の状態（抗血小板薬内服歴，消化管手術歴，全身状態など）によって適切な方法を選択することが最も重要である.

図 1 胆道ドレナージの方法

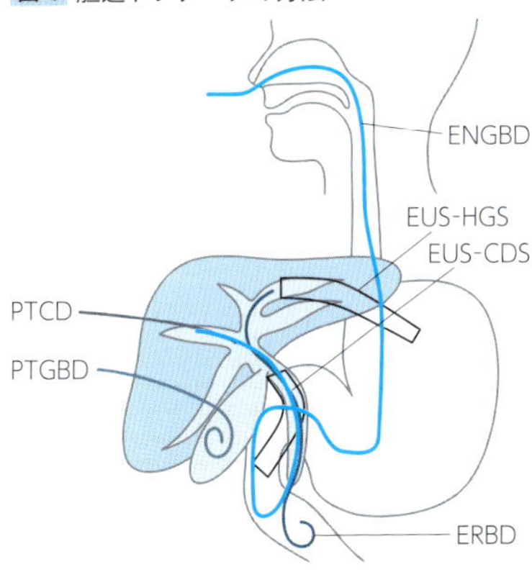

▶概要

胆嚢，胆管にステント（短い筒状の器具）やドレナージカテーテル（外瘻に用いる長い筒状の器具）を留置し胆汁を排出する治療である．X 線，超音波，内視鏡などを用いる．ルートには経乳頭，経皮経肝，経消化管がある．また内瘻と外瘻がある．外瘻は患者の苦痛の原因となりうるが胆汁の性状観察や細胞診の繰り返し提出が可能である.

▶適応，注意点と副作用・リスク（表 1）

表 1 各種ドレナージの比較

ルート	手技		適応	注意点，合併症など	
経乳頭的	内視鏡的逆行性胆管ドレナージ	Endoscopic retrograde biliary drainage (ERBD)	胆管炎 悪性胆道狭窄	内瘻	膵炎に注意が必要．乳頭括約筋切開術を行う場合は出血に注意.
	内視鏡的経鼻胆管ドレナージ	Endoscopic nasal biliary drainage (ENBD)		外瘻	
	内視鏡的経鼻胆嚢ドレナージ	Endoscopic nasal gall-bladder drainage (ENGBD)	胆嚢炎 （出血傾向のある症例）		
経皮経肝的	経皮経肝的胆道ドレナージ	Percutaneous transhepatic biliary drainage (PTCD)	胆管炎 悪性胆道狭窄 （内視鏡が困難な症例）		呼吸調節など患者の協力が必要．後区域穿刺の場合は気胸や胸水に注意.
	経皮経肝的胆嚢ドレナージ	Percutaneous transhepatic gall-bladder drainage (PTGBD)	胆嚢炎		
	経皮経肝的胆嚢穿刺吸引術	Percutaneous transhepatic gall-bladder aspiration (PTGBA)			

表 1 つづき

ルート	手技		適応	注意点, 合併症など	
経消化管的	超音波内視鏡下胆管十二指腸吻合術	EUS-guided choledochoduodenostomy (EUS-CDS)	悪性胆道狭窄（他のルートが困難な場合）	内瘻	胆汁性腹膜炎など重篤な偶発症あり
	超音波内視鏡下肝胃吻合術	EUS-guided hepaticogastrostomy (EUS-HGS)			

▶検査の実際

経乳頭的ルート

ERCP に続けて行い，目的の部位に進めたガイドワイヤーに沿わせてステントなどを留置する．ステントにはプラスチック製と金属製がある．胆管炎などの一時的なドレナージではプラスチックステントを用いる．また切除不能悪性胆道狭窄では金属ステント（自己拡張型金属ステント：Expandable metallic stent（EMS））が選択される．EMS にはカバーの有無，ステント形状により多くのステントが発売されており，特徴を理解した上で選択する必要がある．

経皮経肝的ルート

超音波と透視を併用する．呼吸の調節が必要であるため原則鎮静は行わない．腹部超音波で胆管や胆囊を描出し穿刺を行う．透視下にガイドワイヤーを進めカテーテルを留置する．瘻孔完成までに 2 週間程度の継続留置が必要である．軽症の急性胆囊炎では PTGBD 以外にも透視や術後のカテーテル管理が不要である PTGBA が選択されることが多い．

経消化管的ルート

コンベックス型の超音波内視鏡と透視を併用し鎮静，腹臥位（もしくは左側臥位）で行う．十二指腸球部や胃から目的の胆管を描出，穿刺し，バルーンカテーテルなどで瘻孔を拡張し，EMS を留置する．同手技に習熟した専門医が施行するべきである．

〈福庭暢彦〉

JCOPY 498-14044

1. 非薬物療法

17 消化器癌の放射線治療

POINT

① 根治照射は食道癌，肝癌，胃 MALT リンパ腫に行う．
② 術前・術後照射は食道癌，膵癌，直腸・結腸癌に行う．
③ 術中照射は膵癌に行う．
④ 対症照射は消化器癌の全領域が対象となる．
⑤ 腔内照射を胆管癌や食道癌に行うこともある．

▶概要

消化器癌の放射線治療は食道癌以外では比較的なじみが薄いが，外部照射(X 線，電子線)，腔内照射を状況に応じて手術，化学療法と組み合わせて行うことにより治療成績の向上に貢献している．

外部照射はリニアック X 線を用い通常は 10MX にて 25 ～ 30 回程度の分割照射を行う．定位放射線治療は 4 ～ 5 回，術中照射は 1 回，腔内照射は 3 ～ 4 回で治療を完遂する．

通常は同時併用化学放射線療法(concurrent chemoradiotherapy: CCRT)が標準的に行われている．

▶適応

食道癌

根治照射は進行例，手術不能・困難例に行う．60Gy/30 分割 /6 週に CDDP ＋ 5FU を同時併用で行う．照射部位は病期，発生部位により個別に決定する．リンパ節転移の状態を把握するために PET-CT は欠かせない．術前・術後照射として行う場合は 50Gy/25 分割 /5 週に CDDP ＋ 5FU を同時併用で行う．対症照射は通過障害の改善を目的として 40 ～ 50Gy/20 ～ 25 分割 /4 ～ 5 週行う．

肝癌

根治照射は腫瘍が 6cm までであれば定位放射線治療（5cm 未満であれば 48Gy/4 分割，6cm 未満であれば 40Gy/4 分割）を行う．門脈の閉塞防止や下大静脈閉塞防止の目的で行う場合は 39 ～ 45Gy/13 ～ 15 分割を腫瘍部に照射する．粒子線治療も行われている．

胆管癌

外瘻チューブが挿入されていれば腔内照射用のカテーテルを用いた照射も可能である．特に肝内胆管壁内に沿って腫瘍が進行している場合には有効である．3 ～ 4 回 /2 ～ 4 週で行う．

胃 MALT リンパ腫

Stage I ～ II1 で *H. pylori* 陰性例や *H. pylori* 除菌治療後リンパ腫遺残例に行う．胃および周囲のリンパ節に 30Gy/20 分割 /4 週を照射する．

膵癌

切除不能進行膵癌に対しては 50.4Gy/28 分割 /5.6 週を行う．5FU（＋CDDP）以外に gemcitabine も用いられる．術前・術後照射や術中照射も行われている．

直腸・結腸癌

直腸癌では 45 〜 50.4Gy/25 〜 28 分割 /5.0 〜 5.6 週間の術前照射を行う．術後照射は術前照射よりも局所再発率，重度の有害事象が有意に高くなる．ただし，術後再発時には行われる．再発に対しては粒子線治療も有効である．

►注意点と副作用・リスク

注意点

- 消化器癌の治療前に他臓器癌で放射線治療歴を有する患者がまれならずみられる．過去に放射線治療を施行した部位には放射線治療は行えないので，過去の放射線治療歴の聴取は不可欠である．
- 心臓ペースメーカーを埋め込まれた患者にもよく遭遇する．食道癌では照射が安全に行えない状況も起こり得る．ペースメーカーを他部位に移設する必要が生ずる場合もある．
- 脳血管障害や心臓疾患などで抗凝固剤を服用中の場合，出血に際して止血が困難となる場合があるので病歴の聴取の際には留意する．
- 基礎疾患に重度の糖尿病や膠原病があると，正常組織の放射線に対する耐容線量が低下するので，有害事象の発生頻度・重症度が高くなる可能性がある．

副作用・リスク

- 急性障害は炎症が主体で，最終的には治療前の状態に回復する．食道炎，腸炎（下痢）など，急性期の症状に対しては鎮痛剤や整腸剤・止瀉剤の投与で対応し，治療を遅滞なく完遂することが放射線治療の効果を十分に得るために重要である．
- 晩期障害は放射線治療後 6 カ月以上経過して出現し得る．食道では狭窄，腹部臓器では肝障害，腸管の癒着や潰瘍・出血のリスクがある．ただし，現在の放射線治療では各部位の線量分布を正確に把握できるので，想定外の障害が生ずる可能性は非常に小さい．

〈猪俣泰典〉

2. 消化管疾患の薬物療法

1 鎮座，鎮痛薬

POINT

① 疼痛に対しては対症療法を行いつつ原疾患に対する検査・治療を行っていく.
② 鎮痛薬使用にあたり禁忌の有無の確認を行う.

▶概要

日常診療において最も頻繁にみられる症状の 1 つである腹痛はその発生機序から内臓痛，体性痛，関連痛の 3 種類に大きく分けられるが，いずれも原疾患の治療が最重要であり対症療法を行いつつ原疾患に対する検査・治療を行う.

内臓痛に対しては抗コリン薬を使用し，腸管の過剰に亢進した蠕動を抑制することで痛みを軽減する．体性痛に対しては非麻薬性鎮痛剤が効果的である.

▶適応

内臓痛

胃・十二指腸潰瘍，胃炎，腸炎など，管腔臓器の痙攣・運動機能亢進などによって引き起こされる疝痛，鈍痛，しめつけられる痛みで，局在がはっきりしないことが多い．心疾患などの禁忌がなければ，まず抗コリン薬を使用する.

強い疝痛発作では体性痛に準じた対処が必要なこともある.

体性痛

消化管穿孔，虫垂炎，腹膜炎など炎症が壁側腹膜や腸間膜などに波及することで生じる，鋭く，差し込むような痛みで局在が明らかである．体動や呼吸運動などで痛みが増強する．いずれも外科的な処置を含めた緊急での対応が必要となる場合が多い.

非麻薬性鎮痛剤（オピオイド）を使用する.

関連痛

内臓痛が強くなると脊髄後根で同一脳脊髄神経側に刺激がもれてその神経分節に属する皮膚領域に感じる痛みで，限局性の明確な痛みとして感じられる，関連痛のうち腹部外に感じる痛みを放散痛という.

▶注意点と副作用・リスク

抗コリン薬

作用機序：副交感神経抑制作用を示すことで平滑筋運動を抑制し消化管・胆道系の痙攣を軽減する.

用法・用量：ブチルスコポラミン（ブスコパン®） 20mg/回 内服，筋注，静注

副作用：口渇，眼調節障害，心悸亢進

JCOPY 498-14044

禁忌：緑内障，前立腺肥大による排尿障害，重篤な心疾患，麻痺性イレウス

注意点：抗コリン作用を有する薬剤（三環系抗うつ薬，フェノチアジン系薬剤，MAO 阻害薬，抗ヒスタミン剤）との併用は抗コリン作用が増強することがある．

処方例：下記のいずれかを用いる．症状が軽度で内服可能な場合は①を用いる．

①ブチルスコポラミン（ブスコパン® 錠）（10mg）
1 回 1 〜 2 錠
1 日 3 〜 5 回　頓用

②ブチルスコポラミン（ブスコパン® 注）（20mg/mL/A）
1A 筋注，または静注

非麻薬性鎮痛剤（オピオイド）

作用機序：オピオイド受容体に作用して中枢神経系を介して刺激伝導系を抑制し鎮痛効果を発揮する．

用法・用量：ペンタゾシン（ペンタジン®）　15mg/ 回　筋注，静注．

副作用：ショック，アナフィラキシー，無顆粒球症，痙攣，呼吸抑制，依存性・神経原性筋障害，中毒性表皮壊死融解症．

禁忌：頭蓋内上昇，頭部障害，重篤な呼吸抑制・全身状態の著しい悪化患者．

注意点：Oddi 括約筋収縮による胆道内圧上昇作用があるため，胆・膵疾患に中等量以上用いる場合にはアトロピンの併用が望ましい．

処方例：ペンタゾシン（ペンタジン® 注）（15mg/mL/A）　1A　筋注，または静注．

〈合原大博〉

2. 消化管疾患の薬物療法

2 鎮吐薬

POINT

・悪心・嘔吐の鑑別診断を行う.

▶概要

鎮吐薬は悪心や嘔吐に際して使用される薬剤である. しかしその悪心や嘔吐の発生機序は不明な点が多いものの, 一般的には, ①中枢性嘔吐と, ②末梢性 (反射性) 嘔吐に分けて考えられている. 以下の発症機序をもとに鑑別診断を行い, それに基づいた適切な薬剤の選択が必要になる.

中枢性嘔吐

延髄の孤束を含む外側網様体の背側部分にある嘔吐中枢と第四脳室底に接して存在する化学的受容体誘導体 (chemoreceptor trigger zone: CTZ) を介して発症するものをいう. この CTZ を介するものとしては糖尿病, 腎不全, 肝不全, 甲状腺疾患, 副甲状腺疾患, 電解質異常など内因性由来のものと, 薬剤 (ジギタリス, アポモルヒネ, 抗腫瘍薬など) や食中毒などが原因と考えられる外因性由来のものとがある. 嘔吐中枢にはこの CTZ を介するものに加えて, 脳圧亢進を伴う脳疾患 (脳腫瘍, 脳血管障害, 髄膜炎など) による機械的刺激や, 精神神経疾患 (神経性食欲不振症, てんかんなど) による心理的要因などが刺激となって伝わり, 中枢性嘔吐を誘発する.

末梢性 (反射性) 嘔吐

迷路疾患 (メニエール病, 前庭神経炎など), 消化管疾患 (急性胃腸炎, 消化性潰瘍, イレウス, 急性腹症など), 循環器疾患 (心筋梗塞, 心不全など), 泌尿器科疾患 (腎盂炎, 尿路結石など), 婦人科疾患 (卵管炎, 卵巣腫瘍など) など多岐にわたる疾患が遠因となり嘔吐中枢を刺激することで嘔吐が誘発されるものをいう.

▶適応・注意点と副作用・リスク

中枢性鎮吐薬

嘔吐中枢や CTZ の抑制作用を有する. フェノチアジン系薬のペルフェナジン (ピーゼットシー®, トリラホン®), プロクロルペラジン (ノバミン®), クロルプロマジン (コントミン®, ウインタミン®), プロメタジン (ピレチア®, ヒベルナ®) は, ドパミン D_2 受容体を遮断し CTZ を抑制する. 副作用には悪性症候群, 錐体外路症状, 血圧降下, 口渇, 頻脈などがある. 抗ヒスタミン薬のドラマミン®, トラベルミン® は内耳迷路と嘔吐中枢に選択的に作用する. 副作用には眠気, 頭重感などがある.

末梢性鎮吐薬

主に消化管などからの刺激による嘔吐を抑制するもので, 副交感神経遮断薬, 胃粘膜局所麻酔薬, 消化管運動改善薬などが含まれる.

副交感神経遮断薬であるブチルスコポラミン (ブスコパン®), アトロピンなどは消化管の痙攣性疼痛を抑制し末梢性嘔吐に有効である．副作用としては，口渇，心悸亢進，散瞳，頭痛などがある．

胃粘膜局所麻酔薬であるオキセサゼイン（ストロカイン®）は，胃粘膜神経を麻痺させ中枢への刺激伝導を遮断することで鎮吐作用を示す．副作用としては口渇，悪心，便秘，めまいなどがある．

消化管運動改善薬であるセロトニン5-HT4受容体作動薬（ガスモチン®），オピアト作動薬（セレキノン®），ドパミン受容体拮抗薬（ガナトン®）などは機能性ディスペプシアによる悪心・嘔吐に有効である．

中枢性・末梢性鎮吐薬

ドパミン受容体拮抗薬であるメトクロプラミド（プリンペラン®）やドンペリドン（ナウゼリン®）はドパミンD2受容体遮断作用による消化管運動の促進作用とCTZの抑制作用により，中枢性嘔吐にも末梢性嘔吐にも有効である．副作用としては錐体外路症状，悪性症候群，頭痛，悪心などがある．

抗悪性腫瘍薬に伴う悪心・嘔吐に対する鎮吐薬

抗悪性腫瘍薬は小腸粘膜に存在する内分泌細胞からセロトニンを放出させ，消化管の求心性腹部迷走神経末端に存在する5-HT3受容体に結合することで嘔吐を誘発する．5-HT3受容体拮抗薬はこの結合を選択的に阻害する上に，CTZの5-HT3受容体も遮断することで嘔吐を予防するが，ステロイドの併用はその作用を増強させる．副作用としては，頭痛・便秘・発熱，肝機能障害などがある．

また，嘔吐中枢やCTZに存在するニューロキニン1（NK1）受容体にサブスタンスPが結合することで引き起こされる嘔吐に対して，NK1受容体拮抗薬であるアプレピタント（イメンド®）やそのプロドラッグ（プロイメンド®）を投与することで，24時間以内に起こる「急性嘔吐」のみならず，24時間以降にも起こる「遅延性嘔吐」にも効果があり他剤と併用することで効果を発揮している．

以下に制吐薬適正使用ガイドライン（日本癌治療学会）より示されている抗悪性腫瘍薬の催吐性リスク分類およびそれに基づく鎮吐療法について示す（表1）．

表 1 抗悪性腫瘍薬の催吐性リスク分類およびそれに基づく鎮吐療法

	急性期 化学療法投与初日 （投与前）	遅発性 化学療法投与 2～3日目	予測性	突出性
高度催吐リスク	アプレピタント125mg ※ASCOでは (orホスアプレピタント150mg 1日目のみ) ＋ 5-HT3受容体拮抗薬 ＋ デキサメタゾン12mg (注射9.9mg)	アプレピタント80mg (2～3日目) ※ホスアプレピタント投与時は使用しない ＋ デキサメタゾン内服8mg（2～4日目）	化学療法前夜と当日朝にロラゼパム0.5～2mg（1日量）または化学療法前夜からアルプラゾラム0.4～1.6mg（1日量）を1日3回	作用機序の異なる制吐薬を併用し定時投与を行う．5-HT3拮抗薬を用いた場合は，異なる5-HT3拮抗薬に変更する．D2拮抗薬やメトクロプラミド，オランザピンなどの追加を検討する．
中等度催吐リスク	5-HT3受容体拮抗薬 ※ASCOではパロノセトロンを推奨 ＋ デキサメタゾン8～12mg (注射6.6～9.9mg) ※必要時アプレピタント125mg追加	デキサメタゾン内服8mg（2～4日目） ※必要時アプレピタント80mg（2～3日目）追加	同上	同上
軽度催吐リスク	デキサメタゾン4～8mg (注射3.3～6.6mg) ※状況に応じプロクロルペラジン5～20mg（分1～4）orメトクロプラミド10～30mg（分2～3）	通常は不要	同上	同上
最小度催吐リスク	予防投与は推奨されないもしくは原則不要	予防投与は推奨されないもしくは原則不要	同上	同上

（日本癌治療学会編．制吐薬適正使用ガイドライン．第2版，東京：金原出版；2015をもとに作成）

参考文献：

日本医薬品集フォーラム監修．日本医薬品集 医療薬 2016．東京：じほう；2016．

〈安積貴年・天野祐二〉

2. 消化管疾患の薬物療法

3 下剤

POINT

① 便秘の原因診断が重要である.
② 下剤使用前に生活習慣の改善，便秘を誘発する薬剤の中止または減量を行うべきである.
③ 浸透圧下剤を使用する際には同時に生活習慣指導も行うべきである.
④ 長期に漫然と刺激性下剤を使用するのは避けるべきである.

►概要・適応

下剤は排便回数，排便困難感，残便感，腹部膨満感などの症状を有する便秘患者に対して使用する薬剤である．原因となる疾患・薬剤のある二次性の便秘に対しては最初に原因疾患・薬剤の治療・中止または減量を行うべきである．その上で改善に乏しい場合と機能性便秘患者に対して下剤を使用することが大切である.

►治療の実際と注意点と副作用

便秘患者に対して下剤を使用する際には生活習慣の改善（水分摂取励行，食物繊維 25g/日，適度な運動）に加え，浸透圧下剤を使用する．代表的な浸透圧下剤は酸化マグネシウムがあるが，便の水分量を上げることで便を柔らかくし，排便しやすくする効果がある．副作用としては水分量が多くなることで下痢をきたすことがある．また，高 Mg 血症をきたす可能性があるため特に小児，高齢者，腎機能低下患者に長期使用する場合には必ず定期的に血中 Mg 濃度を測定することが大切である．同様の効果を持つものとしてクロライド・チャネルアクチベーターが近年本邦で承認された．こちらは小腸内への水分分泌を促すことで便を柔らかくする．副作用としては下痢に加え悪心・嘔気などの消化器症状をきたすことがある.

上記の薬剤を使用しても効果が不十分な際に刺激性下剤を頓用薬として使用する．刺激性下剤はアントラキノロン系とピコスルファートナトリウムが主に使用されている．いずれも腸管蠕動を亢進させることで排便を促すが，ピコスルファートナトリウムは腸管蠕動亢進作用に加え便に対する湿潤作用を含む．副作用としてはいずれも腸管蠕動亢進による腹痛をきたすことがあり，過度の攣縮のため虚血性腸炎を発症することもある．また，耐性を生じることで徐々に使用する量が増えていく傾向にあるため注意が必要である.

刺激性下剤は長期投与することで慢性的な腹痛や腹部膨満感，泥状～水溶の軟便を起こす症例を認め，さらには大腸運動が低下して難治性便秘になる危険性がある．また，アントラキノロン系の刺激性下剤の長期内服は大腸メラノーシスの原因となる．したがって刺激性下剤を漫然と長期投与することは避けるべきである．なお，便秘治療に用いられる漢方薬には刺激性下剤と同様の成分が含有されていることも多いため注意が必要である.

その他にグリセリン浣腸・坐剤などの経肛門的に排便を促す下剤もある. こちらも頓用にとどめ, 常用することは避けるべきである.

代表的な下剤の分類・代表的薬剤・用法用量・作用機序を表 1 に記す.

表 1 代表的な下剤

一般名	酸化マグネシウム	ルビプロストン	センナ	センノシド	ピコスルファートナトリウム
分類	浸透圧下剤	クロライドチャネル・アクティベーター	刺激性下剤	刺激性下剤	刺激性下剤
代表的薬剤	マグラックス® マグミット®	アミティーザ®	ヨーデル®S	プルゼニド®	ラキソベロン®
用法・用量	2g (分1または分3)	48μg (分2)	80mg (分1)	12～24mg (分1)	5～7.5mg (分1)
作用機序	腸内浸透圧亢進	小腸粘膜上皮細胞のクロライドチャネル活性化	大腸蠕動運動亢進	大腸蠕動運動亢進	腸管蠕動運動亢進 水分吸収阻害

〈泉　大輔〉

2. 消化管疾患の薬物療法

4 止痢薬

POINT

① 感染性下痢症が疑われる場合には原則使用しない.
② 水分や電解質の損失により全身状態が悪くなる場合や栄養障害が起こる場合に用いる.
③ 作用として, 腸管運動抑制作用・殺菌作用・収斂作用・吸着作用をもつものがある.

▶概要

止痢薬は細菌性下痢症が疑われる場合には原則使用しない. 海外では一部の軽症の感染性下痢に対して下痢期間の短縮とその安全性が証明されているが, 一方で, 腸管蠕動は病原菌を除去するための生体の主な防御機構でもあるため, 止痢薬の使用により, 病原菌や毒素成分を体内に残留させる事になり, むしろ症状を悪化させることになる.

腸管出血性大腸菌感染においては止痢薬投与により溶血性尿毒症症候群 (hemolytic-uremic syndrome: HUS) の合併率が高くなることが報告されている. したがって, 細菌性下痢に対する止痢薬は原則禁忌であり, 原因が不明な場合にも発熱や血便があり, 細菌性腸炎の可能性が否定できない症例には止痢薬の使用はさけるべきである.

止痢薬は感染性腸炎が否定的な下痢症に対して水分や電解質の損失により全身状態が悪くなる場合や栄養障害が起こる場合に用いられる.

作用機序別に大別すると次のようになる (表 1).

- 腸運動抑制薬として, 中枢へ移行せず腸管のオピオイド受容体に作用するロペラミド塩酸塩, トリメブチンなどがある. また, 中枢的に働いて小腸の運動を低下させ, 腸液の分泌を抑制することによって止痢作用を現すものにアヘンアルカロイド製剤, アヘン散, アヘンチンキがある.
- 腸内殺菌薬として内服で用いられるベルベリン塩化物水和物も下痢の治療に応用されている.
- 収斂作用とは粘膜表面でタンパク質と結合し, 沈殿を形成し不溶性の皮膜を作り腸粘膜の保護ならびに抗消炎作用を発揮する作用で, タンニン酸アルブミンなどのビスマス塩があげられる.
- 天然ケイ酸アルミニウムなどの吸着剤も腸内の毒素, ガスを吸着し, 止痢作用を示す.

▶適応

止痢薬は感染性腸炎が否定的である下痢症に対して水分や電解質の損失により全身状態が悪くなる場合や栄養障害が起こる場合に用いる.

表1 薬剤の分類と効果・禁忌

作用	主な薬剤	効果	禁忌
腸管運動抑制作用	ロペラミド塩酸塩	腸管壁へ直接作用し，腸管の壁内神経叢および神経末端におけるアセチルコリンの放出を抑制し，腸の蠕動運動を抑制する．	抗生物質投与に伴う偽膜性腸炎 低体重児，新生児，6カ月未満の乳児 出血性大腸炎
	臭化メペンゾラート	抗コリン作用により胃液分泌および胃腸管の運動亢進を抑制する．また鎮痛鎮痙作用もあり，腹痛も抑える．	緑内障 前立腺肥大症 麻痺性イレウス
殺菌作用	ベルベリン塩化物水和物	腸内の腐敗発酵抑制作用および抗菌作用をもつ．	出血性大腸炎
収斂作用	タンニン酸アルブミン	腸粘膜に緩和な収斂作用をもつ．胃腸障害を起こしにくい．	出血性大腸炎 牛乳アレルギー
	次硝酸ビスマス	胃粘膜に被膜を形成し，蠕動運動を抑制する．	慢性消化管通過障害 重篤な消化管潰瘍 出血性大腸炎 細菌性下痢
吸着作用	天然ケイ酸アルミニウム	腸管内の異常有害物質や過剰の水分・粘液などを吸着，除去．	腸閉塞 透析患者 出血性大腸炎

▶注意点と副作用・リスク

下痢の原因が感染性腸炎であった場合には止痢薬の使用により病原菌や毒素成分を体内に残留させる事になり，かえって症状を悪化させることになるので，原則禁忌である．

抗コリン作用を有する止痢薬では，緑内障や前立腺肥大，虚血性心疾患をもつ患者には禁忌である．

▶治療の実際

下痢症を認めた場合，下痢の原因が感染症でないことが確認されるまでは，止痢薬の投与は避け，下痢による脱水，電解質異常に対して輸液などで補正することが望ましい．感染性腸炎が否定された後，軽症であれば，副作用の少ない整腸剤（ビフィズス菌製剤，酪酸菌製剤など）や漢方薬から投与し，改善がない場合や症状が強い場合に，止痢薬を投与することが多い．

〈深澤厚輔〉

2. 消化管疾患の薬物療法

5 酸分泌抑制薬と酸中和薬

POINT

① 酸分泌抑制薬には proton pump inhibitor（PPI）と H_2 blocker がある.
② 酸分泌抑制は PPI が主となってきており，H_2 blocker や酸中和薬は補助的な役割を担う.
③ 新規の PPI が開発され，その有用性と位置づけが注目される.
④ PPI は比較的安全な薬剤であるが，代謝酵素の影響や下痢などの副作用を考えておく必要がある.

▶概要

酸分泌抑制薬と酸中和薬は，胃酸の分泌を抑制することと，分泌された酸を中和することにより胃酸による消化管障害を抑制することを目的として処方される．このうち，酸中和薬は胃十二指腸潰瘍や逆流性食道炎の治療および予防に明らかなエビデンスがなく，現在では治療の主体におかれることは少なくなった．また，酸分泌抑制薬には主に PPI と H_2 blocker があげられるが，副作用や長期にわたり，十分に酸分泌を抑制するという点では PPI の方が優れており，酸分泌が原因となる諸症状に対しては PPI を主として治療を行うことが多い.

近年プロトンポンプ阻害薬としては久しぶりに新規の薬剤としてボノプラザンが発売された．これまでと異なる機序で proton pump を抑制し，従来の PPI の弱点である即効性についても優れており，今後の治療の有用性について注目されている. 本稿ではP-CAB (potassium-competitive acid blocker：カリウムイオン競合型アシッドブロッカー）として，PPI とは区別することとする

PPI の副作用については臨床上重篤な副作用は多くはないと考えられる. しかしながら，注意しておくべき事項としては，PPI を代謝する代謝酵素には遺伝子多型があり，PPI の濃度が上がりにくい人がいるため期待する効果が得られない場合があることと, collagenous colitis という比較的まれな腸炎を引き起こすことがあるため，難治性の潰瘍や下痢に遭遇した場合はこれらのことを検討する必要がある.

▶適応（表 1）

PPI：オメプラゾール，ランソプラゾール，ラベプラゾール，エソメプラゾール

胃潰瘍，十二指腸潰瘍，Zollinger-Ellison 症候群，逆流性食道炎，非びらん性胃食道逆流症，*H. pylori* 感染胃炎に対する *H. pylori* 除菌療法，低用量アスピリン・NSAIDs 投与時の胃十二指腸潰瘍の予防（オメプラゾールには添付文書上適応なし）

表 1 ガイドライン，保険適応を加味した胃十二指腸潰瘍における PPI と H_2 blocker の使用方法

		PPI	H_2 blocker
H. pylori 関連胃十二指腸潰瘍	治療	◎	○ (PPI不可の場合)
	維持療法	△ (十二指腸潰瘍のみ)	△
NSAIDs潰瘍	治療	◎	○ (NSAIDs中止可能な場合)
	予防	○ (半量投与)	△ (潰瘍既往が無い場合)
LDA潰瘍	治療	◎	×
	予防	○ (半量投与)	△ (潰瘍既往が無い場合)

◎：適応あり，ガイドライン上も推奨
○：適応あり，ただし条件つき
△：ガイドラインで推奨があるが保険適応なし
×：使用しない

P-CAB：ボノプラザン

胃潰瘍，十二指腸潰瘍，逆流性食道炎，*H. pylori* 感染胃炎に対する *H. pylori* 除菌療法，低用量アスピリン・NSAIDs 投与時の胃十二指腸潰瘍の予防

H_2 blocker：ガスター，ザンタック，タガメット，アシノン，プロテカジンなど

胃十二指腸潰瘍，上部消化管出血，逆流性食道炎，Zollinger-Ellison 症候群（アシノン，プロテカジンには適応なし），急性胃炎，慢性胃炎の急性増悪

酸中和薬：水酸化アルミニウムゲル，酸化マグネシウム，炭酸水素ナトリウム，沈降炭酸カルシウム，各配合剤

胃・十二指腸潰瘍，胃炎，上部消化管機能異常

▶注意点と副作用・リスク

PPI

オメプラゾール，ランソプラゾールは主たる代謝経路で CYP2C19 という代謝酵素が関係する．この酵素は日本人において遺伝子多型が多く，CYP2C19 を強く発現する遺伝子の組み合わせを有する人が 35%もおり，それらの人達では PPI が早く代謝されるため，血中濃度が上がりにくい．この CYP2C19 の影響は，ラベプラゾール，エソメプラゾール，ボノプラザンでは少ないとされている．collagenous colitis についてはランソプラゾールに多いことが知られている．これは内視鏡的には基本的には有意な所見を認めないにもかかわらず，治療抵抗性の慢性の下痢を呈する疾患で，病理学的には基底膜直下に collagen band が形成され，それらを証明することで診断される．

その他，誤嚥性肺炎の増加や，腸炎の発生，大腿骨頸部骨折のリスクが高

JCOPY 498-14044

まる，胃カルチノイドの発生などの報告があり，長期の連用はできるだけ避けたほうが無難と思われる．

H_2 blocker

H_2 blocker では腎障害のある患者では用量を調整する必要がある．酸分泌抑制については PPI より劣るため，各ガイドラインを参考に明らかなエビデンスを持たない使用を行わないように気をつける必要がある．また，見落としがちなものとして精神症状を呈するものがあるため，高齢者のせん妄などでは薬剤を見直す必要がある．PPI が使用できる症例では PPI を使用したほうが無難である場合が多い．

酸中和薬

適応上は胃・十二指腸潰瘍，胃炎，上部消化管機能異常となっているが，単独で明らかなエビデンスを示すものは少なく，補助的な使用になることが多い．アルミニウム，マグネシウム，ナトリウム，カルシウムなど微量元素の貯留や電解質異常をきたす事があり，腎不全患者や高齢者には注意を要する．

►治療の実際

胃食道逆流症，胃十二指腸潰瘍，機能性ディスペプシアについてはガイドラインが作成されており，詳細な使用方法については，それぞれを参照されたい．

PPI

内服が可能である場合は，逆流性食道炎，胃十二指腸潰瘍の第一選択薬として使用される．重症の GERD の場合は維持療法，軽症の場合はオンデマンド療法が推奨されているが，従来の PPI では酸分泌抑制効果が十分強力になるまで時間を要するため，オンデマンド療法には問題があった．潰瘍の治療については，*H. pylori* 関連胃十二指腸潰瘍，NSAIDs 潰瘍，LDA（low dose asprin）潰瘍についは PPI 通常量を投与，予防については，除菌不成功であった場合の十二指腸潰瘍，NSAIDs 潰瘍，LDA 潰瘍に対してガイドライン上投与が推奨されている．*H. pylori* 関連機能性ディスペプシアでは *H. pylori* 除菌で PPI が使用される．また，それ以外の機能性ディスペプシアにおいても，初期治療として酸分泌抑制薬（PPI，H_2 blocker）が使用される．その他 *H. pylori* 除菌療法に用いられるが，近年 P-CAB の発売とともに用いられることは少なくなりつつある．

P-CAB

Zollinger-Ellison 症候群，非びらん性胃食道逆流症には適応がないが，その他は PPI と同様に用いることができる．PPI よりも即効性があり，逆流性食道炎のオンデマンド療法に適している．また，近年 P-CAB を用いた場合の除菌率が優れているという報告が多くなっている．

H_2 blocker

PPI よりも酸分泌抑制効果は少なく，現在では PPI が使用できない場合に代替薬として用いられることが多い．その中でもガイドラインで推奨されている使用方法としては，除菌不成功であった場合の *H. pylori* 関連胃十二指腸潰瘍の維持療法，NSAIDs 中止可能な場合の NSAIDs 潰瘍の治療，潰瘍既往の無い場合の NSAIDs 潰瘍，LDA 潰瘍の予防などにガイドライン上推奨されている．

酸中和薬

GERD 症状に対して，酸を中和させるため一時的な症状緩和作用はあるが，継続した治療としては推奨されてはいない．胃十二指腸潰瘍に対しては除菌不成功の場合に *H. pylori* 関連胃潰瘍の予防として H_2 blocker とともに使用される．その他は単独で用いることは少なくなっている．

〈宇野吾一〉

2. 消化管疾患の薬物療法

6 消化管運動機能亢進薬

POINT

① 消化管運動機能亢進薬は作用機序が異なるものが数種類ある.
② それぞれの薬剤の特徴や副作用に留意しながら使用する.

▶概要

消化管運動機能亢進薬は，主に消化管に分布する末梢神経叢の各種受容体に作用し，最終的には消化管の平滑筋を刺激して腸管の蠕動運動を亢進させる作用を有する（図 1）. 種々の疾患に伴う消化器症状（悪心・嘔吐・腹部膨満感など）や，糖尿病性あるいは術後の腸管麻痺，機能性ディスペプシアの改善に用いられる. その他の使用法としては，メトクロプラミド，モサプリドは小腸，結腸に対する消化管運動賦活作用を利用して，検査の際に使用される.

▶適応，注意点と副作用・リスク

主な消化管運動機能亢進薬（表 1）

薬剤名（一般名）	作用機序	剤形	適応	副作用と注意点
メトクロプラミド	ドパミンD_2受容体拮抗（＋5-HT_4受容体刺激＋5-HT_3受容体拮抗）	錠，細粒，シロップ，注射	①以下の場合の消化器症状（悪心・嘔吐・食欲不振・腹部膨満感）：慢性胃炎，胃十二指腸潰瘍，胆嚢胆道疾患，尿毒症，乳幼児嘔吐，放射線照射時，抗悪性腫瘍薬などの薬剤投与時，胃内・気管挿管時 ②X線検査時のバリウム通過促進	錐体外路症状，高プロラクチン血症，長期ではジスキネジアに注意. 他のドパミン受容体拮抗薬よりも頻度やや高.
ドンペリドン	ドパミンD_2受容体拮抗	錠，細粒，坐，OD	以下の場合の消化器症状（悪心・嘔吐・食欲不振・腹部膨満感）：慢性胃炎，胃下垂，胃切除後症候群，抗悪性腫瘍剤・レボドパ投与時，小児の周期性嘔吐	小児では錐体外路症状，意識障害，痙攣に注意. 催奇形性あり妊婦は禁忌.
イトプリド	ドパミンD_2受容体拮抗＋AChE阻害	錠	慢性胃炎における消化器症状	肝機能障害，下痢等. アセチルコリンの作用増強の点に留意.
モサプリド	5-HT_4受容体作動	錠，散	①慢性胃炎に伴う消化器症状 ②経口腸管洗浄剤によるバリウム注腸X線造影検査前処置の補助（高用量）	劇症肝炎，肝機能障害，黄疸，下痢の報告あり.
アコチアミド	AChE阻害	錠	機能性ディスペプシアにおける食後膨満感，上腹部膨満感，早期膨満感	アセチルコリンの作用増強の点に留意
トリメブチンマレイン酸塩	オピオイドμ受容体刺激，κ受容体拮抗	錠，細粒	①慢性胃炎における消化器症状 ②過敏性腸症候群	消化管運動の状態や薬物血中濃度により作用が異なる.

JCOPY 498-14044

図 1　消化管運動機能亢進薬の作用機序

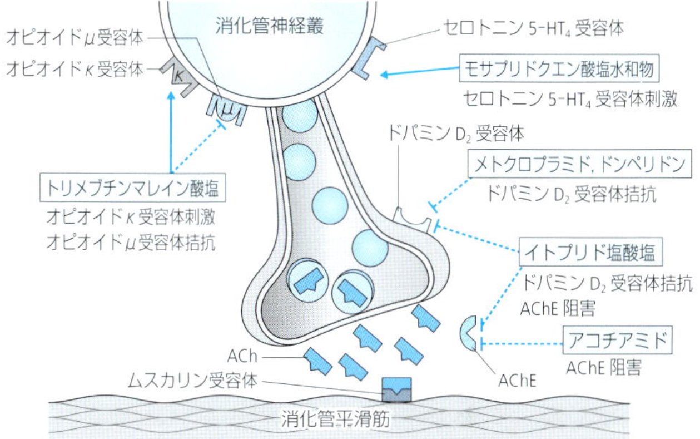

（峯徹哉．治療12．薬剤の選択と使い方―①消化管運動機能改善薬．In: 本郷道夫　編，FD診療の手びき．東京：ヴァンメディカル；p.77．2008を元に作成）

その他の消化管運動機能亢進薬

臨床では使用頻度は低いが，消化管運動亢進作用が認められている薬剤について下記に概説する．

プロスタグランジン $F_{2\alpha}$製剤（ジノプロスト）：プロスタグランジン $F_{2\alpha}$は子宮収縮作用を有し陣痛誘発薬として使用されているが，一方で消化管の縦走筋・輪状筋を収縮させる作用を有し，腸管蠕動運動を亢進させる．臨床的には術後排ガス時間の著明な短縮，麻痺性イレウスの改善が認められている．注意点としては，気管支収縮作用があるため気管支喘息の治療中や既往のある患者には禁忌である．また，腸管蠕動亢進を目的として使用するにあたっては，妊娠の可能性について十分注意することが必要である．

モチリン受容体作動薬（エリスロマイシン）：モチリンは小腸の Mo 細胞から分泌されるペプチドホルモンで，消化管運動の生理的周期性運動亢進サイクルを増大させる．エリスロマイシンは，消化管平滑筋や腸管神経に存在するモチリン受容体を直接刺激し，消化管運動を亢進させる．注意点としては，下部消化管への作用が一定していないことや，エリスロマイシンの抗生物質活性によって腸内細菌叢の異常をきたし下痢などの症状を起こすこともありうることである．また，消化管運動異常に対する保険適応はないため，薬剤使用については慎重に検討する必要がある．

▶実際の治療

実際は種々ある薬剤のうち，患者の状態に合わせた剤形や適応を考慮し薬剤を選択し使用する．最初の薬剤の効果が乏しい時には，別の種類の薬剤への変更を考慮する．併用については，相互作用の可能性があり安全性が確立されていない．

〈三上博信〉

JCOPY 498-14044

2. 消化管疾患の薬物療法

7 ▶ 免疫調節薬

POINT

① 消化管疾患の中では炎症性腸疾患(inflammatory bowel disease: IBD)に対して免疫調節薬(アザチオプリン, 6-メルカプトプリン)を投与する場合がある.

② ステロイド依存 IBD 患者においてステロイド減量と寛解維持に有用である.

③ 副作用として特に白血球減少や貧血に注意し, 開始時, 増量時には定期的な採血を行う.

④ 薬物代謝に関連する遺伝子多型により, 同薬物の血中濃度は大きく変化する.

▶概要

免疫調節薬による治療は, 過剰な免疫応答が生じている IBD 患者に対して行われ, 主にアザチオプリン(AZA), 6-メルカプトプリン(6-MP)が用いられる. 服用された AZA は体内で 6-MP の成分に変化した後, Thiopurine methyltransferase(TPMT)などの代謝酵素による調節を受ける. 最終的に 6-thioguanine nucleotide(6-TGN)に変化し DNA や RNA 合成を阻害することにより, 主にリンパ球系に作用して免疫抑制効果を発揮する(図 1).

図 1 アザチオプリン, 6-メルカプトプリンの代謝経路

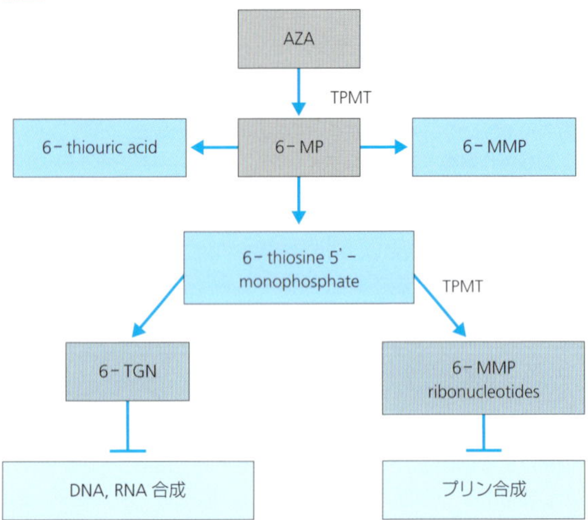

TPMT: thiopurine methyltransferase
6-MMP: 6-methyl mercaptopurine
6-TGN: 6-thioguanine nucleotide

JCOPY 498-14044

▶適応

基本的にはステロイド依存 IBD 患者においてステロイド減量と寛解維持に有用と考えられている．治療効果は緩徐にあらわれるので，炎症が持続しており，活動性は中等症までの症例が良い適応となる．ただし，本邦では IBD への使用に対して AZA は保険適応にあるが，6-MP における保険適応はない．

▶注意点と副作用・リスク

前述のとおり，さまざまな代謝経路により分解されて効果を発揮する薬剤であり，患者の遺伝子多型により血中濃度が大きく変化することがわかっている．以前より TPMT 変異による血中濃度の変化が報告されてきたが，近年，NUDT15 遺伝子のバリアントと早期の白血球減少との間に強い関連があると報告され注目されている．副作用としては以下のものがあり，注意を有する．

主な副作用

- **骨髄抑制（汎血球減少，白血球・血小板減少，貧血）**
- **感染症**
- **肝機能障害**
- **急性膵炎**
- **消化器症状（食欲不振，悪心，嘔吐，下痢）**
- **ショック様症状（血圧低下，悪寒）**
- **脱毛，口内炎，舌炎**
- **悪性腫瘍**：動物実験でリンパ腫，扁平上皮癌の発生や，腎移植患者への使用でリンパ腫の発生率が高いとの報告がある．IBD 患者に対する悪性腫瘍の発生率については免疫調節薬の影響はないという報告と，免疫調節薬の使用患者でわずかに高いという報告がある．海外では生物学的製剤との併用で，予後不良の Hepatosplenic T 細胞性リンパ腫が発症したとの報告があるが，今のところわが国においての報告はない．

▶検査，治療の実際

本邦では，AZA は 25～50mg/ 日，6-MP なら 15～30mg/ 日程度から開始することが多い．投与開始後 1 カ月は毎週採血を行い，上記副作用の出現の有無をチェックする．問題がなければ増量し，臨床症状をみながら投与後 2～3 カ月かけて適量まで増量する．

〈三島義之・石原俊治〉

2. 消化管疾患の薬物療法

8 生物学的製剤

POINT

① 生物学的製剤は，生物材料，特に生物が産生した蛋白質より構成される医薬品であり，モノクローナル抗体などが含まれる.
② 生物学的製剤の登場により，クローン病などの難治性炎症性腸疾患における治療戦略が劇的に変化した.
③ 消化器疾患では抗 TNF（tumor necrosis factor：腫瘍壊死因子）α 抗体製剤であるインフリキシマブ，アダリムマブが使用されている.

▶概要

生物学的製剤とは，分子生物学および遺伝子工学の技術を用いて作成された医薬品であり，モノクローナル抗体製剤をはじめとする遺伝子組み換え蛋白質がその代表である．本邦の消化器疾患では，炎症性腸疾患（クローン病，潰瘍性大腸炎），腸管型ベーチェット病に対して 2 種類の抗 TNF-α 抗体製剤（インフリキシマブ：IFX，アダリムマブ：ADA）が認可されている.

TNF-α は炎症性サイトカインの 1 つであり，さまざまな細胞に発現している TNF-α 受容体を介して転写因子である NF-κB，AP-1 や MAP キナーゼの活性化を誘導し，多彩な免疫炎症反応を惹起する．抗 TNF-α 抗体製剤は，TNF-α を標的として開発され，前述の疾患に対して劇的な効果をもたらし，既存治療を大きく進歩させた革命的薬剤の 1 つである．IFX は TNF-α を認識する可変領域にマウス由来のアミノ酸配列を 25％有するキメラ型抗体であり，ADA は 100％ヒト由来の完全ヒト型抗体である（図 1）.

図 1 2 種類の抗 TNF-α 抗体製剤

	インフリキシマブ（キメラ型抗 TNF−α抗体）	アダリムマブ（完全ヒト型抗 TNF−α抗体）
	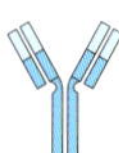	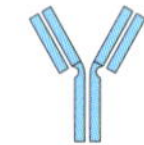
適応疾患	クローン病，潰瘍性大腸炎，腸管型ベーチェット病	
投与方法	点滴静注	皮下注射（在宅注射：可）
寛解導入	5mg/kg：0，2，6 週	160mg/80mg/40mg：0，2，4 週
寛解維持	5mg/kg：8 週毎	40mg：2 週毎

▶適応

IFX，ADA ともに，①中等度から重度の活動期，または外瘻を有するクローン病の寛解導入および維持療法（既存治療で効果不十分な場合に限る），

②中等症から重症の潰瘍性大腸炎（既存治療で効果不十分な場合に限る）の治療，③腸管型ベーチェット病に対して適応が認められている．

▶注意点と副作用・リスク

結核を含む重篤な感染症に対して特に注意が必要である．導入前に胸部X線，胸部CT検査による胸部画像検査，インターフェロン検遊離試験またはツベルクリン反応検査を行い，必ず結核感染の有無を確認する．また抗TNF-α抗体製剤の投与により，B型肝炎ウイルスキャリアまたは既往感染者（HBs抗原陰性，かつHBc抗体またはHBs抗体陽性）におけるB型肝炎ウイルスの再活性化が報告されているため，B型肝炎ウイルス感染の有無も必ず確認する．IFXにおいては，投与時に発疹，発熱，呼吸困難，頭痛などのinfusion reactionが発現する可能性があるため，投与前の抗ヒスタミン剤，副腎皮質ステロイド剤などの予防投与を考慮する．

▶治療の実際

IFXは，いずれの疾患に対しても通常5mg/kgを1回の投与量として点滴静注を行う．初回投与後，2週，6週に投与し，以後は8週毎に維持投与を行い，6週以後に効果が減弱した場合（二次無効）には10mg/kgまでの増量投与を考慮してもよい．また，ADAは初回に160mg，初回投与2週間後に80mgの皮下注射を行う．初回投与4週間以降は，2週間に1回40mgを皮下注射する．

〈大嶋直樹〉

2. 消化管疾患の薬物療法

9 消化器癌の薬物療法

POINT

① 切除不能・転移・再発癌に対する生存期間の延長と症状の緩和を目的としたもの，補助化学療法，化学放射線療法がある．
② 効果判定基準として response criteria in solid tumor（RECIST）が用いられる．
③ 安全性評価の基準として National Cancer Institute Common Toxicity Criteria, version4.0（NCI-CTC, v4.0）がある．
④ 効果予測では上皮成長因子受容体阻害薬における RAS 変異が，副作用予測では塩酸イリノテカンにおける UGT1A1 遺伝子多型が重要である．
⑤ それぞれの抗癌剤に特徴的な副作用とその発現時期を知り適切に対応することがコンプライアンスを上げるうえでも重要である．

▶概要

本稿では消化器癌の薬物療法（化学療法ともよばれるが抗生物質等による感染症治療と区別するために現在ではこの呼称が用いられることが多い）の概要と分子標的治療薬を含む最近の動向を述べる．それぞれの疾患ごとのレジメンについては疾患各論を参照されたい．

消化器癌の薬物療法は大腸癌を例にとると，2004 年から 2014 年の 10 年間で全生存率は 20 カ月から 30 カ月と約 1 年間延長している（図 1）．これは分子標的治療薬を含めた新薬の登場により治療の選択肢が増えたことによるところが大きい（図 2）．またその他の消化器癌においても，大腸癌ほどのめざましい進歩はみられないものの，新たな治療選択肢が出現している．

図 1 大腸癌化学療法の進歩（2004 ⇒ 2014）

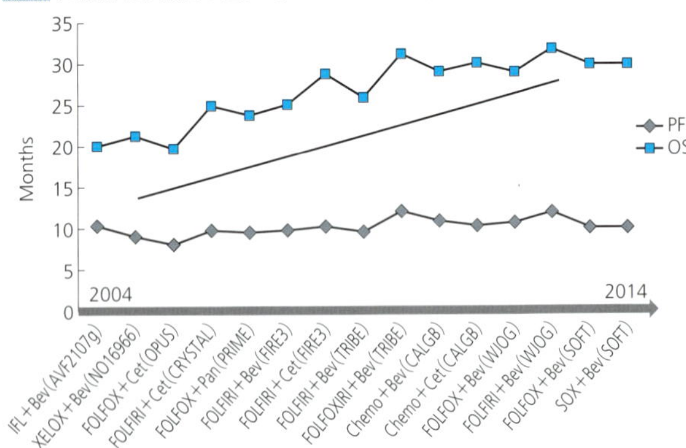

（福永 陸．大腸がん～診断から治療まで．平成27年12月5日 検査セミナー "大腸がん"検査と治療up to date. 2015.より）

図 2 切除不能進行再発大腸癌の治療選択肢

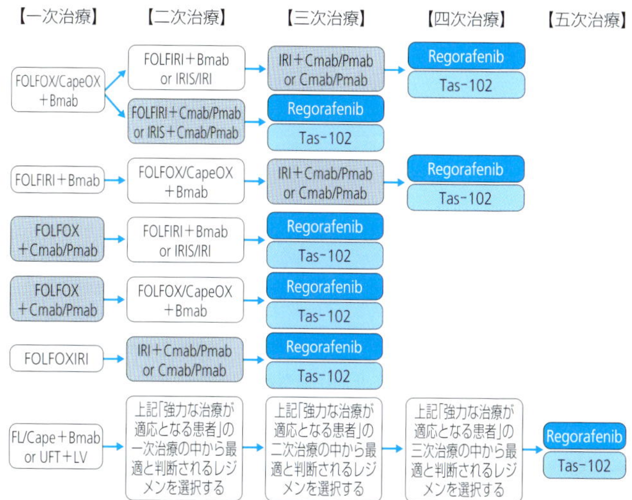

（福永　陸．大腸がん～診断から治療まで．平成27年12月5日 検査セミナー“大腸がん”検査と治療up to date. 2015.より）

表 1 Response Criteria in Solid Tumor（RECIST）

標的病変	非標的病変	新病変	総合効果
CR	CR	なし	CR
CR	Non-CR/Non-PD	なし	PR
CR	評価なし	なし	PR
PR	Non-PD or評価の欠損あり	なし	PR
SD	Non-PD or評価の欠損あり	なし	SD
評価の欠損あり	Non-PD	なし	NE
PD	問わない	ありorなし	PD
問わない	PD	ありorなし	PD
問わない	問わない	あり	PD

消化器癌の薬物療法には切除不能・転移・再発癌に対する生存期間の延長と症状の緩和を目的としたもの，術前・術後の補助化学療法，そして放射線治療と併用する化学放射線療法がある．

効果判定基準としてはResponse Criteria in Solid Tumor（RECIST）が用いられている（表 1）．

安全性評価の基準としてはNational Cancer Institute Common Toxicity Criteria, version4.0（NCI-CTC, v4.0）がある．

▶適応

消化器癌に用いられる主な抗癌剤と分子標的治療薬には以下のものがある.

抗癌剤

a) フッ化ピリミジン系薬剤（5-FU，S-1，カペシタビン）
b) 塩酸イリノテカン（CPT-11）
c) タキサン系薬剤（パクリタキセル，ドセタキセル）
d) 白金製剤（オキサリプラチン，シスプラチン）

分子標的治療薬

a) 血管新生阻害薬（ベバシズマブ，ラムシルマブ）
b) 抗上皮成長因子受容体抗体（セツキシマブ，パニツムマブ）
c) Raf キナーゼ阻害薬（ソラフェニブ）
d) チロシンキナーゼ阻害薬（イマニチブ）

また，まれな疾患ではあるが消化管原発の悪性黒色腫に対しては抗 PD-1 抗体であるニボルマブも用いられる.

▶注意点と副作用・リスク

効果予測に関連して，抗上皮成長因子受容体抗体であるセツキシマブ，パニツムマブは RAS に変異があると無効であるため，RAS 遺伝子検査を行った上で適応患者を選択する.

副作用予測に関しては，UDP グルクロン酸転移酵素の 1 つである UGT1A1 には遺伝子多型が存在し，塩酸イリノテカンの代謝に関与しており，それらの遺伝子多型をもつと好中球減少などの重篤な副作用リスクが高まることが報告されている.

それぞれの抗癌剤に特徴的な副作用とその発現時期を知り適切に対応することがコンプライアンスを上げるうえでも重要である（表 2）.

表 2 各抗癌剤の副作用と発現時期

出現時期	代表的な副作用
投与当日	アレルギー反応，アナフィラキシー，血管漏出，血管痛，悪心・嘔吐（急性嘔吐）
数日	悪心・嘔吐（遅発性嘔吐），食欲不振，全身倦怠感
1 ～ 2週	口内炎，下痢，食欲不振，骨髄抑制
2 ～ 4週	脱毛，神経障害
2 ～ 6カ月	肺線維症，臓器障害
数年	二次性発癌，性機能不全

〈河村　朗〉

3. 肝疾患の薬物療法

1 ▶ 肝保護薬

POINT

① 原因によらず慢性肝疾患で使用されるが，効果は疾患によって差がある．
② 原因治療ではなく，非特異的に alanine amino transaminase（ALT）を低下させる．
③ ALT の低下により肝臓の線維化や発癌抑制が期待される．
④ ウルソデオキシコール酸，グリチルリチン製剤が主に使われる．

▶概要

B 型，C 型慢性肝炎，自己免疫性肝炎，薬剤性肝炎や非アルコール性脂肪性肝炎など慢性肝疾患の多くは原因や病態が解明され，基本的には原因の治療を行う．肝保護薬は抗ウイルス療法などの原因療法が無効，あるいは副作用などで使えない症例に対して抗炎症，抗酸化，免疫調節作用などの非特異的な機序により肝細胞の障害を抑制して ALT を低下させる目的で使用される．ここでは臨床で主に使われるウルソデオキシコール酸とグリチルリチン酸，小柴胡湯の 3 薬剤について解説する．

▶適応，注意点と副作用，リスク

ウルソデオキシコール酸

ALT 低下効果に優れ，注射の必要が無く，副作用も心窩部不快感，嘔気，下痢など軽度の消化器症状であり，長期投与でも使いやすい事から肝保護薬としては第一選択である．1 日 300 ～ 600mg を毎食後に服用する．C 型慢性肝炎では 900mg まで増量可能であるが，B 型慢性肝炎では 150mg までが保険診療上の上限である．

グリチルリチン酸

甘草の成分であり，注射薬の強力ネオミノファーゲンシーと内服薬のグリチロンがあるが一般には注射薬が使用される．ALT の低下と肝線維化の抑制効果が認められている．1 回 40mL を連日投与し，無効であれば増量する．C 型慢性肝炎では最大 1 日 100mL まで増量可能である．効果がみられたら減量あるいは隔日投与とする．投与期間に制限は無いが副作用として偽性アルドステロン症による高血圧，低カリウム血症があり，長期使用では注意が必要である．静脈炎のリスクがあり，効果がみられない場合は漫然とした投与は避ける．

小柴胡湯

甘草を含む生薬で主たる成分はグリチルリチン酸であり，グリチルリチン製剤と類似の効果，副作用を示す．1 日 7.5g を毎食後または食感に投与する．特徴的な副作用に間質性肺炎があり，肝硬変症や IFN との併用で出現しやすく，これらでは使用禁忌である．慢性肝炎と肝硬変の境界が明確でない例も多く，重篤な副作用の面から現在では使用頻度は低い．

表1 肝保護薬

薬剤名	投与法	適応/禁忌	副作用
ウルソ® 100mg錠	3～6錠　分3 9錠　(C型慢性肝炎)	〈適応〉 慢性肝疾患*1	心窩部不快感, 下痢など 間質性肺炎*2
強力ネオミノファーゲンシー® 20mL/A	40～60mL/回 連日～隔日 100mLまで増量可能 (C型慢性肝炎)	〈適応〉 慢性肝疾患 〈禁忌〉 アルドステロン症 低カリウム血症 ミオパチー 長期使用で静脈炎	高血圧, 低カリウム血症 ミオパチー, 長期使用で静脈炎
小柴胡湯 2.5g/包	7.5g　分3 食前または食間	〈適応〉 慢性肝疾患 〈禁忌〉 IFN治療との併用 肝硬変	高血圧, 低カリウム血症 間質性肺炎

*1：B型，C型慢性肝炎，自己免疫性肝炎，薬剤性肝障害，非アルコール性脂肪肝炎など
*2：稀ではあるが重篤な副作用として注意

〈福田　亮〉

3. 肝疾患の薬物療法

2 肝不全治療薬

POINT

① 肝不全に対する薬物治療はあくまでも対症療法である.
② 薬物療法に反応の乏しい症例については年齢も考慮して肝移植の可否を判断する.

▶概要

肝不全症例における多種多様な合併症に対する治療である. 近年肝硬変患者に用いることが可能となった新規薬剤についても触れていく. 利尿薬については別項に委ねる. 一部の薬剤は高額でもあるため, 患者負担を考慮して非代償期の肝不全症例（Child-Pugh B または C）には身体障害者認定申請の手続きをしていただくことも勧める.

▶適応・注意点と副作用・リスク

表 1 に示す.

表 1 肝不全治療に用いる薬剤

合併症	目的	治療に用いる薬剤	目標	注意点
低アルブミン血症	栄養状態の改善 発癌予防	• 経口摂取可能 • 分岐鎖アミノ酸顆粒製剤（リーバクト®） • 経口摂取不十分 • 成分栄養剤（ヘパンED®, アミノレバンEN®）	アルブミン値 3.5g/dl 以上	過剰栄養とならないように調整
肝性脳症	血清アンモニア値の改善	意識障害を伴う脳症の場合は分岐鎖アミノ酸製剤の点滴加療を優先してから再発予防治療へ ①排便管理：合成2糖類下剤（ラクツロース），カナマイシン ②アンモニア分解促進：レボカルニチン（エルカルチン®）	血清アンモニア値の正常化	• 頻回の下痢となれば脱水に注意 • レボカルニチンは高額 • 側副血行路の確認，利尿剤の調整も併せて行う
門脈圧亢進症（食道静脈瘤）	門脈圧の低下作用	β-blocker（インデラル®，ナディック®など） 一硝酸イソソルビド（アイトロール®）	食道静脈瘤の出血予防	保険適応無し
胸・腹水，浮腫	体液貯留の改善	カリウム保持性利尿薬，ループ利尿薬 V_2受容体拮抗薬（サムスカ®）	体重・腹囲の減少，浮腫の改善	血管内脱水や電解質異常に注意

▶治療の実際

栄養療法（分岐鎖アミノ酸製剤）

低アルブミン血症の病態は体液貯留を生じるだけでなく，発癌のリスク因子でもある. アルブミン値が 3.5g/dL 未満の症例に対しては積極的に栄養療法の導入を考慮すべきである. ただし，経口摂取が可能か否かによっての使い分けが重要となる. 経口摂取量が安定していれば顆粒型製剤（リーバクト®）の投与でよい. 逆に経口摂取が不安定な場合は, 飢餓状態からの異化亢進を避けるため糖質を含むカロリー補充が可能な肝不全用成分栄養剤（ヘパン ED®，アミノレバン EN® など）を選択すべきである．

肝性脳症（高アンモニア血症）

意識障害を伴う（3 度以上の脳症）場合は経口摂取困難であるため，分岐鎖アミノ酸製剤の点滴加療を最優先とする．意識が回復すれば再発予防として血清アンモニア値の上昇を予防するため各種経口薬の投与を開始する．第 1 に排便管理として，便秘の改善目的に 2 糖類製剤（モニラック®）などの各種下剤，さらに腸内でのアンモニア生成抑制としてのカナマイシンの併用を考慮する．また，近年尿素回路でのアンモニア分解を促進させる目的でレボカルニチン製剤（エルカルチン®）が保険適応となり効果が期待されている．また直接的な治療ではないが，肝性脳症の管理として側副血行路の画像診断の実施や，利尿薬の調整（血管内脱水を伴っていた場合）なども並行して行うべきである．

門脈圧亢進症（食道胃静脈瘤）

静脈瘤出血の 1 次・2 次予防に β-blocker が有用である．また一硝酸イソソルビドを併用することで相乗効果が期待されるとも言われている[1]．しかし両者共に食道静脈瘤に対する保険適応は無いことも記しておく．

腹水治療

利尿薬の項目を参照.

参考文献:

1）日本消化器病学会編．肝硬変診療ガイドライン 2015．改訂第 2 版．東京：南江堂；2015.

〈花岡拓哉〉

3. 肝疾患の薬物療法

3 利尿薬

POINT

① 現在本邦で，肝硬変症の体液貯留に使用できる利尿薬には抗アルドステロン薬，ループ利尿薬，選択的バゾプレッシン V_2 受容体拮抗薬がある．
② 症状の重症度，肝硬変症の病態生理学的事項を十分理解した上で処方することが重要である．

▶概要

肝硬変症での腹水の発症機序は複雑である．全身の循環動態は hyperdynamic state であるが，末梢血管抵抗の低下と AV shunt などにより有効循環血漿量は相対的に低下している．さらに，病像の進展とともにレニン・アンギオテンシン（RAA）系，交感神経系およびバゾプレッシン（AVP）活性の増加などの神経内分泌的変化がみられる．腹水に対して使用される利尿薬は，これらの病態に対応して抗アルドステロン薬，選択的 AVP V_2 受容体拮抗薬が用いられ，それらに加え強力な利尿作用を有するループ利尿薬も併用される．肝硬変の腹水や体液貯留に対しての治療では，おのおのの薬剤の薬理学的特徴および肝硬変症の病態を十分理解した上での利尿薬処方が望まれる．

▶適応

有腹水肝硬変症例では RAA 系の亢進がみられ，少量～中等量の腹水例においても抗アルドステロン薬が第一選択とされる．効果不十分であればループ利尿薬を併用する．

肝硬変症では，アルドステロン上昇に加え，AVP の作用が亢進していることも知られている．AVP は V_1 と V_2 受容体に結合するが，そのうち，V_1 系は血圧上昇作用，V_2 系は腎集合管において水の再吸収を促進させる作用を有する．V_2 受容体拮抗剤（トルバプタン）は従来の利尿薬とは異なり，AVP の V_2 受容体結合により水（自由水）の再吸収を選択的に阻害し，2013 年に肝硬変症の体液貯留に対して追加効能が承認された薬剤である．国内外での臨床試験では既存利尿薬に追加することでの有用性が示され，抗アルドステロン薬・ループ利尿薬によっても改善がみられない場合には，トルバプタン 3.75 ～ 7.5mg/ 日を追加投与することが推奨されている．

▶注意点と副作用・リスク

抗アルドステロン薬は，腎集合管の mineral corticoid 受容体を遮断し，Na 再吸収と K 分泌を抑制する（図 1）．とくに単剤使用時には血清 K 値の上昇に注意が必要である．また，androgen receptor も同時に遮断することから，投与により女性化乳房が出現する可能性がある．

ループ利尿薬はヘンレのループ上行脚膨大部の Na-K-2Cl 共輸送体を抑制

図 1 肝硬変症における体液貯留に対して用いられる利尿薬の作用機序

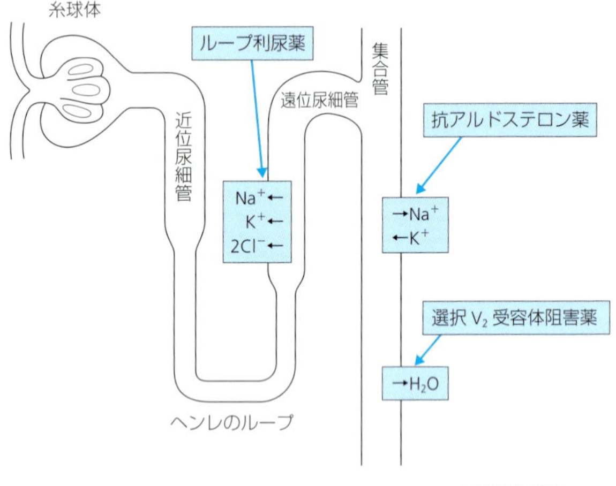

することにより（図 1），NaCl の再吸収を抑制し尿量を増加させる．肝硬変症例では低 Na 血症を呈する傾向があり，血清 Na 低下には注意が必要である．また，肝硬変症例で腎障害の発現を増強させる可能性があり，不応例に対してむやみな増量は避けるべきである．

選択的 V2 受容体拮抗薬は，腎集合管の V_2 受容体を遮断して水の再吸収を抑制し，Na 利尿を起こさず自由水のみを排泄させる（図 1）．肝硬変症において懸念される低 Na 血症の改善が期待されるが高 Na 血症発症のチェックのため，投与後の綿密な血清 Na 値のモニターが必要である．また，肝硬変症の腹水に対しての治療の承認が得られてから日が浅いため，今後，適切な投与期間，長期処方による薬剤の効果の推移などについて症例を積み重ねた検討が必要である．

〈赤木收二〉

3. 肝疾患の薬物療法

4 アルブミン製剤—肝硬変に対する腹水治療—

POINT

- 肝硬変に対するアルブミン製剤は高度の低アルブミン血症（2.5g/dL 未満）に伴う利尿薬抵抗性難治性腹水症例や，大量腹水穿刺時の排液後循環不全の防止に有用である.

▶概要

アルブミンは体内において多くの機能を有し，さまざまな役割を担っている血漿タンパク質である．血漿浸透圧の主たる決定因子である他に強い抗酸化作用を持ち，血小板の凝集を抑制し血液の流動性を維持する役割がある．また血液中の主要な輸送タンパク質として利尿薬などと結合しその薬理作用に大きく影響するが，肝不全患者では肝合成機能低下を伴う，低アルブミン血症を招き，その結果，血漿浸透圧および有効循環血漿量が低下し，利尿薬抵抗性難治性肝性腹水の一因となる.

▶適応

①アルブミンの喪失（熱傷，ネフローゼ症候群など）およびアルブミン合成低下（難治性腹水を伴う肝硬変症など）による低アルブミン血症
②出血性ショック

▶用法および用量に関連する使用上の注意

①本剤の大量使用はナトリウムの過大な負荷を招くことがあるので注意すること.
②投与後の目標血清アルブミン濃度としては，急性の場合は 3.0g/dL 以上，慢性の場合は 2.5g/dL 以上とする．本剤の投与前には，その必要性を明確に把握し，投与前後の血清アルブミン濃度と臨床所見の改善の程度を比較して，投与効果の評価は 3 日間を目途に行い，使用の継続を判断し，漫然と投与し続けることのないよう注意すること.

禁忌

本剤成分に過敏性の既往がある場合

慎重投与

①ハプトグロビン欠損症
②心臓障害のある患者
③循環血漿量が正常ないし過多の患者
④溶血性・失血性貧血の患者
⑤免疫不全患者・免疫抑制状態の患者

投与の実際については，肝硬変診療ガイドライン 2015[1] を参照いただきたい．高度の低アルブミン血症（2.5g/dL 未満）を伴う腹水では，利尿薬投与と共にアルブミン製剤投与検討する．大量腹水穿刺時の急性循環不全の予

防にも有用である.

ただし, 本邦においては保険上用量に制限があるので 1 カ月 6 バイアル以内を目安に投与し漫然な投与は避けること.

また, 難治性腹水に対しては腹水穿刺排液が有用であり, その際にはアルブミンの併用が推奨される (詳細は肝硬変診療ガイドライン 2015[1] を参照).

治療効果が乏しい場合

特発性細菌性腹膜炎 (SBP) や癌性腹膜炎症例ではアルブミン投与による効果が乏しいことが多い. 治療開始前に腹水試験穿刺を行い, 腹水一般検査や, 白血球数, 培養検査, 細胞診を確認し上記疾患を鑑別することを行うことが望ましい.

参考文献:

1) 日本消化器病学会編. 肝硬変診療ガイドライン 2015. 東京: 南江堂; 2015.

〈岡本栄祐〉

3. 肝疾患の薬物療法

5 インターフェロン製剤

POINT

① B 型肝炎，C 型肝炎に対して，抗ウイルス療法として使用する薬剤である．
② 治療のガイドラインに準じて治療法が定められている．
③ 副作用が非常に強いので，治療前の適格性の検討と治療後の十分な副作用対策が必要．
④ 現在は，B 型肝炎には核酸アナログ製剤が，C 型肝炎には新規経口直接作用型抗ウイルス薬（DAA）が主流で，インターフェロン治療は激減している．

▶概要

インターフェロン（IFN）の抗ウイルス作用は未感染細胞中の 2-5AS 合成酵素，プロテインキナーゼ，2′ホスホジエステラーゼの 3 つの酵素を誘導して，mRNA の分解作用，蛋白合成開始因子の不活化，tRNA のアミノ酸結合部位の切断作用を示す．この作用で，ウイルス蛋白の増殖を防ぎ，ウイルスの増殖を防ぐのである．

IFN には天然型 IFNα と遺伝子組換えの IFNα-2b と天然型 IFNβ がある．血中半減期は 3 ～ 8 時間と短く，治療においては少なくとも週 3 回の投与が必要．また，IFN 血中濃度の上昇・下降を繰り返すため副作用をきたしやすい．天然型 IFNα は自己注射が認可されており，2 週毎の通院で良いのみならず，夜間就寝前に自己注射することが可能．低ウイルス量群の根治療法や肝癌抑制のための IFN の少量長期療法に使用可能．PEG 化 IFNα は，Peg-IFNα-2b と Peg-IFNα-2a がある．Peg-IFNα-2a は単独投与およびリバビリンとの併用が健康保険適用となっており，Peg-IFNα-2b は単独投与は認めれない．Peg-IFNα-2a は標準投与量が 180μg/ 週と 90μg/ 週に固定されていて IFN の微調整ができない．しかし，Peg-IFNα-2b は体重により投与量が異なり，1.5μg/kg/ 週が標準投与量であるが，用量調節が可能で微調整できる点で使用しやすい. IFN-based-therapy には発癌抑制のエビデンスがある．

▶治療の実際，適応

B 型慢性肝疾患

Peg-IFNα-2a を 90 ～ 180μ を週 1 回，48 週投与．35 歳未満では抗ウイルス療法が第一選択として推奨される．

利点：期間を限定して投与することで持続的効果をめざす治療である．海外からは長期経過で HBs 抗原が高率に陰性化すると報告．

欠点：治療効果が得られる症例は HBe 抗原陽性の場合 20 ～ 30%，HBe 抗原陰性では 20 ～ 40%にとどまる．加えて週 1 回の通院が必要であり，さまざまな副作用もみられる．また，現段階において本邦では Peg-IFN の肝硬変に対する保険適用はない．Sequential 療法は，核酸アナログ製剤を安全に中止する方法の1つとして位置づけられている．現時点において sequential 療法を推奨する明確な基準はないが，少なくとも HBe 抗原が陰性化した症例または陰性例，かつ HBV DNA が持続陰性の症例に対して，HBs 抗原陰性化を目指して行われることが望ましい．核酸アナログ中止あるいは sequential 療法終了後，ALT 80 U/L 以上または HBV DNA 5.8 log copies/mL 以上の上昇を認めた場合には，最終的に非活動性キャリアに移行する可能性は低く，再治療を考慮すべきである．

C 型慢性肝疾患

IFN 投与が可能な場合には薬剤耐性変異の存在が問題にならない IFN-based-therapy が選択肢となる．

ゲノタイプ 1 型初回治療：シメプレビル＋ Peg-IFN ＋リバビリンまたはバニプレビル＋ Peg-IFN ＋リバビリン（IL28B major type），低ウイルス量は Peg-IFNα または IFN

ゲノタイプ 1 型再治療：シメプレビル＋ Peg-IFN ＋リバビリンまたはバニプレビル＋ Peg-IFN ＋リバビリン（前治療再燃例）

ゲノタイプ 2 型初回治療：Peg-IFN ＋リバビリン，低ウイルス量は Peg-IFN α または IFN

ゲノタイプ 2 型再治療：テラプレビル＋ Peg-IFN ＋リバビリン（前治療再燃例）

代償性肝硬変には選択しにくい．

▶注意点と副作用・リスク

主な副作用は，発熱（95%），倦怠感（93%），頭痛（88%），リンパ球数減少（96%），好中球減少（87%），ヘモグロビン低下（85%）である．まれだが重篤なものは，間質性肺炎，自殺企図など致死的なものもある．IFN の治療禁忌は小柴胡湯内服している患者（間質性肺炎をきたすため），自己免疫性肝炎の患者（増悪させるため），3 歳未満の幼児，非代償性肝硬変の患者，である．

参考文献：

1）日本肝臓学会 肝炎診療ガイドライン作成委員会編．C 型肝炎治療ガイドライン．第 5 版．日本肝臓学会；2016．

〈高下成明〉

3. 肝疾患の薬物療法

6 経口抗肝炎ウイルス薬

POINT

① B 型慢性肝疾患と C 型慢性肝疾患では治療目的が異なる.
② ウイルス量, ウイルスの型, 合併症により, 治療時期, 治療薬が異なるので, 肝臓専門医へのコンサルト, 日本肝臓学会ガイドライン遵守[1, 2] が望ましい.

▶概要

B 型慢性肝疾患では核酸アナログにて B 型肝炎ウイルス (HBV) の DNA 複製を抑制し, 肝炎を沈静化させる. 投与中止にて, 再び HBV の増殖を認めるため, 長期内服が基本である.

C 型慢性肝疾患では direct-acting-antiviral agents (DAAs) により, C 型肝炎ウイルスの増殖を強力に阻害し排除する. しかし, DAAs を単剤で使用すると耐性を生じるため, 異なる作用機序の DAAs またはリバビリンと併用する.

▶適応

B 型慢性肝疾患 (B 型慢性肝炎, 代償性・非代償性肝硬変)

治療対象は, HBe 抗原の陽性・陰性にかかわらず, ALT 31 U/L 以上かつ HBV DNA 4 log copies/mL 以上の症例. 肝硬変では HBV DNA が陽性であれば, HBe 抗原, ALT 値, HBV DNA 量に関わらず治療対象とする. 肝硬変では核酸アナログが第一選択であり, 核酸アナログの中止は推奨されない.

慢性肝炎に対する初回治療は, 原則としてペグインターフェロン (pegylated interferon: Peg-IFN) 単独治療であるが, 肝硬変に至っている可能性が高い症例, Peg-IFN 不適応例などでは, 長期寛解維持を目的とした核酸アナログが選択される.

核酸アナログ製剤は強力な HBV DNA 増殖抑制作用を有し, ほとんどの症例で抗ウイルス作用を発揮し, 肝炎を鎮静化させる. 第一選択薬はエンテカビルとテノホビルであり, その耐性変異出現率はきわめて低い. 短期的には副作用がほとんどないことが利点であるが, 投与中止による再燃率が高いため長期継続投与が必要となり, 将来的に耐性変異株が出現する可能性を残している.

投与前に, 長期継続投与が必要なこと, 耐性変異のリスクがあること, 挙児希望がある場合には妊娠中の投与のリスクについて十分に説明することが必要.

C 型慢性肝疾患 (C 型慢性肝炎, 代償性肝硬変のみ)

非代償性肝硬変を除くすべてのC型肝炎症例が抗ウイルス療法の治療対象となるが, ALT 31 U/L 以上, あるいは血小板数低下例 (血小板数 15 万 /μL 未満) の症例は, 抗ウイルス療法の良い治療適応である. 非代償性肝硬変症例や肝病変以外の合併疾患による予後不良例は治療対象としない. ウイルスの型，前治療の有無，前治療の内容にて異なる治療フローチャートがガイドラインに示されている．

DAAs 治療として，ゲノタイプ 1 型に対して，ソホスブビル / レジパスビル（重度の腎障害がない場合），オムビタスビル / パリタプレビル / リトナビル（Y93 変異がない場合），ならびにダクラタスビル / アスナプレビル併用（Y93/L31 変異がない場合），ゲノタイプ 2 型に対してはソホスブビル / リバビリン併用療法（重度の腎障害がない場合）が推奨される．

重度の腎機能障害（eGFR ＜ 30mL/ 分 /1.73m^2）または透析を必要とする腎不全症例に対するソホスブビルの投与は禁忌である．したがって，腎機能障害時にはオムビタスビル / パリタプレビル / リトナビル，ダクラタスビル / アスナプレビル併用療法が考慮される．しかし，事前に極力 Y93 や L31 変異を測定し，変異がないことを確認する（薬剤耐性変異の測定は保険適用外）．

▶注意点と副作用・リスク

- アデホビル・テノホビルの長期投与では，腎機能障害，低リン血症（Fanconi 症候群を含む）の出現に注意する．
- ラミブジンやエンテカビルの使用にて耐性 HIV の報告が認められるため，HIV 合併例では原則として使用しない．
- ラミブジンとアデホビルの両剤への耐性ウイルス，またはエンテカビル耐性ウイルスに対する治療として，ラミブジン・テノホビル併用，またはエンテカビル・テノホビル併用が推奨される．
- DAAs には多数の併用禁忌薬が存在するため，投与前に必ず確認を行う．（C 型肝炎治療ガイドライン　IFN-free DAA の併用禁忌・併用注意薬参照）[2)]
- DAAs 治療不成功例では，多重・多剤耐性変異ウイルスを生じるリスクがあり，現時点で確立された有効な治療法はないため，極力，多重・多剤耐性ウイルスを出現させないことが重要である．

▶治療の実際

B 型慢性肝疾患

ラミブジン（ゼフィックス®）：長期投与にて高率に耐性ウイルスが出現する．しかし，抗ウイルス効果は強く，黄疸を伴う急性増悪をきたした症例などで，急速にウイルス量を減らしたい場合に短期使用される．

アデホビル（ヘプセラ®）：ラミブジン耐性ウイルスに対し，ラミブジンとの併用が推奨される．単剤での使用は推奨されない．投与中は腎機能や血中リンの測定が必要．

エンテカビル（バラクルード®）：第一選択薬．吸収率が低下するので，食事の前後 2 時間の内服を避ける．

テノホビル（テノゼット®）：第一選択薬．食事の影響なく内服可能．胎児への安全性が比較的高い．投与中は腎機能や血中リンの測定が必要．

ゲノタイプ 1 型（セログループ 1）の C 型慢性肝疾患

ダクラタスビル / アスナプレビル（ダクルインザ®・スンベプラ® 併用）：内服は 6 カ月．薬剤耐性変異の測定必要（Y93/L31）．肝機能障害が生じることがあり，2 週ごとの肝機能検査が必要．透析症例でも使用可能．

ソホスブビル / レジパスビル(ハーボニー®)：第一選択薬．内服は 3 カ月．腎障害では使用できず．アミオダロンの併用にて死亡例の報告あり．吸収率が低下するので，制酸剤（PPI，H2RA など）と併用しない．

オムビタスビル / パリタプレビル / リトナビル（ヴィキラックス®）：第一選択薬．内服は 3 カ月．薬剤耐性変異の測定必要（Y93）．重度の腎障害でも使用可能．カルシウム拮抗薬の併用は推奨されない．

ゲノタイプ 2 型（セログループ 2）の C 型慢性肝疾患

ソホスブビル（ソバルディ®）：リバビリンと併用して使用．内服は 3 カ月．腎障害では使用できず．リバビリンによる溶血性貧血を生じるため，Hb12.0 g/dL 以上を確認すること．

参考文献：

1）日本肝臓学会 肝炎診療ガイドライン作成委員会編．B 型肝炎治療ガイドライン．第 2.2 版．日本肝臓学会；2016.

2）日本肝臓学会 肝炎診療ガイドライン作成委員会編．C 型肝炎治療ガイドライン．第 5 版．日本肝臓学会；2016.

〈内田　靖〉

4. 胆・膵疾患の薬物療法

1 利胆薬

POINT

① 利胆薬は胆汁排泄を促進させる薬物の総称である.
② 作用機序から, 催胆薬と排胆薬に分けられる.
③ ウルソデオキシコール酸を中心に, 各種肝疾患, 胆道疾患に広く使用される.

▶概要

胆汁排泄を促進し, 主に胆汁うっ滞を改善させる目的で, 各種肝疾患, 胆道疾患に広く使用される. 肝臓に作用して胆汁水分（水利胆作用）や胆汁固形成分（胆汁酸利胆作用）の分泌を促進する催胆薬と, 十二指腸乳頭の Oddi 括約筋の弛緩や胆嚢収縮を促進させて胆汁分泌を促す排胆薬に大別される.

催胆薬には, ウルソデオキシコール酸, デヒドロコール酸, オサルミド, フロランチロン, 鬱金（うこん）, トカンフィル, フェニルプロパノール, シクロブチロール, アネトールトリチオン, サイナリン, 茵蔯蒿湯など, 排胆薬には, フロプロピオン, トレピブトン, オリーブ油, セオスリン, コレシストキニン, 硫酸マグネシウム液, ヒメクロモンなどがある.

▶適応, 注意点と副作用・リスク（表 1）

表 1

		適応	注意と副作用・リスク
催胆薬	ウルソデオキシコール酸	• 胆道（胆管・胆嚢）系疾患および胆汁うっ滞を伴う肝疾患患者 • 慢性肝障害における肝機能改善, 小腸切除後後遺症 • 炎症性小腸疾患の消化不良 • 外殻石灰化を認めないコレステロール系結石の溶解 • PBCにおける肝機能の改善, C型慢性肝炎における肝機能改善	• 悪心, 発疹, 瘙痒, 下痢, 軟便, めまいなど • 重大な副作用として, 頻度不明であるが間質性肺炎があるため注意する. • 完全胆道閉塞患者, 劇症肝炎の患者には投与禁忌である.
	茵蔯蒿湯	• 尿量減少, やや便秘がちで比較的体力のある患者の諸症状: 黄疸, 肝硬変症, ネフローゼ, 蕁麻疹, 口内炎	• 食欲不振, 胃部不快感, 腹痛, 下痢など • 重症な副作用として, 肝機能障害, 黄疸が現れることがあるので注意する • 下痢, 軟便のある患者, 著しく胃腸虚脱な患者, 著しく体力の衰えている患者は副作用が現れやすくなり, その症状が増強されるおそれがある.

JCOPY 498-14044

		適応	注意と副作用・リスク
排胆薬	フロプロピオン	• 以下の疾患に伴う鎮痙効果：肝胆道疾患（胆道ジスキネジー，胆石症，胆嚢炎，胆道炎，胆嚢摘出術後後遺症），膵疾患（膵炎），尿路結石	• 悪心，嘔気，胸やけ，腹部膨満感，発疹など
	トレピブトン	• 下記疾患に伴う鎮痙・利胆：胆石症，胆嚢炎，胆管炎，胆道ジスキネジー，胆嚢切除後症候群 • 慢性膵炎に伴う疼痛ならびに胃腸症状の改善	• 悪心，嘔気，下痢，便秘，食欲不振，肝機能障害，皮疹など

▶治療の実際

- 利胆薬のうち，ウルソデオキシコール酸の使用頻度が最も高く，他の利胆薬はウルソデオキシコール酸と併用で使用されることが多い．
- 腹部症状や黄疸，採血にて肝胆道系酵素上昇がある場合に，腹部超音波検査，CT，MRI などの画像検査を行い，胆石や腫瘍など胆道通過障害をきたす原因が明らかな場合には，内視鏡的あるいは経皮的な胆道ドレナージ術を優先する．その後も減黄効果が不十分な場合，利胆薬を単独あるいは併用で使用する．
- 手術を希望しない，また手術が困難な，有症状胆嚢結石患者に対しても使用される．
- 心窩部痛や右季肋部痛などの胆道痛発作を呈しながら胆石などが認められない胆道ジスキネジー症例や，胆道内圧上昇を伴う Oddi 括約筋機能異常の患者に対しても利胆薬が有効である．

〈古田晃一朗〉

4. 胆・膵疾患の薬物療法

2 胆石溶解薬

POINT

① カルシウム沈着のある結石は適応がない.
② 胆嚢機能が保たれていなければ効果が得にくい.
③ 胆嚢癌と総胆管結石の除外が必要である.
④ 長期間（一般的には 1 年以上）の内服加療を要する.
⑤ 完全溶解を得ても再発することがある.

▶概要

胆汁酸製剤の長期間内服により胆嚢結石の溶解を試みる方法. 胆嚢摘出術と比較し侵襲を伴わないことが最大の利点であるが, 適応症例は限られる.

▶適応（図 1）

胆嚢収縮機能が保たれたコレステロール結石である. このような症例は全胆嚢結石患者の中でも 10%程度に限られており, 下記のごとく適応を検討する必要がある.

1. コレステロール結石であること

コレステロール結石かどうかは X 線や CT でカルシウム沈着がないことで判断する. また結石の大きさは小さいほうが溶解しやすく, 10mm 未満の結石で約半数程度の完全溶解を得たとする報告が多い. 浮遊結石はよい適応である.

2. 胆石発作の既往がある

原則有症状例が対象である. 症例によっては有症状の既往がなくても将来の胆嚢炎や胆石発作のリスクを減らすために本治療が選択されることがある. 急性胆嚢炎を合併している例では本治療の適応はない.

3. 胆嚢機能の評価

本治療は事前に胆嚢機能を評価すべきである. 点滴静注胆嚢造影（drip infusion cholecystocholangiography : DIC）と CT を組み合わせた DIC-CT で評価することが多い. DIC に用いる造影剤ビリスコピン® はショックなどの重篤な副作用を発現する頻度が比較的高く注意が必要である.

▶注意点と副作用・リスク

- 本治療法は長期間を要するため事前に胆嚢癌の合併を除外せねばならない. 充満結石などで胆嚢壁の評価が十分でない症例は胆嚢摘出術が望ましい. また膵・胆管合流異常や陶磁器様胆嚢などを合併する症例は胆嚢癌のハイリスクグループであり, 胆嚢摘出術を検討すべきである.
- 胆汁酸製剤はいずれも利胆作用があり, 総胆管結石を有する症例では結石の陥頓を惹起する恐れがある. 治療開始前に総胆管結石を除外する必要がある.

図 1 胆石溶解薬の適応

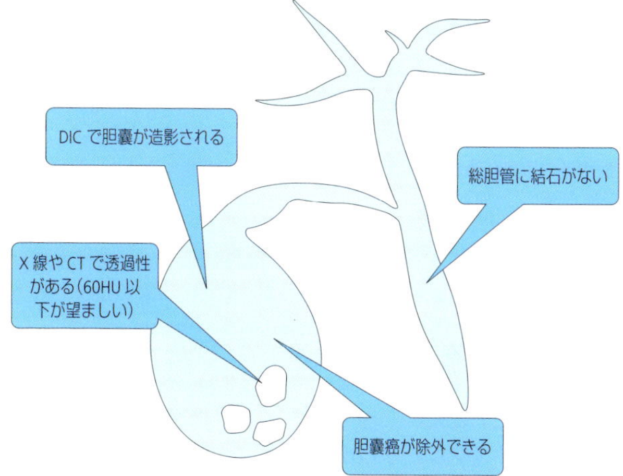
DIC で胆嚢が造影される
総胆管に結石がない
X 線や CT で透過性がある（60HU 以下が望ましい）
胆嚢癌が除外できる

• 患者に説明すべきポイントとして，本治療は長期間の通院治療にもかかわらず完全溶解を得られない可能性があることを説明しなければならない．

▶治療の実際

胆汁酸製剤にはウルソデオキシコール酸（ursodeoxycholic acid: UDCA）とケノデオキシコール酸（chenodeoxycholic acid: CDCA）がある．両者の胆石溶解効果に優劣はないが現在では UDCA が主流になっている．胆石溶解剤としては通常 600mg 分 3，最大 900mg まで認められている．治療開始 6 カ月後に腹部エコーにて溶解効果を評価し治療継続の要否を検討する．完全溶解を得ても中止により再発する可能性があり，200 ～ 300mg 就寝前内服による維持療法も試みられている．

〈福庭暢彦〉

4. 胆・膵疾患の薬物療法

3 蛋白分解酵素阻害薬

POINT

① 急性膵炎における蛋白分解酵素阻害薬の経静脈的投与および動注療法は，スペインのガイドラインにおいて有益である可能性が記載されている.
② 慢性膵炎の腹痛に蛋白分解酵素阻害薬は有効との報告があるが，エビデンスレベルは低い.

►概要

蛋白分解酵素阻害薬は本邦で開発された薬剤であり，国内では急性膵炎治療に頻用されている．蛋白分解酵素阻害薬の薬理作用として，活性化したトリプシンなどの膵酵素を阻害する作用の他に，トロンビンや血液凝固（VIIa, IXa，Xa）の酵素活性も強力に阻害し，高用量での使用により播種性血管内凝固症候群（DIC）に対する効能もある．したがって膵腺房細胞内での膵酵素活性化と膵外での炎症や循環不全に関与する活性化膵酵素の両者を抑制する効果を有している．しかし，代表的な薬剤であるガベキサートメシル酸塩とナファモスタットメシル酸塩は半減期が約 1 分と非常に短く，持続投与が必要である.

2013 年急性膵炎国際診療ガイドライン[1] が発表され，スペイン[2] とアメリカ合衆国[3] から診療ガイドラインが公表された．本邦の臨床で多用されている蛋白分解酵素阻害薬は，スペインのガイドラインに記載されているが，その他には記載されていない．本邦の 2015 年発刊急性膵炎診療ガイドライン[4] では，急性膵炎に対して蛋白分解酵素阻害薬の経静脈的投与による生命予後や合併症発生に対する明らかな改善効果は証明されていないが，重症例に対する大量持続点滴静注の効果については，さらなる検討が必要と結論付けられている.

►適応（表 1）

点滴薬剤：急性膵炎，慢性膵炎の急性増悪，膵管造影後の急性膵炎
メシル酸カモスタット：慢性膵炎の腹痛

<点滴>

①ガベキサートメシル酸塩（エフオーワイ®）
②ナファモスタットメシル酸塩（フサン®）

表 1　適応および 1 日用量

疾患	エフオーワイ®	フサン®	ミラクリッド®
急性膵炎	100～600mg/日	10～20mg/日	2.5万～15万単位/日
播種性血管内凝固症	20～39mg/kg/日	150～200mg/日	×
ERCP後膵炎	100～600mg/日	10～20mg/日	2.5万～15万単位/日
急性循環不全	×	×	10万～30万単位/日

③ウリナスタチン（ミラクリッド®）

<内服>

④メシル酸カモスタット（フオイパン®）

▶注意点と副作用・リスク

- 静脈内投与での血管外漏出による皮膚潰瘍．血管壊死を起こす危険性がある．
- 重大な副作用に高K血症がある．

▶治療の実際

1．急性膵炎・慢性膵炎急性増悪

①ガベキサートメシル酸塩

100mgをブドウ糖あるいはリンゲル液500mLに溶解し1時間以上かけて点滴静注する．1日100～300mgとし，症状によりさらに100～300mg追加可能．

②ナファモスタットメシル酸塩

10mgをブドウ糖あるいはリンゲル液500mLに溶解し約2時間かけて点滴静注する．1日1～2回点滴静注する．重症膵炎の場合，大量持続点滴（2.4～4.8mg/kg/日）や膵局所持続動注療法（240mg/日）を実施することもある．

③ウリナスタチン

25,000～50,000単位を輸液500mLに溶解し，1～2時間かけて1日1～3回点滴静注する．

2．播種性血管内凝固症（DIC）

①ガベキサートメシル酸塩

1日量20～39mg/kgの範囲で持続静注する．

②ナファモスタットメシル酸塩

毎時0.06～0.2mg/kgを5%ブドウ糖1,000mLに溶解し24時間持続静注する．

3．慢性膵炎

腹痛を有する慢性膵炎にメシル酸カモスタット1日600mgを3回に分けて経口投与する．

参考文献：

1）Working Group IAP/APA Acute Pancreatitis Guidelines. IAP/APA evidence-based guidelines for the management of acute pancreatitis. Pancreatology. 2013; 13: e1-15. doi: 10.1016/j.pan.2013.07.063. http://www.ncbi.nlm.nih.gov/pubmed/24054878

2）Maraví Poma E, Zubia Olascoaga F, Petrov MS, et al. SEMICYUC 2012. Recommendations for intensive care management of acute pancreatitis. Med Intensiva. 2013; 37: 163-79.

3）Tenner S, Baillie J, DeWitt J, Vege SS; American College of Gastroenterology.

American College of Gastroenterology guideline: Management of acute pancreatitis. Am J Gastroenterol. 2013; 108: 1400-15; 1416.
4) 高田忠敬，急性膵炎診療診療ガイドライン 2015 改訂出版委員会編．急性膵炎診療診療ガイドライン 2015．第 4 版．東京：金原出版；2015.

〈藤澤智雄〉

4. 胆・膵疾患の薬物療法

4 抗菌薬

POINT

① 胆・膵疾患の抗菌薬投与にあたり，培養による起炎菌同定が大切.
② 同定までは，施設，患者の状況を勘案して初期治療を行う.

▶概要

胆疾患

培養および感受性結果が出るまでの間の初期治療は，想定される細菌に加え，市中感染の急性胆管炎・胆嚢炎，および医療関連感染の胆管炎・胆嚢炎，さらに患者の重症度に応じて決定される．また，その患者に対する過去の抗菌薬治療歴，おのおのの施設の分離菌の薬剤感受性結果を参考にし，肝機能，腎機能を考え，投与量・投与回数を決定する.

膵疾患

重症例や壊死性膵炎に対する予防的抗菌薬投与，発症早期（発症後 72 時間以内）の投与により生命予後を改善する可能性がある.

▶適応，注意点と副作用・リスク

胆疾患では，胆嚢炎，胆管炎，胆道系感染由来の敗血症，または総胆管閉塞，膵疾患では，急性膵炎重症例，壊死性膵炎，感染した膵仮性囊胞，膵膿瘍に抗菌薬が用いられる.

軽症例に対しては感染性合併症の発生率・死亡率は低く，予防的抗菌薬は必要ない.

▶検査の実際

胆疾患

起炎菌を同定することが胆道感染症治療にとって大切である．胆汁の培養，血液培養を行う．ただし，急性胆嚢炎では急性胆管炎に比べて血液培養の陽性率は低い傾向にある.

初期治療薬として，どの抗菌薬が最も優れているかどうかのデータはほとんどないが，一般にベータラクタマーゼ阻害薬配合のペニシリン系，セフェム系，カルバペネム系が他の抗菌薬よりも優先される.

①市中感染の胆管炎・胆嚢炎

重症度により推奨される薬剤を選択する.

表 1 急性胆管炎・胆嚢炎の推奨抗菌薬

	市中感染	
重症度	Grade I	Grade II
抗菌薬		
ペニシリン系薬を基本として	スルバクタム・アンピシリン[b]（ユナシンS®） ＋アミノ配糖体薬[f]	タゾバクタム・ピペラシリン（ゾシン®）
セファロスポリン系を基本として	セファゾリン（セファメジン®）[a] orセフォチアム（パンスポリン®）[a] orセフォタキシム（クラフォラン®）orセフトリアキソン（ロセフィン®） or cefuroxime[a] ±メトロニダゾール（フラジール®）[d] セフメタゾール（セフメタゾン®）[a] orフロモキセフ（フルマリン®）[a] スルバクタム・セフォペラゾン（スルペラゾン®）	セフトリアキソン（ロセフィン®） orセフォタキシム（クラフォラン®） orセフェピム（マキシピーム®） orセフゾプラム（ファーストシン®）orセフタジジム（モダシン®） ±メトロニダゾール（フラジール®）[d] スルバクタム・セフォペラゾン（スルペラゾン®）
カルバペネム系を基本として	Ertapenem	Ertapenem
モノバクタム薬を基本として	推奨なし	推奨なし
ニューキノロン系を基本として[c]	シプロフロキサシン（シプロキサン®）orレボフロキサシン（クラビット®） orパズフロキサシン（パシル®） ±メトロニダゾール（フラジール®）[d] モキシフロキサシン（アベロックス®）	シプロフロキサシン（シプロキサン®）orレボフロキサシン（クラビット®） orパズフロキサシン（パシル®） ±メトロニダゾール（フラジール®）[d] モキシフロキサシン（アベロックス®）

メトロニダゾール（フラジール®）は経口薬のみ承認．静注薬は2013年2月時点で未承認．
ertapenemは国内未承認．

a. 施設の感受性パターン（アンチバイオグラム，antibiogram）を参考に薬剤を選択
b. ほとんどの大腸菌はスルバクタム・アンピシリンに対して耐性でありSIS-NA/IDSA
糖体薬との併用を推奨する．
c. フルオロキノロン系薬は分離菌が感性である場合かβラクタム薬に対してアレル
d. 抗嫌気性作用のある薬剤（メトロニダゾール，クリンダマイシン）は胆管空腸吻合
シン®），スルバクタム・アンピシリン（ユナシンS®），スルバクタム・セフォペラゾ
クリンダマイシン（ダラシンS®）は嫌気性菌に対する作用がある．ただし，国内で
イシン（ダラシンS®）に対して*Bacteroides*属の耐性が増加している．
e. バンコマイシン（塩酸バンコマイシン®）はGrade IIIの市中感染の急性胆管炎・胆嚢
ス®）またはダプトマイシン（キュビシン®）は医療関連感染においてVRE（バンコマ
しくは施設・地域においてVREが流行している場合に推奨する．
f. アミノ配糖体薬として，ゲンタマイシン（ゲンタシン®），トブラマイシン（トブラ

※抗菌薬の記載順は推奨順位を示すものではない
（高田忠敬，急性胆管炎・胆嚢炎診療ガイドライン改訂出版委員会．急性胆管炎・胆嚢炎
得て転載）

	医療関連感染[e]
Grade III[e]	
タゾバクタム・ピペラシリン（ゾシン®）	タゾバクタム・ピペラシリン（ゾシン®）
セフェピム（マキシピーム®） orセフタジジム（モダシン®） orセフゾプラム（ファーストシン®） ±メトロニダゾール（フラジール®）[d]	セフェピム（マキシピーム®） orセフタジジム（モダシン®） orセフゾプラム（ファーストシン®） ±メトロニダゾール（フラジール®）[d]
イミペネム・シラスタチン（チエナム®） orメロペネム（メロペン®） orドリペネム（フィニバックス®）	イミペネム・シラスタチン（チエナム®） orメロペネム（メロペン®） orドリペネム（フィニバックス®）
アズトレオナム（アザクタム®） ±メトロニダゾール（フラジール®）[d]	アズトレオナム（アザクタム®） ±メトロニダゾール（フラジール®）[d]

モキシフロキサシン（アベロックス®）は胆道感染症に対して適応未承認．Cefuroxime,

すべきである．
2010のガイドラインから除外された[6]．感受性が低い施設で使用する場合にはアミノ配

ギーがある場合に推奨する．
が行われている場合に推奨する．カルバペネム系薬，タゾバクタム・ピペラシリン（ゾ
ン（スルペラゾン®），セフメタゾール（セフメタゾン®），フロモキセフ（フルマリン®），
メトロニダゾール（フラジール®）の静注薬の代替薬として使用されているクリンダマ

炎および医療関連感染において腸球菌感染に対して推奨する．リネゾリド（ザイボック
イシン耐性腸球菌）を保菌している場合，バンコマイシンによる治療歴がある場合，も

シン®），アミカシン（アミカシン®）などがある．

診療ガイドライン2013．第2版．東京：医学図書出版；2013. p.119-33[4]より許諾を

高頻度に検出される好気性グラム陰性桿菌（*Escherichia coli, Klebsiella, Pseudomonas*）や嫌気性菌（*Enterococcus, Streptococcus, Staphylococcus*）を想定し，軽症ではスルバクタム・アンピシリンや第1・第2世代のセフェム系抗菌薬が，中等症ではタゾバクタム・ピペラシリン，セフトリアキソン，スルバクタム・セフォペラゾン，シプロフロキサシンが推奨される．重症では，グラム陰性菌の複合感染や耐性菌感染も考慮する必要があり，タゾバクタム・ピペラシリン，セフタジシム，イミペネム・シラスタチン，メロペネム，ドリペネム，アズトレナムの投与が推奨される．

②医療関連感染の胆管炎・胆嚢炎

推奨薬は市中感染の重症例と同じである．ただ，初期治療薬としては，原因菌が判明するまでは，抗緑膿菌作用のある薬剤を選択する．

膵疾患

重症急性膵炎では，膵および膵周囲に感染が合併し，予後を悪化させる頻度が高いため入院時から抗菌薬の投与を開始する．イミペネム・シラスタチン，メロペネム，オフロキサシン，シプロフロキサシンが膵への組織内移行がよいことが知られている．膵やその周囲組織での十分な濃度を得るために保険で認められる最大量を投与する．

壊死性膵炎，感染した膵仮性嚢胞，膵膿瘍，急性膵炎発症後に胆道，尿路，呼吸器，体内留置カテーテルなど，膵以外の部位の感染合併が認められた場合，起炎菌を同定し，薬剤感受性検査に基づき適切な治療を行う．

参考文献：

1) 高田忠敬，急性膵炎診療ガイドライン 2015 改訂出版委員会編．急性膵炎診療ガイドライン 2015．第4版．東京：金原出版；2015. p.130-4.
2) 菅野健太郎，上西紀夫，小池和彦編．消化器疾患最新の治療 2015-2016．東京：南江堂；2015. p.388-91.
3) 河野 茂，跡見 裕監修．感染症診療 update．東京：協和企画；2014. p.163-5.
4) 高田忠敬，急性胆管炎・胆嚢炎診療ガイドライン改訂出版委員会．急性胆管炎・胆嚢炎診療ガイドライン 2013．第2版．東京：医学図書出版；2013. p.119-33.

〈三木雅治〉

IV

初診患者への対応

1 救急患者への対応

POINT

① 救急患者への対応については致死的な病態を見逃さないようにする.
② そのために最初のポイントは, 意識レベルとバイタルサインの異常の確認である.
③ ショックに対しては速やかに対処する.

▶概要

救急診療はとくに休日や夜間の診療のため検査・治療に制約がある. またかかりつけではないため, 患者さんやご家族と初対面のことが多く, 信頼関係を築きにくい, あるいは他施設の診療情報（処方内容, 検査結果など）が得られにくい, などの特徴がある. また, 医師・看護師を含めて少ないスタッフで対応しなければならないことが多い. そのような中でも適切な診療を行うことが求められる. ともすると対症療法に終わりがちであるが, 緊急を要する疾患・病態を見逃さないようにする.

そのためには主訴や症状から広く鑑別を考える必要がある. たとえば急性心筋梗塞で心窩部痛が主訴となることがある, あるいは消化管出血で眩暈や失神が主訴となることがある.

▶意識レベルの評価

意識の評価として一般に Japan Come Scale（表 1）, あるいは Glasgow Coma Scale（表 2）が用いられる.

バイタルサイン vital signs として, 血圧・脈拍・呼吸数・体温がある. 脈拍数・呼吸数だけではなく規則的か不規則かも重要である. また経皮的動脈

表 1 Japan Coma Scale

I. 覚醒している（1桁）
0　意識清明
I-1　見当識は保たれているが意識清明ではない
I-2　見当識障害がある
I-3　自分の名前・生年月日が言えない
II. 刺激に応じて一時的に覚醒する（2桁）
II-10　普通の呼びかけで開眼する
II-20　大声で呼びかけたり, 強く揺するなどで開眼する
II-30　痛み刺激を加えつつ, 呼びかけを続けると辛うじて開眼する
III. 刺激しても覚醒しない（3桁）
III-100　痛みに対して払いのけるなどの動作をする
III-200　痛み刺激で手足を動かしたり, 顔をしかめたりする
III-300　痛み刺激に対し全く反応しない

R（不穏）・I（糞便失禁）・A（自発性喪失）

表 2 Glasgow Coma Scale

開眼機能（Eye opening）「E」
4点：自発的に，またはふつうの呼びかけで開眼 3点：強く呼びかけると開眼 2点：痛み刺激で開眼 1点：痛み刺激でも開眼しない
言語機能（Verbal response）「V」
5点：見当識が保たれている 4点：会話は成立するが見当識が混乱 3点：発語はみられるが会話は成立しない 2点：意味のない発声 1点：発語みられず なお，挿管などで発声が出来ない場合は「T」と表記する．扱いは1点と同等である．
運動機能（Motor response）「M」
6点：命令に従って四肢を動かす 5点：痛み刺激に対して手で払いのける 4点：指への痛み刺激に対して四肢を引っ込める 3点：痛み刺激に対して緩徐な屈曲運動（除皮質姿勢） 2点：痛み刺激に対して緩徐な伸展運動（除脳姿勢） 1点：運動みられず

血酸素飽和度（Sat あるいは SpO_2 モニター）も簡便で有用な指標である．血圧低下ではショック状態として緊急に治療が必要である．

►ショック

ショックとは重要臓器への血流が不足し，機能不全をきたす状態である．血圧・脈拍などのバイタルサイン・皮膚の湿潤や冷汗などが診断に重要である．ショックには種々の種類がある（表 3）．

消化器領域では消化管出血や肝癌破裂などによる出血性ショック，急性胆管炎や急性膵炎などによる敗血症性ショック，などが多い．

また食物・薬剤などによるアナフィラキシーショックにも注意が必要である．

表 3 ショックの種類

- **低容量性ショック**
  出血性ショック，脱水，熱傷
- **心原性ショック**
- **閉塞性ショック**
  心タンポナーデ，肺塞栓
  緊張性気胸
- **血液分布不均衡性**
  敗血症性ショック
  アナフィラキシーショック
  神経原性ショック

►アナフィラキシーショック

診断と治療

アナフィラキシーショックとは，アレルゲンなどによる過敏反応で複数の臓器に障害をきたすものである．検査あるいは投薬などに伴って起こることもあり，常に念頭におく必要がある．

病歴を聴取する際には，必ず食物・薬剤に対するアレルギーを尋ねて診療記録に記載する．

原因

食物：鶏卵・牛乳・小麦・蕎麦・甲殻類　など

薬剤：抗菌薬・造影剤　など

刺咬症：蜂・ハムスター　など

その他：ラテックス　など

また特定の食物摂取後に運動すると起こる,「食物依存性運動誘発アナフィラキシー」(FDEIA）がある．

症状

皮膚症状（発疹・紅潮・眼瞼浮腫）がもっとも多い．循環器症状（血圧低下)・呼吸器症状（呼吸困難）などが重要である．眩暈・消化器症状（嘔吐・腹痛など）も起こる．とくに喉頭浮腫は死亡原因の多くを占める．

治療方針

まず気道の確保を行う．呼吸・循環・意識レベルを評価する．第一選択はアドレナリン 1/2 筒（0.5mg）筋肉注射である．

- 大腿中央部前外側に筋注する．
- 静注は不整脈の可能性があるので推奨されない．

静脈路を確保し，輸液を行う．

二相性反応

いったん改善しても，数時間後に症状が出現することがある．

ステロイドは二相性反応を防止・緩和するとされている．

自己注射

アナフィラキシーショックは数分で致命的となる．

患者がアドレナリンを自己注射できる器材（エピペン®）が普及してきている．

▶心肺蘇生法

心肺停止の際の緊急処置として蘇生法について身につけておく必要がある(図 1).

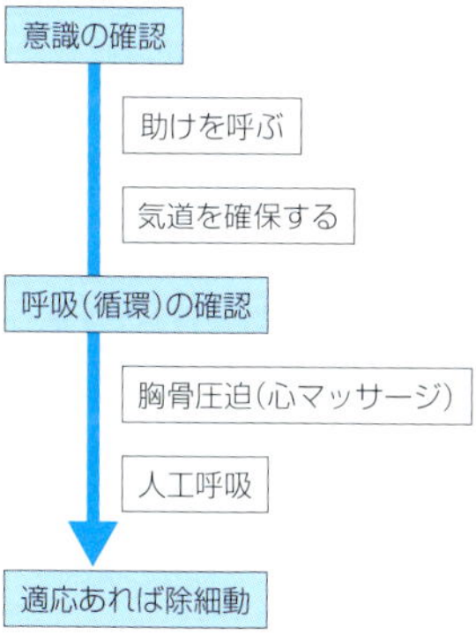

- 心停止は有効な心拍出量が得られない状態であり，心電図の波形により心室細動・無脈性心室頻拍・無脈性電気活動（PEA）・心静止の 4 種類がある．このうち心室細動・無脈性心室頻拍では除細動がもっとも有効な治療である．
- 心停止になれば，呼吸が停止する．しかし，「あえぎ様の呼吸」がみられることがある．「あえぎ様の呼吸」は呼吸があるとは考えない．
- 心停止の認識：頸動脈を触知して拍動が触知できなければ心停止と判断する．しかしこれは熟練した医師でも難しいことがある．呼吸が停止している場合には直ちに蘇生術を行うべきである．
- 心肺停止ではできるだけスタッフを集める．院内では緊急放送などを活用する．同時に胸骨圧迫および人工呼吸を開始する．
- 胸骨圧迫は 5 ～ 6cm の深さで，肋骨を骨折させない程度に行う．早さは 1 分間に 100 ～ 120 回である．
- 人工呼吸はバッグバルブマスクなどを用いて，胸郭が軽く持ち上がる程度に行う．
- 胸骨圧迫と人工呼吸は 30 対 2 で行う．
- 確実な気道確保には気管挿管であるが胸骨圧迫の中断時間はできるだけ短くする．バッグバルブマスクで人工呼吸が維持できていれば，挿管に固執するべきではない．
- 心電図モニターで波形を確認する．除細動の適応であれば除細動を行う．2 相性では 150 または 200 ジュールで行う．2 分ごとに波形を確認し，適応であれば除細動を繰り返す．
- 末梢静脈（正中肘静脈などできるだけ早く確保できる所）で，20G 以上の輸液路を確保する．アドレナリン 1mg（1mL）を静注する．
- 除細動を繰り返しても奏効しない心室細動では，アミオダロンを投与する．
- 心肺停止の原因として，急性心筋梗塞・肺梗塞・敗血症性ショック・出血性ショック・高カリウム血症など様々なものがある．病態に応じた治療も行う．
- 高カリウム血症の治療としては，①グルコース・インスリン療法，②重炭酸ナトリウム（メイロン®），③カルシウム製剤，④イオン交換樹脂（カリメート®），⑤透析，などの方法がある．
- 蘇生後は呼吸循環管理に努める．

図 1 心肺蘇生法

意識の確認
↓ 助けを呼ぶ
↓ 気道を確保する
呼吸(循環)の確認
↓ 胸骨圧迫(心マッサージ)
↓ 人工呼吸
適応あれば除細動

〈仁科雅良〉

2 腸閉塞への対応

POINT

① 機械的閉塞があるものを腸閉塞，腸管麻痺に起因する機能性イレウスをイレウスと分けて国際的には定義されている．
② 腹部単純 X 線検査で腸管拡張，niveau 像を認め腸閉塞が疑われれば CT 検査を行う．
③ 腹部手術の既往があれば，癒着性腸閉塞を鑑別する．
④ 絞扼性腸閉塞，鼠径，大腿，閉鎖孔ヘルニア嵌頓を CT 検査で必ず鑑別し，消化器外科へコンサルトする．

診療フローチャート

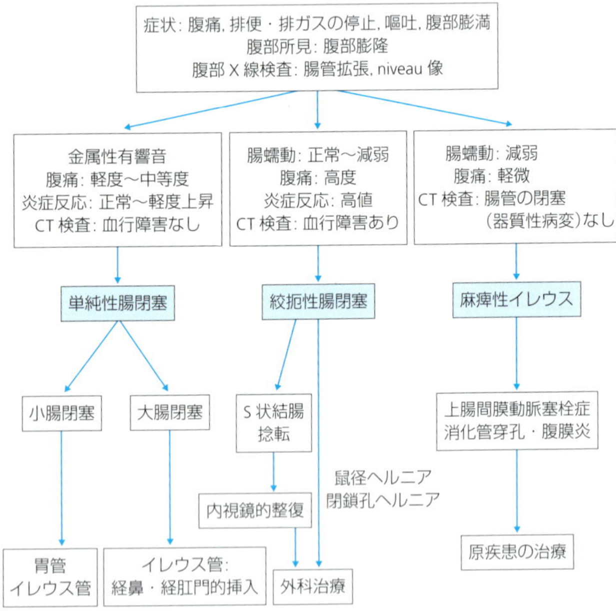

►定義・症状

何らかの原因により腸管内容の肛門側への移動が障害された状態である．本邦では腸閉塞全般をイレウスと呼ぶが，国際的には機械的閉塞があるものを腸閉塞（intestinal obstruction）とし，汎発性腹膜炎などによる腸管麻痺に起因する機能性イレウスのみをイレウス（ileus）と分けて定義される．腹痛や排便・排ガスの停止，嘔吐が主な症状で，その他，悪心や腹部膨満も多くみられる.

▶頻度

閉塞の原因は開腹手術後を中心とする腹腔内癒着が 2/3 以上を占め，ヘルニアや腸管内外の悪性腫瘍，その他腸重積や Crohn 病など炎症性腸疾患などが続く．腸閉塞の約 10%を占める絞扼性腸閉塞を除外することが重要である[1].

▶病因・病態

水分の再吸収障害による腸管内への液体貯留により二次性に脱水となる．腸管拡張による腸管循環不全などがその原因である．絞扼性腸閉塞では持続的に強い腹痛を生じ，発熱，腹膜刺激症状，頻脈を伴う．さらに胃液や消化液の嘔吐により低クロール血症や低カリウム血症伴った代謝性アルカローシスを呈することが多い.

▶具体的な治療方法

問診では，症状の他に腹部手術の既往や薬物服用歴（抗精神病薬，鎮痙薬など)，食事による症状誘発や経時的増悪の有無を聞く．身体所見では，手術瘢痕や鼠径・大腿ヘルニア嵌頓を見落としてはならない．腸蠕動音（金属性腸雑音：単純性腸閉塞，低下：麻痺性イレウス）聴取し，筋性防御や反跳痛など腹膜刺激症状に注意する.

診断には腹部単純 X 線検査が簡便で感度も高い．小腸ガス・拡張像（小腸径> 3cm）や niveau 像を認める．結腸の腸管拡張の目安として結腸径> 6cm も覚えておく. 腹腔内遊離ガスや絞扼性腸閉塞では腸管内ガスが認められないこともある点にも注意する．本疾患を疑う場合，腹部 CT 検査は必ず施行し，可能なかぎり造影 CT 検査を行う．①腸管径の変化，②腫瘤の有無，③腸管壁肥厚，④造影効果の低下，⑤血管所見，⑥腹水や遊離ガス，門脈ガスの有無を鑑別する．大腿・鼠径ヘルニア，やせ形高齢女性では閉鎖孔ヘルニアにも注意する．絞扼性腸閉塞を疑う所見を表 1 に示す．絞扼性腸閉塞は

表 1 絞扼性腸閉塞を疑う所見

症状	急激な発症，腹痛は高度，持続性，早期より嘔吐
身体所見	発熱，頻脈，腸雑音減弱・消失，腹膜刺激症状あり，全身状態急激に悪化
検査所見	WBC，CRP，CPK上昇，著明なアシドーシス，base excessの低下（腸管壊死の所見）
CT所見	腸管の造影効果なし（腸管虚血） beak sign（腸管が鳥のくちばし様，索状物による腸管締め付けによる像） whirl sign（腸間膜血管の渦巻き様所見，捻転による） 腸管壁内ガス，門脈内ガス（腸管壊死） 中等量から大量腹水（腸管内圧亢進による静脈還流障害） 腸間膜血管のび漫性拡張（腸間膜のうっ血） target sign（腸管うっ血による粘膜下層の浮腫）

緊急手術の適応であり，鑑別することが診断上最も重要である．

単純性腸閉塞と診断されれば，治療の原則は，輸液と減圧である．絶飲食，輸液投与を開始する．体重にもよるが 2,500 ～ 3,000mL を目安に，脱水，電解質異常を補正し，時間尿量 1mL/kg を目標にする．腸管内圧の上昇や腸内細菌の繁殖などを契機に bacterial translocation をきたしやすいため，グラム陰性桿菌や嫌気性菌を標的とした抗菌薬を選択し投与する．小腸閉塞ではまず胃管を挿入する．胃管挿入後も症状が改善せずかつ内容液がドレナージされない場合や，複数回手術歴があり癒着が高度で手術が躊躇される高齢者などでイレウス管を挿入する．大腸閉塞の場合には経鼻あるいは特に左半結腸の場合には経肛門的イレウス管挿入を行う．腫瘍性閉塞の場合には閉塞部位により大腸ステント留置を検討する．

絞扼性腸閉塞と診断した場合には速やかに消化器外科にコンサルトする．絞扼性腸閉塞では緊急手術の時期を逃すと腸管壊死による敗血症を早期に生じ，病態が重篤化する危険性が高まる．壊死部位を含めた腸管切除術が原則である．

S 状結腸捻転では内視鏡的整復を，鼠径ヘルニア嵌頓ではまず用手的整復を試みる．

保存的加療でも改善がない場合には手術（癒着剥離術や索状物切離術）を検討する．イレウス管からのガストログラフィンを用いた造影が治療方針の参考になる．

麻痺性イレウスの場合は，原疾患の治療に加えて消化管運動改善薬を投与する．癌性腹膜炎によるイレウスでは，ソマトスタチンアナログ製剤投与や経皮内視鏡的胃瘻造設術による減圧術が選択される場合もある．

▶予後

癒着性腸閉塞の経過観察は 48 ～ 72 時間までを目安とする．小腸閉塞のうち自然軽快するのは 20 ～ 60％で，自然回復する 88％が保存的治療を開始してから 48 時間以内であり，残り 12％は 72 時間以内に回復し，48 時間以内に回復しないのであれば 3/4 で手術が必要であるとの報告がある[2)]．ただし，あくまでも相対的適応であり，実際手術に踏み切るのはもう少し後になることが多い．

▶再発予防法

腸閉塞状態が改善し減圧チューブを抜去した時点で飲水を開始する．その後流動食から徐々に固形食へと変えていくことが多いが，食事に関する明確な基準はない．癒着性腸閉塞を繰り返す症例には，繊維制限食を指導する．薬物療法では腸管血流増加作用などを期待して大建中湯を開始する．便秘傾向の症例では，緩下剤や消化管運動改善薬を併用し便通管理を行う．

参考文献：

1）恩田昌彦，高崎秀明，古川清憲，他．イレウス全国集計 21,899 例の概要．日腹部救急医会誌．2000; 20: 629-36.
2）Cox MR, Gunn IF, Eastman MC, et al. The safety and duration of non-operative treatment for adhesive small bowel obstruction. Aust N Z J Surg. 1993; 63: 367-71.

〈谷村隆志〉

3 吐血患者への対応

POINT

① ABC（Airway · Breathing · Circulation）の安定化を第一に考える.
② 丁寧な病歴聴取を行い原因疾患を推定する.
③ 輸血の同意書を全例とり必要に応じて輸血の準備をする.
④ 可能な限り造影 CT を撮影し，出血源の同定や消化管穿孔の有無の確認に努める.
⑤ 虚血性心疾患の合併に注意しておく必要があり全例必ず心電図をとる.
⑥ 緊急内視鏡は原則バイタルが安定してから行う.

診療フローチャート

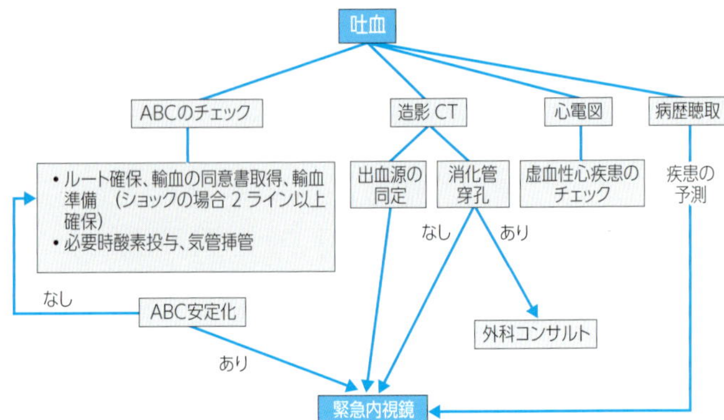

▶病因・病態

吐血とは血液を嘔吐することであり主に食道，胃，十二指腸など上部消化管から出血した場合にみられる．しかし全てが消化管に由来するわけではなく，肺や気管支からの出血である喀血や，鼻出血を嚥下した場合も同様のことが起こる．頻度は高いものから順に消化性潰瘍，食道静脈瘤，胃癌，出血性胃炎，マロリー・ワイス症候群であるが，表 1 に吐血の原因となりうる疾患を示す．また，吐血では鮮紅色の血液やコーヒー残渣様の黒褐色調の血液を呈する場合がある．前者は出血してから吐血するまでの時間が短く，後者は胃酸によって血液中のヘモグロビンがヘマチンに変化したもので，出血してから数十分から数時間経過している状態である．

JCOPY 498-14044

表 1 吐血の原因となりうる代表的な疾患

消化性潰瘍	動脈瘤の消化管への穿破
食道・胃静脈瘤	門脈圧亢進症性胃症
良・悪性腫瘍	Dieulafoy潰瘍
Mallory-Weiss症候群	毛細血管拡張
逆流性食道炎，食道潰瘍	Zollinger-Ellison症候群
びらん性胃・十二指腸炎	動静脈奇形
異物誤飲	胆道出血
特発性食道破裂	

▶具体的な治療方針

吐血患者をみたらまず ABC（Airway・Breathing・Circulation）の安定化を第一に考える．必要に応じて酸素投与や気管挿管などの対応を行う．大量輸液や輸血が必要となり得るため，できるだけ太い留置針（最低 22G 以上）でルート確保（ショック時には 2 ライン以上）し，血算，生化学，凝固系，感染症，血液型，血液ガス，クロスマッチ用の採血を行う．また，ショック指数（心拍数 / 収縮期血圧）を計算し出血量を予測する（表 2）．出血量が多いと輸血が必要となるケースがあり，全例で輸血の同意書をとっておく．急性出血の場合は Hb 値が 10g/dL を超える場合は輸血を必要とすることはないが，6g/dL 以下では輸血はほぼ必須とされている．Hb 値が 6 ～ 10g/dL の時の輸血の必要性は患者の状態や合併症によって異なるので，Hb 値のみで輸血の開始を決定することは適切ではないとされており，患者の全身状態を加味して総合的に判断する．出血量や状況によっては新鮮凍結血漿や濃厚血小板などの使用も考慮されるが，詳細は日本赤十字社の血液製剤の使用指針を参照されたい．

表 2 ショック指数

ショック指数（心拍数/収縮期血圧）	重症度	出血量（%，有効循環血液量に対する割合）
0.5 ～ 0.7	正常	
1.0	軽度	約23（約1.0L）
1.5	中等度	約33（約1.5L）
2.0	重症	約43（約2.0L）

病歴によりある程度原因疾患を推定できることがあるので丁寧に聴取する必要がある．①吐血の性状・量・発症時期，②薬剤（抗血栓薬，非ステロイド系消炎鎮痛薬），③基礎疾患や既往歴（潰瘍の既往，肝疾患，心不全，腎不全）の有無について確認する．

経鼻胃管は，診断や胃内容物吸引を目的として行われることがあるが，血液が吸引できない場合でも上部消化管出血は否定できないことや食道狭窄や静脈瘤破裂の疑いがある時は相対的禁忌となり，必ずしも必須ではない．

上部消化管出血に対して高用量のプロトンポンプ阻害剤（オメプラゾール）の静脈内投与により内視鏡時の止血割合の増加や再出血率の低下が報告され

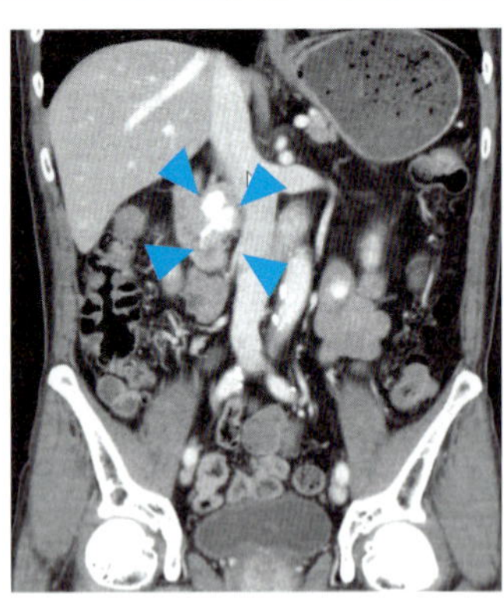

図 1
十二指腸憩室内に造影剤の漏出を認める

ている．初期対応として消化性潰瘍などが疑わしい場合は，胃酸分泌抑制薬の投与を考慮してもよい．また，消化管出血患者に対して緊急内視鏡前の造影 CT の有用性が報告されており，島根大学消化器内科では特に禁忌がない限り事前に造影 CT を撮影するようにし，出血源の同定や消化管穿孔の有無の確認に役立てている．図 1 に，事前に出血源を特定できた十二指腸憩室出血の症例を示す．また，虚血性心疾患の合併には注意しておく必要があり，全例必ず心電図をとっておく．

上部消化管出血による吐血に対しては内視鏡的止血が第一選択であるが，バイタルが安定しているという条件のもとで行うことが原則である．クリッピング，高周波，アルゴンプラズマ凝固（APC: argon plasma coagulation），薬剤（高張ナトリウム・エピネフリン液，エタノール）局注，内視鏡的静脈瘤結紮術（EVL: endoscopic variceal ligation）などの止血術があるが，原因疾患や出血部位の性状をみて適宜選択する．また，視野確保が困難な場合や非常に太い露出血管があった場合は，内視鏡止血に固執せず，速やかに IVR（interventional radiology）や外科手術も考慮すべきである．

▶予後

原因疾患によって予後は異なる．良性疾患の場合は止血が得られれば経過良好であることが多いが，悪性疾患による吐血の場合は止血困難であることが多く原疾患の治療が必要である．

▶再発予防法

原因疾患により再発予防法は異なる．消化性潰瘍の場合は，胃酸分泌抑制剤による通常の潰瘍治療を行い，NSAIDs の服用歴，*Helicobacter pylori* 感染の有無に応じて除菌治療や維持療法など治療のオプションが設定されている．詳細は日本消化器病学会が作成した消化性潰瘍診療ガイドライン 2015 に明記されているので熟読いただきたい．また，肝硬変による食道静脈瘤出血の場合は，肝機能が許容されれば EIS（endoscopic injection sclerotherapy）

などの追加治療を検討する.

参考文献:

1) Lau JY, Leung WK, Wu JC, et al. Omeprazole before endoscopy in patients with gastrointestinal bleeding. N Engl J Med. 2007; 356: 1631-40.
2) Miyaoka Y, Amano Y, Ueno S, et al. Role of enhanced multi-detector-row computed tomography before urgent endoscopy in acute upper gastrointestinal bleeding. J Gastroenterol Hepatol. 2014; 29: 716-22.

〈相見正史〉

4 下血患者への対応

POINT

① ABC の安定化を優先.
② 医療問診と身体所見で原因となる疾患を推察.
③ 出血を契機とした循環障害や血管イベントに留意する.
④ 造影 CT は診断に有用であり，可能な限り撮影を検討する.
⑤ 緊急止血には内視鏡止血が有用であるが，状況によっては血管内治療を優先すべき症例がある.

診療フローチャート

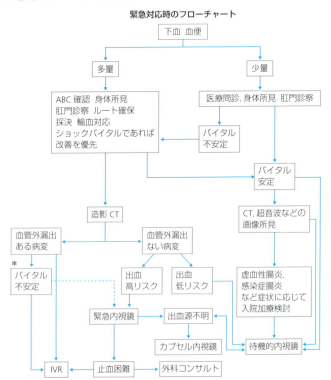

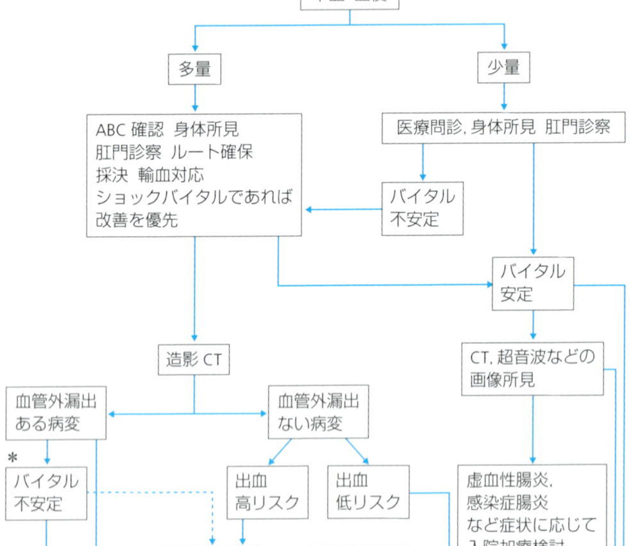

＊: 状況に応じて緊急止血を行うかバイタル安定を優先するかを検討

▶病態・疾患頻度

下血とは melena, tarry stool と同義語となり上部消化管出血を含む状態となるため，本稿では血便（hematochezia）に代表される下部消化管出血の救急対応を中心に述べる．

下部消化管出血は主に結腸，直腸の出血性疾患に由来し，時に肛門病変からの出血も含まれる．また，小腸病変が原因となる場合でも出血量が多ければ同様の症状を呈してくる．上部消化管出血と同様に，血管性の出血を生じる場合には多量の出血となり緊急対応を必要となるが，少量，回数が少ない場合には待機的に病因検索を行うことが可能である．疾患頻度として多いのは虚血性腸炎，憩室出血，腫瘍性出血，潰瘍性大腸炎，大腸ポリープの治療後出血，急性出血性直腸潰瘍などがある．近年脳血管障害や心疾患に対する抗凝固療法を受ける患者が増加しており，憩室出血などの頻度は増加傾向とされる．表 1 に下血を生じうる疾患を示す．

表 1 下血を生じる主な疾患

結腸疾患	直腸・肛門疾患	小腸疾患
虚血性腸炎	急性出血性直腸潰瘍	クローン病
憩室出血	宿便潰瘍	ベーチェット病
炎症性腸疾患（含むベーチェット病）	炎症性腸疾患（含むベーチェット病）	腫瘍性病変
単純性潰瘍	放射線性直腸炎	メッケル憩室
感染性腸炎（含むアメーバ，結核）	直腸粘膜逸脱症候群	単純性潰瘍
薬剤性腸炎	直腸静脈瘤	angioectasia
angioectasia	腫瘍性疾患	動静脈奇形
動静脈奇形	内視鏡治療後出血	薬剤性腸炎
腫瘍性病変	痔核	虚血性小腸炎
腸重積	肛門裂創	感染性小腸炎
内視鏡治療後出血		内視鏡治療後出血

▶具体的な治療方法

下血患者の診察に際しては多量の出血やショックバイタルであれば ABC の安定を優先となり，吐血患者の対応の項を参照されたい．

医療問診と身体所見は病因を推察可能な場合も多く重要である．腹痛，発熱，下痢の有無，血便の性状や回数，基礎疾患の有無，内服薬，食事内容などを丁寧かつ迅速に確認する．血便を確認できない場合も含め肛門診は必ず行い痔核や直腸腫瘍，宿便の有無を確認する．この時点で感染性腸炎や虚血性腸炎，ポリープ切除後出血，出血性直腸潰瘍，炎症性腸疾患などはある程度診断可能である．CT や超音波検査などの画像診断を加えることでより正確な診断に至る．

多量の下血を生じる疾患としては憩室出血，血管病変（angioectasia や動静脈奇形），出血性直腸潰瘍，直腸静脈瘤，痔核，大腸ポリープの内視鏡治療後などがある．治療後潰瘍を除き診断，治療方針の決定には造影 CT が有用で，その時点である程度の出血を生じていれば造影剤の血管外漏出も確認される[1]．緊急止血対象と判断されれば原則バイタルサインの安定を図ったのち止血処置を試みる．内視鏡止血は診断と治療を同時に行うことができるため第一選択と考える．ある程度出血が多ければ腸管の便塊は排出され無処置あるいは浣腸程度の前処置でも大腸内視鏡は施行可能である．

またCTで小腸からの出血が認められる場合は小腸バルーン内視鏡(balloon assisted endoscopy: BAE)の適応となり通常は口側からのアプローチが選択される．内視鏡で出血部位が同定できればクリッピングやアルゴンプラズマ凝固での止血が有効である[2]．静脈瘤出血に対しては結紮術(endoscopic variceal ligation: EVL）が簡便で有用であるが，近年EVLの技術を応用した大腸憩室出血に対する止血処置も行われ良好な成績も報告されている[3]（ただし保険適応外治療である)．しかし腸管は管腔が狭く出血量が多い場合は出血点の確認ができないことや止血困難な場合もある．そのような場合やバイタルが安定せず内視鏡施行困難な場合は内視鏡止血に固執せず血管内治療（interventional radiology: IVR）を考慮する．バイタルサインが安定し持続的な出血を生じていない場合には前処置を行い精査が可能な状況で内視鏡検査を施行し原因に対応した治療が選択される．

▶予後

止血が得られれば原疾患の治療を行い，それに応じた予後に従うことになるが，循環不全や腎不全，肝硬変などの基礎疾患を有する場合には出血を契機に病状の悪化を生じうる．高度の腸管虚血が原因の場合は緊急手術の適応となるが予後不良の場合も多い．また血栓症高リスク患者では抗凝固療法の中断を余儀なくされた場合には致命的血栓症の発症に十分留意する必要がある．

▶再発予防策

頻度の多い虚血性腸炎や憩室出血はエビデンスレベルの高い再発予防策はない．慢性疾患の場合は原疾患のコントロールが再発予防となる．腫瘍性病変では内視鏡切除や外科治療を行う．

参考文献:

1) Zink SI, Ohki SK, Stein B, et al. Noninvasive evaluation of active lower gastrointestinal bleeding: comparison between contrast-enhanced MDCT and 99mTc-labeled RBC scintigraphy. Am J Roentgenol. 2008; 191: 1107-14.
2) 斉田芳久，大川清孝，松井敏幸．大腸止血・狭窄治療．消化器内視鏡学会卒後教育委員会編: 消化器内視鏡ハンドブック．東京: 日本メディカルセンター; 2012. 371-8.
3) Yamada A, Niikura R, Yoshida S, et al. Endoscopic management of colonic diverticular bleeding. Dig Endosc. 2015; 27: 721-6.

〈藤代浩史〉

5 敗血症，エンドトキシンショックへの対応

POINT

①敗血症は，感染によって発症した全身性炎症反応症候群である．
②重症敗血症，敗血症性ショックは 6 時間以内の初期治療が重要である．
③抗菌薬投薬開始前には必ず血液培養を行う．
④経験的抗菌薬投与を行い，広域スペクトラム抗菌薬を用いる．
⑤人工呼吸器管理や血液浄化など，集中治療を要する場合がある．

診療フローチャート

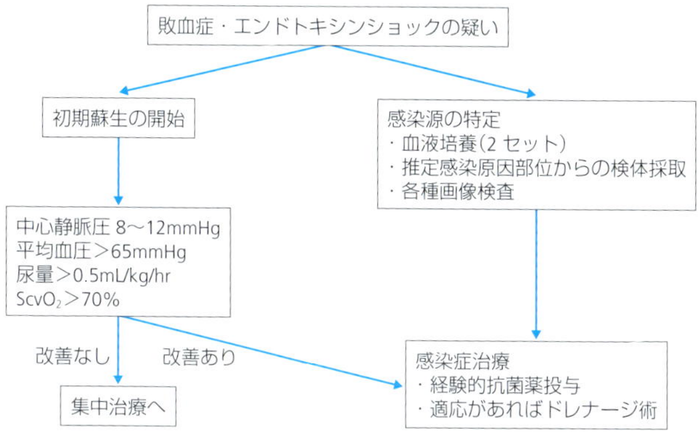

▶定義・分類

敗血症（sepsis）は，感染によって発症した全身性炎症反応症候群（systemic inflammatory response syndrome: SIRS）と定義される．SIRS の定義は，①体温＞ 38℃または＜ 36℃，②心拍数＞ 90/min，③呼吸数＞ 20/min または $PaCO_2$ ＜ 32Torr，④末梢血白血球数＞ 12,000/μL または＜ 4,000/μL，あるいは未熟型白血球＞ 10%，の 2 項目以上が該当する場合とする．定義では，血液培養陽性は必ずしも必要としない．

敗血症の重症度分類として，重症敗血症（sever sepsis），敗血症性ショック（septic shock）を用いる．重症敗血症は，臓器障害や臓器灌流低下（乳酸アシドーシス，乏尿，意識混濁）または低血圧を呈する状態である．敗血症性ショックは重症敗血症のなかで，十分な輸液負荷を行っても低血圧（収縮期血圧＜ 90mmHg または通常よりも＞ 40mmHg の低下）が持続するものとする．

▶病因・病態

原因となる感染部位は，腹腔内，呼吸器，血流（カテーテル関連を含む），

皮膚・軟部組織，尿路などが多い．原因菌としては，黄色ブドウ球菌（MRSA，MSSA），大腸菌，肺炎桿菌，緑膿菌，エンテロバクター属などが多い．免疫不全状態の患者，慢性および消耗性疾患患者でしばしば起こりやすい．

▶症状

症状は悪寒戦慄から始まり，発熱，頻脈，頻呼吸などを呈する．重症敗血症または敗血症性ショックの場合，血圧低下，乏尿が出現し，臓器不全が進行する．初期の段階では，末梢血管抵抗が低下し，皮膚が温かい「warm shock」を呈する．

▶診断

敗血症では菌血症を合併している可能性が高いため，すべての症例において，原因菌診断目的で，抗菌薬投与開始前に血液培養を行う．同時に，推定感染原因部位からの検体を無菌的に採取し，塗抹検査と培養同定・感受性検査を行う．血液培養は，1 セットあたり 20mL を 2 セット以上，感染性心内膜炎を疑う場合には 3 セットを採取する．

敗血症の診断に有益なバイオマーカーは存在しない．近年ではプロカルシトニン（procalcitonin: PCT）が，CRP や IL-6 よりも敗血症診断に有用と考えられているが，偽陽性に注意が必要である．エンドトキシンはグラム陰性菌感染症の診断に有用だと考えられるが，十分な感度・特異度があるとは言い難い．

▶治療

初期蘇生

血圧低下にこだわらず，代謝性アシドーシスの進行，血中尿酸値の上昇を認めた場合には，初期蘇生を開始する．初期蘇生の治療の概念として，Early Goal-Directed Therapy（EGDT）が重要である．これは，敗血症において，抗菌薬治療と独立した輸液を中心とした抗ショック療法の目標基準を定めたものである．輸液を中心とした初期蘇生により，中心静脈圧 8 ～ 12mmHg，平均血圧＞ 65mmHg を目標とし，尿量＞ 0.5mL/kg/hr，$ScvO_2$（中心静脈酸素飽和度）＞ 70％が達成されるかどうかを評価する．この目標達成を少なくとも 6 時間以内に，輸液は晶質液だけではなく，アルブミン液などの膠質液や，貧血を認める場合には赤血球輸血を行う．輸液による前負荷のみで改善が得られない場合には，血管作動薬として，ノルアドレナリンあるいはバソプレシン併用も考慮する．日本版敗血症診療ガイドラインにおけるプロトコルを示す（図 1）．

感染症治療

診断後，1 時間以内に経験的抗菌薬を開始する．経験的治療では，原因感染症を推定し，その感染症で疫学的に頻度の高い原因菌を十分にカバーできる広域抗菌薬の投与を行う．原因菌が確定したら，感受性結果を評価し，抗菌薬を標的治療薬に変更する．標的治療薬は，単剤を基本とする．原因菌が同定され，初期治療の反応が良好であれば，可及的狭域の薬剤を用いた標的治療へ変更する（デエスカレーション）．抗菌薬中止の判断は，バイタルサインの安定化や感染を起こした臓器機能の改善などを考慮し，臨床的な総合判断で行う．

図 1 敗血症の初期蘇生の例

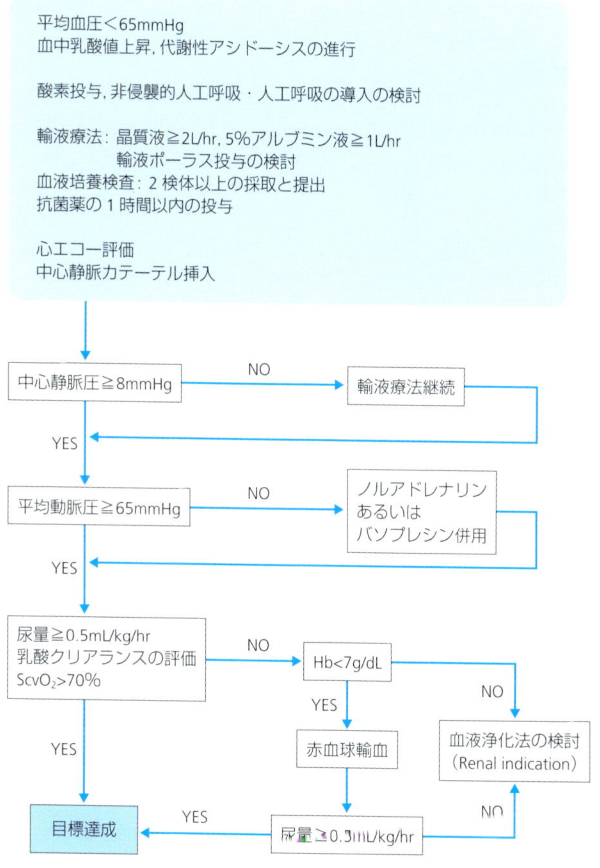

（日本集中治療医学会 Sepsis Registry委員会作成．日本版敗血症診療ガイドライン．日集中医誌．2013; 20: 124-73[2] より転載）

急性呼吸障害の管理

敗血症に続発し，ALI（acute lung injury：急性肺障害）/ARDS（acute respiratory distress syndrome：急性呼吸窮迫症候群）を続発した場合には，人工呼吸管理を用いた適切な呼吸管理を必要とする場合がある．

腎障害の管理

初期蘇生を行っても，尿量が得られない場合には，血液浄化療法を考慮する．持続的血液濾過透析によるサイトカイン除去や，エンドトキシン吸着療法は，生命予後改善のエビデンスは乏しい．

血糖管理

180mg/dL以上の高血糖を呈する重症敗血症患者に対し，血糖値を低下させるために経静脈的インスリン持続投与を行う．目標血糖値は144～180mg/dLとし，血糖値を80～110mg/dLに維持する強化インスリン療法は行わない．

その他

初期輸液と循環作動薬に反応しない成人敗血症性ショック患者に対して，ショックからの早期離脱目的にてステロイドを投与する場合がある．ただし，予後改善効果は否定的であり，副作用である高血糖や高Na血症，重感染を考慮した上で慎重に使用すべきである．

成人敗血症患者への免疫グロブリン投与による予後改善効果は不明であるが，人工呼吸器管理の短縮やICU生存率の改善を認めるため，免疫グロブリン投与を考慮しても良い．

▶予後

EGDTプロトコルに基づいた初期蘇生を行い，6時間以内に目標達成することで，予後の改善が期待される．

▶入院治療とするべき状況

敗血症を疑う症例は全例入院治療とするべきである．中でも，重症敗血症，敗血症性ショックの症例では集中治療室での加療が望ましい．

参考文献：

1) Rivers E, Nguyen B, Havstad S, et al. Early goal-directed therapy in the treatment of severe sepsis and septic shock. N Eng J Med. 2001; 345: 1368-77.
2) 日本集中治療医学会 Sepsis Registry委員会作成．日本版敗血症診療ガイドライン．日集中医誌．2013; 20: 124-73.

〈多田育賢〉

6 DIC への対応

POINT

①「線溶抑制型 DIC」「線溶均衡型 DIC」「線溶亢進型 DIC」に分類される.
②診断基準を満たせば，早期に治療介入が必要である.
③基礎疾患の治療が何よりも優先される.
④病態に応じて，抗凝固療法，補充療法，トロンボモジュリンアルファの使用を考慮する.

診療フローチャート

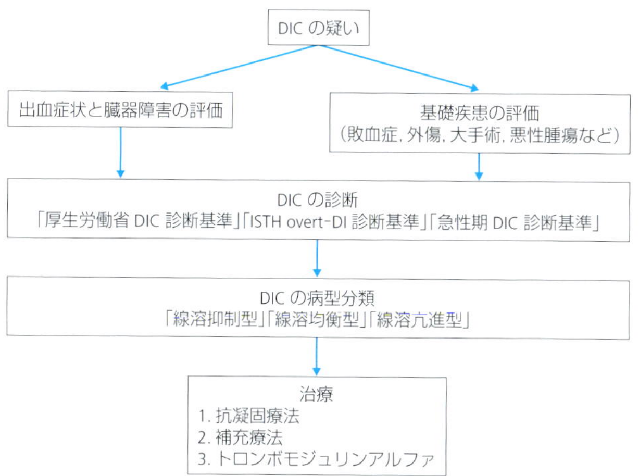

▶病因・病態

正常な血管内では，血管内皮の抗血栓作用や血液中の凝固因子の両者の働きにより恒常性が保たれた状態である．播種性血管内凝固症候群（disseminated intravascular coagulation: DIC）は，さまざまな基礎疾患のために過剰な凝固活性が生じ，全身の微小血管内で微小血栓が多発して臓器不全，出血傾向を引き起こす重篤な病態である．基礎疾患では敗血症が最も多く，外傷・大手術，悪性腫瘍（固形癌，白血病など）に伴うものが多い．消化器疾患では急性膵炎や劇症肝炎，胆道系感染症に伴うものが多い．

DIC 病型分類では，「線溶抑制型 DIC」「線溶均衡型 DIC」「線溶亢進型 DIC」に分けられる（図 1）．「線溶抑制型 DIC」は，凝固活性化が高度であるが線溶活性化が軽度にとどまるもので，微小血栓による虚血性臓器障害が生じやすい．敗血症に伴う DIC が典型的である．

逆に，「線溶亢進型 DIC」は凝固活性化以上に線溶活性化が著しく亢進し，

図 1 線溶能による DIC の病型分類

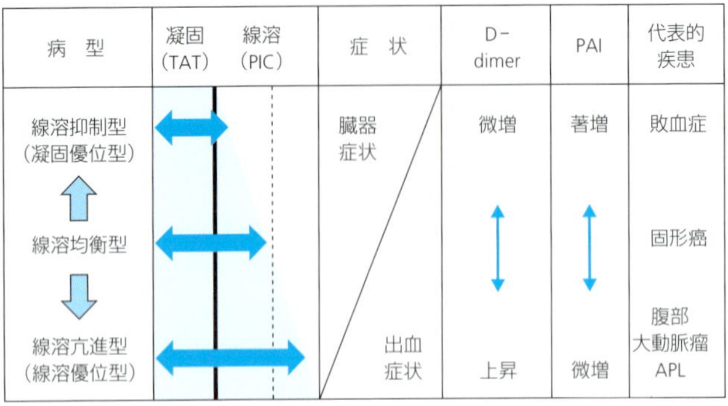

病　型	凝固（TAT）　線溶（PIC）	症　状	D-dimer	PAI	代表的疾患
線溶抑制型（凝固優位型）		臓器症状	微増	著増	敗血症
↑ 線溶均衡型 ↓			↕	↕	固形癌
線溶亢進型（線溶優位型）		出血症状	上昇	微増	腹部大動脈瘤 APL

TAT: トロンビン-アンチトロンビン複合体, PIC: プラスミン-α2プラスミンインヒビター複合体，DD: D-dimer，PAI: プラスミノゲンアクチベータインヒビター，APL: 急性前骨髄球性白血病，AAA: 腹部大動脈瘤

（日本血栓止血学会学術標準化委員会DIC部会．血栓止血誌．20: 77-113: 2009．より改変）

出血症状が高度にみられる．急性前骨髄球性白血病（APL）に伴う DIC が典型的である．「線溶均衡型 DIC」は，凝固活性化に見合うバランスのとれた線溶活性化がみられ，みかけ上は症状が出現しないが，進行例では臓器障害も出血傾向もみられる．

►疫学

絶対数の多い DIC の基礎疾患は，敗血症，ショック，非ホジキンリンパ腫などであり，DIC 発症頻度の高い基礎疾患は APL，劇症肝炎，前置胎盤などであった．感染に関連する基礎疾患は，敗血症，ショック，呼吸器感染症，胆道系感染症，急性呼吸窮迫症候群などである．

►症状

DIC の 2 大症状は，出血症状と臓器障害である．出血症状として，皮膚の紫斑や点状出血，口腔内出血，ルート刺入部の出血，消化管出血などがみられる．臓器障害として，意識障害，腎障害，肝障害，呼吸不全が出現する．

►診断

現在使用されている DIC 診断基準には,「厚生労働省 DIC 診断基準」(表 1),「International Society on thrombosis and heamostasis（ISTH）overt-DIC 診断基準」（表 2),「急性期 DIC 診断基準」がある．頻用されているものは「厚生労働省 DIC 診断基準」が多いが,「急性期 DIC 診断基準」が最も感度が良く,「ISTH overt-DIC 診断基準」が最も特異度が高い．DIC 早期診断基準も含めて，今後さらに再評価される必要がある．

表1 厚生労働省 DIC 診断基準

		0点	1点	2点	3点
I 基礎疾患		なし	あり		
II 臨床症状	1. 出血症状	なし	あり		
	2. 臓器症状	なし	あり		
III 検査成績	1. 血清FDP値(μg/mL)	10>	10≦ <20	20≦ <40	40≦
	2. 血小板数(×10⁴/μL)	12>	12≧ >8	8≧ >5	5≧
	血漿フィブリノゲン濃度(mg/dL)	150<	150≧ >100	100≧	
	PT時間比	1.25>	1.25≦ <1.67	1.67≦	

IV 判定
1. 7点以上: DIC　6点: DICの疑い　5点以下: DICの可能性少ない
2. 白血病その他注1に該当する疾患
   4点以上: DIC　3点: DICの疑い　2点以下: DICの可能性少ない

V 診断のための補助的検査成績, 所見
1. 可溶性フィブリンモノマー陽性
2. D-ダイマーの高値
3. トロンビン-アンチトロンビンIII複合体 (TAT) の高値
4. プラスミン-α2プラスミンインヒビター複合体 (PIC) の高値
5. 病態の進展に伴う得点の増加傾向の出現, 特に数日内での血小板数あるいはフィブリノゲンの急激な減少傾向ないしFDPの急激な増加傾向の出現
6. 抗凝固療法による改善

(日本血栓止血学会学術標準化委員会DIC部会. 血栓止血誌. 20: 77-113: 2009[1] より改変)

表2 ISTH overt DIC 診断基準

1	**リスク評価**	overt-DICに関連するとされている基礎疾患があるか. あれば2に進む. なければ, この基準は使用しない.				
2	**一般止血検査の施行**	血小板数, PT, フィブリノゲン, フィブリン関連産物 (可溶性フィブリンモノマー, またはフィブリン分解産物)				
3	**一般止血検査のスコアリング**	DICスコア	1点	2点	3点	4点
		血小板数(×10³/μL)	>100	<100	<50	
		フィブリン関連産物			中等度増加	著明増加
		PT延長 (秒)	<3	3< <6	>6	
		フィブリノゲン(mg/dL)	>100	<100		
4	**スコアの合計**					
5	**5≦スコア合計** **5>スコア合計**	overt-DIC: 毎日評価を繰り返す. non-overt-DICが疑われる. 1～2日以内に再評価.				

(日本血栓止血学会学術標準化委員会DIC部会. 血栓止血誌. 20: 77-113: 2009[1] より改変)

検査所見として，凝固活性化マーカーであるトロンビン - アンチトロンビン複合体（TAT），線溶活性化マーカーであるプラスミン - α2 プラスミンインヒビター（PIC）も病態把握の一助となる.

▶治療

基礎疾患の治療が最も重要である．しかし，基礎疾患の治療は容易ではなく，時間を要する場合があり，以下に示す DIC 治療の併用を検討する.

抗凝固療法

DIC の基本となる病態は，全身の微小血管の播種性の血栓傾向とそれに伴う線溶亢進であることから，抗凝固療法は DIC に対する必須の治療と考えられている.

ヘパリン類は，未分化ヘパリン（ヘパリン®），低分子ヘパリン（フラグミン®），ヘパリノイド（オルガラン®）に分類される．いずれもアンチトロンビン（AT）を介して抗凝固活性を発揮する．出血の合併症に注意を要する．合成プロテアーゼ阻害剤は，AT 非依存性に抗トロンビン活性を発揮する．メチル酸ガベキサート（FOY®），メシル酸ナファモスタット（フサン®）が代表的薬剤である．生理的プロテアーゼ阻害剤は AT が代表薬剤である.

これらの治療薬は病態別に推奨度が提示されている[1]．線溶均衡型 DIC の治療薬では，低分子ヘパリン，メチル酸ガベキサート，メシル酸ナファモスタット，AT が推奨度 B2 と考えられている．線溶亢進型 DIC の治療薬では，軽度の出血の場合には，低分子ヘパリン，メチル酸ガベキサート，メシル酸ナファモスタット，AT が推奨度 B2 と考えられているが，出血傾向が強い場合には，マイルドな抗凝固作用と抗線溶作用を有するメチル酸ガベキサート，メシル酸ナファモスタットを選択する．線溶抑制型 DIC では，さまざまな原因により AT の血中レベルが著しく低下する．補充を目的として AT を投与することで，臓器障害群の予後を改善する可能性が示唆されており，推奨度 B1 と考えられる.

補充療法

DIC では原則として基礎疾患の治療と抗凝固療法が最優先かつ必須の治療法であり，その基礎疾患の治療と抗凝固療法なくして濃厚血小板（PC）ならびに新鮮凍結血漿（FFP）補充療法の有用性は証明されていない．また出血や凝固異常を伴う急性期 DIC において，PC や FFP 補充療法が施行されるべきであり，慢性 DIC に漫然として補充療法は行われるべきではないため，適応は慎重を要する.

トロンボモジュリンアルファ

トロンボモジュリンアルファは，トロンビン産生阻害作用により抗凝固能作用を発揮する．他にも，抗線溶作用や抗炎症作用を有すると考えられており，DIC 治療薬として有効と考えられる．線溶均衡型 DIC の治療薬としては推奨度 B2，線溶亢進型 DIC の治療薬では，軽度の出血の場合には推奨度 B1，線溶抑制型 DIC の治療薬では推奨度 B1 と考えられる.

►予後

原疾患の自然経過によるが，臨床症状が出現すると予後はきわめて不良となる．

►再発予防法

臨床症状が出現しない早期での治療介入が重要である．

►入院治療とするべき状況

DIC を生じうる基礎疾患がある場合，DIC に進行することが予想される場合にはすべて入院治療を指示するべきである．

参考文献：

1）日本血栓止血学会学術標準化委員会 DIC 部会．科学的根拠に基づいた感染症に伴う DIC 治療のエキスパートコンセンサス．血栓止血誌．2009; 20: 77-113.

2）日本血栓止血学会学術標準化委員会 DIC 部会ガイドライン作成委員会．科学的根拠に基づいた感染症に伴う DIC 治療のエキスパートコンセンサスの追補．血栓止血誌．2014; 25: 123-5.

〈多田育賢〉

7 消化管穿孔への対応

POINT

① 消化管穿孔を疑って診療にあたることが必要である.
② 消化管穿孔の治療は早期診断・治療が予後を左右する.
③ CT が有用でありＸ線で遊離ガスを認めない場合にも疑わしい時には CT 撮影を行う.
④ 外科的治療が基本であり，早期に外科コンサルトを行う.
⑤ 保存的加療を行う場合にも外科的治療への移行を躊躇してはならない.

診療フローチャート

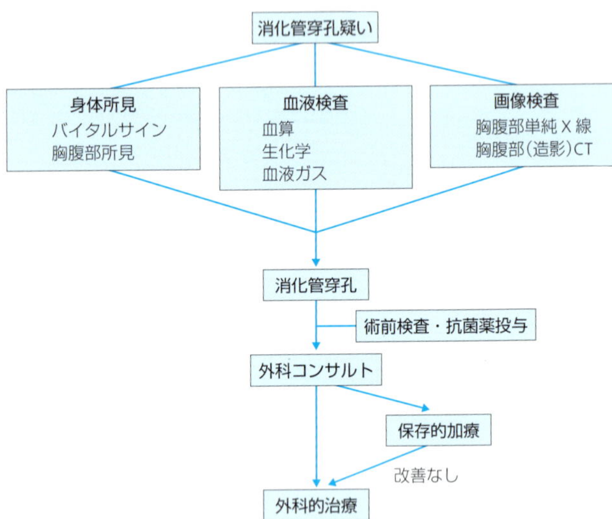

▶症状

穿孔部位と内容物の汚染の範囲によって症状が異なるが，一般的に穿孔部位周辺に強い痛みが生じる．汚染が広範囲となる，または時間が経過すると敗血症性ショックや臓器不全を合併する．また，高齢者は症状に乏しいことがあるため注意が必要である.

食道穿孔

特発性食道破裂は反復する嘔吐後の上腹部痛, 胸痛, 呼吸困難を認める．異物による穿孔も同様の症状を認めるが穿孔部位が小さいため軽度であることが多い.

胃・十二指腸穿孔

腹腔内へ穿孔するため突発的な強い腹痛を認める．右肩，背部への放散痛を認めることもある．解剖学構造より一部の十二指腸では後腹膜へ穿孔することもある．その場合には症状が乏しいこともあるため注意が必要である．

小腸・大腸穿孔

胃，十二指腸穿孔と同様に強い腹痛を認める．さらに発症早期より敗血症性ショック，臓器不全を生じやすい．腸間膜側や後腹膜への穿孔，虚血壊死による穿孔は症状に乏しいこともあるため注意が必要である．

▶病因・病態

消化管穿孔とは食道，胃，十二指腸，小腸，または大腸の穿孔である．Treitz靱帯よりも口側の穿孔を上部消化管穿孔，肛門側の穿孔を下部消化管穿孔とする．胃・十二指腸や大腸の穿孔はしばしば遭遇するが，食道や小腸の穿孔は比較的まれである．原因は潰瘍，腫瘍，閉塞，虚血，異物，外傷などがあるが，近年内視鏡治療の普及により医原性の消化管穿孔も増加している．主な原因は穿孔部位によって異なり表 1 の通りである．

表 1 消化管穿孔部位別主な原因

食道	特発性食道破裂，異物（義歯，PTP，魚骨等），医原性
胃・十二指腸	消化性潰瘍，腫瘍，外傷，医原性
小腸	非特異的潰瘍，絞扼性イレウス，異物，虚血壊死，腫瘍，炎症性腸疾患，外傷，医原性
大腸	憩室，宿便，腫瘍，虚血壊死，異物，外傷，医原性

▶具体的な治療方針

消化管穿孔の治療は早期診断，治療が予後を左右するため見逃しを防ぐためにも常に消化管穿孔の可能性を念頭において診療を行うことが大切である．

病歴によりある程度原因疾患を推定できることがあるので丁寧に聴取する必要がある．①胸腹部症状の部位と程度，発症時期，吐血や下血の有無，②基礎疾患や既往歴（消化性潰瘍の既往，開腹手術歴，肝疾患，心不全，腎不全の有無），③薬剤（抗血栓薬，非ステロイド系消炎鎮痛薬）の有無について確認する．

身体所見は最初にバイタルサインを確認する．呼吸循環動態に異常を示す場合にはただちに輸液ルートを確保し，必要に応じて酸素投与や気管挿管などの対応を行う．食道穿孔の場合には頸部・胸部に皮下気腫を生じることがある．腹痛を認める場合には部位・程度，圧痛や反跳痛の有無を確認する．汎発性腹膜炎を合併している場合には筋性防御を認めるが，高齢者や意識障害を有する患者は腹部所見がはっきりしないことがあるため注意が必要である．

病歴聴取・身体所見後に血液検査・画像検査を行う．血液検査は血算，生化学，血液ガスを測定する．炎症反応の程度や臓器不全，末梢循環障害の程度を判断する．

画像検査は単純X線・CTが行われる．胸部X線で縦隔気腫・膿胸を認める場合には食道穿孔が疑われ，腹部X線で腹腔内遊離ガス像が認められれば胃・十二指腸・小腸・食道穿孔が疑われる．ただし，単純X線は遊離ガスが少ない場合には偽陰性となることもあり，穿孔部位の特定も困難である．単純X線で遊離ガスを認めない場合でも消化管穿孔を疑う場合にはCT撮影を積極的に行う必要がある．

CTは消化管穿孔において最も有用な検査であり，穿孔部位を直接特定できる例も多い．また，腹腔内の液体貯留の量や膿瘍の有無などにより炎症の波及の程度も診断でき，治療方針決定に有用である．また，穿孔部位の特定や腸管虚血の有無を判定するためにも特に禁忌事項がない限り造影CTを撮影する．

消化管穿孔と診断された場合には外科的治療（感染巣の除去・穿孔部の修復）が第一選択となるため早期に外科コンサルトを行う．その際には速やかな外科的治療のため術前検査（血型・感染症の有無・心機能評価等）を並行して行うことが重要である．また，腹膜に感染している多数の病原菌をカバーするため速やかに広域スペクトラム抗菌薬の投与を開始する．

消化性潰瘍穿孔は保存的加療も選択肢となる．手術適応に関しては消化性潰瘍診療ガイドライン2015[1)]で示されており，①発症時間経過が長いとき，②腹膜炎が上腹部に限局しないとき，③腹水が多量であるとき，④胃内容物が大量にあるとき，⑤年齢が70歳以上であるとき，⑥重篤な併存疾患があるとき，⑦血行動態が安定しないときは早期の手術を考慮する．保存的治療を選択した場合，継時的にCTを撮影し，腹腔内ガスや腹水の増量を認めるとき，または腹部筋性防御が24時間以内に軽快しない場合，には手術適応となる．また，消化性潰瘍穿孔の場合，抗菌薬の他にプロトンポンプ・インヒビターを投与し，*Helicobactor pylori* 感染の有無も検索する．

異物や内視鏡治療による穿孔で穿孔部位が小さい場合にはクリップなどによる縫縮と抗菌薬投与による保存的加療が行われるが，慎重な経過観察が必要となる．

▶予後

原因疾患により予後は異なるが早期診断・治療が予後を左右するため速やかな診断および治療が必要となる．

▶再発予防法

外科的手術における原因疾患の治療が再発予防にとなる．消化性潰瘍の場合は，胃酸分泌抑制薬による通常の潰瘍治療を行い，非ステロイド系消炎鎮痛薬の服用歴，*Helicobactor pylori* 感染の有無に応じて除菌治療や維持療法など治療のオプションが設定されている．詳細は日本消化器病学会が作成した消化性潰瘍診療ガイドライン2015[1)]に明記されているので参照いただきたい．

参考文献:

1）日本消化器病学会編．消化性潰瘍診療ガイドライン 2015．第 2 版．東京：南江堂；2015.

〈泉　大輔〉

8 消化管異物への対応

POINT

① 異物の種類や症状，理学所見などによって緊急度や内視鏡摘出を含めた治療方針を的確かつ迅速に決定する．
② 異物の形状や大きさ，停留部位によりスコープや処置具の選択を行う．
③ 異物摘出による消化管損傷を回避するため，先端フードやオーバーチューブなどの使用を検討する．
④ 異物の内視鏡的摘出後は再度内視鏡挿入して消化管損傷の確認を行い，術後対応を決定する．

診療フローチャート

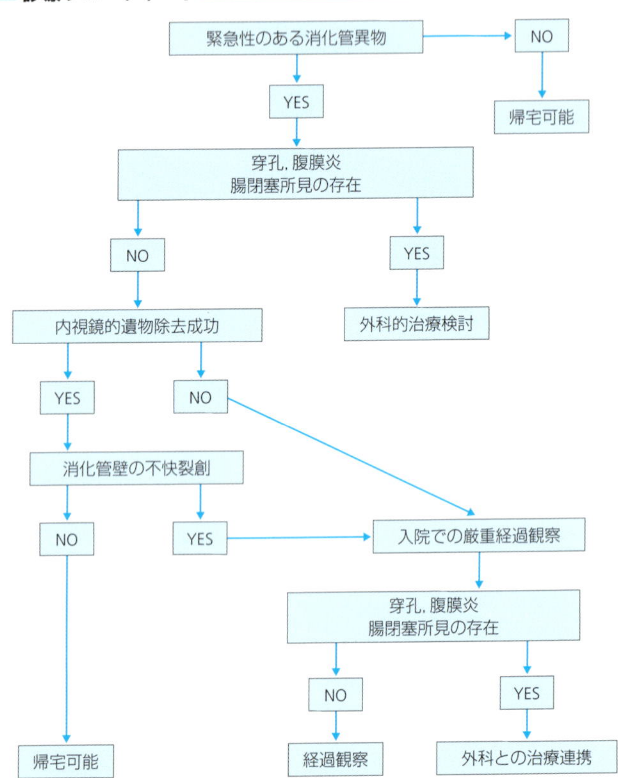

(日本消化器内視鏡学会卒後教育委員会，編．消化器内視鏡ハンドブック．東京：日本メディカルセンター；2012. p.277-87[1] より引用，一部改変)

▶病因・病態

消化管異物とは通常は消化管にないものが消化管内に停留する状態であり，魚骨やpress through pach（PTP）包装した薬剤に代表されるような鋭利な形状のもや，いわゆる「異物」ではない食肉塊などの食物が生理的狭窄部位や消化管腫瘍による狭窄で停留している場合，さらにはアニサキスなどの虫体や胃石などの消化管内で形成されたものも含まれる．

経口的に摂取された消化管異物の多くは消化管を通過して自然排泄される．しかしながら時に消化管閉塞や穿孔などの合併症を起こすことがあるため，異物の種類や症状などから内視鏡的摘出を行うかどうかを決定する必要がある．赤松ら[2)]は消化管異物摘出の適応の有無を緊急性（内視鏡摘出の必要性の有無）で表1のように分類している．

本稿では日常診療で最も遭遇機会の多い上部消化管異物を中心に解説する．

表1 内視鏡的異物摘出術の適応

1. 緊急性のある場合
a. 消化管壁を損傷する可能性があるもの PTP，有鈎義歯，魚骨，針，爪楊枝，ガラス片など
b. 消化管を閉塞するする可能性があるもの 大きな食物塊（肉片など），胃石，ビニール袋，巨大な内視鏡切除標本など
c. 毒性のある内容物を含有するもの 乾電池（マンガン，アルカリ），ボタン電池（アルカリ，マンガン，水銀，リチウム）など
2. 緊急性がない場合（上記以外のもの）
パチンコ玉，ボタン，ビー玉，体温計の水銀，碁石など

（日本消化器内視鏡学会卒後教育委員会編．消化器内視鏡ハンドブック．東京：日本メディカルセンター；2012. p.277-87. より改変）

▶具体的な治療方法

問診にて誤飲した異物の種類や誤飲してからの経過時間，自覚症状の有無などを確認し，緊急性を判断する．また理学所見として咽頭や食道での穿孔を示唆するような頸部の腫脹や圧痛，握雪感を認める場合や腹膜刺激症状や腸閉塞症状を認める場合は外科との連携が必要であり，内視鏡的処置のみに拘ってはならない．また乳幼児の場合は麻酔下での内視鏡が必要となる場合も多く，小児科医へコンサルトする．また，異物のX線透過性・非透過性にかかわらず単純X線写真やCT検査は施行することが望ましい．異物自体が描出できなくても，腸管の変形やair像により異物の存在部位の特定が可能となったり，縦隔気腫や腹膜炎，イレウス所見の評価が可能となる．

内視鏡的異物摘出は，異物の形状や大きさなどによりスコープの選択や処置具も違ってくる．日常診療や当直などで最も多く遭遇する異物として魚骨がある．多くの場合咽頭や食道入口部付近に存在する場合が多く，筆者らは咽頭反射が少なく咽頭観察も確実に行える経鼻内視鏡を第一選択とすること

JCOPY 498-14044

が多い．魚骨であれば多くの場合通常の生検鉗子にて把持して鼻からの回収や鉗子孔を通しての回収が可能であるが，大な魚骨で経鼻的な回収が難しい場合は咽頭で反転して経口的に回収することも可能である（図 1）．また経鼻内視鏡であれば小学生程度の小児なら母親など家族の協力により非鎮静下でも施行可能な例も少なくなく非常に有用である．

PTP など異物の形状が鋭利である場合は，先端フードを装着してその中に引きこんでから回収したり，オーバーチューブを使用して消化管損傷の回避を試みる．オーバーチューブ内にも収まらないような大きな異物である場合，ゴム手袋を利用してスコープ先端にスカート状に装着し，スカートで異物を包み込んで回収する方法もある．また，大きな食物塊のように比較的やわらかく鈍的なものであれば，スネア等の処置具を利用して機械的に破砕するだけで消化管通過が可能となる場合も少なくない．胃石は硬くてそのままでは破砕が困難な場合，コーラや炭酸水投与によって軟らかくしたのちに機械的に破砕できたとの報告もある．

胃内残渣が多く異物の確認が難しい場合もある．そのようなときは体位変換を利用したり，義歯など非透過性異物の場合は透視を併用することによって異物の存在場所を見つける手掛かりとなる（図 2）．

異物摘出術後の管理としては，摘出後にスコープを再挿入し，摘出に伴う消化管損傷の有無を確認する．損傷がごく浅い裂傷であればそのまま帰宅させても良いが，深い裂傷を認める場合は消化管穿孔の可能性を考慮して単純 X 線写真や CT 検査を施行する．消化管穿孔を認めた場合は抗菌薬投与などの保存的治療をただちに開始すると同時に外科医と連絡を取りながら入院治

図 1 経鼻内視鏡での魚骨摘出

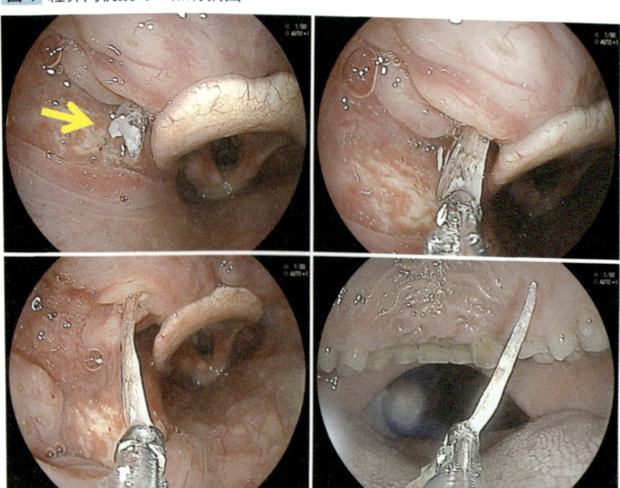

魚骨は大きく，咽頭反転で経口的に回収した．

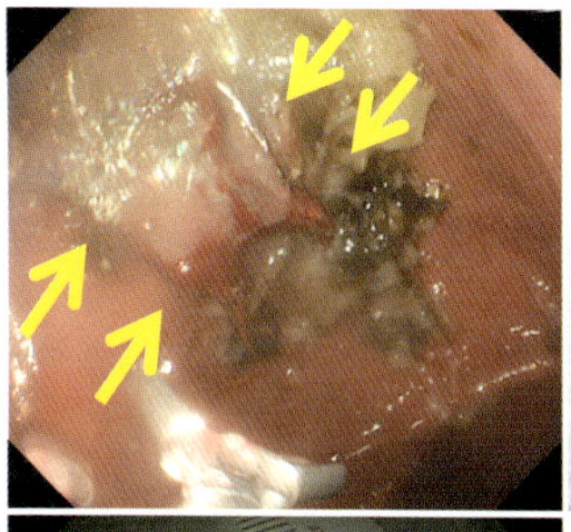

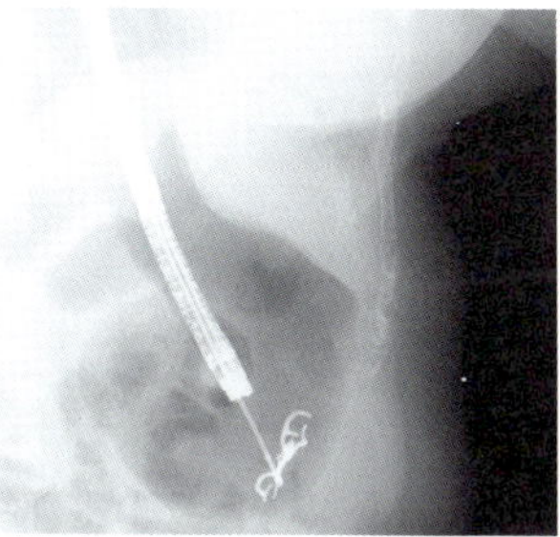

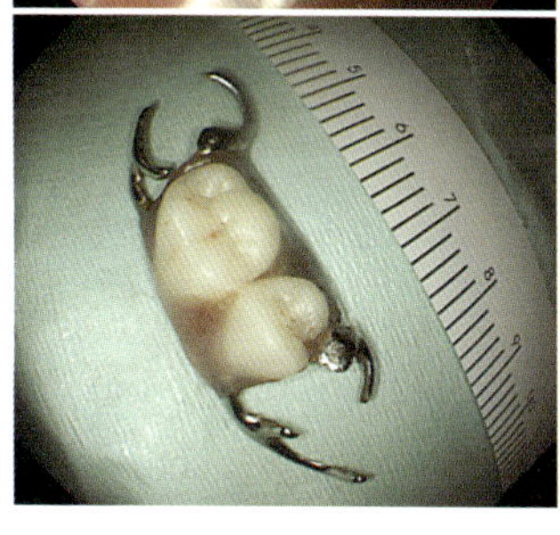

図 2 胃内残渣からの部分義歯摘出

体位変換および透視を利用して残渣の中の義歯を確認し摘出.

療を行う. 消化管穿孔があきらかでなくても, 深い裂創が認められた場合には経過観察入院とすることが望ましい.

►予後

経口的に摂取された異物の 80 ～ 90%は自然排泄されるが, 10 ～ 20%が内視鏡的に摘出され, 外科的処置を要するものは 1%以下であり, 一般的に死亡率はきわめて低いといわれている. しかしながら発症時の対応により症状の重篤化を招くこともあり, 的確かつ迅速な判断が必要である.

参考文献:

1） 岡村誠介, 小澤俊文, 須賀俊博. 異物除去, 狭窄治療. In: 日本消化器内視鏡学会卒後教育委員会編. 消化器内視鏡ハンドブック. 東京:日本メディカルセンター; 2012. p.277-87.

2） 赤松泰次, 白井孝之, 豊永高史. 異物摘出術ガイドライン. In: 日本消化器内視鏡学会監修. 消化器内視鏡ガイドライン. 第3版. 東京:医学書院; 2006. p.2016-14.

〈駒澤慶憲〉

9 肝不全，肝性昏睡への対応

POINT

① 肝不全とは重篤な肝疾患による高度肝機能低下に伴い，黄疸，腹水，肝性脳症，出血傾向などをきたす病態である．

② 急性および慢性肝不全に分類され，大多数が非代償性肝硬変に代表される慢性肝不全である．両者は治療および予後が異なる．

③ 急性肝不全の場合，急速に悪化することがあり，こまめに経過を追うことが重要で，肝移植を念頭において対処する．

④ 肝性昏睡は肝不全の症状のひとつにすぎず，背景肝疾患の病態把握が重要である．

⑤ 肝性昏睡は，判断力の低下にはじまり昏睡状態に至るまでのさまざまな程度の精神神経症状を引き起こす．自動車の運転等危険を伴う機械の操作に従事させない．

診療フローチャート

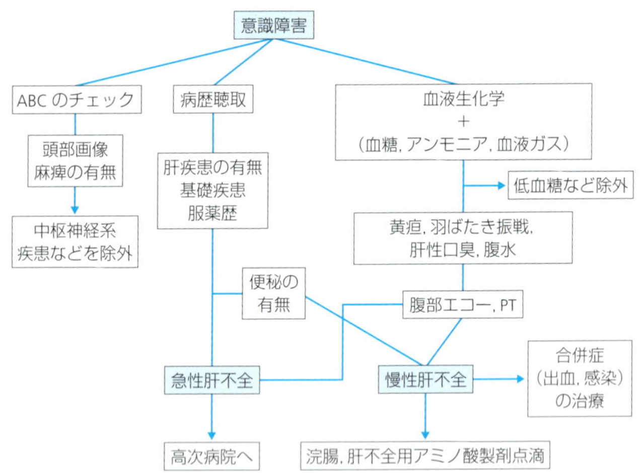

▶症状

肝不全に至ると，黄疸，腹水，肝性脳症，出血傾向などが認められる．肝機能重篤化に伴い脳機能低下の諸症状がみられ，傾眠，指南力障害，異常行動より始まり，進行すると興奮，せん妄状態，さらには昏睡に陥る．肝性脳症の重症度については，犬山シンポジウムの昏睡度分類が用いられる（表 1）．

肝性脳症は，重症肝疾患の既往や肝機能異常の有無，羽ばたき振戦（腕を伸ばし手首を伸展させた際に，手を静止させていることができずバタバタと

表 1 肝性脳症の昏睡度分類

昏睡度	精神症状	参考事項
I	睡眠-覚醒リズムの逆転 多幸気分，時に抑うつ状態 だらしなく，気に留めない態度	Retrospectiveにしか判定できない場合も多い
II	指南力（時・場所）障害，ものを取り違える（confusion） 異常行動（例：お金をまく，化粧品をゴミ箱に捨てるなど） 時に傾眠状態（普通の呼びかけで開眼し，会話できる） 無礼な言動があったりするが，医師の指示には従う態度をみせる	興奮状態がない 尿・便失禁がない 羽ばたき振戦あり
III	しばしば興奮状態またはせん妄状態を伴い，反抗的態度をみせる 傾眠状態（ほとんど眠っている） 外的刺激で開眼しうるが，医師の指示には従わない，または従えない	羽ばたき振戦あり （患者の協力が得られる場合） 指南力は高度に障害
IV	昏睡（完全な意識の消失） 痛み刺激に反応する	刺激に対して，払いのける動作，顔をしかめるなどがみられる
V	深昏睡 痛み刺激にも全く反応しない	

（高橋善弥太，他．第12回犬山シンポジウム記録．東京：中外医学社；1982. p.116-25[1] より）

羽ばたくような動き）や失見当識などの精神神経症状，肝性口臭や高アンモニア血症，脳波異常（びまん性の徐波化，三相波）などから総合的に診断する．

▶頻度

意識障害として救急搬送される疾患として，一番多いのが中枢神経系（約40%）である．次に代謝性（約 20%），循環器（約 15%），呼吸器（約 10%），薬物中毒（約 5%）などが続く．代謝性疾患の中では肝性脳症が一番多い．

▶病因

腸管内で生じるアンモニアなどの神経毒性物質が，肝不全のため解毒されなかったり，門脈血流が門脈 - 大循環シャントのため肝臓をバイパスし，直接大循環に流入し，血液脳関門を越え脳内に入ることで，肝性脳症を呈する．神経毒性物質としては，主に腸内細菌によって産生されるアンモニア，低級脂肪酸，メルカプタンがある．

▶病態

肝不全の病態分類としては，壊死型とシャント型に分けられる．壊死型肝不全は，肝細胞自体が広範な壊死によって失われ，肝臓自体も萎縮し，肝予備能が著減して発症する肝不全である．シャント型肝不全は，肝予備能は保たれているが，門脈 - 大循環シャントのため，結果的に肝臓が機能を果たせなくなり発症する肝不全である．壊死型肝不全の典型例は劇症肝炎であり，シャント型肝不全の典型例は特発性門脈圧亢進症である．非代償性肝硬変にみられる肝不全は 2 つの因子が，さまざまに混在したものである．

肝性脳症には精神神経症状が明らかである顕性脳症と精神神経症状が明らかでない潜在性肝性脳症とがある．顕性脳症は，劇症肝炎を背景とした急性型，肝硬変を背景とした末期昏睡型，慢性再発型に分けられる．

▶具体的な治療方法

薬物療法

肝不全用アミノ酸製剤は急性肝不全例においてはアミノ酸負荷となるため，原則的に使用しない．肝性脳症の治療において，その原因が非代償性肝硬変あるいは急性肝不全であるかを鑑別し，昏睡度判定，誘因検索や残存肝予備能の把握が重要である．門脈 - 大循環シャントに由来する脳症の薬物療法は，アンモニアなどの中毒性物質の産生・吸収を抑制する治療とアミノ酸代謝異常の是正が中心となる．

経口摂取可能な場合，合成二糖類にて腸管内浸透圧の上昇と腸管内 pH を低下させ，アンモニア産生や吸収を抑制し，脳症を改善させる．ラクツロースに比べラクチトールは甘味が抑えられ，下痢・腹痛も少ない．合成二糖類で高アンモニア血症が改善されない場合には，腸管非吸収性抗菌薬を併用するが，腎障害や聴覚障害をきたす可能性があり，長期運用は避ける．また，非代償性肝硬変では血中亜鉛濃度が低値を示すことが多く，亜鉛欠乏により尿路回路のオルニチントランスカルバミラーゼ活性が低下するため，亜鉛製剤の併用も行われる．カルニチン欠乏症に対し適応のあるカルニチン製剤も，肝性脳症に有効であるとする報告もある．

昏睡 III 度以上や経口摂取困難な場合，肝不全用アミノ酸製剤の点滴を行う．慢性再発型では速効性の効果（意識の覚醒効果 70 ～ 80％）を示す．200mL から投与し，覚醒後は肝不全用成分栄養剤の経口に切り替える．500mL では過剰投与となる場合もあるので注意する．また，急速に投与すると低血糖を起こす危険性があるので，ビタミン B_1 を混注したブドウ糖液投与を併せて行う．また，肝不全用成分栄養剤は高カロリーであり，糖尿病合併肝硬変症例では問題となる．栄養剤内服も含めた詳細な食事指導と血糖管理が必要である．

薬物療法以外

腹部 CT や血管造影で大きな門脈 - 大循環シャントが確認できる症例では，バルーン下逆行性経静脈的塞栓術（balloon occluded retrograde transvenous obliteration: BRTO）が有効である．

▶予後

肝性脳症は肝不全の一症状であるため，残存肝機能により予後は異なる．劇症肝炎などの急性肝不全時にみられる急性型は覚醒率が低く，IV 度以上になることが多い．肝硬変脳症でも末期昏睡型は覚醒率が低く，急性型脳症に類似しており予後不良である．一方，慢性再発型では比較的肝機能は保たれており，覚醒率も高く大部分が昏睡 II 度以内である．

▶再発予防法

慢性肝不全による肝性脳症には，増悪因子が関与していることが多い．その除去のみで改善が期待できる．代表的なものに便通異常（便秘），消化管出血，利尿薬の過剰投与，高蛋白食，感染症，睡眠薬・鎮痛薬などの過剰摂取などがあげられる．

便秘は腸管からの中毒性物質の吸収により脳症を誘発するので合成二糖類にて 1 日 2 回程度の軟便となるようにコントロールする．食道静脈瘤出血などの消化管出血があればその治療を行う．腹水などによる利尿薬の過量投与も，BUN 上昇や，アルカローシスによる腎でのアンモニア生成と脳内へのアンモニア移行の促進を介して肝性脳症を悪化させるので注意する．醤油などのアンモニアを多く含む食事や，蛋白質の摂取を制限するなどの食事指導も推奨される．

参考文献：

1）高橋善弥太，武藤泰敏，清水 勝．劇症肝炎の全国集計 初発症状から意識障害までの日数と予後および定義の検討．第 12 回犬山シンポジウム記録．東京：中外医学社；1982. p.116-25.

〈内田　靖〉

10 急性腹症への対応

POINT

① バイタルサインに異常があった場合，ABCD の安定化を第一に行い，心血管疾患である超緊急疾患，緊急疾患を鑑別する．

② 診療を円滑に進めることができるため，原因に関わらず診断前の早期鎮静薬使用は推奨される．

③ 超音波検査を施行し，診断に達しなかった症例に CT 検査を行うことが望ましい．

④ 緊急手術・IVR の適応となる病態（出血，臓器の虚血，汎発性腹膜炎，臓器の急性炎症）と診断した場合には，迅速に専門科へ相談あるいは専門施設への搬送を行う．

診療フローチャート

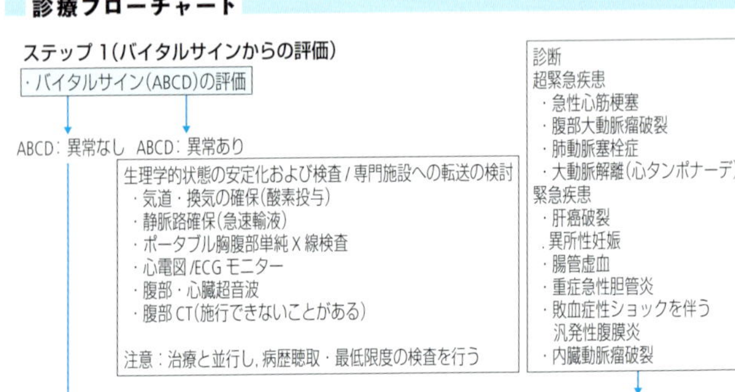

ステップ 1(バイタルサインからの評価)
・バイタルサイン(ABCD)の評価
ABCD：異常なし
ABCD：異常あり
生理学的状態の安定化および検査 / 専門施設への転送の検討
・気道・換気の確保(酸素投与)
・静脈路確保(急速輸液)
・ポータブル胸腹部単純 X 線検査
・心電図 /ECG モニター
・腹部・心臓超音波
・腹部 CT(施行できないことがある)
注意：治療と並行し，病歴聴取・最低限度の検査を行う
診断
超緊急疾患
・急性心筋梗塞
・腹部大動脈瘤破裂
・肺動脈塞栓症
・大動脈解離(心タンポナーデ)
緊急疾患
・肝癌破裂
・異所性妊娠
・腸管虚血
・重症急性胆管炎
・敗血症性ショックを伴う汎発性腹膜炎
・内臓動脈瘤破裂
緊急手術 /IVR，専門施設への搬送，集中治療

ステップ 2(病態・身体所見などからの評価)

・手術 /IVR の必要性の評価
1. 病歴：
激痛，突然発症，進行性増悪
2. 腹部身体所見：
内臓痛か？体性痛か？
部位
3. 手術を要する病態の有無：
出血，臓器の虚血，汎発性腹膜炎，臓器の急性炎症

病歴
・主訴(痛みの質，発熱，悪心嘔吐，下痢，下血など)
・内服薬など
・既往歴(手術歴，冠動脈疾患，糖尿病，高血圧，アレルギーなど)
・喫煙歴，飲酒歴
・その他

身体所見
・身体所見(腹膜刺激症状の有無)
・手術痕，ヘルニア，拍動性腫瘤，大腿動脈の拍動の触知，橈骨動脈の拍動の触知など

※検査は次頁

検査
- ・心電図
- ・血液ガス分析
- ・血液・尿検査：
  血算，電解質，肝機能，腎機能，膵酵素，血糖値，CRP，心筋逸脱酵素，肝炎ウイルスマーカー，血液培養，尿定性検査，妊娠反応検査など
- ・腹部超音波検査：
  腹腔内液体貯留（出血・腹水），臓器の炎症，胆石，水腎症など
- ・腹部（造影）CT検査：
  臓器の虚血，臓器の炎症，腹腔内の液体貯留（出血・腹水），腹腔内遊離ガス像など

NO → 追加検討，保存・待機的治療

YES → 緊急手術/IVR，専門施設への搬送，集中治療

▶症状

急性腹症とは，1週間以内の急性発症で，手術などの迅速な対応が必要な腹部（胸部等も含む）疾患である．

▶頻度・病因

急性発症の腹痛は救急外来を受診する患者の5～10％を占め，報告によっても差があるが，致死的な患者は0.5％未満，重篤または手術が必要になる患者は20％前後とされている[1]．急性腹症の原因となる頻度が高い疾患は，年齢や性別によってその頻度は異なる（表1）[2]．妊娠可能年齢女性の腹痛は，妊娠と婦人科疾患を念頭におく．

表1 DPCデータからみた急性腹症の頻度

男性 (n=5,268)	腸管感染症	606 (11.5%)
	急性虫垂炎	483 (9.2%)
	腸閉塞	481 (9.1%)
	腹膜炎	335 (6.4%)
	胆石症	328 (6.2%)
	憩室炎	213 (4.0%)
	胃潰瘍	208 (4.0%)
	尿管結石	157 (3.0%)
	胃/十二指腸炎症	146 (2.8%)
女性 (n=6,941)	腸管感染症	765 (11.0%)
	腸閉塞	557 (8.0%)
	子宮/卵巣の腫瘍	548 (7.9%)
	急性虫垂炎	498 (7.2%)
	子宮/卵巣の炎症	459 (6.6%)
	腹膜炎	330 (4.8%)
	子宮/卵巣の非炎症性疾患	275 (4.0%)
	妊娠関連疾患	238 (3.4%)
	胆石症	227 (3.3%)

(Murata A, et al. Tohoku J Exp Med. 2014; 233: 9-15[2] より引用)

►具体的な治療方法

ステップ 1: 生命を高度に脅かす病態と疾患を鑑別する.

最初に患者のバイタルサイン（ABCD）の評価をする．異常がある場合には緊急処置を行うとともに速やかに原疾患に対する治療を開始する．根治的治療が困難な場合は，緊急処置を施して患者の転院搬送を考慮する．

具体的には，A（Airway：気道），B（Breathing：呼吸）の異常に対しては，気道を確保して酸素投与を行うか，さらに状態が悪ければ気管挿管を行い人工呼吸器の装着を行う．C（Circulation：循環）の異常に対しては，静脈路を確保し初期輸液を開始する．患者の循環動態が安定していても，腹腔内感染症と診断された場合，初期輸液は即座に始める．ショックを合併している場合には，循環動態を安定化させることを最優先とする．D（Dysfunction of central nervous system：意識障害）に関して，敗血症や出血性ショック，高アンモニア血症などの重篤な病態が合併している可能性がある．ABCD に異常を呈する場合には，ABCD の生理学的状態の安定化を行いながら，フローチャート内の超緊急疾患である急性心筋梗塞や腹部大動脈瘤破裂など心血管疾患，緊急疾患である肝癌破裂，異所性妊娠などの疾患を鑑別する．治療と並行し，病歴の聴取・最低限の検査を行う．

また，鎮痛薬の使用により診療を円滑に進めることができるため，原因に関わらず診断前の早期鎮静薬使用は推奨される．第一選択薬はアセトアミノフェン 1,000mg 静脈投与である．

ステップ 2: 病態・身体所見などからの評価をする.

バイタルサインに問題がない場合には，病歴と身体所見から緊急手術の必要性を判断する．血液・画像検査から，手術を必要とする病態（出血，臓器の虚血，汎発性腹膜炎，臓器の急性炎症）が合併していないかを診断する．

病歴では，腹痛の部位，性状（突然発症，激痛，持続する体性痛：刺すような痛み，経時的増悪の有無），嘔吐や下痢，下血などの随伴症状，NSAIDs やステロイド薬などの服薬歴，手術歴などの既往に注意する．直前の食事内容や女性では妊娠の可能性も問診すべきである．身体所見では，腹膜刺激症状の有無が重要である．手術瘢痕，ヘルニア，拍動性腫瘤，大腿・橈骨動脈の拍動の触知などにも注意する．

画像検査では，妊婦や小児では被曝のリスクが懸念されるため，まず腹部超音波検査を施行し，診断に達しなかった患者にのみ CT 検査を行うことが推奨される．腹腔内液体貯留（出血・腹水），臓器の虚血や炎症，腹腔内遊離ガス，胆石などに注意する．

腹腔内感染症と診断された際には，血液培養を採取した後に腸内細菌や嫌気性菌をカバーした抗菌薬を投与する．敗血症性ショックを合併している場合には来院から 1 時間内に投与すべきである．手術が行われる時には創感染の合併を予防するため手術開始直前に追加の抗菌薬投与を行う．

緊急手術・IVR の適応と診断した場合には迅速に専門科に相談する．自施設での対応が困難な際には専門施設への搬送を考慮する．高齢者や診断に至らない疼痛管理困難な患者は入院とし，慎重な経過観察と再評価を繰り返し行う．原因不明な状態で帰宅させる場合には，病態悪化の危険性と再受診の時期について説明を行う．

▶予後

全身状態不良例や高齢者の急性腹症患者の長期生存率は，同年代と比較して同等かそれ以下であるとされる．予後を左右するリスク因子は，急性腹症起因疾患が心血管性病変の場合や，急性腹症によってバイタルサインの変調をきたすなどの全身状態不良時，患者因子として「高齢者」「併存症あり」などである．

参考文献：

1）急性腹症診療ガイドライン出版委員会編．急性腹症診療ガイドライン 2015．東京：医学書院；2015.
2）Murata A, Okamoto K, Mayumi T, et al. Age-related differences in outcomes and etiologies of acute abdominal pain based on a national administrative database. Tohoku J Exp Med. 2014; 233: 9-15.

〈谷村隆志〉

11 ▶ 一般的な腹痛への対応

POINT

① 医療面接，診察所見から，重篤で生命にかかわるもの，緊急手術を必要とするような疾患を迅速かつ適切に鑑別，診断することが重要．一般外来受診患者の中にも緊急疾患は潜んでいるものである．

② 血液検査，腹部超音波でスクリーニング検査を行い，必要に応じて腹部 CT や内視鏡検査を施行する．

③ 心疾患や婦人科疾患も鑑別範疇となるため，心電図や妊娠反応も重要となることがある．

④ 非緊急性疾患の場合，急性疾患と慢性疾患によって方針，治療を検討する．

診療フローチャート

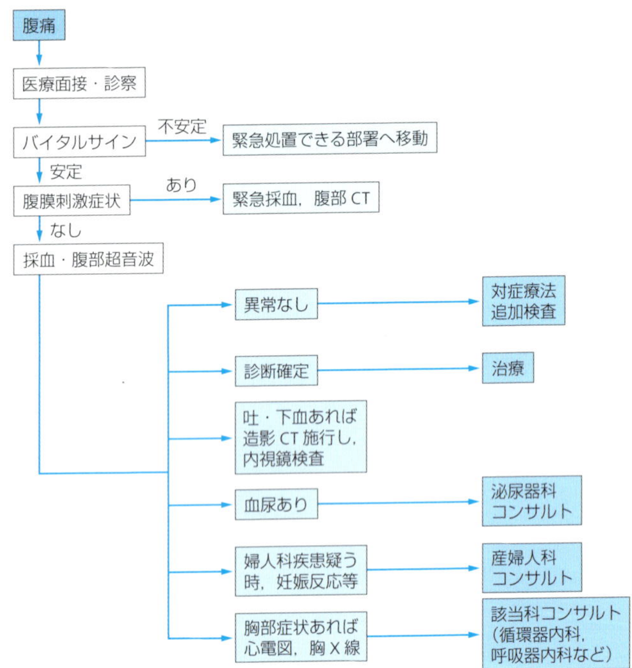

▶症状

腹痛は消化器疾患の主訴として頻度の高い症状である．腹痛の種類には以下のものがあげられる．

内臓痛

管腔臓器の狭窄，閉塞による平滑筋，臓側腹膜，腸間膜の過伸展，拡張，収縮や実質臓器の腫脹による被膜の伸展が原因．間歇的な鈍痛（キリキリ）や灼熱痛（シクシク）と表現される．

体性痛

壁側腹膜や腸間膜，横隔膜の圧迫，摩擦などの物理的刺激や炎症が原因．持続痛（ギリギリ，ズキーン）と表現され，悪化すると，圧痛，反跳痛や筋性防御が生じる．

関連痛

高度の内臓痛を生じた際，脊髄後根内で隣接する神経線維に刺激が波及した結果，その対応する皮膚分節に体性痛と同様の疼痛を自覚する．

▶医療面接の方法

下記を短時間に効率よく問診する．

部位と性状

いつから（急性，亜急性，慢性），どこが，どのように痛いか．疼痛に移動性があるか（虫垂炎）．

発症状況や増悪因子

痛いのは空腹時か（十二指腸潰瘍），食後か（胃潰瘍），脂質の多い食事によって増悪があるか（胆石や膵炎）．

随伴症状

発熱，嘔気・嘔吐，吐下血，下痢・便秘，体重減少，血尿，不正性器出血の有無を確認．

既往歴

腹部手術歴のチェック（術後イレウス）．

併存疾患や内服歴

動脈硬化や高血圧，心疾患，糖尿病などの有無，抗血栓療法や NSAIDs 内服の有無．

生活歴

飲酒歴，喫煙歴，女性の場合は月経異常や妊娠の有無．生もの摂取の有無も確認する．

▶診察のポイント

視診，聴診，打診，触診の順に行う．特に腹膜刺激症状の有無は重要であり，鎮痛薬などを使用する前に確認する方が良い．血便のある患者には直腸診を行うが，異性の患者の場合は羞恥心への配慮からできれば患者と同性の看護師を同伴させる．

▶検査方法

血液検査

必須の検査である．炎症反応（白血球や CRP），肝胆道系酵素（T-Bil, AST,

ALT, ALPなど), 膵酵素（アミラーゼやリパーゼ）をチェックする.

腹部超音波検査

腹痛の精査には必須の検査である. 肝, 胆（図1), 膵, 腎, 脾疾患のみならず, 虫垂炎や消化管（図2), 大動脈疾患も鑑別できる.

腹部X線検査

嘔気・嘔吐, 腹満, 便秘症状などがある場合, 腹部手術歴がある場合は立位, 背臥位で撮影する. niveauがあればイレウス, free-airがあれば消化管穿孔の診断に至る. 特にイレウスによる便秘が腹痛の原因のこともあり, 安易に浣腸などを行うと腸穿孔をきたすことがあるため, 事前に行っておくべき検査である.

腹部CT検査

腹部超音波で確定診断が得られないもの, 症状が強いものには選択したい. 特に造影を併用することにより, 実質臓器や消化管の血行動態が把握でき, 緊急性疾患の鑑別に役立つため, 単純CTとの併用をお勧めしたい.

内視鏡検査

吐下血を伴うもの, アニサキス症を疑うものには緊急で行う. 事前にCTを撮影しておくと, 病変の把握が容易になることがある.

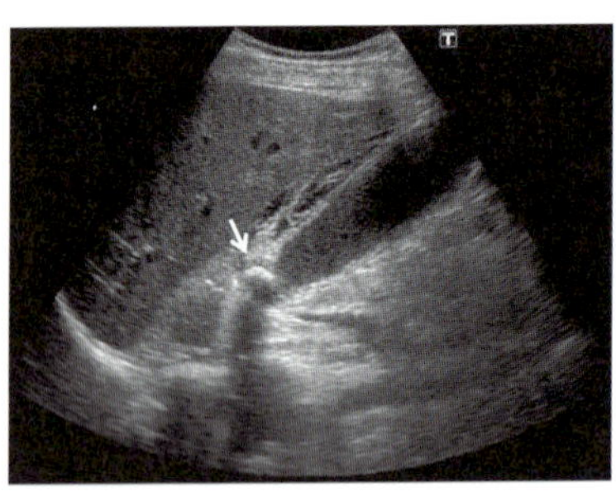

図1　腹部超音波による診断

胆囊腫大と壁肥厚, 胆囊周囲液体貯留, 頸部の結石（矢印）所見を認め, 急性胆石胆囊炎と診断できる.

図2　腹部超音波による診断

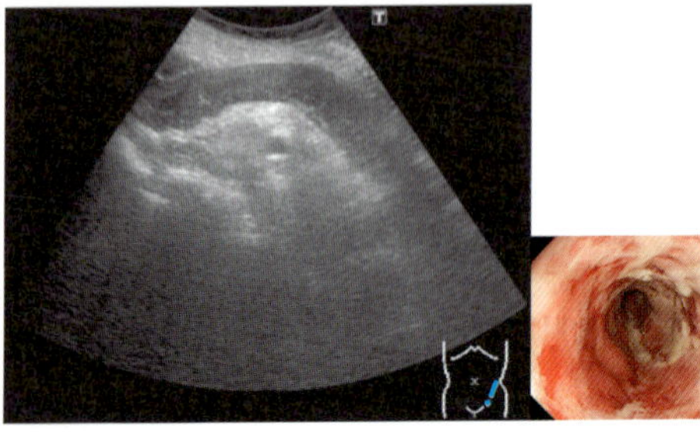

下行～S状結腸のびまん性壁肥厚を認め, 大腸炎が疑われる. 内視鏡検査で虚血性大腸炎と確定診断された.

その他

下痢を伴う場合は感染性腸炎の可能性があるため，便培養を行う．胸部症状を伴う場合は，心疾患も鑑別される必要があるため，血液検査でクレアチンキナーゼ，トロポニンT，心電図を行う．また，中年男子の急激な腹痛，背部痛の場合は尿管結石が疑われるため，尿検査を行う．女性で子宮外妊娠が疑われる場合は妊娠反応を行う．

▶鑑別疾患とその対応

部位別の腹痛の鑑別疾患を図3にあげる．心・血管性疾患や婦人科疾患などは緊急性疾患も多いため，速やかに各科にコンサルトすることが必要である．消化器疾患の場合，緊急性疾患（絞扼性イレウス，消化管穿孔，壊疽性胆嚢炎，急性閉塞性化膿性胆管炎，重症急性膵炎，S状結腸軸捻転，急性虫

図3　腹痛の部位別鑑別疾患

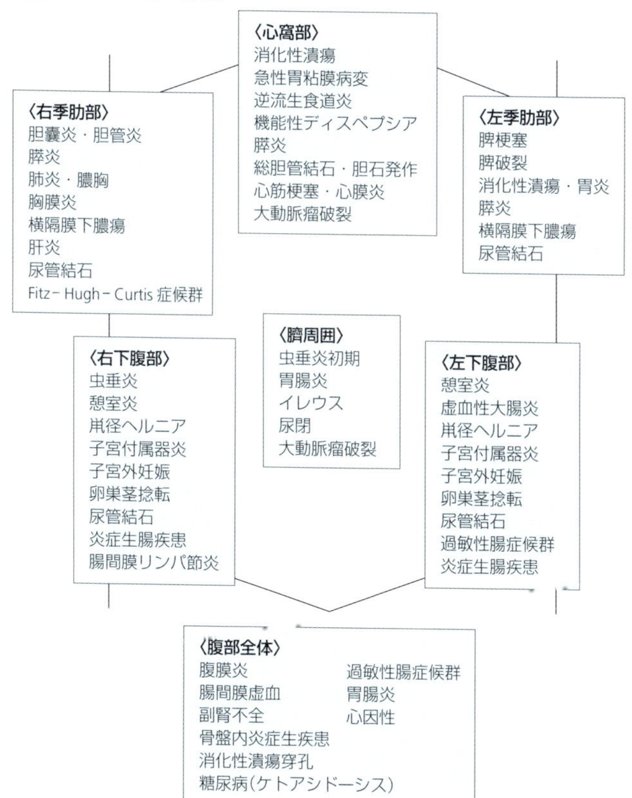

〈心窩部〉
消化性潰瘍
急性胃粘膜病変
逆流生食道炎
機能性ディスペプシア
膵炎
総胆管結石・胆石発作
心筋梗塞・心膜炎
大動脈瘤破裂
〈右季肋部〉
胆嚢炎・胆管炎
膵炎
肺炎・膿胸
胸膜炎
横隔膜下膿瘍
肝炎
尿管結石
Fitz-Hugh-Curtis 症候群
〈左季肋部〉
脾梗塞
脾破裂
消化性潰瘍・胃炎
膵炎
横隔膜下膿瘍
尿管結石
〈臍周囲〉
虫垂炎初期
胃腸炎
イレウス
尿閉
大動脈瘤破裂
〈右下腹部〉
虫垂炎
憩室炎
鼡径ヘルニア
子宮付属器炎
子宮外妊娠
卵巣茎捻転
尿管結石
炎症生腸疾患
腸間膜リンパ節炎
〈左下腹部〉
憩室炎
虚血性大腸炎
鼡径ヘルニア
子宮付属器炎
子宮外妊娠
卵巣茎捻転
尿管結石
過敏性腸症候群
炎症生腸疾患
〈腹部全体〉
腹膜炎
腸間膜虚血
副腎不全
骨盤内炎症生疾患
消化性潰瘍穿孔
糖尿病(ケトアシドーシス)
過敏性腸症候群
胃腸炎
心因性

垂炎など）の場合は緊急入院や外科コンサルトなどを速やかに行う．非緊急性疾患の場合は，症状をみながら検査や方針をたてていってもよい．ただし，帰宅後の症状増悪などもあるため，近日中に再診予定とし，悪化時の対応策についても患者へ指示しておくことが重要である．

▶消化器疾患における具体的な治療方法

原疾患の治療が優占される．鎮痛についてはブチルスコポラミン臭化物，アセトアミノフェン，NSAIDs などを併用する．ただし，麻痺性イレウスや出血性大腸炎時のブチルスコポラミン臭化物，消化性潰瘍時の NSAIDs は原則禁忌である．癌性疼痛の場合はアセトアミノフェンや NSAIDs を積極的に使用し，効果なければオピオイドを併用する．膵炎の場合は疼痛が強いため，オピオイドも含めた積極的な鎮痛加療を行う．慢性疼痛の場合，プレガバリンや抗うつ剤を用いることもある．以下に代表的な消化器疾患の治療法を述べる．

消化性潰瘍，急性胃粘膜病変

プロトンポンプ阻害剤（PPI）や H_2 拮抗薬（H_2RA）などの胃酸分泌阻害剤，粘膜保護剤での内服加療．活動性出血あれば内視鏡的止血術．

逆流性食道炎

生活指導に加え，PPI での内服加療．

機能性ディスペプシア

PPI やアコチアミドでの内服加療．*H. pylori* 除菌療法．

膵炎

原因の除去に加え，輸液，抗菌薬，蛋白分解酵素阻害剤での加療．総胆管結石や膵石などが原因であれば内視鏡的治療．

胆囊炎・胆管炎

抗菌薬治療．結石や腫瘍が原因であれば必要に応じてドレナージ療法．

肝炎

原因除去．急性期は安静加療．

憩室炎

輸液，抗菌薬治療．

虫垂炎

外科的手術適応であるが，軽症の場合は抗菌薬治療．

イレウス

イレウス管や胃管を留置し，消化管内の減圧を行う．

感染性腸炎

頻度としては多い疾患である．原則的には対症療法であるが，菌種によっては抗菌薬を併用する．

虚血性腸炎

輸液加療．壊死性であれば外科的手術．

過敏性腸症候群

病型に応じた内服加療を選択．

炎症性腸疾患

内視鏡などで確定診断した後に内科的加療.

▶予後と再発予防

根治に至る疾患もあるが，治療中断で症状が再燃したり，慢性化に至ったりする疾患も多い．適切な内服コントロールに加え，食事療法や生活指導，心理療法なども必要である.

参考文献:

1）日本消化器病学会監修，「消化器病診療（第2版）」編集委員会編．消化器病診療．第2版．東京：医学書院；2014. p.2-5.
2）日本内科学会専門医部会編．コモンディジーズブック，11 腹痛．2014. p.61-7.

〈宮岡洋一〉

12 嘔気・嘔吐への対応

POINT

① 意識レベル低下が認められる患者に対しては，誤嚥に注意しながらの気道確保，血管の確保を迅速に実施する．
② 嘔吐により脱水や電解質異常（低 K 血症，代謝性アルカローシス）をきたす可能性のあるときは制吐薬や輸液による対症療法を行う．
③ 嘔気・嘔吐は消化器領域以外の疾患でみられることがあり鑑別診断が重要である．
④ 脳圧亢進症においては，脳梗塞では発症時からの時間により頭部 CT においても所見を認めないことがあるため，脳神経疾患を疑う場合には専門医に紹介することも必要である．
⑤ 女性では妊娠の可能性があることを認識し，その疑いがあれば妊娠反応の検査を行うことが必要である．

診療フローチャート

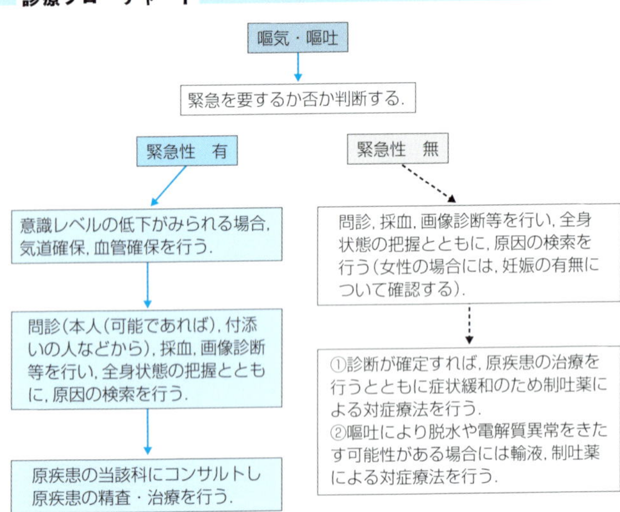

▶病因・病態（図 1）[1〜4)]

悪心・嘔吐をきたす代表的な疾患を表 1 に示す．必ずしも消化器疾患により生じる症状とは限らないので注意が必要．

病　因

その病因は大きく分けて中枢性嘔吐と末梢性嘔吐に分類できる．

図1 病因・病態

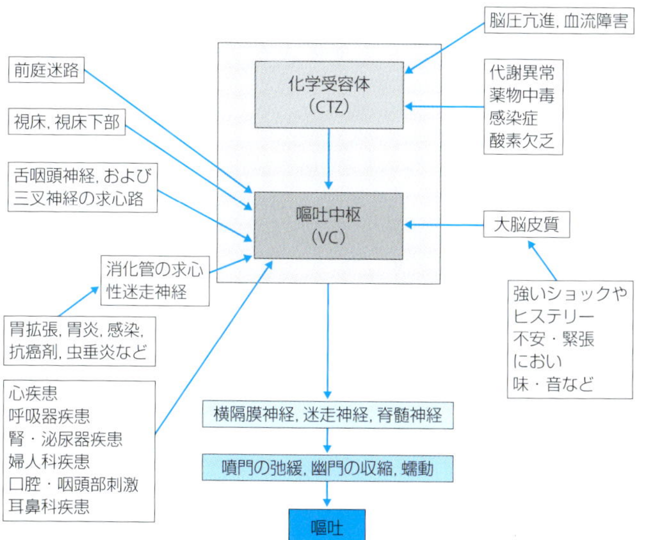

表1 悪心・嘔吐をきたす代表的な疾患

消化器疾患	胃食道逆流症，食道癌，アカラシア，急性胃炎，胃・十二指腸潰瘍，胃癌，膵炎，膵癌
神経疾患	脳腫瘍，脳血管障害，髄膜炎，脳炎，メニエール病，片頭痛，緑内障など
循環器疾患	虚血性心疾患，心不全など
代謝性疾患	尿毒症，糖尿病など
泌尿生殖器疾患	尿路結石，卵巣捻転，妊娠悪阻など
薬剤，中毒など	抗癌剤，ジギタリス，モルヒネ，テオフィリン，食中毒，アルコール中毒など
心因性	ヒステリー，恐怖，神経症など

(古田賢司，他．日医師会誌．2011; 140: p.S82-6[1] より引用)

a）中枢性嘔吐

①嘔吐中枢への直接刺激に伴う嘔吐

- 脳圧亢進：脳腫瘍，脳膿瘍，脳出血，くも膜下出血，脳炎，髄膜炎
- 脳血流傷害：脳梗塞，ショック，低酸素血症，片頭痛

②化学受容体誘発帯（chemoreceptor trigger zone：以下 CTZ）を介する刺激に伴う嘔吐

- 代謝異常：糖尿病性ケトアシドーシス，尿毒症，肝性昏睡，甲状腺機能亢進症，副甲状腺機能亢進症，副腎機能低下症，妊娠悪阻
- 薬物中毒：ジギタリス，テオフィリン，モルヒネ，抗菌薬，抗癌剤，ヒス

タミン，ドパミン，利尿薬，降圧薬，経口糖尿病薬，アルコール，ニコチン

- 感染症：細菌感染症において，細菌から産生される毒素
- 酸素欠乏：高山病や著しい貧血における低酸素状態

③心因性嘔吐

不安や緊張，不快なにおい・味・音・光景，うつ病，神経性食指不振症

b）末梢性嘔吐

①消化器疾患に伴う嘔吐

- 急性腹症に伴う嘔吐（内臓・腹膜の炎症に伴うもの）：急性虫垂炎，急性胆囊炎，腸閉塞，急性腹膜炎
- その他の消化器疾患（消化管運動低下によるもの）：アカラシア，食道炎，食道癌，急性胃炎，胃・十二指腸潰瘍，幽門狭窄
- 消化管の感染症：ウイルス性，細菌性，寄生虫など
- 薬物による消化管の刺激：サリチル酸やアミノフィリン

②心疾患に伴う嘔吐：心筋梗塞，うっ血性心不全など

③呼吸器疾患に伴う嘔吐：胸膜炎，肺炎など

④腎・泌尿器疾患に伴う嘔吐：尿管結石や腎盂腎炎

⑤婦人科疾患に伴う嘔吐：子宮附属器炎，卵巣腫瘍，卵巣のう腫茎捻転，卵管炎，子宮外妊娠

⑥口腔・咽頭頭部刺激に伴う嘔吐：扁桃炎，舌根・咽頭・喉頭への機械的刺激

⑦耳鼻科疾患に伴う嘔吐：Ménière（メニエール）病，中耳炎，乗り物酔い，前庭神経炎，動揺病

病　態

嘔吐は延髄毛様体の背側にある嘔吐中枢（vomiting centre：以下 VC），延髄第四脳室底延髄最後野にある CTZ に制御されている．CTZ は嘔吐中枢を介して間接的に嘔吐作用を起こさせる．嘔吐中枢の刺激因子には大きく分けて中枢性と末梢性の 2 つに分類される．

①中枢性

- CTZ が脳圧亢進，血流障害，催吐物質などにより直接刺激され，嘔吐中枢を刺激するもの
- 強いショックやヒステリーなどの情動的刺激が大脳皮質から嘔吐中枢に至るもの．

②末梢性

- 消化管など内臓神経からの刺激が，迷走神経および交感神経の求心路を経て嘔吐中枢に至るもの．
- 口腔・咽頭粘膜刺激が舌咽頭神経および三叉神経の求心路を経るもの．
- 前庭器官刺激が前庭神経を経るもの．

嘔吐の反射経路

嘔吐中枢が刺激されると横隔膜神経，迷走神経，脊髄神経に嘔吐指令が出され，噴門の弛緩，幽門の収縮，そして胃の内容物を噴門部に逆流させるた

めの逆蠕動が起こることで嘔吐が起きる.

▶具体的な治療方針[1~4)]

嘔気・嘔吐は，腹部疾患，心疾患，呼吸器疾患，腎・泌尿器疾患，婦人科疾患，耳鼻科疾患などさまざまな病変に伴って起こる可能性がある．治療の基本は原疾患の治療が第一で，原因となる疾患や病態を検索し的確に治療することが必要である.

初期対応

①悪心・嘔吐を主訴に患者が受診した場合，まず緊急を要するか否かの的確な判断が必要となる．中枢神経系疾患などで意識レベル低下が認められる患者に対しては，誤嚥に注意しながらの気道確保，血管の確保を迅速に実施する．嘔吐により脱水や電解質異常（低 K 血症，代謝性アルカローシス）をきたす可能性のあるときは制吐薬や輸液による対症療法を行う.

②患者に対して処置を行いながら，問診，採血，画像診断などで悪心・嘔吐の原因検索を行う.

一般的な治療

嘔吐に関与する中枢伝達路には少なくとも 4 種類（ドパミン D_2 受容体，セロトニン 5-HT_3 受容体，ヒスタミン H_1 受容体，アセチルコリン M_1 受容体）の神経伝達物質受容体が存在し，それぞれの神経伝達路に関与する受容体は異なっている．治療に使用される制吐薬は，これらの受容体に神経伝達物質が結合するのを阻止することで効果を発揮する．それぞれの神経伝達物質受容体拮抗薬の特徴と主な薬剤は表 2 に示す通りである.

これらのうち，胃腸炎に伴う悪心・嘔吐で頻用されるのがドンペリドン，プリンペランである．メトクラプラミド（プリンペラン®）は，経口投与以外に注射剤もあり，経口摂取が難しい場合に点滴に混注して投与することが可能である．しかし，メトクラプラミドを胃腸炎で下痢もみられる患者に対して投与すると，メトクラプラミドの下部消化管蠕動促進作用に伴い下痢・腹痛が強くなる可能性があるため注意が必要である．一方，ドンペリドンは下部消化管の蠕動にほとんど影響を与えないため，下痢を伴う悪心・嘔吐にも使用することができる．ドンペリドン，メトクラプラミド以外に頻用される薬剤として，消化管運動調節剤であるモサプリドクエン酸塩水和物（ガスモチン®）がある．この薬剤は慢性胃炎への投与が保険で認められており，胃炎および消化管運動の低下に伴う悪心・嘔吐に対して使用されることが多い．最近になって，化学療法に伴う悪心・嘔吐，食欲不振に対して半夏瀉心湯，六君子湯などの漢方薬も使用されることが多くなっている.

表2 神経伝達物質受容体拮抗薬の特徴と主な薬剤

1. D_2受容体拮抗薬

D_2受容体は中枢性作用と末梢作用の2種類の作用を持っている.
○中枢性作用………CTZのD_2受容体を遮断して制吐作用を示す.
○末梢作用…………D_2受容体の刺激によりアセチルコリンが遊離され，消化管運動機能を亢進する.
〈代表的な薬剤〉……メトクロプラミド（プリンペラン®），ドンペリドン（ナウゼリン®），プロクロルペラジン（ノバミン®）

2. セロトニン5-HT_3受容体拮抗薬

抗悪性腫瘍薬，放射線照射等の刺激により小腸粘膜の腸クロム細胞からセロトニンが遊離し，5-HT_3受容体と結合してCTZを刺激することで嘔吐を起こす．5-HT_3受容体拮抗薬は5-HT_3受容体を遮断し制吐作用を示す.
〈代表的な薬剤〉……塩酸グラニセトロン（カイトリル®），塩酸オンダンセトロン（ゾフラン®），塩酸ラモセトロン（ナゼア®），塩酸アザセトロン（セロトーン®），塩酸トロピセトロン（ナボバン®）

3. ヒスタミンH_1受容体拮抗薬

抗ヒスタミン薬は嘔吐中枢の抑制や前庭神経核への刺激を抑制する.
〈代表的な薬剤〉……ジフェンヒドラミン，ジプロフィリン（トラベルミン®），ジメンヒドリナート（ドラマミン®），炭酸水素ナトリウム（メイロン®）

4. 抗精神病薬

中枢性の制吐薬として，抗精神病薬のうちフェノチアジン系薬剤の一部に悪心・嘔吐の適応を持つものがある．ドパミンD_2拮抗作用も有している.
〈代表的な薬剤〉……ペルフェナジン（ピーゼットシー®，トリラホン®），クロルプロマジン塩酸塩（ウインタミン®，コントミン®），プロクロルペラジン（ノバミン®）

5. 消化管運動調節薬

ドパミンD_2受容体拮抗作用とセロトニン5-HT_4刺激作用のある薬剤が用いられている.
〈代表的な薬剤〉……メトクロプラミド（プリンペラン®），ドンペリドン（ナウゼリン®），イトプリド塩酸塩（ガナトン®），モサプリドクエン酸塩水和物（ガスモチン®）

6. その他

化学療法の制吐目的の薬効薬理として胃排出能促進作用，胃粘膜血流量増加作用，胃膜電位差低下作用が考えられている.
〈代表的な薬剤〉……六君子湯（ツムラ顆粒（TJ-43）®，コタロー細粒（N43）®）

（古田賢司，他．日医師会誌．2011; 140: p.S82-6[1] より引用）

►予後

感染性の胃腸炎などであれば，数日で症状は軽快する．悪心嘔吐の原疾患により予後は異なる.

►再発予防法

原因が感染性の場合には，手洗いの励行，感染の原因となるような食事を極力避けるなどの対策が必要である．ノロウイルスは非常に感染性が高く，吐物，排泄物での感染の危険性があり，吐物・排泄物の適切な処理，消毒が必要である.

参考文献:

1）古田賢司，木下芳一．症状からアプローチするプライマリケア．15　悪心・嘔吐．日医師会誌．2011; 140: p.S82-6.
2）中澤 敦，日比企文．腹部主要症候・所見，悪心・嘔吐．In: 標準消化器病学．東京：医学書院；2003. p.24-9.
3）峯 徹哉訳．悪心と嘔吐．In: 一目でわかる消化器病学．東京：メディカル・サイエンス・インターナショナル；2005. p.54-5.
4）森脇久隆編．悪心・嘔吐．In: よくわかる病態生理 3 消化器疾患．東京：日本医事新報社；2007. p.30-1.

〈古田賢司〉

13 嚥下障害への対応

POINT

①嚥下障害ではムセ，口腔内汚染，流涎，咽喉頭異常感覚，体重減少などの多彩な症状を呈する.
②問診，診察，スクリーニングテストを行う.
③可能であれば食事の様子を診る.
④スクリーニングテストで異常があれば嚥下機能検査を依頼する.
⑤嚥下障害の治療の前に原因疾患の治療を検討する.
⑥嚥下障害の治療には，内科的治療（薬剤），外科的治療，嚥下リハビリテーションがある.
⑦消化器内科以外の領域の疾患についても十分考慮する.

診療フローチャート

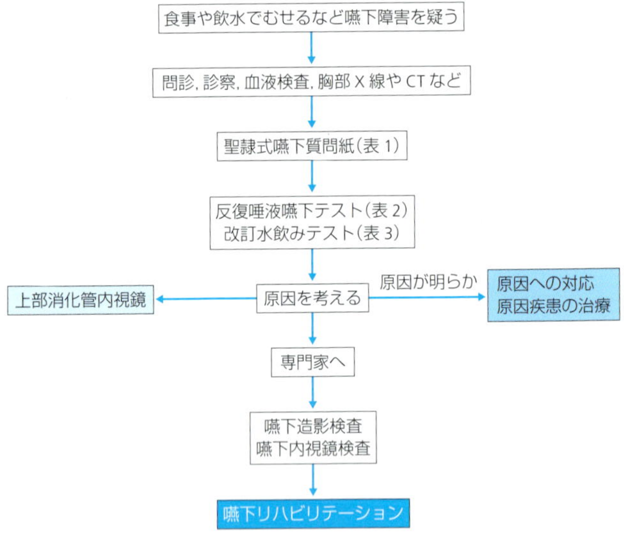

▶症状

ムセ，口腔内汚染，流涎（唾液貯留），咽喉頭異常感覚，湿性嗄声，体重減少など

表 1 聖隷式嚥下質問紙

嚥下（飲み込み）の状態について，ここ2, 3年のことについて質問します．
1. 肺炎と診断されたことがありますか？
2. やせてきましたか？
3. 物が飲み込みにくいと感じることがありますか？
4. 食事中にむせることがありますか？
5. お茶を飲むときにむせることがありますか？
6. 食事中や食後，それ以外の時にも，のどがゴロゴロ（痰が絡んだ感じ）することがありますか？
7. のどに食べ物が残る感じがすることがありますか？
8. 食べるのが遅くなりましたか？
9. 硬いものが食べにくくなりましたか？
10. 口から食べ物がこぼれることがありますか？
11. 口の中に食べ物が残ることがありますか？
12. 食べ物や酸っぱい液が胃からのどに戻ってくることがありますか？
13. 胸に食べ物が残ったり，つまった感じがすることがありますか？
14. 夜，咳で眠れなかったり目覚めたりすることがありますか？
15. 声がかすれてきましたか？（がらがら声，かすれ声など）

該当項目があれば嚥下障害の可能性がある．

（大熊るり，他．日摂食嚥下リハ会誌．2002; 6: 3-8[2] より引用）

表 2 反復唾液嚥下テスト

- 30秒間に唾液を何回嚥下できるかを触診で測定するスクリーニングテスト
- 2回以下を異常と判断する．

表 3 改訂水飲みテスト

1点：嚥下が起こらない
2点：嚥下後に呼吸困難
3点：嚥下後にむせる，もしくは湿性嗄声
4点：水の嚥下は良好であるが，その後の30秒以内に空（唾液）嚥下を2回追加できない
5点：水の嚥下後に30秒以内に空（唾液）嚥下を2回追加できる

3点以下を異常と判断する．

▶病因，病態

嚥下とは，口腔内の食物を舌運動および咽頭反射により食道を経由して胃へ送り込む一連の動作である．この過程の障害により食物を摂取することが困難な状態を嚥下障害という．

狭義の嚥下は食物を口に取り込む動作（捕食）や咀嚼を含まないが，本邦では食物の認知，捕食，咀嚼と狭義の嚥下を統括し，摂食嚥下と表現することが増えている．

表 1 ～ 4 に示すように，耳鼻咽喉科，神経内科，歯科口腔外科，膠原病内科，整形外科など，消化器内科以外にも多岐にわたる領域の疾患が原因としてあげられるため，これらの鑑別疾患をふまえたうえでの診療が必要となる．

表 4 嚥下障害の原因（主な疾患）

	器質的障害	機能的障害
口腔期	口内炎，舌炎，歯周病 口腔癌，舌癌	脳血管障害，パーキンソン病
咽頭期	咽頭炎，扁桃炎，喉頭炎 扁桃周囲膿瘍，咽頭癌，喉頭癌 甲状腺癌，放射線照射後，頸椎症 術後，気管切開後	脳血管障害，パーキンソン病 認知症，皮膚筋炎，多発筋炎 重症筋無力症，水痘帯状疱疹 ウイルスによる神経炎
食道期	食道炎，食道潰瘍，食道憩室 食道癌，食道裂孔ヘルニア 変形性脊椎症	パーキンソン病，皮膚筋炎 多発筋炎，強皮症 食道アカラシア

▶治療方法

原因となる疾患の治療と並行して，栄養摂取障害と誤嚥への対策を行う．嚥下機能改善をはかるために嚥下リハビリテーションが優先されるが，改善が見込めない場合や，早期社会復帰を望む症例などでは，外科的治療も考慮する．脳血管障害などで改善が見込める場合，神経筋疾患や加齢変化などで症状の悪化が考えられる場合，術後の形態や機能障害など症状が固定している場合など，経過や予後を考慮しつつ治療法を選択，また組み合わせる．

①原因疾患の治療

②内科的（薬物）療法……ACE 阻害薬，アマンタジン，シロスタゾールには，誤嚥性肺炎のリスクを低下させる効果が報告されている．

③外科的治療……嚥下機能改善手術（輪状咽頭筋切断術や喉頭挙上術）

④嚥下リハビリテーション……嚥下障害の治療には，ゴール設定が必要である．

▶予後

原因疾患により予後は異なる．一過性のもの，進行性のもの，症状が固定しているものなどさまざまである．誤嚥性肺炎を繰り返すことが多い．

▶再発予防法

原因疾患により再発予防法は異なるため，それぞれの疾患に対する適切な対応を行う．

薬物治療の継続や嚥下リハビリテーションが必要である．

参考文献：

1）谷口 洋．嚥下障害，診られますか？ 東京：羊土社；2015.
2）大熊るり，藤島一郎，小島千枝子，他．摂食・嚥下障害スクリーニングのための質問紙の開発．日摂食嚥下リハ会誌．2002; 6: 3-8.
3）山口 徹，北原光夫，福井次矢編．今日の治療指針 2013．東京:医学書院;2013.

〈沖田浩一〉

14 便秘への対応

POINT

① 原因検索が重要である.
② 常に大腸癌の可能性を考える.
③ 初期治療は生活習慣の指導と浸透圧下剤である.
④ 長期に漫然と刺激性下剤を使用するのは避けるべきである.

診療フローチャート

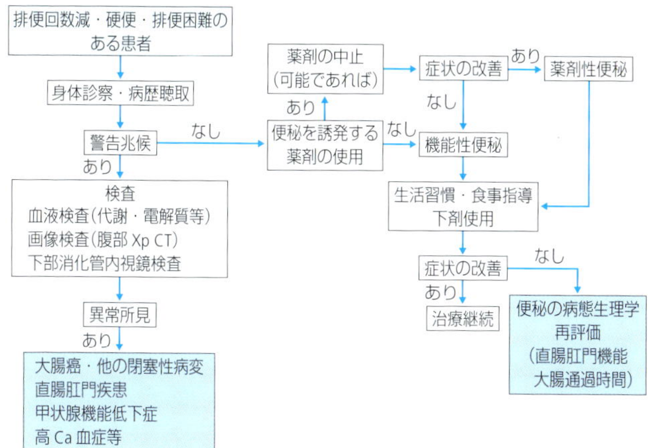

(Spiller RC, et al. Am J Gastroenterol. 2010; 105: 775-85.)

▶症状

便秘は排便が順調に行われないことであり，数日間排便がなく腹部膨満感ないし腹痛が生じる．便が直腸に下りてきており便意があるにもかかわらず肛門から排出されない，便が固い，便が出きらない感じがするなど，さまざまな訴えで表現される.

▶頻度

厚生労働省の調査では，便秘の有症者の数は男性で 30/1,000 人，女性で 60/1,000 人程度であり男女比では 1：2 で女性に多い．しかし，70 歳以上では男女差はあまりないと報告されている.

▶病因・病態

経口摂取された食物は小腸までにおいて大部分が消化・吸収を受け，不消化物が結腸に送られる．その後結腸において水分の吸収を受けて固形化しなから蠕動運動により直腸に送られる．便が直腸に到達すると排便反射により内肛門括約筋が弛緩する．その際に直腸の蠕動により強い便意を生じ，随意的に外肛門括約筋が弛緩して排便が行われる．便秘の病因はこの一連の流れが滞ることである．

便秘は，急性便秘と慢性便秘に分類され，特に原疾患がなく腸管の運動異常によって生じる機能性便秘，腸管の閉塞性病変によって生じる器質性便秘，内分泌疾患，神経疾患などの全身性疾患に伴って生じる症候性便秘，腸管蠕動を低下させる薬剤による薬剤性便秘に大別される（図 1）．

最も頻度が高いのは女性や高齢者に多くみられる弛緩性便秘であり結腸全体の蠕動低下により糞便の移送が遅延することにより生じる．腸管の過緊張のため移送が遅延するものを痙攣性便秘．糞便が直腸に下りていても，排便反射が起こらず排便できないものを直腸性便秘と呼ぶ．

図 1 便秘の分類

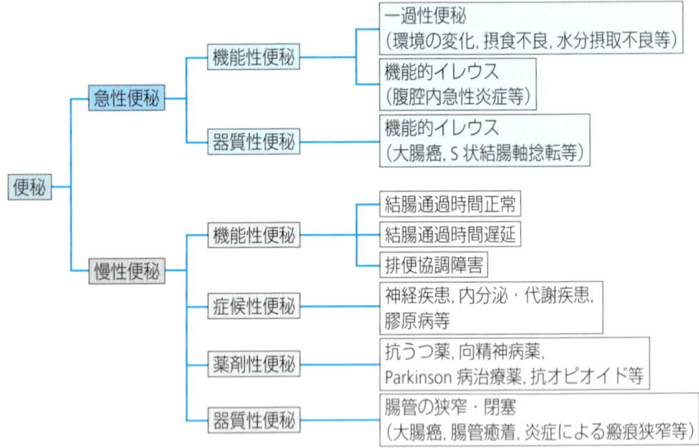

（三浦総一郎，他．便秘の病因，病態．便秘の薬物療法．日比紀文，他編．東京：協和企画；2007. p.3-8. より一部改変）

表 1 症候性便秘の原因疾患

内分泌・代謝疾患
高カルシウム血症　高マグネシウム血症　低カリウム血症 低マグネシウム血症　多発内分腫瘍症2型　ポルフィリン症 慢性腎不全　尿毒症　脱水症　重金属中毒
神経疾患
自律神経障害　脳血管疾患　認知症　うつ病 多発性硬化症　パーキンソン病　脊髄疾患
膠原病
アミロイドーシス　皮膚筋炎

表 2 薬剤性便秘の原因薬剤

医療用医薬品	
抗うつ薬	カルシウムブロッカー
抗てんかん薬	利尿薬
抗ヒスタミン薬	MAO阻害薬
抗パーキンソン薬	オピオイド系薬
向精神薬	交感神経作動薬
鎮痙薬	三環系抗うつ薬
自己治療，一般用医薬品	
制酸剤（アルミニウム，カルシウム含有）	サプリメント（鉄，カルシウム含有）
止瀉薬	非ステロイド性鎮痛薬（NSAIDs）

症候性便秘をきたす疾患（表 1），および便秘を誘発する薬剤（表 2）を記す．

▶具体的な治療方針

器質性便秘・症候性便秘・薬剤性便秘（二次性便秘）の治療は原因となる疾患・薬剤を治療・中止することとなる．それでも改善がない場合に機能性便秘と同様に便秘に対する治療を行うこととなるため初期の診断が重要となる．

問診（発症時期，腹部症状，便の性状，排便頻度，生活習慣等），身体診察を行い，警告兆候（最近発症した便通異常，体重減少，大腸癌の家族歴，直腸出血，50 歳以上）を認める場合は速やかに下部消化管内視鏡検査を行うことが推奨される．その他，血液検査（電解質・腎機能・内分泌機能・代謝機能），画像検査（腹部 Xp，CT）などを行うことで原因疾患の診断を行う．

機能性便秘と診断した場合にはまず生活習慣の改善（水分摂取励行，食物繊維 25g/ 日，適度な運動），浸透圧下剤で治療を開始する．効果が不十分な場合には刺激性下剤を加える．しかし，刺激性下剤は長期投与することで慢性的な腹痛や腹部膨満感，泥状～水溶の軟便を起こす症例を認め，さらには大腸運動が低下して難治性便秘になる危険性がある．また，アントラキノロン系の刺激性下剤の長期内服は大腸メラノーシスの原因となる．したがって刺激性下剤を漫然と長期投与することは避けるべきである．なお便秘治療に用いられる漢方薬には刺激性下剤と同様の成分が含有されていることも多いため注意が必要である．

また，直腸性便秘は内服治療であまり改善が認められない．排便困難感が強く，内服治療で改善が認められないようであれば直腸肛門機能検査・大腸通過時間などの検査およびバイオフィードバック療法が行えるような専門施設へ紹介することも大切である．

▶予後

原疾患をもつ便秘以外は基本的に予後良好である．

►再発予防法

根本的な治療が難しいため一度治療で改善しても高頻度に再発することが多い．また，年齢とともに増悪していく可能性も高いため QOL を強く阻害する疾患である．患者の訴えによく耳を傾け丁寧に治療を継続していくことが重要である．

参考文献：

1）Spiller RC, Thompson WG. Bowel disorders. Am J Gastroenterol. 2010; 105: 775-85.
2）三浦総一郎，他．便秘の病因，病態．便秘の薬物療法．日比紀文，他編．東京：協和企画；2007. p.3-8.

〈泉　大輔〉

15 下痢への対応

POINT

① 下痢は持続期間によって 2 週間以内の急性下痢と，4 週間以上の慢性下痢に分けられる．
② 急性下痢症は最も頻度の高い疾患の 1 つで，その 9 割以上が感染性である．
③ 軽症の健常者ではほとんどが自然軽快するため，脱水補正のみで検査は不要．
④ 高齢者や合併症などでリスクの高い患者では脱水により重症化することがある．
⑤ 下痢の病態は，消化管での分泌過剰，吸収傷害，運動促進による水分の排泄増加である．
⑥ 慢性下痢の原因は薬剤性，炎症性腸疾患，過敏性腸症候群など多岐にわたり，原因検索が必要である．

診療フローチャート

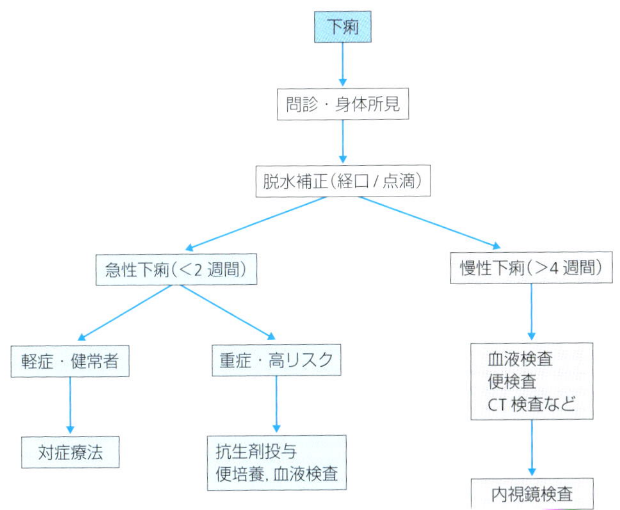

▶症状

下痢の期間，回数，量，性状，出血の有無を確認する．頻度の高い急性感染性下痢症では発熱，腹痛，嘔吐を伴うことが多い．脱水の程度を評価するために経口摂取量，頻脈，血圧低下，尿量減少がないか確認する．

▶頻度

下痢は最も頻度の高い消化器疾患のうちの1つで，そのほとんどは急性の感染性下痢である．途上国では現在でも最も多い死亡原因の1つである．

▶病因

急性下痢症のほとんどが感染性であり，そのうち日本では約7割がウイルス感染で，約3割が細菌感染といわれている．ウイルス性腸炎は冬場に多く，細菌性腸炎は夏場に多い．細菌性腸炎は高熱の持続，腹痛，血便などの症状がウイルス感染と比較すると強い傾向がある(感染性腸炎の項参照)．慢性下痢は急性下痢とは対照的に病因のほとんどは非感染性で，薬剤性，炎症性腸疾患，過敏性腸症候群など多岐にわたる．

▶病態

下痢は水分の多い便が頻回に排出され1日の便の量が200gを超えることと定義されている．消化管での分泌過剰，吸収傷害，運動促進などにより便中の水分が増加し下痢を発症する．

消化管の水分の吸収は，1日に腸管のなかに入ってくる水分が経口摂取と消化液をあわせて約8～9L，そのうち7Lが小腸で吸収され，残った1.5Lが結腸に達し，最終的に0.1L程度の便が排出される．大腸で吸収される水分は通常1日1L程度だが，最大で5～7Lまで水分を吸収することができる．大腸に流入する量や大腸分泌過程で生じた総量がこの量を超えたときに下痢となる．

腸からの分泌は，小腸の粘膜上皮細胞からは腸液が1日1,800mL分泌され，腸管局所での粘膜下層神経叢への触覚や炎症による刺激や，セクレチンやコレシストキニンなどのホルモン刺激によって促進される．大腸からは1日約200mLの粘液が分泌され局所の神経刺激や，遠位大腸では副交感神経系の刺激によっても分泌が促進される．

小腸からの水分の吸収は，ナトリウムの吸収によって浸透圧勾配が生じることで水分の吸収がなされる．ナトリウムの吸収は上皮細胞から細胞間隙への能動輸送が原動力となり，腸管から上皮細胞へのナトリウムの吸収はブドウ糖とともに輸送されて吸収される．

消化管の運動は，主に腸管の筋層間神経叢によって支配されている．腸管神経叢は自律神経からの調節もうけ，副交感神経終末から分泌されるアセチルコリンは腸管運動を亢進し，交感神経から分泌されるノルエピネフリンは抑制的に作用する．

下痢は病態により，①腸管粘膜を介した水電解質輸送の異常による分泌性下痢，②吸収されにくい高浸透圧の物質による浸透圧性下痢，③脂肪の消化吸収不良によって起こる脂肪性下痢，④疼痛・発熱・出血などを伴い，炎症による滲出物と罹患部位の吸収不良によって起こる炎症性下痢，⑤腸管運動不全に分類される．

▶具体的な治療方法

下痢症の初期治療の中心は脱水治療である．下痢を主訴として受診する患者のほとんどは急性の感染性の下痢症であり，軽症の健常者であれば水分摂取を促すだけで特に検査や治療は必要ない．OS-1 などの経口補水塩（高濃度の塩分とブドウ糖を含む）を使用すると小腸からの水分の吸収が促進されるため脱水の改善に有効である．高度の脱水や，経口摂取が困難な場合には点滴により脱水治療を行う．高齢者や臓器不全，免疫抑制状態など重症化のリスクが高い症例で，細菌性腸炎が疑われる場合には，経験的抗菌薬投与(ニューキノロン系内服など)を行い，培養検査を提出する．プロバイオティックスとよばれる乳酸菌製剤などの整腸剤は安全性も高く下痢症治療によく用いられている．止痢剤は，病原菌の排泄を遅らせる弊害もあり，特に細菌性腸炎が疑われる場合には禁忌である．

慢性下痢では非感染性である場合が多く原因検索が必要となる．丁寧な問診を行い，原因と考えられる薬剤があれば中止を検討する，アルコールや特定の食事などが誘因となっている場合には制限するよう指導する．なお，少量の便が頻回に排出される場合（排便量が 1 日 200g 以下）は便意促進と関連し時に大腸狭窄に伴うことがあり下痢とは区別して診断・治療を行う必要がある．感染が否定されれば止痢薬による対症療法も考慮する．必要に応じて血液検査，便検査，CT 検査などを行い，血便や鉄欠乏性貧血があれば内視鏡検査の適応となるため消化器内科専門医紹介を検討する．

▶予後

急性の感染性下痢のほとんどは自然治癒する．時に感染が軽快後も下痢が持続することがある．非感染性の下痢の予後は原因疾患によって異なる．

表1 下痢の病態別の原因

①分泌性
細菌感染：エンテロトキシンによる小腸粘膜のアデニル酸シクラーゼ活性化 ウイルス感染：小腸吸収上皮細胞の破壊 腸切除：回腸末端からの胆汁酸吸収が低下し結腸での分泌を刺激 ホルモン異常：セロトニン・VIP・ガストリン産生腫瘍 アルコール摂取：腸管粘膜障害
②浸透圧性
ウイルス感染：小腸上皮細胞の破壊による二糖類代謝酵素減少 乳糖不耐症：遺伝的ラクターゼ欠損による乳糖分解不全 吸収されない糖類の摂取：甘味料に含まれるソルビトールなど
③脂肪性
慢性膵炎：膵外分泌機能不全による脂肪消化不良 セリアック病：空腸絨毛萎縮による脂肪吸収障害
④炎症性
細菌感染：サイトトキシン，細菌の組織侵入による 炎症性腸疾患：潰瘍性大腸炎，クローン病 Microscopic colitis：collagenous colitis, lymphocytic colitis
⑤腸管運動機能不全
自律神経ニューロパチー：糖尿病，アミロイドーシス ホルモン異常：甲状腺機能亢進症 過敏性腸症候群

表2 下痢を起こす薬剤

抗菌薬：腸内細菌の変化により，偽膜性大腸炎，出血性大腸炎を発症
PPI：collagenous colitisにより炎症性下痢
プロスタグランジン製剤（ミソプロストールなど）：腸管運動亢進，分泌促進
制吐薬（ドンペリドン，モサプリドなど）：腸管運動亢進
アセチルコリン作動薬（臭化ジスチグミンなど）：腸管運動亢進
イリノテカン（CPT-11）：腸管運動亢進，腸管粘膜傷害
フルオロウラシル（5-FU）：腸管粘膜傷害
コルヒチン：乳糖分解酵素の活性低下により浸透圧性下痢
ラクツロース：浸透圧性下痢

参考文献：

1）福井次矢，黒川 清（日本語版監修）．ハリソン内科学，第4版．東京：医学書院；2013．

〈楠　龍策〉

16 黄疸への対応

POINT

① 黄疸症例は原則として入院管理の対象であるため，入院をためらわない．
② 黄疸の原因となりうる疾患は数多く存在するので血液検査と画像診断を同時に進行させ，得られた結果を踏まえ指導医と密に相談してなるべく早期の診断を心がける．
③ 器質的異常の有無の検索には腹部超音波，腹部造影 CT，MRCP をなるべくセットで行う．
④ 感染を合併する黄疸は短期間に急変する可能性があるため，可及的速やかに高次医療機関への搬送を考慮する．

診療フローチャート

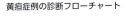

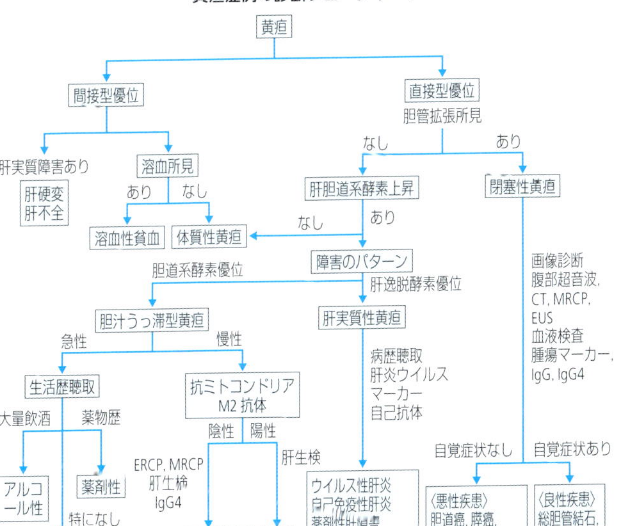

▶症状

初期は眼球結膜の黄染，褐色尿を生じるが，本人は自分で気付くことが少なく周囲に指摘されて自覚することが多い．顕性黄疸となれば全身の皮膚黄染，瘙痒感を認めさらに増悪すると全身倦怠感や食欲不振を伴う．肝不全を伴う黄疸の場合には，胸水による呼吸困難や腹水による腹部膨満などを認め，四肢末梢を中心に浮腫を呈することもある．

▶病因・病態

黄疸の原因となりうる疾患を表1に示す．疾患により後の対応が大きく異なるため初期対応がとても重要である．まずはビリルビンが直接/間接いずれが優位であるかを確認する．一般的に多くの黄疸症例は直接型優位であるため，原因を特定するための各種血液検査（肝炎ウイルスマーカー，各種自己抗体，免疫グロブリン，微量元素など）を提出するとともに画像診断を並行して実施し器質的異常の有無を確認する必要がある．表2に具体的な検査についてまとめたため参照願いたい．

表1　黄疸をきたす疾患

間接型ビリルビン優位の疾患
1. 体質性黄疸（Gilbert症候群，Criglar-Najarr症候群） 2. 溶血性貧血 3. 非代償性肝硬変，肝不全 4. シャント型高ビリルビン血症
直接型ビリルビン優位の疾患
1. 肝実質性黄疸〔急性あるいは亜急性の経過をたどるウイルス性肝炎，薬剤性肝障害，アルコール性肝障害，自己免疫性肝炎（AIH），肝内占拠性病変〕 2. 閉塞性黄疸〔胆膵系悪性腫瘍，胆嚢結石/総胆管結石，自己免疫性膵炎（AIP）やIgG4関連疾患〕 3. 肝内胆汁うっ滞型黄疸〔種々の原因に起因する慢性肝障害，原発性胆汁性胆管炎（PBC），原発性硬化性胆管炎（PSC）など〕 4. 体質性黄疸〔Dubin-Johnson症候群，Rotor症候群〕 5. その他〔GVHD，血球貪食症候群，敗血症など〕

表2　黄疸患者に対する各種検査

血液検査
黄疸症例のスクリーニング：総ビリルビン，直接ビリルビン，AST，ALT，ALP，γ-GTP，LDH，NH3，PT，aPTT，ZTT，TTT 肝実質性黄疸：各種肝炎ウイルスマーカー，抗核抗体，抗肝腎ミクロソーム（LKM-1）抗体 胆汁うっ滞型黄疸：抗ミトコンドリアM2抗体 閉塞性黄疸：CEA，CA19-9，Span-1，DUPAN-2，免疫グロブリン（IgM，IgG），IgGサブクラス（IgG4）
画像検査
腹部超音波検査 腹部造影CT検査（疾患の存在が疑われる場合は標的臓器のダイナミックCT） 腹部MRI検査（MRCP） 内視鏡的逆行性胆管膵管造影（ERCP），管腔内超音波検査法（IDUS）
その他
肝生検（肝自己免疫性疾患が疑われる場合） 超音波内視鏡下穿刺吸引（EUS-FNA）（AIPが疑われる場合） 被疑薬剤のDLST（薬剤性肝障害が疑われる場合）

間接型優位の場合は多くが遺伝性疾患（サラセミア，遺伝性球状赤血球症など），まれにヘビなどの毒に関連する溶血の病態などがあるため病歴を踏まえた詳細な問診が重要となる．

▶具体的な治療方法

黄疸症例が外来に来た場合，まずは入院加療を勧める．入院に際して飲酒歴や服薬歴，海外渡航歴，あるいは家族歴の問診は診断に直結する可能性があるため重要であり，必ず実施する．肝炎ウイルスマーカーが陽性である場合，腹部超音波検査にて肝硬変の所見がなければウイルス性急性肝炎（あるいは慢性肝炎の急性増悪）と考えられるため安静にて改善することが多いが，B 型肝炎の場合は劇症化に移行する場合があるため注意を要する．肝硬変であれば非代償期に移行しているため，肝不全に対する治療を行う．免疫グロブリン（IgG，IgM）が上昇していれば自己免疫性疾患の存在を考慮すべきであり，自己抗体の確認を行う．抗体が陰性であっても偽陰性のケースが存在するため疑わしい場合は顕性黄疸に移行する前，あるいは安静にて黄疸の改善傾向がみられれば速やかに肝実質生検（自己免疫性膵炎が疑われる場合は超音波内視鏡下吸引生検（EUS-FNA））を行い，組織学的診断が確定すれば副腎皮質ホルモンの経口投与（あるいは点滴静注）を開始する．ただしステロイドは経過で漸減調整していくが投薬が長期に及ぶため，合併症対策として事前に耐糖能異常の有無，眼科受診（緑 / 白内障の有無），骨密度測定（骨粗鬆症の存在），上部消化管内視鏡検査（消化性潰瘍 / 悪性腫瘍の有無）などを治療開始前に行い，対応を要する場合は併せて治療を開始していく．

画像診断にて胆石が認められれば総胆管結石を合併している可能性があるため，CT/MRI にて総胆管結石の存在が明らかでない場合は内視鏡的逆行性胆管造影（endoscopic retrograde cholangiopancreatography: ERCP）を行い，結石を認めれば引き続いて切石術を行う．また，悪性疾患に起因する黄疸の場合は胆道ドレナージを行わなければ黄疸は改善しないため，バイタル管理を最優先してからまず内視鏡的ドレナージ術（endoscopic retrograde biliary drainage: ERBD/endoscopic nasobiliary drainage: ENBD）を試みる．実施困難あるいは不成功であった場合には経皮経肝胆道ドレナージ術（percutaneous transhepatic biliary drainage: PTBD）を行う．その際に胆汁 / 膵液の細胞診（可能であれば組織診）も提出し悪性所見が得られれば全身検査を行い外科的切除の適応を探る．遠隔転移を有する場合や血管侵襲を有する場合は切除不能であるため，患者の全身状態を評価した上で化学療法の実施を考慮する．

▶予後

原因疾患により予後は大きく異なる．肝実質性黄疸はその原因を特定し適切な治療を行えば良好である．また，閉塞性黄疸でも良性疾患（結石や炎症性疾患）であればその誘因の除去により良好な経過が得られる．しかし悪性腫瘍に起因する閉塞性黄疸はその原疾患の予後に左右され，一般に不良で

JCOPY 498-14044

ある．また，PBC（primary biliary cholangitis），PSC（primary sclerosing cholangitis）などの自己免疫性胆汁うっ滞疾患については長期の経過で肝不全に移行するため年齢を考慮して肝移植の適応を判断しなければならない．

▶再発予防法

総胆管結石による黄疸の場合は，胆囊に結石が残存している場合結石除去後に待機的な胆囊摘出術を勧める．薬剤性肝障害においては被疑薬を絞り込み可能な限りリンパ球幼若化試験（drug-induced lymphocyte stimulation test: DLST）の実施を考慮する．陽性率は30％程度と言われており，決して高率ではないが陽性の場合は今後の服用を避けることを指導する必要がある．アルコール性肝障害の場合は禁酒指導や地域の断酒会の参加を促したり，あるいは精神科受診を勧めたりすることも検討する．自己免疫性疾患においては副腎皮質ホルモン剤の導入と可及的低用量での維持（5mg/日以下）を目指すと共に長期投与における合併症の定期的評価と治療を忘れない．

〈花岡拓哉〉

17 食欲不振・胃もたれへの対応

POINT

① 消化器外来でよく遭遇する主訴の 1 つであるが，消化器疾患以外の原因も鑑別にあげておく必要はある．

② 医療面接と診察所見から器質的疾患か機能的疾患かの予想をたてる．警告徴候の有無を確認する．常用薬の有無も重要である．

③ 採血，上部消化管内視鏡検査，腹部超音波でスクリーニング検査を行う．必要に応じて CT 検査を計画する．

④ 器質的疾患の場合は，その治療を行うが，機能性疾患の場合，患者との対話の中で治療法を模索するのも必要である．心因性が強い場合は精神科へのコンサルトも検討する．

診療フローチャート

食欲不振のフローチャート

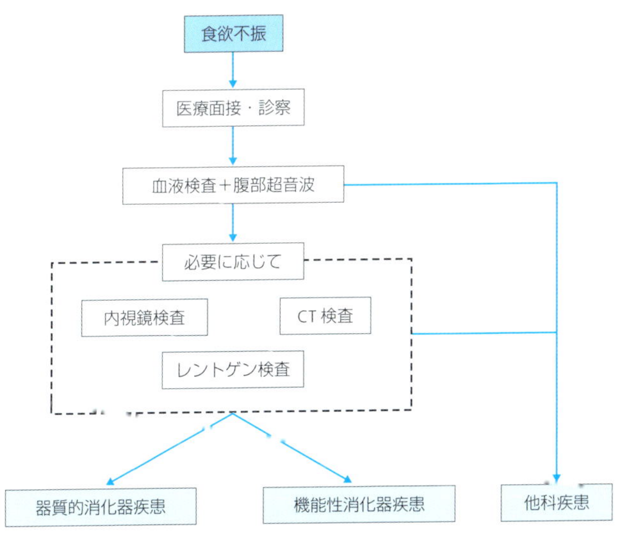

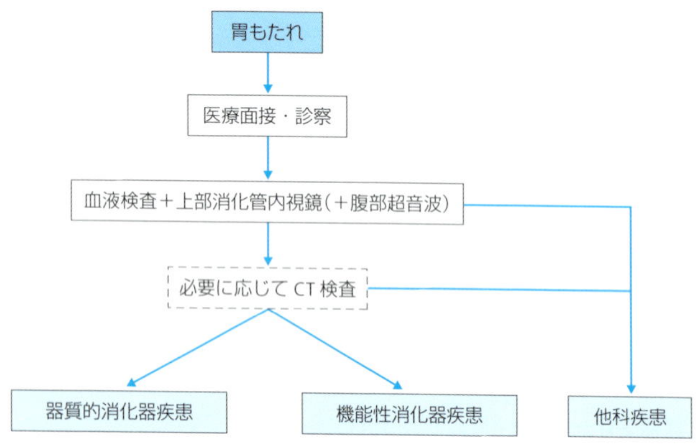

►症状

食欲不振は，食欲が起こらないか，異常に少ない症状を指す．その原因は日常生活が原因のもの（ストレス，不規則な生活習慣，運動不足等）と，病気が原因のものに分けられる．胃もたれとは，胃が重く感じる，むかつく，鈍痛がするといった胃の不快な症状のことを指す．胃適応性弛緩障害，胃排出障害，内臓知覚過敏，社会的因子，*H. pylori* 感染，胃酸分泌，遺伝的要因，心理的要因，アルコールや喫煙などの生活習慣など多因子が関与していると考えられている．食欲不振と胃もたれは同時にあるいは個々に出現しうる症状である．われわれは消化器症状に関する質問票（出雲スケール，p.272 参照）を作成，使用しているが，問 7～9 で胃もたれについて述べている（食事をするとすぐにおなかがいっぱいになる，食物がいつまでもいないに停滞しているような不安感，胃の膨満感）．なお，警告徴候（原因が特定できない体重減少，再発性の嘔吐，出血傾向，嚥下困難，高齢者）がみられる場合は，積極的に器質的疾患を疑い，内視鏡検査を行う．

►病因・病態

食欲不振は消化器疾患以外でも生じる症状である．各臓器悪性腫瘍，内分泌代謝性疾患（甲状腺機能低下症，重症糖尿病），呼吸器疾患（肺気腫），循環器疾患（うっ血性心不全），腎疾患（腎不全），血液疾患（貧血），感染症，妊娠悪阻，精神疾患（神経性食思不振症）などでも生じる．食欲不振をきたす消化器疾患としては，表 1 のごとくさまざまである．

胃もたれをきたす原因疾患としては，機能性ディスペプシア（特に食後愁訴症候群），胃十二指腸潰瘍，逆流性食道炎などがあげられる．また，暴飲暴食後や神経性ストレスで生じることも多い．

表1 食欲不振をきたす消化器疾患

疾患	
1. 口腔・食道疾患	口内炎，歯肉炎，舌炎，食道炎，食道癌
2. 胃疾患	胃炎，胃潰瘍，胃癌
3. 腸疾患	十二指腸潰瘍，慢性便秘，腸炎，大腸癌
4. 肝疾患	肝炎，肝硬変，肝癌
5. 胆道疾患	胆道ジスキネジー，胆石症，胆道炎，胆道癌
6. 膵疾患	膵炎，膵癌
7. 腹膜疾患	腹膜炎，癌

►具体的な治療方法

原因疾患ごとの治療となる(詳細は各論を参照いただきたい)．ここでは主に胃もたれをきたす疾患の治療法を記載する．おのおの消化器病学会から診療ガイドラインが発行されている．

①機能性ディスペプシア：アセチルコリンエステラーゼ阻害薬のアコチアミド，プロトンポンプ阻害薬（PPI）やH_2受容体拮抗薬（H_2RA）などの胃酸分泌阻害薬，漢方薬，抗うつ薬，SSRI（選択的セロトニン再取り込み阻害薬）など．*H. pylori* 陽性の場合は除菌療法も選択肢である．

②胃十二指腸潰瘍：PPI，H_2RA．難治性にはカリウムイオン競合型アシッドブロッカー（P-CAB）であるボノプラザン．*H. pylori* 陽性の場合は除菌療法．

③逆流性食道炎：PPI，H_2RA．難治性には P-CAB.

►予後

悪性疾患でない器質性疾患であれば原疾患の治療で予後は良好．機能性疾患の場合は，症状の消褪を繰り返す場合もある．

►再発予防法

バランスのとれた食事，適度な運動，過度のストレスをかけないなどの生活指導が必要である．生活指導や内服加療でいったん改善しても，その後，症状が再発するものについては内服加療継続が方法となる．

参考文献：

1) Kakuta E, Yamashita N, Tatsube T, et al. Abdominal symptom related QOL in indivisuals visiting an out-patient clinic and those affecting an annual health check. Intern Med. 2011; 50: 1517-22.

2) 古田賢司，石原俊治，佐藤秀一，他．消化器症状を有する患者の QOL 評価のための問診票「出雲スケール」の作成とその検証．日消誌．2009; 106: 1478-87.

〈宮岡洋一〉

V

疾患各論

1．上部消化管疾患 ▶ 1．腫瘍性疾患

a ▶ 食道癌

POINT

① 食道扁平上皮癌の有病率は横ばい傾向にある．
② 現在，食道腺癌（Barrett 食道癌）の頻度は全食道癌の 10％に満たないが，徐々に増加傾向にある．
③ 食道癌は消化管癌の中で最も予後が悪い．
④ 食道癌の早期発見には発癌リスク因子を考慮した検診が必要である．
⑤ 食道癌の治療はガイドラインに準ずることが原則であるが，個々の症例に適した治療法を選択することも肝要である．

▶疫学

食道癌の代表的な病理組織型には扁平上皮癌と腺癌があり，その病因および疫学は大きく異なる．現在，本邦では扁平上皮癌の方が圧倒的に多く，全食道癌の 90％以上を占めている．一方，欧米で最も増加率の高い癌は Barrett 食道から発生する食道腺癌であり，その結果白人男性では約 60％が腺癌という状態である．しかしながら，近年本邦では扁平上皮癌は増加が頭打ちとなり，特に女性では減少傾向にある．他方で Barrett 食道癌は徐々に増加しており，扁平上皮癌に対する腺癌の割合は約 7％まで上昇しつつある（図 1）．いずれの癌も中高年以上の男性に多い傾向があり，男女比は 4：1 となっている．

図 1　日本胸部外科学会における食道癌年次登録数の推移

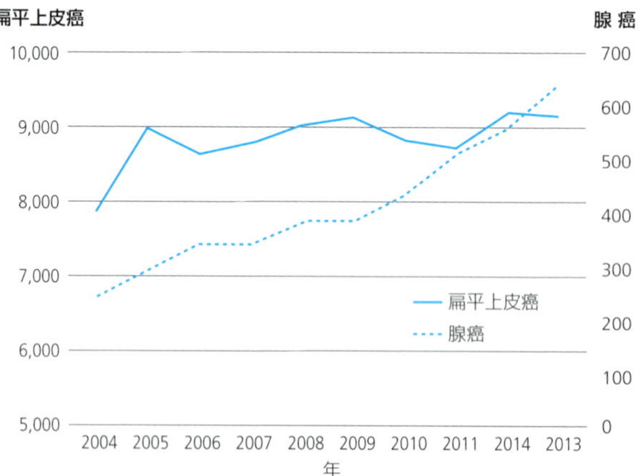

近年本邦では扁平上皮癌は増加が頭打ちとなっている．一方，Barrett食道癌は徐々に増加しており扁平上皮癌に対する割合は約7％まで上昇している．

▶病因

扁平上皮癌

扁平上皮癌の主なリスク因子は飲酒と喫煙である．近年の扁平上皮癌の減少傾向は喫煙者の減少が一因である．日本人のアルコール代謝酵素の遺伝子多型をみると約 10%はアセトアルデヒド脱水素酵素 2 型の完全欠損型，約 40%は部分欠損型である．この部分欠損型ではビールをコップ 1 杯以上飲むことにより顔が赤くなるいわゆる“フラッシャー”と言われ，訓練により飲酒可能となるものの多量の飲酒によりアセトアルデヒドが蓄積し，これが発癌原因になると言われている．さらに，アセトアルデヒド脱水素酵素 1B 型ホモ低活性型は翌日に酒が残りやすい特徴を示すが，これも発癌リスクとして知られている．飲酒や喫煙などの生活習慣から発癌リスクを評価する簡便な問診票があり，これが 11 点以上になると，高率に食道扁平上皮癌を認める．この問診票は国立病院機構久里浜医療センターのホームページに掲載されているので，活用して頂きたい．その他，野菜や果物の摂取不足，痩せなどがリスク因子と言われている．また，頭頸部癌との合併が多いことがよく知られているが，実際には胃癌症例に同時あるいは異時的に合併することの方が多く，その意味では胃癌もリスク因子と言える．

Barrett 食道癌（腺癌）

持続あるいは反復する胃内容の逆流により，食道下部の扁平上皮は酸に抵抗性の円柱上皮に姿を変えることがあり，これを Barrett 食道という．ところが，この粘膜は非常に不安定であり，年率約 0.2 ～ 0.5%の割合で腺癌すなわち Barrett 食道癌が発生すると言われている．その原因は，多量かつ高頻度の胃内容の逆流をきたす病態にあり，胸やけ症状または逆流性食道炎の存在，*H.pylori* 菌未感染，肥満，高脂肪食，喫煙などがリスク因子として考えられている．また，大腸腫瘍との相関も知られており，Barrett 食道症例では，大腸腫瘍のスクリーニング検査が推奨されている．

▶症状

一般に，表在癌では無症状のことが多いが，進行すると狭窄症状，嚥下困難，出血をきたすことがある．Barrett 食道癌では，表在癌であっても，胸やけや呑酸など胃食道逆流症に関連した自覚症状を呈することある．

▶診断

食道癌の診断法としては，存在診断および壁深達度とリンパ節転移の程度により決定される進行度（stage）診断などの観点から，多岐にわたる診断法が存在することは言うまでもない．本稿では，とりわけ発見契機になることの多い内視鏡診断にスポットを当て解説する．

扁平上皮癌

内視鏡検査で表在型食道癌を拾い上げるコツは，白色光通常観察に加えて，ルーティンで狭帯域（narrow band imaging: NBI）内視鏡観察を行うこと，

表 1 日本食道学会拡大内視鏡分類

Type A: 血管形態の変化がないか軽度なもの
(乳頭内血管, intra-epithelial papillary loop: IPCL)

Type B:
B1: 拡張・蛇行・口径不同・形状不均一の全てを示すループ様の異常血管
B2: ループ形成に乏しい異常血管
B3: 高度に拡張した不整な血管 (B2血管の約3倍以上で, 血管径が約60μmを超える不整な血管)

AVA (avascular area): Type B血管で囲まれた無血管もしくは血管が粗な領域
AVA-small: 大きさ0.5mm未満 (深達度T1a-EP ～ LPMに相当)
AVA-middle: 0.5mm以上3mm未満 (深達度T1a-MM ～ T1b-SM1に相当)
AVA-large: 3mm以上 (深達度T1b-SM2に相当)

* R (reticular): 不規則で細かい網状の血管 (低分化型, INFc, 特殊な組織型など)
* Inter-vascular background coloration (血管間背景粘膜色調):
brownish area (415, 540nmを中心とする狭帯域光観察にて茶色を呈する領域) を構成する血管と血管の間の色調

表在型扁平上皮癌の範囲および深達度診断を異型血管種類と無血管領域の程度により診断するNBI拡大内視鏡観察による診断体系である.

ハイリスク症例では積極的にルゴール染色を加えることである. 特に, NBIによる拡大内視鏡観察は表在癌の存在診断および範囲診断に非常に有用であり, brownish area として病変の局在を認識したら, 日本食道学会の拡大内視鏡分類により病変内の血管形態から質診断, 伸展度診断および深達度診断を行う (表 1). 表在型扁平上皮癌の 1 例を図 2 に示す. 6 時方向を中心に広範な不整粘膜を認める (図 2a). NBI 観察を併用すると病変の局在が brownish area として明瞭となり, 腫瘍性病変であることがわかる (図 2b). NBI 拡大観察において病変は食道学会分類の type B1 血管のみで構成されており (図 2c), この病変は深達度 T1a-LPM と判定されるため, 治療としては内視鏡的粘膜下層剥離術が選択されることになった. 図 2d は同病変のルゴール染色像を示したものであるが, 病変の範囲が明瞭に観察される. また, 意図的にやや脱気して食道腔を収縮させ, いわゆる「畳目」模様の観察を行うと, 「畳目」が病変内でも観察できる. この所見も深達度 T1a-LPM までを示唆する所見である.

Barrett 食道癌

Barrett 食道を認めた場合は, 必ず深吸気における内視鏡観察で十分に食道下部を進展させ, 異型病変の有無を丹念にチェックすることが肝要である. 特に 3cm 以上の長い Barrett 食道 (long segment Barrett's esophagus: LSBE) での初診時における腺癌の発見は, 本邦においてもかなり高頻度であることを知っておく必要がある. 表在型 Barrett 食道癌は前壁～右側壁に多いこと, 発赤や不整隆起, さらに食道柵状静脈の変化が特徴的所見であることなどに留意することがより早期での発見に繋がる. 柵状静脈の観察できない Barrett 食道では, 異型病変あるいは強い炎症の存在を示唆し, 臨床的に重要な意義をもつ症例であると言える. このような症例では, 色素内視鏡あるいは NBI 内視鏡による拡大観察を行うことが肝要であり, 有用性のあるク

図 2 中部食道の表在型扁平上皮癌の 1 例

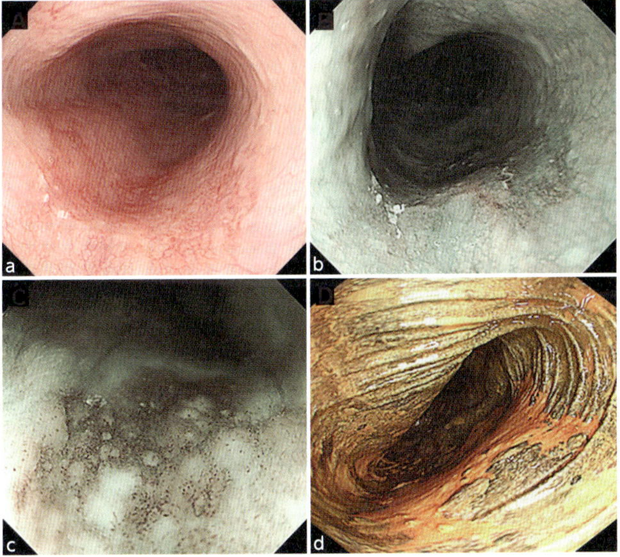

a: 6時方向を中心に約2/5周にやや発赤した不整陥凹病変を認める.
b: NBI内視鏡観察では同部位にbrownish areaを認め，異型性病変と診断できる.
c: NBI内視鏡拡大観察では，食道学会分類のtype B1血管を認め，肉眼型0-IIc，深達度T1a-LPMの表在型扁平上皮癌と診断できる.
d: ルゴール染色による観察では癌部は非染となり，その範囲が明瞭に判定できる．また，意図的に脱気してしての観察では，いわゆる「畳目」模様が病変部にも観察されており，深達度はT1a-LPMで矛盾しない所見である．以上の所見から，この病変はESDにて治療された.

リスタル・バイオレット染色や NBI 拡大観察による診断体系が報告されている.

▶治療

扁平上皮癌

内視鏡治療の絶対的適応となる症例は，深達度 T1a-LPM までの表在癌であり，T1a-MM および T1b-SM1（粘膜下層浸潤 200μm まで）の症例が相対的適応と言われている．内視鏡治療は小病変であれば内視鏡的粘膜切除（endoscopic mucosal resection: EMR），比較的大きな病変には内視鏡的粘膜下層剥離術（endoscopic submucosal dissection: ESD）による一括切除が原則となる．その他にアルゴンプラズマによる凝固法，ラジオ波凝固法などもあるが，これらの手技は術後の病理組織学的判定ができないため，その適応は限られる.

Stage 別の治療方針の原則を図 3 に示すが，stage II および III の T1b ～

図 3 Stage 別食道癌の治療方針

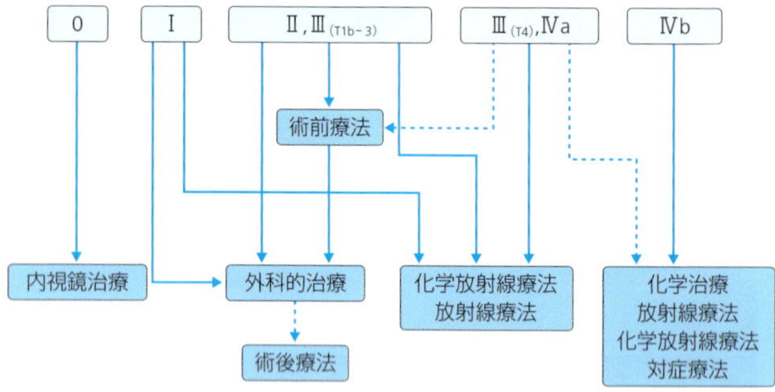

食道学会食道癌診断・治療ガイドラインを参照し，食道癌のstage別治療法の原則を示した．実際には個々の症例の病態に即した治療法を選択すべきであり，ベストの治療法の選択に難渋することも多い．

T3 では主に外科的治療，それ以上の stage では化学療法・放射線療法・化学放射線療法が考慮される．実際には，症例の全身状態などを鑑み，症例毎に適切な治療法を患者およびその家族とよく相談して決定される．

外科的治療の基本としては，例えば胸部食道の進行癌の場合，右開胸による胸・腹部食道全摘術，縦隔リンパ節はもちろん，頸部・胸部・腹部リンパ節の 3 領域郭清が標準である．高齢者やハイリスク症例にとっては負担の大きい術式であることは言うまでもないため，手術困難と判断された場合には，後述するより低侵襲な治療法が選択される．化学療法としては，5-FU と CDDP の併用療法（FP 療法）が一般的である．FP 療法の基本は，CDDP 80mg/m^2 を初日に，5-FU 800mg/m^2 を持続点滴で 5 日間の投与であり，奏効率は 40 ～ 50%と言われている．放射線単独療法では，60 ～ 70Gy の照射が設定されるが，一般的には化学放射線療法として行われることが多く，その際には減量した FP 療法と 50.4Gy 程度の照射が行われる．根治的化学放射線療法が施行された場合の奏効率は stage I で 87.5%，II ～ III で 62.6%，IV で 0.7%と報告されている．

Barrett 食道癌

内視鏡治療の絶対的適応は，深達度 T1a-LPM までの表在癌である．深達度 T1a-DMM や T1b-SM1 も適応となる可能性もあるが，現時点ではこれらの症例での脈管侵襲やリンパ節転移の頻度について正確に把握されていない．T1b-SM2 以深では外科的治療および化学療法となるが，腺癌ゆえに後者での奏効率は低いのが現状である．T1b-SM2 以深では T1b-SM1 までの深達度の症例に比してリンパ節転移が著しく高率となることが特徴で，予後の悪さが目立つ．したがって，いかに初期の stage で発見されるかがカギとなる．

►予後

5 年および 10 年生存率は，それぞれ手術症例で 53.8%，35.8%，全症例では 42.4%，29.7%と報告されており，消化管癌においては胃および大腸に比して著しく悪い成績である．比較的早期の stage で転移をきたす特性があること，本邦における症例数の少なさもあり，ここ 10 年より有効な抗癌剤の開発もなかったことが原因と考えられている．今後徐々に増加するであろう Barrett 食道癌を含めて，系統的なリスク因子選定を行い，効率良い検診を行うことで早期発見を図り，予後の向上に努める必要性を感じる．

〈天野祐二〉

1．上部消化管疾患 ▶ 1．腫瘍性疾患

b ▶ 胃粘膜下腫瘍

POINT

① 胃粘膜下腫瘍（submucosal tumor: SMT）は通常無症状であるが，時に吐下血や貧血の原因となることもある．

② 診断は組織や画像所見から総合的に決定され，組織所見・腫瘍サイズなどから治療方針を決定する．

③ 治療は経過観察の場合が多いが消化管間質腫瘍（gastrointestinal stromal tumor: GIST）と確定診断がついた場合は進行度にもよるが外科的治療が第一選択である．

▶病因・病態

胃粘膜下腫瘍は腫瘍の主座が胃粘膜より下層に存在し，腫瘍表面を周囲粘膜と同様の正常粘膜で覆われた隆起性病変の総称である．

上皮性病変や非上皮性病変，炎症性病変など病因はさまざまであり，それぞれの組織診断，病変のサイズによって治療方針が異なってくる．

▶症状

通常は無症状であり，健康診断などのスクリーニングの上部消化管内視鏡検査や上部消化管X線検査で偶然指摘されることが多い．腫瘍の増大に伴い心窩部痛や吐下血，狭窄症状を呈する場合もある．

▶診断

胃粘膜下腫瘍は非上皮性病変，上皮性病変，炎症性病変と分類される（表1）．上部消化管内視鏡検査や上部消化管X線検査で腫瘍の大きさ，形状，表

表1 胃粘膜下腫瘍の分類

分　類	好発部位	特　徴
非上皮性		
GIST	胃体上部～中部	辺縁凹凸不整，不均一エコー
平滑筋(肉)腫	胃体上部とくに EG junction周囲	比較的軟らかい，腫瘍径小，均一低エコー
神経原性腫瘍	胃体部，小弯側	均一低エコー
脂肪腫	幽門前庭部	境界明瞭，高エコー，cushion sign，悪性まれ
リンパ管腫	胃幽門部	多房性軟らかい，無エコー，cushion sign
血管(肉)腫		表面平滑軟らかい，高～低エコーさまざま
上皮性		
カルチノイド	胃体部	半球状隆起，境界明瞭，低エコー
迷入膵	幽門前庭部	境界不明瞭，central pit，脈管様エコー
炎症性		
好酸球性肉芽腫		陰茎亀頭状

（大森　健，他．臨消内科．2008; 23: 443-9[1] より改変）

面構造・陥凹の有無，腫瘍の硬さ，可動性などを評価することで鑑別につながる．腫瘍表面の潰瘍形成や辺縁不整，腫瘍径の急速増大するものは悪性の可能性がある．超音波内視鏡検査は病変の主座となる層が特定でき，また腫瘍の内部構造を評価でき鑑別の助けとなる．さらに超音波内視鏡下穿刺吸引生検（endoscopic ultrasound-guided fine needle aspiration biopsy: EUS-FNA）は確実に組織が採取でき確定診断できるため有用である．

その他の検査としては腹部 CT, MRI などがあるが腫瘍径が 2cm 以上とならないと CT で描出困難である．

▶治療

胃粘膜下腫瘍の治療アルゴリズムを図 1 に示す．治療対象となるのは，有症状の場合・腫瘍サイズに関わらず GIST と確定診断された場合，組織で悪性所見がある場合，病変の増大傾向がある場合である．

図 1　胃粘膜下腫瘍（SMT）の治療方針

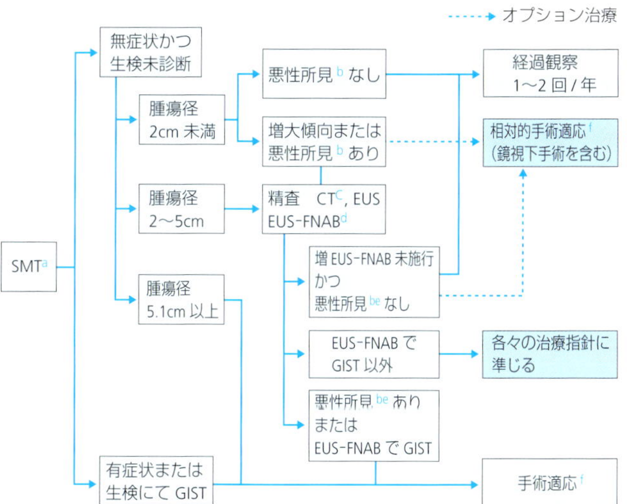

a 内視鏡下生検の病理組織診断により，上皮性病変等を除外する．漿膜側からの生検は禁忌．（エビデンスレベルⅥ，推奨度 C1）
b 潰瘍形成，辺縁不整，増大．
c 経口・経静脈性造影剤を使用し，5mm スライス厚以下の連続スライスが望ましい．（エビデンスレベルⅥ，推奨度 C1）
d EUS－FNAB 施行が望まれるが，必須ではない．
e CT で壊死・出血，辺縁不整，造影効果を含め実質の不均一性，EUS で実質エコー不均一，辺縁不整，（リンパ節腫大）．（エビデンスレベルⅣa，推奨度 C1）
f 術前組織診断が出来ていない場合は，術中病理診断を行うことが望ましい．

（GIST診療ガイドライン　2014年4月改訂　第3版．東京：金原出版[2]より許諾を得て転載）

それ以外はそれぞれの診断ごとの治療方針に従うが無症状であれば年1～2回毎の経過観察とする.

切除可能 GIST は外科的治療が第一選択である. 進行・再発性 GIST の場合はイマチニブ内服が標準治療とされている.

▶予後

良性疾患の場合, 予後は良好である.

▶再発予防法

無症状であっても急速に増大する場合もあり, 定期的な画像検査（上部内視鏡検査, 上部消化管 X 線検査, CT など）は必要である.

▶入院治療とするべき状況

胃粘膜下腫瘍による腹痛, 吐下血や狭窄症状など有症状の場合には入院加療が必要となる場合もある.

参考文献:

1) 大森 健, 中島清一, 仲原正明, 他. 胃粘膜下腫瘍. 臨消内科. 2008; 23: 443-9.
2) 日本癌治療学会がん診療ガイドライン委員会 GIST 分科会. GIST 診療ガイドライン. 第 3 版. 東京: 金原出版; 2014.
3) 安藤 仁, 大木進司, 竹之下誠一. 胃粘膜下腫瘍・GIST. 日医会誌. 2012; 141 特別号 2: 182-3.

〈園山浩紀〉

1. 上部消化管疾患 ▶ 1. 腫瘍性疾患

C ▶ 胃癌・胃腺腫

POINT

① 胃癌・胃腺腫ともに *Helicobacter pylori*（*H. pylori*）感染による萎縮性胃炎が主な原因であるが，近年は *H. pylori* 陰性胃癌や除菌後胃癌に注意が必要である．

② 内視鏡診断は，胃癌の早期発見，治療法の決定，治療成績の向上に直結している．

③ ESD は内視鏡治療適応を拡大し，分子標的薬の登場は化学療法の効果を向上させている．

▶病因・病態

Helicobacter pylori（*H. pylori*）感染と喫煙は確実なリスク，塩分はほぼ確実なリスクとされている．*H. pylori* の病原因子のうち cytoxin-associated gene antigen（CagA）は萎縮性胃炎と強い関連性が示されている．CagA には遺伝子多型があり（東アジア型と欧米型），東アジア型が萎縮性胃炎と胃癌に強く関連し，発癌は DNA メチル化異常による癌抑制遺伝子のサイレンシングにより起こると考えられている．しかし，近年は *H. pylori* 除菌の普及と *H. pylori* 未感染者の増加により，除菌後胃癌や *H. pylori* 陰性胃癌の発見が増えてきており，注意が必要である．

EB ウイルスは特殊型の carcinoma with lymphoid stroma（リンパ球浸潤を伴う低分化型癌）の原因となるが，多くが *H. pylori* 感染を伴うため，単独で胃癌リスクとなるかは不明である．

▶疫学

国立がん研究センターの集計では，胃癌の粗罹患率（10 万人あたり，2011 年）は男性 144.9 で 1 位，女性は 63.9 で 3 位を占めるが，HP 罹患率の低下に伴って減少傾向である．胃癌の粗死亡率（10 万人あたり，2013 年）は男性 52.3 で 2 位，女性 25.8 で 3 位であり，最近 20 年は横ばいである．胃腺腫については明確なデータはなく不明である．

▶症状

胃腺腫・早期胃癌では併存する萎縮性胃炎の症状として，胃もたれ・膨満感などを認める場合がある．進行胃癌では腹痛・膨満感・吐下血・腹部膨隆などを伴うようになる．

▶診断

内視鏡検査

内視鏡検査により（1）存在診断，（2）腫瘍・非腫瘍の鑑別，（3）組織型診断，（4）範囲診断，（5）癌の深達度診断を行う．検査方法として，①白色光観察（white light endoscopy: WLE），② NBI 併用拡大観察（magnification endoscopy with narrow band imaging: NBIME），③超音波内視鏡観察（endoscopic ultrasonography: EUS），④生検診断などがある．また，内視鏡による癌の肉眼形態（図 1）は組織型と深達度を反映するため重要である．

1）存在診断：病変の発見は WLE が基本となる．明瞭な凹凸を伴う腫瘍は容易に発見できるが，微小癌は一般に凹凸が少なく，色調の異なる領域に注意して観察する．

2）腫瘍・非腫瘍の鑑別（図 2）：単発は腫瘍，多発は非腫瘍とリンパ腫が多く，単発で色調や表面性状が背景粘膜と異なる領域は上皮性腫瘍（腺腫 / 癌）を疑う．潰瘍性病変では不整形で潰瘍底に凹凸のある病変は癌を疑う．NBIME は癌・非癌の診断に極めて有用であり，粘膜微細構造や微細血管の不整な領域が背景粘膜と境界明瞭なら癌を考える．腺腫はこれらに規則性が認められる．病理医が診断しやすい生検のコツは，病変と背景粘膜の境界線（demarcation line）に対して垂直にカップを開き，フロント部分を生検することである．

3）組織型診断：WLE では病変の肉眼所見（macroscopic pattern）を，NBIME では主に微細血管所見（capillary pattern）を，酢酸併用 NBIME（A-NBIME）は粘膜微細構造（microstructural pattern）を評価することで，組織型診断が可能となる．

WLE で腺腫は退色調の扁平隆起，癌は不整形で赤～黄色は分化型癌，退色陥凹は低分化型癌が多い．NBIME で認める粘膜微細構造や微細血管の形態は腫瘍の分化度を反映し，組織型診断に有用である．また，A-NBIME は粘膜微細構造をより明瞭化し，診断再現性と組織型正診率が WLE・NBIME より高く有用である[1)]．筆者らの各 modality における内視鏡分類を図 3 に提示する．

4）範囲診断：WLE では凹凸・色調・表面構造の差により，腫瘍と背景粘膜の境界を診断する．Indigocarmine 散布は粘膜の凹凸を強調し，範囲診断に寄与することがある．NBIME は色調・構造・血管の差を明瞭化し，範囲診断がより正確となる．

5）癌の深達度診断：癌の陥凹内隆起および隆起型の緊満感や崩れ所見は粘膜下層（SM）以深への浸潤と関連するが，WLE による深達度正診率は 63～74％と低い．EUS は癌の断層像を描出し，深達度診断に用いられるが正診率は 67～71％であり，WLE への診断上乗せ効果は不明である．

病期診断

内視鏡で T 因子を，CT・超音波検査などで N・M 因子を評価する．早期癌は M-SM 癌でリンパ節転移の有無を問わず，進行癌は固有筋層以深の浸潤癌と定義され，浸潤と転移の程度で病期が決定される．

▶治療

胃癌治療ガイドライン 2014 年 5 月改訂（第 4 版）に各 stage 別の治療

図 1 胃癌の肉眼的分類

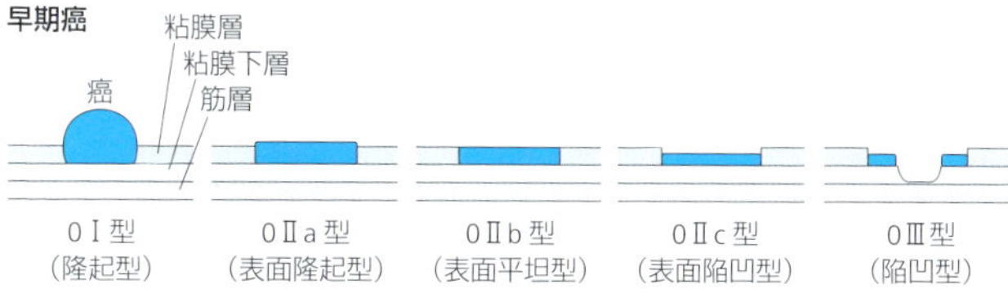

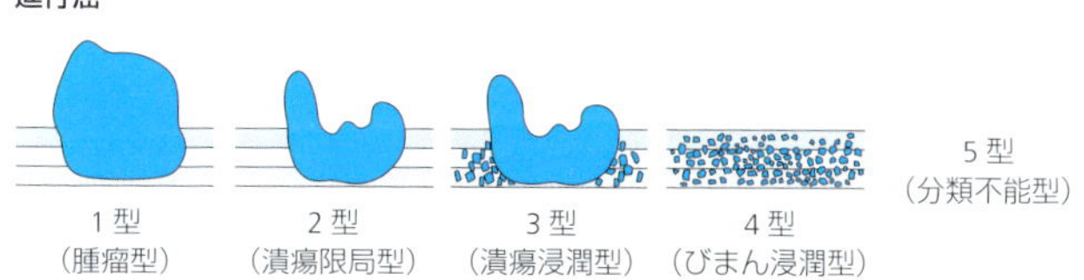

図 2 癌・非癌境界と生検

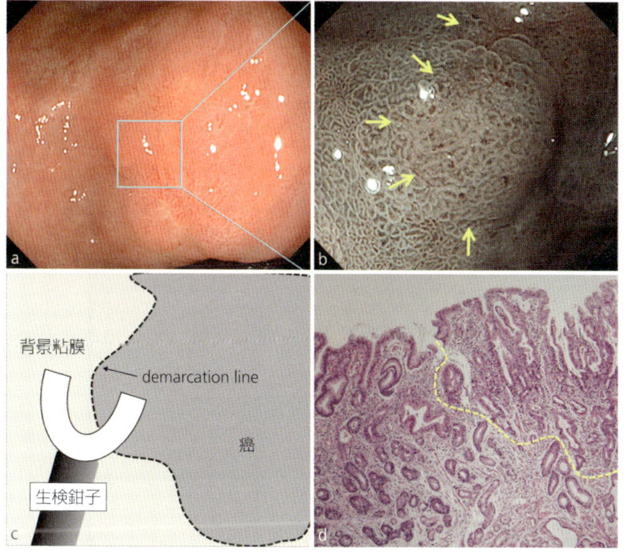

WLEで発赤調の不整粘膜を認め，生検でgroup 2と診断された．WLEでは境界不明瞭であったが（a），NBIMEでは構造不整のあるbrownish areaを認めた．背景粘膜とのdemarcation line（黄矢印）に対して垂直にカップを開いて再生検し（c），背景粘膜（d．点線左）と分化型癌（d．点線右）のフロント（d．点線）形成を認め，癌と診断できた．

図 3　胃上皮性腫瘍の組織型診断

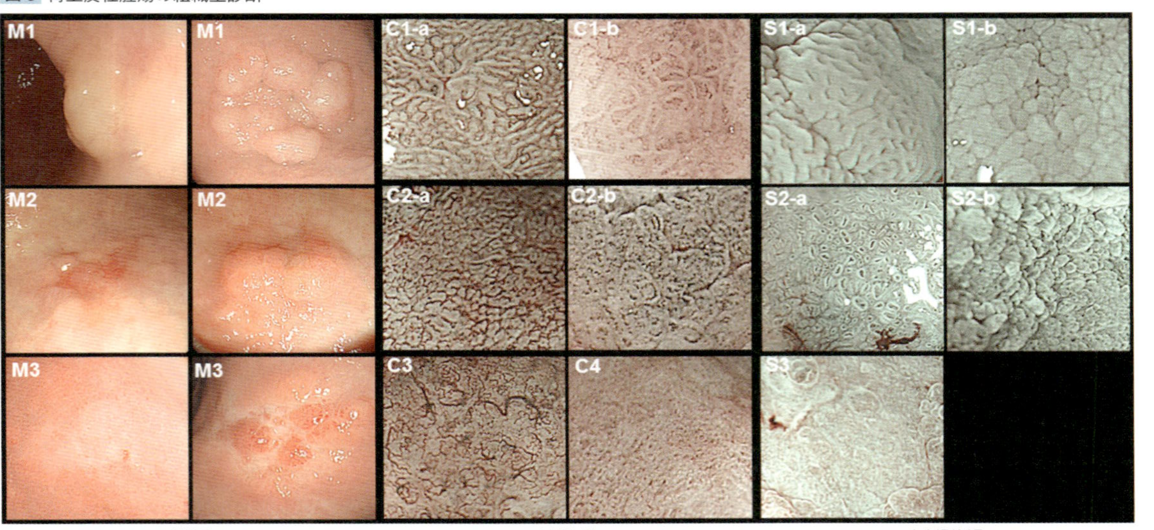

WLE，NBIME，A-NBIMEによる腺腫・分化型癌・低分化型癌の内視鏡所見[1]を示す．
WLE（左6枚）：腺腫は退色調で丸みのある扁平～結節集簇様隆起（M1），分化型癌は発赤調の不整形病変（M2），低分化型癌は退色調の陥凹性病変，時に陥凹内に島状粘膜（M3）．
NBIME（中6枚）：腺腫は血管のnetworkや腺管構造が均一（C1-a/b），分化型癌は不均一（C2-a/b），低分化型癌は構造不明瞭，血管のnetworkなし（C3），C4は評価不能（血管不明瞭）．
A-NBIME（右6枚）：腺腫は構造の形態・分布が均一（S1-a/b），分化型癌は不均一（S2-a/b），低分化型癌は不明瞭（S3）．

指針がチャート図で示されており，on line で参照可能である[2)].

内視鏡治療

内視鏡切除の適応は腺腫および転移のない早期癌である．ガイドラインでは，「絶対適応病変」に対する内視鏡的粘膜切除術（endoscopic mucosal resection: EMR）および内視鏡的粘膜下層剥離術（endoscopic submucosal dissection: ESD）を日常診療として推奨し，「適応拡大病変」に対する ESD は十分なエビデンスがなく，現在進行中の前向き第 2 相試験（JCOG0607）などの結果が出るまで臨床研究に位置付けている（手技の詳細は III 章 1-10 p.95 参照）.

外科手術例の 5 年生存率（他病死を除く）は，M 癌 99.3%，SM 癌 96.7% であり，リンパ節転移率が M 癌で 1%，SM 癌で 3%以下なら内視鏡切除で外科手術と同等の治療成績が期待される．以上を満たす癌として，絶対適応病変は分化型 M 癌・2cm 以下・UL（−），適応拡大病変は①分化型 M 癌・UL（−）・2cm 以上，②分化型 M 癌・UL（＋）・3cm 以下，③低分化型 M 癌・UL（−）・2cm 以下とされている．また，切除後の病理診断で，④分化型 SM1 癌（500μm までの SM 浸潤）・3cm 以下も経過観察可能としている．絶対適応病変・適応拡大病変ともに，一括切除，側方 / 深部断端陰性，脈管侵襲陰性の場合を治癒切除とし，1 つでも該当しない場合を非治癒切除として扱う.

手術

治癒手術と非治癒手術があり，治癒手術は内視鏡治療適応外で完全切除可能な病変が対象であり，定型手術と非定型手術がある.

定型手術は胃の 2/3 以上切除と D2 リンパ節郭清を伴う標準手術であり，近位側断端距離を確保できれば幽門側胃切除術，確保できないか確保できても膵脾合併切除や脾摘を伴う場合は胃全摘術が施行される．進行癌または cN（＋）の早期癌は D2 郭清，cN0 の早期癌は D1 または D1 ＋郭清を行う.

非定型手術には切除範囲やリンパ節郭清範囲が定型手術に満たない縮小手術とそれを超える拡大手術がある．早期癌に対する腹腔鏡下胃切除術は，開腹手術より侵襲や術後疼痛が少ない利点があるが，安全性や長期予後のエビデンスが乏しく，研究的治療に位置付けられている.

非治癒手術は完全切除不能の病変が対象となり，緩和手術と減量手術がある．緩和手術は通過障害に対するバイパス手術がほとんどであり，縮小手術は臨床的意義が不明でほとんど行われていない.

化学療法

切除不能進行・再発胃癌に対する化学療法は二次治療まで予後延長効果が報告されているが，治癒は見込めず，症状発現の遅延と予後延長が治療目標である．近年，分子標的薬として抗上皮成長因子受容体 2（HER2）抗体の trastuzumab や血管内皮細胞増殖因子受容体 2（VEGFR-2）の ramucirumab が登場し，治療効果が向上している.

1）切除不能・再発癌に対する first line regimen

① SP 療法（S-1 80〜120mg/body day 1〜21，CDDP 60mg/m^2 day 7，休薬：day 22〜35）：本邦の first line 標準 regimen（推奨度 1）である．S-1 vs. S-1/CDDP の第 III 相試験（SPIRITS trial）で MST（median survival time）11M vs. 13M と S-1/CDDP の優越性を認めている．CDDP に対する hydration のため入院で行うことが多い．

② SOX 療法（S-1 80〜120mg/body day 1〜14，L-OHP 100mg/m^2 day 3，休薬：day 15〜21）：SP 療法との第 III 相試験で RR（response rate）は SP 群 52.2%，SOX 群 55.7%と差がなく，副作用は Grade 3/4 の白血球減少，貧血，発熱性好中球減少，低 Na 血症が SOX 群で有意に少なく，感覚性ニューロパチーは SOX 群で有意に多かった．SOX 療法は SP 療法とほぼ同等の有効性で重篤な毒性が少なく hydration も不要であるが，SP に非劣性を示せず，ガイドライン上の推奨度は 2 とされている．

③ XP/SP + Tr（trastuzumab 6mg/kg day 1（初回は 8mg/kg），CDDP 80mg/m^2 day 1，capecitabine 2,000mg/m^2 または S-1 80〜120 mg/body を day 1〜14，休薬：day 15〜21）：HER-2 陽性胃癌の first line であり，TOGA 試験で 5-FU or capecitabine に Tr の上乗せ効果が示された（MST 13.8M vs. 11.1M）．

④ S-1 単剤（S-1 80〜120mg/body day 1〜28，休薬：day 29〜42）：併用療法困難例の regimen（RR31%，MST 11M）である．

⑤ DCS 療法（docetaxel 40mg + CDDP 60mg/m^2 day 1，S-1 80〜120mg/body day 1〜14，休薬：day 15〜28）：RR81.3%，MST 18.5M と高い有効性が報告されており，SP 療法との第 III 相試験（JCOG1013）の結果によっては first line となる可能性がある．

2）切除不能・再発癌に対する second line regimen

① IRI（IRI 150mg/m^2 day 1，休薬：day 2〜14）：二次治療で RR13.6%，MST 8.4M．

② Weekly PTX（PTX 80mg/m^2，day 1, 8, 15，休薬：day 16〜28）：二次治療で RR16%，MST 9.5M．重篤な副作用が少なく使いやすいが，溶剤に対するアレルギー予防の前投薬を要する．

③ Weekly PTX + Ramucirumab（8mg/kg，day 1, 15）：RAINBOW 試験で PTX 単剤が MST 7.4M，+ Ramucirumab 群が 9.6M と有意に長く，grade 3/4 の副作用は白血球減少・高血圧・倦怠感が + Ramucirumab 群で多かった．2015 年から二次治療において推奨度 1 となり，IRI と weekly PTX は推奨度 2 となっている．

3）術後補助化学療法の regimen

① S-1（S-1 80〜120mg/body day 1〜28，休薬：day 29〜42）：Stage II/III の完全切除例に対して術後 1 年間投与する．

▶予後

Stage 別の定型手術後 5 年生存率は，IA: 93.4%，IB: 87.0%，II: 68.3%，IIIA: 50.1%，IIIB: 30.8%，IV: 16.6%であり，早期発見の重要性を示している．

▶再発予防法

HP 除菌による胃癌リスク減少効果が報告されているが，有意な差はないとする報告もあり，萎縮性胃炎進行例では効果が限定的である可能性がある．

参考文献:

1) Shibagaki K, Amano Y, Ishimura N, et al. Diagnostic accuracy of magnification endoscopy with acetic acid enhancement and narrow-band imaging in gastric mucosal neoplasms. Endoscopy. 2016; 48: 16-25.
2) 日本胃癌学会編．胃癌治療ガイドライン．第 4 版．東京：金原出版；2014. http://www.jgca.jp/guideline/fourth/index.html

〈柴垣広太郎〉

1．上部消化管疾患 ▶ 1．腫瘍性疾患

d ▶ 胃悪性リンパ腫

POINT

① 胃悪性リンパ腫は主に MALT リンパ腫と DLBCL で，*H.pylori* 感染が主な原因である．
② MALT リンパ腫では，限局期は *H.pylori* 除菌もしくは放射線治療，進行期は有症状例で化学療法を行い，予後は良好である．
③ DLBCL では限局期は化学療法と放射線治療，進行期で化学療法を行い，International Prognostic Index（IPI）が予後予測に有用である．

▶病因・病態

胃悪性リンパ腫は MALT リンパ腫（extranodal marginal zone lymphoma of mucosa associated lymphoid tissue）と DLBCL（diffuse large B-cell lymphoma）が大半を占め，*Helicobacter pylori*（*H. pylori*）感染胃炎が主な原因である．MALT リンパ腫は慢性抗原刺激で辺縁帯 B 細胞が腫瘍化する．DLBCL は MALT リンパ腫からの転化と de novo 発生がある．

▶疫学

胃悪性リンパ腫は胃悪性腫瘍の 3 ～ 10%で，MALT リンパ腫が約 40%，DLBCL が 30 ～ 40%を占める．男女差はなく，発症年齢中央値は MALT リンパ腫が 51 ～ 63 歳，DLBCL が 57 ～ 64 歳と中年に多い．

▶症状

腹痛・胸焼け・上腹部不快感などを認め，MALT リンパ腫・DLBCL ともに腹痛が最多で，進行しても狭窄症状は少ない．

▶診断

内視鏡検査

MALT リンパ腫は陥凹・びらん・敷石状といった表層型が多く，DLBCL は厚い白苔を伴う平皿様潰瘍で粘膜下腫瘍状の周堤を呈すことが多い．

組織検査

H.E 染色で MALT リンパ腫は反応性リンパ濾胞辺縁帯に小～中型リンパ腫細胞が増殖する．腫瘍細胞は胚中心細胞に類似し（centrocyte-like cell），粘膜上皮内に浸潤する（lymphoepithelial lesion）．免疫染色で CD20/CD21/CD79a 陽性，CD3/CD5/CD10/CD23/cyclinD1 陰性である．生検は圧挫で診断が難しいことがあり，病変の一部に対する EMR 検体は病理診断に有用である．DLBCL は大型芽球様細胞がシート状に増殖し，95%で B 細胞表面抗原である CD20 を発現している．

病期診断

PET-CT は必須であり，上下部内視鏡検査・小腸内視鏡検査・骨髄検査な

表 1 Lugano 国際学会分類

Stage I	• 消化管に限局した腫瘍で，漿膜への浸潤を認めない． （単発・多発を問わない）
Stage II	• 原発巣から腹腔内リンパ節に転移． II_1（限局性）：所属リンパ節 II_2（遠隔性）：大動脈周囲・下大静脈周囲・骨盤内・腸間膜リンパ節など
Stage IIE	• 漿膜から隣接臓器やリンパ節以外の周辺臓器に浸潤． • 浸潤臓器をstage IIE (pancreas), stage IIE (large intestine), stage IIE（postabdominal wall）などと表記する． • 穿孔・腹膜炎を合併． • リンパ節浸潤と周囲臓器への浸潤が併存する場合，II1E（pancreas）などと表記する．
Stage IV	• リンパ節外に播種状に浸潤，横隔膜より頭側へのリンパ節転移

どで，腫瘍の分布を確認する．悪性リンパ腫では Ann-Arbor 臨床病期分類を用いるが，消化管リンパ腫では Lugano 国際学会分類（表 1）が汎用される．

►治療

Web 上で日本血液学会のガイドライン（2013 年度版）が参照可能である[1]．

MALT リンパ腫

I/II_1 期の *H. pylori* 陽性例では除菌療法を行い，除菌成功例では 50 ～ 80%で complete remmision（CR）が得られ，CR に至らない場合は放射線療法で 90%以上の CR が期待される．*H. pylori* 陰性例では放射線療法が推奨されるが，rituximab や除菌療法の有効性も報告されている．*H. pylori* 陰性，粘膜下層浸潤，API2/MALT1 遺伝子転座は除菌療法抵抗因子である．

II_2-IV 期では有症候例に化学療法を行う．R-CVP（rituximab, cyclophosphamide, vincristine, prednisolone）や R-CHOP（rituximab, cyclophosphamide，doxorubicin，vincristine，prednisolone）を選択する．

DLBCL

I/II_1 期の *H. pylori* 陽性例では，除菌療法で 30 ～ 60%に CR が得られるため，治療の緊急性が高くなければ，まずは除菌治療を検討する．除菌無効の I/II_1 期には R-CHOP 3course ＋放射線療法，II_2 以上には R-CHOP 6-8 course を行う．

►予後

I/II_1 期の MALT リンパ腫の除菌後 CR 例では，60 ～ 100%で長期 CR が維持され，90%以上で長期生存が得られ，非 CR 例も進行率は 27%である．II_2 期以上も無症候性では一般に進行が遅く，予後も比較的良好である．

DLBCL では，International Prognostic Index（IPI）が治療効果と予後の参考となる．予後因子 5 項目（① 61 歳以上，② Ann-Arbor 分類≧ stage

III，③ PS2 以上，④リンパ節外の病変 2 個以上，⑤高 LDH 血症）の該当数で 4 群に分け，予後（5 年生存率）が示されている．予後因子数 0 ～ 1：Low risk（5 年生存率 73％），2：Low intermediate risk（51％），3：High intermediate risk（43％），4 ～ 5：High risk（26％）．

参考文献：

1）日本血液学会編．造血器腫瘍診療ガイドライン 2013 年版．WEB 版（第 1.1 版）．http://www.jshem.or.jp/gui-hemali/2_2.html

〈柴垣広太郎〉

1. 上部消化管疾患 ▶ 2. 非腫瘍性疾患

a ▶ 食道炎

はじめに

食道炎は，表 1 に示すような種々の原因によって起こるが，日常診療で遭遇する頻度の高いものは胃食道逆流によるものである．胃切除術の患者では胆汁や膵液といった十二指腸液の食道への逆流による食道炎のため，治療に難渋する場合がある．食道は感染に強く，健康人では軽度の真菌症以外の感染性食道炎はほとんどみられないが，ステロイドなどの免疫抑制薬，抗癌剤投与中などで免疫力の低下した患者では，日和見感染として，カンジダ，結核，サイトメガロウイルスなどの感染により強い炎症を起こすことがあり，それぞれの病原微生物に対して有効な特異的な治療を行うことが必要となる．また，食道運動機能，唾液分泌が低下した高齢者などでは，食道表面に薬剤が付着しやすく，食道粘膜に傷害性のあるビスフォスフォネート製剤や抗生物質によって食道炎が起こりやすい．そのため，これらの薬剤は多めの水と一緒に内服することが重要である．その他，食道への好酸球浸潤，放射線照射，クローン病やベーチェット病によるものなどがある．

表 1 食道炎の原因

逆流性	胃液，胆汁，膵液，これらの混合物
感染性	真菌（カンジダ，他） ウイルス（サイトメガロウイルス，単純ヘルペス，他） 細菌（結核，他）
薬剤性	酸，アルカリ，他 薬剤の食道内停滞（ビスフォスフォネート製剤，抗生物質，他）
その他	好酸球性食道炎，放射線食道炎，クローン病，ベーチェット病，他

胃食道逆流症 (gastroesophageal reflux disease: GERD)

POINT

① 胃内容物の食道内への逆流によって食道の粘膜傷害や自覚症状が生じたものをいう．粘膜傷害を認めるびらん性 GERD（＝逆流性食道炎）と，自覚症状があるも粘膜傷害のない非びらん性胃食道逆流症（non-erosive reflux disease: NERD）に分けられる．
② 近年増加傾向にある．
③ 胸やけ，呑酸といった典型的症状以外に，食道外症状もみられる．
④ 治療の中心はプロトンポンプ阻害薬である．
⑤ より強力な胃酸分泌抑制薬であるボノプラザンが使用されることもある．

▶病因・病態

GERD は，胃内容物が食道内に逆流することによって食道に傷害が発症したり，さまざまな不快な症状が出現している状態と定義されている．内視鏡

図1 胃食道逆流症の病態

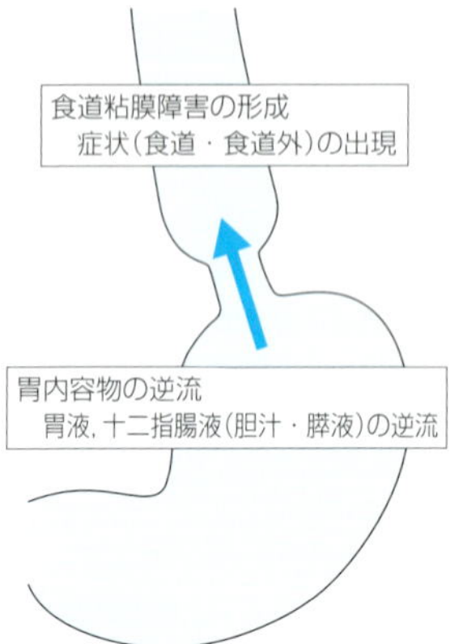

関与する因子
- 酸逆流
  下部食道括約筋（LES）圧
  一過性下部食道括約筋弛緩（TLESR）
- 胃酸分泌
  Helicobacter pylori 感染
  欧米化した食事
- 酸クリアランス
  食道運動機能
  唾液分泌能
- 食道感受性

的に食道にびらん，潰瘍などの粘膜傷害を認めるびらん性 GERD（＝逆流性食道炎）と，胸やけ，呑酸といった典型的な自覚症状があるにも関わらず，粘膜傷害を認めない NERD に分けられる．

胃内容物の食道への逆流の主要因は，食後に“げっぷ”として観察される一過性下部食道括約筋弛緩（TLESR）であり，軽症から重症までのすべての GERD において観察される．高齢者では，食道裂孔ヘルニアの存在などにより下部食道括約筋（LES）圧が低下し，胃食道逆流が起こりやすくなり，さらに食道運動機能低下，唾液分泌低下などにより食道から胃への酸のクリアランスが低下するため重症型の逆流性食道炎が起こりやすい．近年の GERD の増加には，*Helicobacter pylori* 感染率の低下，食生活の欧米化に伴う胃酸分泌能の上昇も関与している．NERD においては，食道感受性が亢進し，非酸性の液体・気体の逆流によっても症状が出現している例も存在する（図1）．

▶症状

胸やけ，呑酸（すっぱい胃液が咽頭部まで上がってくる感じ）が GERD の典型症状であるが，つかえ感，胸痛，心窩部不快感，心窩部痛などの非典型的症状を訴える例も多い．一方，検診受診例などでは自覚症状を認めない例も多い．胃液が咽頭，喉頭，口腔内，中耳内にまで逆流し，咽頭炎，喉頭炎，喘息，副鼻腔炎，特発性肺線維症，歯牙酸蝕症候群，反復性中耳炎などの食道外症状も起こる．

▶疫学

日本人における GERD の頻度は近年増加しており，最近の報告ではびらん性 GERD の有病率は約 10％であり，NERD 例を含めると GERD の頻度はその約 2 倍程度と推測されている．高齢になるにつれて重症例が増加するが，重症例はびらん性 GERD のうちの数%程度である.

▶診断

胸やけ，呑酸などの逆流症状の患者では，まず GERD によるものを考える．このときに，症状が食後や前屈などの腹圧上昇時に出現しやすければ GERD の可能性がさらに高くなる．高齢者などで自身の症状をうまく表現できない患者では，問診票を用いることも有用である．警告症状（高齢，体重減少，貧血，嘔吐など）がない場合には，プロトンポンプ阻害薬（PPI）の投与にて症状消失の有無をみる PPI テストも有用であるが，わが国ではまず内視鏡検査が行われることが多い．内視鏡検査にて食道にびらんや潰瘍を認めればびらん性 GERD と診断され，認めなければ NERD と診断される．

逆流性食道炎の内視鏡分類であるロサンゼルス分類では，粘膜傷害の程度を A ～ D に分類しており，縦軸方向に粘膜傷害を認めるグレード A，B を軽症例，横軸方向に粘膜傷害を認めるグレード C，D を重症例としている（図 2）．食道 pH モニタリング検査にて酸逆流を昼間と夜間に分けて検討すると，軽症例では昼間の食後期の TLESR に伴う酸逆流が主で，重症例では日中の酸逆流も軽症例に比して高頻度であるが，夜間にも高頻度の酸逆流が観察される．

PPI 治療抵抗性の場合などの病態評価目的には食道インピーダンス・pH モニタリング検査を行い，症状が胃食道逆流によって起こっているかどうかをみる必要がある．また，アカラシアなどの食道運動機能異常との鑑別のためには，食道内圧検査が必要となる（図 3）．

図 2 逆流性食道炎のロサンゼルス（LA）分類

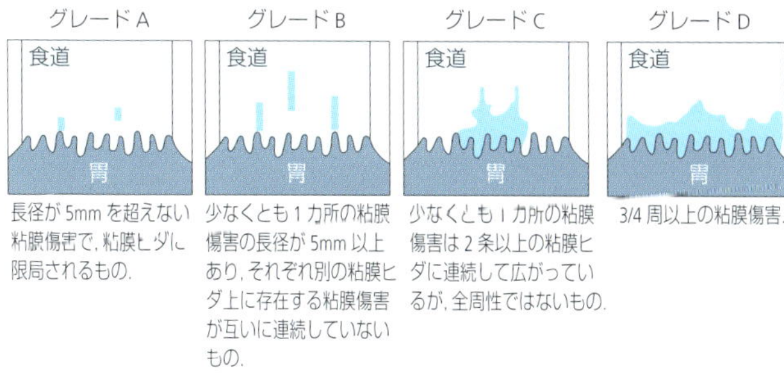

グレード A
食道
胃
長径が 5mm を超えない粘膜傷害で，粘膜ヒダに限局されるもの．
グレード B
食道
胃
少なくとも 1 カ所の粘膜傷害の長径が 5mm 以上あり，それぞれ別の粘膜ヒダ上に存在する粘膜傷害が互いに連続していないもの．
グレード C
食道
胃
少なくとも 1 カ所の粘膜傷害は 2 条以上の粘膜ヒダに連続して広がっているが，全周性ではないもの．
グレード D
食道
胃
3/4 周以上の粘膜傷害．

▶治療

生活習慣の改善，薬物療法，外科的治療に分けられる．生活習慣の改善では，食後の TLESR を抑制するために大食や高脂肪食を摂取しないように指導する．さらに，夜間に逆流が起こりやすいびらん性 GERD の重症例では，逆流を防止し，クリアランスを高めるために就寝時に上半身を 10 ～ 15cm 高くする指導も行う．

現在薬物療法として行われているのは主に胃酸分泌抑制薬による治療であ

る．PPI の方が H_2 受容体拮抗薬（H_2RA）に比して昼間の胃酸分泌抑制力が強力で，また長期に連用してもその作用が減弱しないため，GERD 診療ガイドラインでも PPI 治療が推奨されている．PPI に加えて，消化管運動機能改善薬の併用や自覚症状出現時にアルギン酸塩や制酸薬の頓用も行われる．

図 3 診療フローチャート

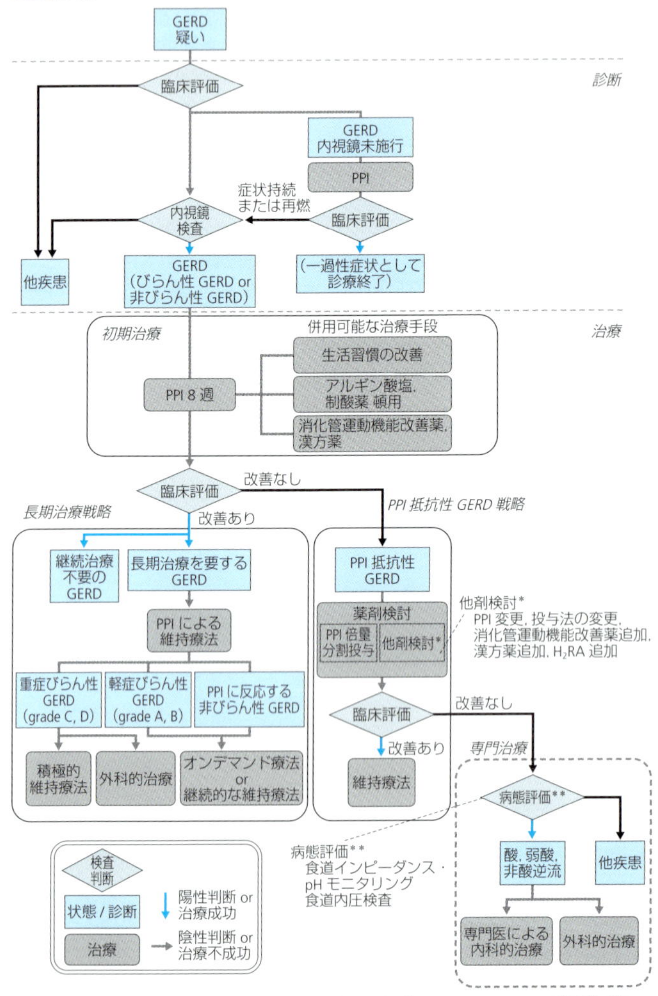

（日本消化器病学会編．胃食道逆流症（GERD）診療ガイドライン2015．改訂第2版，東京：南江堂；2015[1] より許諾を得て転載）

びらん性 GERD では，PPI 常用量の治療にて 9 割以上の例で粘膜傷害や症状を消失させることが可能であるが，一部に PPI 治療に抵抗性の GERD も存在する．そのような例には，PPI の倍量や 1 日 2 回投与，PPI 種類の変更，食前投与などの投与方法の変更が行われ，さらに消化管運動改善薬や六君子湯の追加，夜間の酸分泌を抑制する目的で H_2RA の追加などが行われる（図 3）．

最近より強い胃酸分泌抑制作用を有するボノプラザンの使用が可能となっており，重症例やこれまでの PPI に抵抗する例に使用されている．

▶予後

GERD では薬物治療にて粘膜傷害や逆流症状が一旦消失しても，治療を中止すると粘膜傷害や症状の再発・再燃がみられることが多い．特に，重症型びらん性 GERD においては，出血，穿孔，瘢痕狭窄，Barrett 上皮の形成などの合併症が起こるため，PPI の継続投与を中心とする長期管理が必要である．びらん性 GERD の軽症例を長期に観察すると重症型となるのは約 1 割のみで，健診で発見されるびらん性 GERD では，5 年後には粘膜傷害の約半数が消失する．したがって，軽症例や NERD では，自覚症状の出現を予防するための on-demand 治療も有用である（図 3）．

▶再発予防法

大食や高脂肪食を摂取しないように指導し，肥満を改善することは GERD 発症の予防となる．長期の PPI による維持療法を必要とする例に対しては最近では腹腔鏡を用いた外科的治療も行われる（図 3）．

▶入院治療とすべき状況

重症型のびらん性 GERD で出血をきたし絶食加療が必要となる症例や狭窄に対してのバルーン拡張術施行例では，入院加療を必要とする．また，食道インピーダンス・pH モニタリング検査や食道内圧検査などのために精査入院となる場合があるが，pH モニタリング検査は日常生活での胃食道逆流を再現するためには外来での施行が望ましい．

参考文献:

1) 日本消化器病学会編．胃食道逆流症（GERD）診療ガイドライン 2015．改訂第 2 版，東京：南江堂；2015．
2) Vakil N, van Zanten SV, Kahrilas P, et al. The Montreal definition and classification of gastroesophageal reflux disease: a global evidence-based consensus. Am J Gastroenterol. 2006; 101: 1900-20.
3) Lundell LR, Dent J, Bennett JR, et al. Endoscopic assessment of oesophagitis: clinical and functional correlates and further validation of the Los Angeles classification. Gut. 1999; 45: 172-80.

〈足立経一〉

1. 上部消化管疾患 ▶ 2. 非腫瘍性疾患

b ▶ 食道運動異常症（含：アカラシア）

POINT

① 食道運動異常症の原因はいまだ解明されていないが，アカラシアではAuerbach 神経叢の神経節細胞の変性・消失が認められ，それにより下部食道括約部（LES）の弛緩不全，食道体部蠕動波の消失をきたすと考えられている．

② 嚥下障害や胸痛などの症状の存在と，食道造影検査，上部消化管内視鏡検査により食道運動異常症を疑うが，確定診断には食道内圧検査が不可欠である．

③ 近年，36 個の microtransducer を使用した高解像度食道内圧測定（high resolution manometry: HRM）が行われるようになり，より詳細に食道運動を評価できるようになってきている．

④ アカラシアに対しては薬物療法，内視鏡的治療，外科的治療が確立されてきているが，その他の食道運動異常症についての治療法はいまだ確立されていない．

▶はじめに

原疾患のない食道運動障害を一次性食道運動障害といい，膠原病，糖尿病，神経筋疾患などに伴うものを二次性食道運動障害という．従来から食道運動障害は表 1 のように分類される. 近年, 高解像度食道内圧測定（high resolution manometry: HRM）が開発され，より詳細に食道運動を評価することが可能となり，HRM を用いた新しい分類（シカゴ分類）が提唱されている．しかしながら，各種パラメータから体系的に新たに疾患を分類しているものの，多くの疾患において臨床的意義はいまだ明らかではなく，今後の解明が待たれる．

本項では，一次性食道運動障害の代表的な疾患であるアカラシアと，その類縁疾患と考えられているびまん性食道痙攣症（diffuse esophageal spasm: DES），Nutcracker 食道に関して述べる．

表 1 食道運動障害の分類

一次性食道運動障害
アカラシア
びまん性食道痙攣症（diffuse esophageal spasm; DES）
Nutcracker食道
高圧下部食道括約筋（hypertensive lower esophageal sphincter）
非特異性食道運動障害（non-specific esophageal motility disorder）
二次性食道運動障害
膠原病（全身性強皮症，多発性筋炎/皮膚筋炎など）
糖尿病
神経筋疾患（パーキンソン病，多発性硬化症，重症筋無力症）
感染症（Chagas病）
アミロイドーシス
好酸球性食道炎
アルコール依存症

▶病因・病態

アカラシアは下部食道括約部（lower esophageal sphincter: LES）の弛緩不全，食道体部蠕動波の消失を特徴とする．組織学的には，食道平滑筋層内の Auerbach 神経叢に炎症性細胞浸潤や線維化を認め，神経節細胞の消失や神経線維の変性を認める．原因はいまだ解明されていないが，ウイルス感染，自己免疫学的要因，遺伝的要因などの関与が推察されている．

DES は正常食道蠕動波および間欠的な食道同期性収縮波を特徴とする．本症の原因も不明である．胃食道逆流やストレスが spasm を誘発することが報告されている．

Nutcracker 食道は，下部食道の蠕動波高の増加と正常蠕動波を特徴とする．本症の原因も不明である．胃食道逆流やストレス，過換気といった外因性の要因も考えられている．

▶疫学

アカラシアの発生頻度は年間 10 万人に 0.4 ～ 1.1 人で，小児から高齢者まで幅広い年齢層で発症し得るが，20 ～ 40 歳代に比較的多い．男女差はないとされている．

DES の罹患率はアカラシアの 1/5 ともいわれている．どの年齢にもみられるが 40 ～ 60 歳の女性に多いとされている．

▶症状

アカラシアでは慢性進行性の嚥下障害（つかえ感）が主症状である．固形物，流動物のいずれでもみられ，進行例では栄養障害により体重減少もみられる．食道内貯留物の口腔内逆流は夜間臥床時に多く，嘔吐，夜間咳嗽や，時に誤嚥性肺炎を引き起こすことがある．その他，食道壁伸展や異常収縮波出現により胸痛を引き起こすこともある．

DES では胸痛（非心臓性胸痛）が主症状である．嚥下困難もよくみられるが非進行性で間欠的であり，ストレスなどで増悪する．

Nutcracker 食道では激しい胸痛（非心臓性胸痛）が典型的症状で，握ったクルミを握りつぶしてしまうほどの胸痛が生じることがこの病名の由来ともされる．嚥下障害もみられる．

▶診断

嚥下障害や胸痛などの症状の存在と，食道造影検査，上部消化管内視鏡検査により食道運動異常症を疑うが，確定診断には食道内圧検査が不可欠である．最近では各地域の代表的な施設に内圧測定機器が備えられるようになってきており，食道運動異常症を疑った場合には，食道内圧検査が可能な施設に依頼し，積極的に食道内圧検査を行うことが必要である．

アカラシア，DES，Nutcracker 食道で認められる各種検査所見を表 2 に示す．アカラシア初期の症例においては，食道造影検査では食道の拡張はほ

表2 食道運動異常症の検査所見

	食道X線造影	上部消化管内視鏡	食道内圧測定
アカラシア	食道の拡張・蛇行 食物残渣やバリウムの食道内停滞 食道胃接合部の平滑な狭小像（Bird beak sign） 胃泡の消失あるいは減少 食道の異常運動の出現	食道内腔の拡張 食物残渣や液体の食道内貯留 食道粘膜の白色化・肥厚 食道胃接合部の機能的狭窄 （送気で開大しないが内視鏡は通過．胃内反転による巻きつき，めくれ込み） 下部食道狭小部に放射状襞（Esophageal rosette） 食道の異常収縮波の出現	下部食道括約部の嚥下性弛緩不全※ 一次蠕動波の消失※ 食道内静止圧の上昇（胃内圧より高い） 下部食道括約部圧の上昇（45mmHg） 同期性収縮波の出現
DES	corkscrew状（らせん状），数珠状食道 バリウムの食道内停滞 バリウムの逆蠕動（エレベーター現象）	corkscrew状（らせん状）の食道内腔 逆蠕動波	同期性収縮（＞20％水嚥下時）※ 間欠的な正常蠕動波※ 多峰性の反復性収縮 蠕動波高の上昇 嚥下を伴わない自発性収縮 下部食道括約部の弛緩不全
Nutcracker食道	多くは異常なし 時にcorkscrew状（らせん状）食道	多くは異常なし 時にcorkscrew状（らせん状）の食道内腔	下部食道蠕動波高の増加（＞180mmHg）※ 正常蠕動波※ 蠕動波の振幅の延長（＞6秒）

※は主要所見

とんど目立たず，食道内のバリウム停滞も軽度であったり，内視鏡検査でも食道の拡張や食道内残渣が認められないなど，所見に乏しいことがあるため注意が必要である．内視鏡検査では，食道下端の狭窄部に食道胃接合部癌や粘膜下腫瘍などの器質的疾患が存在しないことを確認することが重要である．必要に応じて超音波内視鏡や CT 検査を行って鑑別する．また，食道数ヵ所から粘膜生検を行い，好酸球性食道炎を鑑別することも重要である．

▶治療

アカラシアでは，嚥下時の LES 弛緩不全を改善する治療が理想的であるが，そのような治療は現時点では存在せず，現実には LES 静止圧を低下させる治療が行われている．薬物療法，バルーン拡張術，腹腔鏡下手術，ボツリヌス毒素の内視鏡的局所注入療法，経口内視鏡的筋層切開術（per-oral endoscopic myotomy: POEM）が行われている（表 3）．標準治療はバルーン拡張術と腹腔鏡下手術である．

バルーン拡張術では，アカラシアバルーンダイレーター（Rigiflex 社製 achalasia balloon dilater：径 30，35mm）を使用し，初回は細径のバルーンから開始する．内視鏡下にガイドワイヤーを胃内まで挿入して内視鏡を抜去し，ガイドワイヤーに沿って透視下にバルーンを食道胃接合部に留置する．低圧から始めて疼痛をみながら徐々に加圧し，バルーンの切れ込み（notch）を消失させる．1 回の拡張時間は 3 分間程度で，1 ～ 3 分間程度の休息ののち徐々に圧を上げて，合計数回の拡張を行うことが多い．急激な加圧や過度の加圧は穿孔の危険性があるため，細径のバルーンから始め，疼痛をみながら徐々に加圧することが重要である．ボツリヌス毒素局所注入療法は，欧米では積極的に行われており標準治療の 1 つとなっているが，本邦では保険適用がないためにほとんど施行されていない．新しく開発された POEM は，2012 年に先進医療として承認され，その優れた治療効果から，2016 年 4 月に保険収載された．今後，アカラシアの標準治療になることが期待される．

DES，Nutcracker 食道に対して確立した治療はないが，胃酸逆流による関与を断つためにプロトンポンプ阻害薬などの酸分泌抑制薬を投与したり，アカラシアに準じて，平滑筋を弛緩させる目的でカルシウム拮抗薬，亜硝酸薬の投与が行われている．これらの治療が無効な場合，バルーン拡張術や外科的筋層切開術が行われることもある．POEM では筋層切開の長さを可及的に延長できることから，最近では DES に対しても POEM が行われるようになっている．

表3 アカラシアの治療法

薬物療法（カルシウム拮抗薬，亜硝酸薬）
カルシウム拮抗薬 　ニフェジピンカプセル（5・10mg）　1回1カプセル　毎食前30分または有症状時　経口投与　【保険適用外】 亜硝酸薬 　硝酸イソソルビド錠（5mg）　1回1錠　毎食前30分または有症状時　経口あるいは舌下投与　【保険適用外】 　ニトログリセリン舌下錠（0.3mg）　1回1錠　有症状時　舌下投与　【保険適用あり】 平滑筋を弛緩させてLES圧を低下 効果は30～50%程度と低く，連用により耐性が出現．補助療法的な位置づけ 頭痛，低血圧の副作用あり 適応：軽症例，リスクにより内視鏡的治療や外科的治療の適応外症例，一時的な症状緩和
バルーン拡張術
バルーン拡張によりLESの筋線維を断裂させてLES圧を低下 手術に比べて低侵襲，複数回の治療が可能，本邦における標準治療の1つ 初回治療有効率74～90%，ただし若年者（40歳未満）の有効率は不良 6年後の治療有効率は65% 細径のバルーンから始め，疼痛をみながら徐々に加圧すること．急激な加圧や過度の加圧は穿孔の危険 合併症：食道穿孔（<1～3%），胃食道逆流（4～16%）
腹腔鏡下手術
Hellerの食道筋層切開術（LES圧を低下）とDorの噴門形成術（胃食道逆流の防止）を併用 本邦における標準治療の1つ 症状改善率は5年後90%，10年後80% バルーン拡張術よりも有効性が高い 手術適応：バルーン拡張術に対する抵抗例，再発が多いとされる若年者，食道体部高圧例，初回拡張術後のLES圧高値例
ボツリヌス毒素局所注入療法　【保険適用外】
神経終末からのアセチルコリン放出を阻害しLESを弛緩させる 副作用が少なく安全性が高い．欧米では標準治療の1つ 内視鏡下でボツリヌス毒素80～100単位をLESに4～8カ所に分けて局注 治療早期有効率は70～90% 1年後有効率は30～40%に低下のため反復治療が必要
POEM　【2016年4月保険適用】
経口内視鏡的に作成した食道粘膜下のトンネルを介して，下部食道括約筋とその上下の食道の内輪走筋層を切開 筋層切開の長さを可及的に延長できるため，症例に合わせた筋層切開が可能 食道周囲支持組織の傷害が起こらないため胃食道逆流も起こりにくい

▶予後

食道運動異常症は良性疾患のため予後に対するデータは報告されていない．アカラシアでは食道癌発生のリスクがあり，アカラシア診断後も定期的な内視鏡検査が必要である．

▶再発予防法

食道運動異常症に確立した再発予防法は存在しない．合併症予防に関しては，アカラシアでは夜間咳嗽や誤嚥性肺炎など呼吸器合併症の予防に，就寝前の食事制限や就寝時の上半身挙上が有効である．

参考文献：

1） Richter JE. Oesophageal motility disorders. Lancet. 2001; 358: 823-8.
2） 食道アカラシア取扱い規約検討委員会編．食道アカラシア取扱い規約．第 4 版．東京：金原出版；2012. p.3-21.
3） 草野元康，前田正毅，下山康之，ほか．食道運動機能とアカラシア関連疾患．日消誌．2003; 100: 1095-105.

〈大原俊二〉

1. 上部消化管疾患 ▶ 2. 非腫瘍性疾患

C ▸ Barrett 食道

POINT

① 食道胃接合部（esophagogastric junction: EGJ）と粘膜境界（squamo-columnar junction: SCJ）の間を Barrett 食道という.
② Barrett 食道は Barrett 癌の発生母地となる.

▶病因・病態

Barrett 食道とは，胃酸や胆汁の逆流により下部食道の扁平上皮が円柱上皮に置換された状態を示す.

▶疫学

欧米では Barrett 食道を背景とする Barrett 腺癌の発癌率は年率 0.3 ～ 0.5％と報告され，本邦においては，食道癌の 90％以上が扁平上皮癌で，Barrett 食道癌が含まれる腺癌は 4 ～ 5％程度と報告されている.

近年，*Helicobacter pylori* 感染率の低下や，肥満者の増加とともに，胃食道逆流症患者が増加しており，欧米のように Barrett 食道，Barrett 腺癌が増加することが懸念されている.

▶症状

Barrett 食道に特徴的な症状はない．逆流性食道炎を合併することが多いため，逆流症状を訴えることが多い.

▶診断

上部消化管内視鏡検査において EGJ と SCJ に挟まれた部分が Barrett 粘膜である（図 1）．食道癌取扱い規約[1] においては，胃から連続性に伸びる円柱上皮で，腸上皮化成の有無は問わないとし，Barrett 粘膜の存在する食道を Barrett 食道と定義している．円柱上皮の長さが 3cm 以上を LSBE（long segment Barrett's esophagus），3cm 未満を SSBE（short segment Barrett's

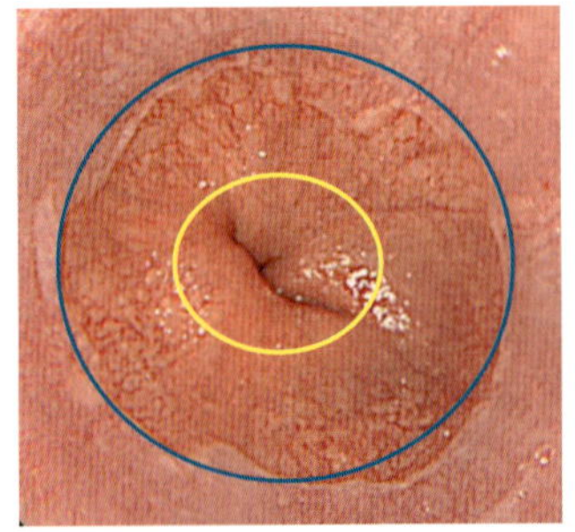

図 1 Barrett 食道
SCJ（青色線）とEGJ（黄色線）が不一致で，その間の部分がBarrett食道である.

esophagus）とよぶ．一方で，北米においては，組織学的に特殊円柱上皮の証明が必須とされている．

またEGJの定義について国際的に統一されておらず，本邦では，下部食道の柵状血管網下端をEGJと定義しているが，逆流性食道炎などにより血管透見が不明瞭な場合，認識が困難となる．欧米においてはプラハ分類のように胃粘膜ヒダの最口側をEGJと定義されているが，呼吸や空気量により変動するため，正確性に欠ける．

上記のように，Barrett食道の定義には国際的に統一されたものがなく，問題点となっている．

▶治療

Barrett食道自体は治療の対象にはならず，経過観察で十分である．逆流症状を伴う場合にはPPIを投与するが，PPIがBarrett食道を改善するかどうかのエビデンスは明確ではない．

▶予後

LSBEの場合，Barrett癌のリスクが高いと言われ，欧米ではLSBEが多く，本邦ではLSBEが少なく，多くがSSBEであるとされている．

▶Barrett癌の予防

Barett食道からの発癌抑制に関してはプロトンポンプ阻害薬（PPI），アスピリン，非ステロイド性抗炎症薬（NSAIDs），COX2 inhibitor，スタチンなどが検討されているが，臨床的有用性が明らかなものはまだない．

参考文献：

1）日本食道学会編．食道癌取扱い規約．第10版補訂版．東京：金原出版；2008．40-2．

〈深澤厚輔〉

1. 上部消化管疾患 ▶ 2. 非腫瘍性疾患

d ▶ 食道・胃静脈瘤

POINT

① 食道・胃静脈瘤は，門脈圧亢進症にみられる側副血行路の一徴候である．
② 門脈圧亢進症をきたす主な疾患は肝硬変症，他に特発性門脈圧亢進症 idiopathic portal hypertension（IPH）や門脈閉塞·狭窄症（腫瘍栓など）と肝静脈・肝上部下大静脈の閉塞・狭窄症（Budd-Chiari 症候群など）がある．
③ 肝硬変症の三大死因は，肝不全，肝細胞癌，食道・胃静脈瘤破綻出血である．

▶病因・病態

門脈圧亢進症をきたす基礎疾患があれば食道・胃静脈瘤を有する可能性が大である．

▶疫学

肝硬変症の原因は，依然としてウイルス性が多く，最近ではアルコール性肝硬変によるものが増加傾向にある．

▶症状

通常食道・胃静脈瘤による破綻出血を起こさない限り自他覚的症状はない．基礎疾患となる肝疾患による全身倦怠感，食欲不振，浮腫，腹水などが一般的である．静脈瘤破綻出血では，吐下血，ショック状態，肝性脳症をきたしていることが多い．静脈瘤を有していたり，治療歴のある症例には日頃，黒色便の有無の観察を説明しておくことも出血の早期発見の手がかりに重要である．

▶診断

食道・胃静脈瘤の診断は内視鏡検査で行う．明らかな肝疾患を有する症例には必ず実施すべきである．その記載法は日本門脈圧亢進症研究会の定めた食道・胃静脈瘤内視鏡所見記載基準（表 1）に従い行う．側副血行路としての静脈瘤の血行動態は複雑であり（図 1），治療前に腹部血管造影（Seldinger 法）の門脈相や超音波内視鏡検査（EUS），造影 CT による portography，MR portography などが静脈瘤への流入路·流出路を把握するのに有用であり，治療選択に役立つ．

▶治療

治療対象となる静脈瘤は内視鏡所見で F 因子で F_2 以上で Red-Color sign（R-C sign）（図 2, 3）を有するものである．食道・胃静脈瘤の治療法は大きく内科的治療と外科的治療に分けられる，また治療時期では緊急出血と待機·予防に分けて選択したほうがいい．食道静脈瘤の内科的治療は，内視鏡を用いて硬化剤（5% ethnolamine-oleate（EO），1% aethoxysklerol（AS））

表 1 食道・胃静脈瘤内視鏡所見記載基準

	食道静脈瘤（EV）	胃静脈瘤（GV）
占居部位 Location (L)	Ls: 上部食道にまでに認められる Lm: 中部食道にまで及ぶ Li: 下部食道のみに限局	Lg-c: 噴門部に限局 Lg-cf: 噴門部から穹窿部に連なる Lg-f: 穹窿部に限局 （注）胃体部にみられるものはLg-b, 幽門部にみられるものはLg-aと記載する.
形態 Form（F）	F0: 治療後に静脈瘤が認められないもの F1: 直線的な比較的細い静脈瘤 F2: 連珠状の中等度の静脈瘤 F3: 結節状または腫瘤状の静脈瘤	食道静脈瘤の記載法に準じる
色調 Color（C）	Cw: 白色静脈瘤 Cb: 青色静脈瘤 （注） i）紫色・赤紫色に見える場合はviolet（v）を付記してCbvと記載してもよい. ii）血栓化された静脈瘤はCw-Th，Cb-Thと付記する.	食道静脈瘤の記載法に準じる
発赤所見 Red color sign (RC)	RCにはミミズ腫れred wale marking（RWM），チェリーレッドスポットcherry red spot（CRS），血マメhematocystic spot（HCS）の3つがある. RC0: 発赤所見をまったく認めない RC1: 限局性に少数認めるもの RC2: RC1とRC3の間 RC3: 全周性に多数認めるもの （注） i）telangiectasiaがある場合はTeを付記する. ii）RCの内容（RWN，CRS，HCS）はRCの後に付記する. iii）F0でもRCが認められるものはRC1-3で表現する.	RC0: 発赤所見をまったく認めない RC1: RWN，CRS，HCSのいずれかを認める
出血所見 Bleeding sign (BS)	出血中所見: 湧出性出血 gushing bleeding 噴出性出血 spurting bleeding 滲出性出血 oozing bleeding 止血後間もない時期の所見: 赤色栓red plug，白色栓white plug	食道静脈瘤の記載法に準じる
粘膜所見 Mucosal finding (MF)	びらんerosion（E）：認めればEを付記する 潰瘍ulcer（Ul）：認めればUlを付記する 瘢痕scar（S）：認めればSを付記する	食道静脈瘤の記載法に準じる

（日本門脈圧亢進症学会編．門脈圧亢進症取扱い規約．改訂第3版，東京：金原出版；2013を基に作成）

を使用する硬化療法と結紮術が主であり，その他留置スネア・clipping なども施行されている．外科的治療は直達術（Hassab 法，経腹的食道離断術など）とシャント術が行われていた．1980 年代になると高瀬の導入した内視鏡的硬化療法が，現在まで盛んに行われている．緊急出血例は，ショック状態，肝不全への治療と同時に緊急止血を行う．第 1 選択は内視鏡による止血術であるが，即内視鏡検査が困難な時は，Sengstaken-Blakemore tube（S-B tube）を挿入して一時的止血を試みて全身状態の安定化を図る．待機・予防例の治療は内視鏡的治療が 1st choice となる．出血により肝機能の悪化があり治療前後に肝疾患のコントロールは注意深く行う必要性がある．ま

図 1 門脈圧亢進症により発生する側副血行路

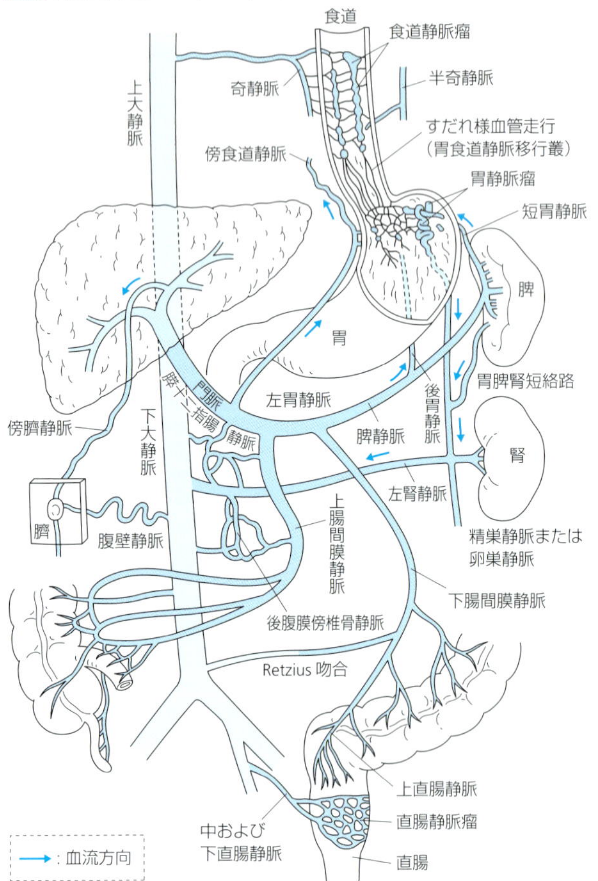

(幕内博康．治療法の選択．In: 豊永 純，幕内博康，小原勝敏．食道・胃静脈瘤．東京: 日本メディカルセンター; 1996[1) を基に作成)

た，肝癌合併例で手術や内科的治療が想定されている場合にはあらかじめ静脈瘤の治療を先行させている．胃静脈瘤の治療は，緊急出血例では内視鏡下に硬化剤（ethnolamine-oleate（EO），cyanoacrylate，高張ブドウ糖，純エタノールなど）の注入で止血を得て全身管理を行い，待機・予防的にバルーン下逆行性経静脈的塞栓術（balloon-occluded retrograde transvenous obliteration: B-RTO）や経頸静脈的逆行性胃静脈瘤塞栓術（transjugular retrograde obliteration for gastric varices: TJO）経皮的肝内門脈静脈短

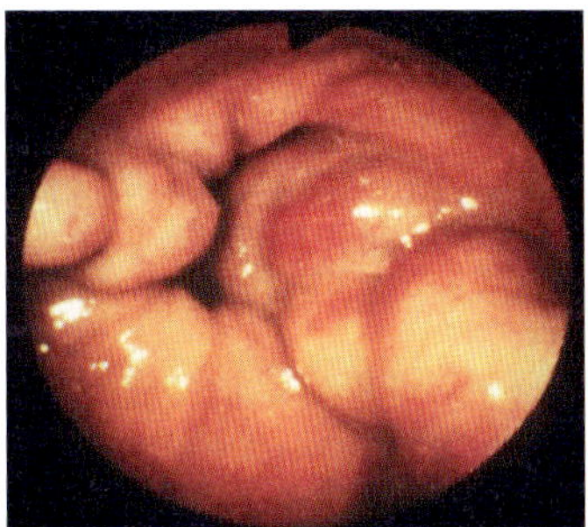

図2 F_2，R-C sign（＋）食道静脈瘤

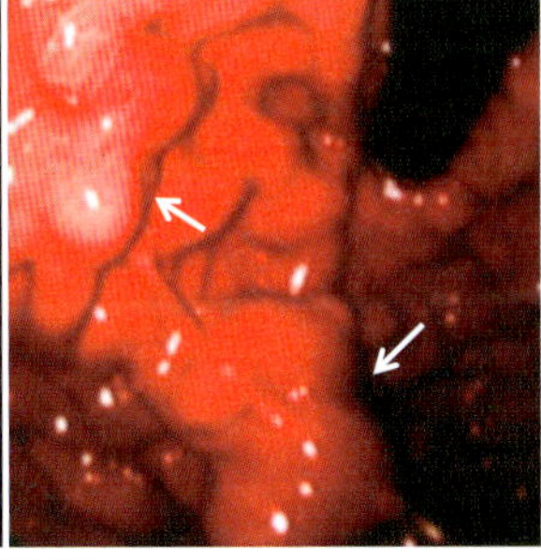

図3 胃穹窿部の F_3 の胃静脈瘤

絡術（transjugular intrahepatic portsystemic shunt: TIPS）などがあり治療として選択するのがより効果的である.

►予後

近年は食道・胃静脈瘤による死亡は減少傾向にある. 肝不全・肝癌が死因の大半を占めるようになってきている[2].

►再発予防法

治療に際しては緊急例，予防・待機例にかかわりなく静脈瘤の完全消失が第１目標である.

完全消失後は，基礎疾患（重症肝障害）の加療を中心に行い，静脈瘤に関しては４～６カ月毎の内視鏡検査を行っていくことが重要である. 内視鏡所見で主にR-C signの出現をもって再発と考え破綻出血をきたさないよう先述した内視鏡による治療を予防的に開始する.

►入院治療とすべき状況

緊急出血例はもちろんであるが，予防・待機例も入院治療を原則とする.

参考文献:

1）幕内博康:治療法の選択. In: 豊永 純，幕内博康，小原勝敏. 食道･胃静脈瘤. 東京: 日本メディカルセンター; 1996.

2）雫 稔弘，福本四郎，島田宜浩. 予防的食道静脈瘤硬化療法の意義―肝硬変症の予後に関する検討から― Gastroenterol Endosc. 1989, 31: 3180-93.

〈雫　稔弘〉

1．上部消化管疾患 ▶ 2．非腫瘍性疾患

e ▶ マロリー・ワイス症候群

POINT

① 急激な腹腔内圧の上昇により裂創を生じ出血をきたす疾患である．
② 多くは自然止血するが，出血が続く場合は内視鏡的止血術が第一選択である．

▶病因・病態（図 1）

Mallory と Weiss により「アルコール多飲摂取で嘔吐を繰り返した後に食道胃接合部近傍に裂創を生じ出血をきたす疾患」として 1929 年に初めて報告された．原因は飲酒に限らず内視鏡検査や咳，妊娠などによる嘔吐でも発症するため，現在では急激な腹腔内圧の上昇により粘膜下層までの裂創を生じ顕性出血をきたす疾患と定義されている．内視鏡技術の向上により内視鏡検査・治療による発症が以前よりも増加している．

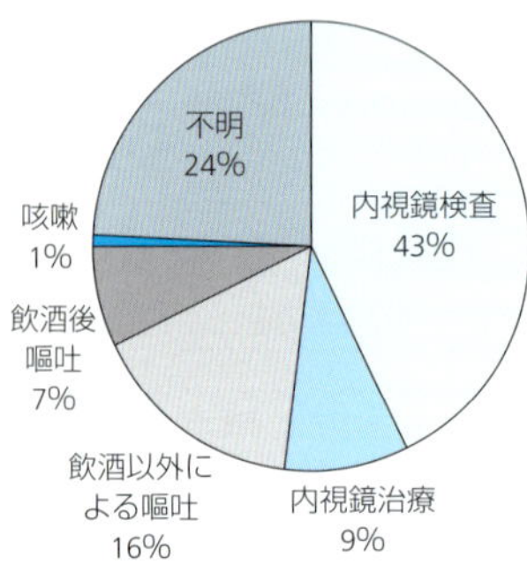

図 1 マロリー・ワイス症候群の病因の内訳
島根大学医学部附属病院におけるマロリー・ワイス症候群190例

▶疫学

30 ～ 60 歳代の男性に多く，胃噴門部小彎に好発する．発症率は上部消化管出血の 10%前後と報告されている．

▶症状

激しい嘔吐を繰り返した後に吐血する．出血量が多い場合はショック状態となることもある．腹部症状はみられないことが多い．

▶診断

問診で腹腔内圧の上昇をきたすエピソードがあれば本症を疑い，上部消化管内視鏡検査で出血源を確認する．食道壁全層に裂創を生じる特発性食道破裂（Boerhaave 症候群）との鑑別は，胸部 X 線や CT による縦隔気腫の有無で診断することができる．

JCOPY 498-14044

▶治療

多くの例が保存的治療（安静，絶食，止血薬や酸分泌抑制薬の投与）で自然止血する．出血が続く場合は内視鏡的止血術（クリッピング，トロンビン散布，アルゴンプラズマ凝固，エピネフリン局注）を行う．内視鏡的に止血困難な場合は血管内治療や外科的治療を検討する．

▶予後

良好である．

▶再発予防

内視鏡検査により生じた例では再検時に再発することがあり，鎮静下での検査も検討する．

参考文献：

1）Hirata M. Clinical Study on pathogenesis of the Mallory-Weiss syndrome. Gastroenterol Endosc. 1986; 28: 3-10.
2）Okada M, Ishimura N, Shimura S, et al. Circumferential distribution and location of Mallory-Weiss tears: recent trends. Endosc Int Open. 2015; 3: 418-24.

〈岡田真由美〉

1. 上部消化管疾患 ▶ 2. 非腫瘍性疾患

f ▶ 機能性ディスペプシア

POINT

① 機能性ディスペプシア（functional dyspepsia：FD）は，症状の原因となる器質的疾患がなく，胃を中心とした上部消化器症状を慢性的に訴える疾患である．

② 成因として，胃十二指腸運動機能の異常，胃酸や脂肪に対する知覚過敏，*H. pylori* 感染など胃および十二指腸粘膜の炎症，遺伝的素因，ストレスなどが考えられている．

③ 検査によって器質的疾患を除外していくことで確定診断へつながる．

④ 初期治療として酸分泌抑制薬，運動機能改善薬が広く用いられ，二次治療として抗不安薬，抗うつ薬，漢方薬などが用いられる．

▶病因・病態

機能性ディスペプシア（FD）とは，症状の原因となる器質的，全身性，代謝性疾患がないのにもかかわらず，慢性的に心窩部痛や胃もたれなどの心窩部を中心とする腹部症状を呈する疾患である．病態としては，胃適応性弛緩障害，胃排出障害，内臓知覚過敏，社会的因子（生活上のストレス，不安や抑うつなど），*H. pylori* 感染，胃酸分泌，遺伝的要因，心理的要因（不安や虐待歴など），感染性腸炎の既往，アルコールや喫煙などの生活習慣，胃形態（瀑状胃），などが関与しているものと考えられている．

▶疫学

機能性ディスペプシアの有病率を考える場合，対象者が健診者か病院受診者かで異なることが考えられ，両者を分けて評価する必要がある．本邦における，健診者を対象とした場合の FD の有病率は，10%程度であると報告されている．海外の報告では，北欧で 14.7%，米国で 15%，英国で 23.8%であり，本邦の頻度は欧米に比較してやや低いと考えられる．一方，病院受診者を対象とする FD の有病率については，上腹部症状を訴えて病院受診した患者の約半数との報告がある．性差については，欧米の研究では，女性の方が FD を発症しやすく，治癒もしにくいことが示されている．日本の健診者を対象とした報告でも同様の傾向が示されており，FD は女性の割合が高いことが示唆されるが，報告により結果が一貫しておらず，はっきりした結論が出ていない．FD と体重の関係については，さまざまな報告があるが，一定の見解が得られていない．

▶症状

2006 年に制定され，現在世界的に用いられている国際的診断基準である Rome III 診断基準では，「辛いと感じる食後のもたれ感，早期飽満感，心窩部痛，心窩部灼熱感のいずれかが 6 カ月以上前から出現し，直近 3 カ月はその症状が続き，症状の原因となりそうな器質的疾患がないこと」と定義され，さらに亜分類として，食後愁訴症候群（postprandial distress syndrome：PDS）と，心窩部痛症候群（epigastric pain syndrome：EPS）が定義されている．PDS の症状としては，普通の量の食事でも辛いと感じるもたれ感，早期飽満感，上腹部の張った感じ，食後のむかつき，大量のゲップなどがある．EPS の症状としては，心窩部に限局した痛みあるいは灼熱感（間欠的，排便や放屁では改善しない，機能性胆嚢・Oddi 括約筋障害の診断基準を満たさない）がある．

▶診断

機能性ディスペプシアとは，慢性的な上腹部症状の原因となる器質的疾患を認めない場合に診断される症候群であり，現在のところ，確定診断に有効な診断指標は確立されていない．したがって，問診の後にさまざまな検査を行うことによって器質的疾患を除外していくことが，確定診断へつながることになる[3)]．

病歴聴取

診断のための最初のステップは，症状の詳細な評価を行うことである．症状が上腹部に認められること，おもに食事と関連した痛みやもたれ感であること，症状が慢性的にみられること，などを確認することが必要である．ディスペプシア症状を起こしうる器質的疾患を想定しながら，病歴聴取を行う．また FD は，胃食道逆流症や過敏性腸症候群と病態がオーバーラップすることも多く，全消化管に関する症状について系統的に問診を行うツールとして，出雲スケール（図 1）などの自己記入式質問票を活用することも重要である．その他，既往歴や，過去の検診結果，内視鏡検査歴，生活歴（飲酒，喫煙，嗜好品，食事内容，ストレスなど），家族歴，常用薬などを確認することも重要である．特に常用薬では，非ステロイド性抗炎症剤や低用量アスピリンなどを服用している場合，ディスペプシア症状の出現が有意に増加することが報告されており，それらの薬剤を服用されている場合には服用を中止し，中止後に症状が改善するかどうかを確認する必要がある．病歴聴取の際に必ず注意しておかなくてはならないのが，警告徴候についての評価である．癌や消化性潰瘍などの器質的疾患には，警告徴候として，体重減少，再発性の嘔吐，吐血，嚥下困難，発熱，腹部腫瘤，黒色弁，下血などがある．これらの症状がみられる場合には，器質的疾患の存在を疑い，診断を急ぐ必要がある．

理学的診察

器質的疾患の除外のために，丁寧な診察を行い，鑑別診断を絞り込むことが重要である．腹痛の性状（自発痛・圧痛・打痛・範囲と程度・腹膜刺激症状など），血管雑音，消化管蠕動音，臓器の腫大，腫瘤の触知，腹水などについて評価する．上腹部に限らず，目・口腔内などを含む全身の診察を行うようにする．貧血や便通異常を伴う場合には，直腸診による評価と便性のチェックも重要である．

図1 腹部症状に関する自己記入式質問票：出雲スケール

あなたの過去1週間の状況について質問します。それぞれの質問について，1番良くあてはまるもの1つにチェック（☑）をつけて下さい．		全く困らなかった	あまり困らなかった	少し困った	困った	かなり困った	がまんできないくらい困った
問1	胃酸の逆流のために困ったことがありましたか？（胃酸の逆流とは，少量の苦い水が胃からのどにあがってくる感じをさします）	□0	□1	□2	□3	□4	□5
問2	前胸部に熱く焼けるような感じがして困ったことがありましたか？	□0	□1	□2	□3	□4	□5
問3	のどの違和感で困ったことがありましたか？（のどの違和感とは人によって異なりますが，何かが詰まっている感じや，ひりひりした感じ，何かに摘まれている感じをさします）	□0	□1	□2	□3	□4	□5
問4	胃が痛くて困ったことがありましたか？（空腹時の痛みは除く）	□0	□1	□2	□3	□4	□5
問5	空腹時に胃が痛くて困ったことがありましたか？	□0	□1	□2	□3	□4	□5
問6	みぞおちの辺り（おへそと胸の間）が焼けるような熱い感じで困ったことがありましたか？	□0	□1	□2	□3	□4	□5
問7	食事をするとすぐにおなかがいっぱいになって困ったことがありましたか？	□0	□1	□2	□3	□4	□5
問8	食後に胃の中にいつまでも食べ物がとどまっているような重苦しく，ムカムカした感じがあって困ったことがありましたか？	□0	□1	□2	□3	□4	□5
問9	胃の膨満感のために困ったことがありましたか？（胃の膨満感とは，胃にガスがたまっておなかが張っている感じをさします）	□0	□1	□2	□3	□4	□5
問10	完全に便を出しきれていない感じ（残便感）で困ったことがありましたか？	□0	□1	□2	□3	□4	□5
問11	何日も続く便秘あるいは硬い便で困ったことがありましたか？	□0	□1	□2	□3	□4	□5
問12	強いストレスを感じた時におこる便秘で困ったことがありましたか？	□0	□1	□2	□3	□4	□5
問13	急な便意でトイレに駆け込みたくなるような感じ（便意切迫感）困ったことがありましたか？（便意切迫感とは，便がでそうになる状態をさします）	□0	□1	□2	□3	□4	□5
問14	下痢あるいは軟らかい便で困ったことがありましたか？	□0	□1	□2	□3	□4	□5
問15	強いストレスを感じた時に起こる下痢で困ったことがありましたか？	□0	□1	□2	□3	□4	□5

検体検査

現在のところ，FDの診断に有用なバイオマーカーは確立されていないため，器質的疾患の除外診断が目的となる．血球算定，肝機能・膵機能・炎症反応などの血液性化学検査，尿検査，便潜血などにより，貧血や炎症や感染などのスクリーニングを行う．異常値を認めた場合は，さらに詳細な精密検査を計画する.

上部消化管内視鏡検査

FD の診断のために必須の検査である. ガイドライン[1] でも,「他疾患の除外が重要となる機能性ディスペプシアの診断において内視鏡検査を行う意義は大きく, 診療のいずれかの段階で内視鏡検査を行うことを提案する (推奨の強さ: 2, エビデンスレベル B)」とある. 内視鏡検査を行うことで, 癌や消化性潰瘍などの器質的疾患を診断・除外することが可能となり, また, 器質的疾患がない場合にはそれを患者に伝えることで患者の不安が軽減し, 症状が改善することもある. また, *H. pylori* 感染と FD 症状に関連がある可能性も報告されており, 内視鏡検査によって胃粘膜萎縮や *H. pylori* の感染の評価し, 感染がある場合には積極的に除菌治療を行うべきである.

内視鏡以外の画像検査

心疾患や胆道系疾患, 膵疾患においても慢性的な上腹部症状を呈することがあり, 問診や理学的所見からこれらの疾患が疑われる場合には, 心電図, 腹部超音波検査, CT などによって評価を行う.

消化管機能検査

消化管の機能を評価する検査法として, シンチグラフィ, 胃排出能検査, 胃の伸展過敏性検査, 塩酸の胃内注入による胃の酸度感受性検査, 糖質溶液飲用後の呼気中水素・メタンガス測定などがある. ただし, これらの検査のほとんどは研究目的で行われており, 実際に cut off 値が設けられて FD の診療に行われているものはなく, 検査可能な施設も限られている. 難治性の腹部症状を訴える患者については, 専門施設での消化管機能検査による病態の詳細な評価を行うことを検討する必要がある.

・診断のフローチャート

ガイドライン[1] では, 慢性的なディスペプシア症状を有する患者を診察する際の, フローチャートが示されている (図 2).

また, 診療レベルに応じた FD 診断に行いうる検査として, 表 1 のように示されている.

消化器科専門ではないプライマリケアにおいては, 内視鏡検査を行う前に治療を開始してもよいが, 治療開始 4 週間を目途に, 効果がない場合には内視鏡検査を行うべきである. FD の治療を開始しても症状の改善が得られない場合には, 再度器質的疾患の可能性を検討する必要がある.

図2 機能性ディスペプシア（FD）の診断と治療のフローチャート

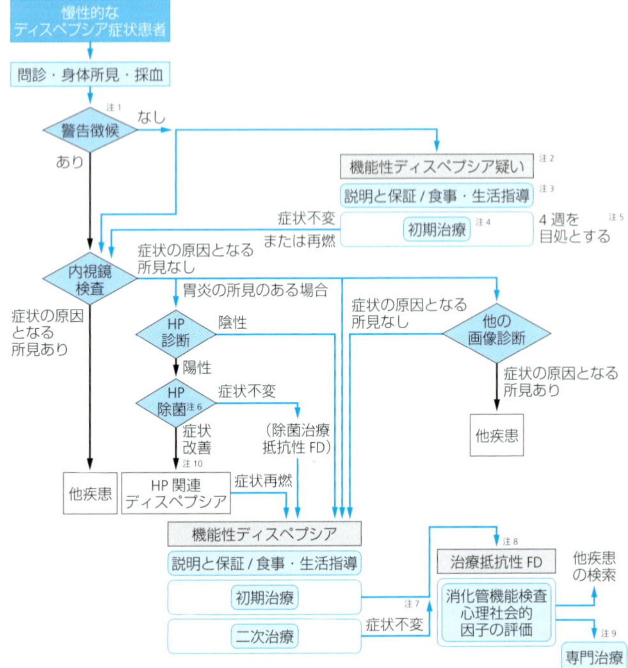

注1：警告徴候とは以下の症状をいう.
○原因が特定できない体重減少
○再発性の嘔吐
○出血徴候
○嚥下困難
○高齢者
また NSAIDs, 低用量アスピリンの使用者は機能性ディスペプシア患者には含めない.

注2：内視鏡検査を行わない場合には機能性ディスペプシアの診断がつけられないため,「機能性ディスペプシア疑い」患者として治療を開始してもよいが, 4週を目途に治療し効果のないときには内視鏡検査を行う.

注3：説明と保証
患者に機能性ディスペプシアが, 上部消化管の機能的変調によって起こっている病態であり, 生命予後に影響する病態の可能性が低いことを説明する. 主治医が患者の愁訴を医学的対応が必要な病態として受け止めたこと, 愁訴に対して治療方針が立てられることを説明することで, 患者との適切な治療的関係を構築する. 内視鏡検査前の状態にあっては, 器質的疾患の確実な除外には内視鏡検査が必要であることを説明する.

注4：二次治療の薬剤も状況に応じて使用してもよい. ここでは推奨の強さ1(使用することを推奨する)のものを初期治療に, それ以外を二次治療とし, 使用してもよい薬剤とした.

注5：これまでの機能性ディスペプシアの治療効果を調べた研究では効果判定を4週としている研究が多く, また治療効果が不十分で治療法を再考する時期として多くの専門家が4週間程度を目安としていることから4週を目途とした.

注6：*H. pylori* 除菌効果の判定時期については十分なコンセンサスは得られていない.

注7：*H. pylori* 未検のとき
H. pylori 診断へ戻る

注8：*H. pylori* 除菌治療, 初期・二次治療で効果がなかった患者をいう.

注9：心療内科的治療(自律訓練法, 認知行動療法, 催眠療法など)などが含まれる.

注10：*H. pylori* 除菌治療を施行したあと, 6〜12カ月経過しても症状が消失または改善している場合は HP 関連ディスペプシア(*H. pylori* associated dyspepsia)という.

(日本消化器病学会編. 機能性消化管疾患診療ガイドライン2014―機能性ディスペプシア（FD). 東京：南江堂；2014[1] より許諾を得て転載)

表 1 診療レベルに応じた FD 診療に行いうる検査

	CQ	推奨の強さ	EvL	PC医	消化器病専門医	研究機関
病歴聴取（医療面接）				●	●	●
自己記入式問診票	3-4	2	B	▲	▲	▲
身体診察	3-7	2		●	●	●
NSAIDs，LDA使用の確認	3-9	na		●	●	●
末梢血，生化学一般	3-7	2		●	●	●
炎症反応	3-7	2		●	●	●
便潜血検査	3-7	2		▽	▽	▽
腹部X線	3-2	2		▽	▽	▽
上部消化管内視鏡	3-1	2	B	▲	●	●
*H. pylori*感染検査	3-6	1	A	▲	●	●
上部消化管透視	3-2	2		▲	▲	▲
腹部超音波検査	3-2	2		▲	▲	●
腹部CT検査	3-2	2			▽	▽
消化管機能検査*	3-2, 3-8	2	C		▲	●
心理社会的因子の評価	3-5	1	C	▲	▲	●

EvL：エビデンスレベル（evidence level）
na：推奨の強さなし（not applicable）
LDA：低用量アスピリン（low dose aspirin）

PC医：プライマリケア医
▲：可能ならば実施する検査
▽：他疾患鑑別の必要性に応じて行う
●：実施が望ましい検査
*：研究施設によって行いうる機能検査は異なる

機能性ディスペプシア診断のためには，器質的疾患の除外が必要である．問診でも，ある程度の診断は可能ではあるが，確実な診断には内視鏡検査が必須であり，診療のいずれかの段階で内視鏡検査を行うことが必要である（CQ3-1，推奨の強さ2，エビデンスレベルB）．*H. pylori*検査は，除菌によって症状改善に至るものがあり，推奨の強さ1，エビデンスレベルAと判定された．*H. pylori*感染症として保険診療が可能であるが，ディスペプシア症状改善を起こす確率が高いわけではない．

上部消化管透視は今日の消化器診療では器質的診断のために用いられる頻度は少なく，むしろ専門医での機能検査の一環として用いられることがある．

他疾患除外のために行うことがある検査は▽で示した．

ここに示す検査は，機能性ディスペプシアを積極的に診断するためだけでなく，機能性ディスペプシアと他疾患とを鑑別するときに行うものを含めたものであり，すべての患者に適用すべきものではなく，患者の症状あるいは症候にあわせて選択するものの参考として提示するものである．

（日本消化器病学会編．機能性消化管疾患診療ガイドライン2014—機能性ディスペプシア（FD）．東京：南江堂；2014[1] より許諾を得て転載）

治療

酸分泌抑制薬

FD に対するプロトンポンプ阻害薬（PPI）の効果についてのメタ解析では，プラセボとの相対比 0.87（95% CI：0.80-0.96，p = 0.003）であり有効という報告がある．特に，心窩部痛症候群に有効である．これまでの検討によると，H_2 受容体拮抗薬（H_2RA）と PPI に効果の差が明らかでなく，また高用量の PPI での有意な改善効果がみられなかったことから，強い酸分泌抑制は必ずしも必要ないかもしれない．

消化管運動改善薬

わが国では，セロトニン受容体作動薬，ドパミン D_2 受容体拮抗薬，オピオイド κ 受容体刺激オピオイド μ 拮抗薬，アセチルコリンエステラーゼ阻害薬がある．これらの薬剤は，胃運動を亢進し胃排出を促進するという生理的背景から，ディスペプシア治療薬として使用されている．

漢方薬

六君子湯はプラセボとの比較試験で，腹部膨満感，げっぷ，嘔気などの改善を認め，運動不全型の上腹部症状に対して有意な改善効果が示された．動物やヒトの検討より，六君子湯には胃適応性弛緩に対する作用，胃排出能促進作用，胃酸知覚過敏亢進抑制作用，グレリン分泌促進作用，ストレス性消化管機能障害改善作用などが確認されている．他には，半夏厚朴湯が上腹部痛などの症状に有効であるとの対照比較検討もある．

抗不安薬，抗うつ薬

FD の治療として抗不安薬や抗うつ薬が経験的に使用されていることは多く，スルピリドは広く使用されている．最近は SSRI の使用も増えてきている．これら中枢神経系作用薬に関する検討では，FD 症状改善効果は示されているものの，他の治療との優越性はなかった．FD 患者では不定愁訴が多くみられ，ディスペプシア症状も抑うつ症状の一環としてとらえることができ，これらの薬剤の効果も期待できる．

H. pylori 除菌治療

これまで，FD 患者を対象とした *H. pylori* 除菌によるランダム化比較試験が多数報告されているが，それぞれ対象や方法が異なっており結果も一定していない[2)]．しかし，*H. pylori* の除菌は，組織学的胃炎の治癒を導き，将来の潰瘍や胃癌の発生抑制も期待できるため，積極的に施行すべきと考えられる．

その他

FD 治療は決して薬剤によってのみなされるものではなく，患者とのコミュニケーションを十分にとり，心理的・社会的ストレスを可能な限り取り除くことが重要である．それにより，症状が大きく変化する可能性があることを認識する必要がある．

▶予後

FD の予後については，さまざまな報告がある．4 週間 PPI またはプラセボ治療を行った FD 患者を観察した報告では，治療後 3 カ月の時点で 20% に再発がみられた．8 週間以上 PPI が投与されていた逆流症状のないディスペプシア症状を有する患者に，休薬して 1 年経過時点で 67% に PPI の再開が必要となった．他にも，症状治療後に再発したという報告は多くみられ，これらの結果より，FD が再発することがあるのは明らかであると言える．

▶再発予防法

FD は心身症の側面を持った疾患であり，ストレスは自律神経系や免疫系を介した脳腸相関により消化器症状を引き起こすことが知られており，心理社会的ストレスを十分に把握して，できるだけ原因を取り除くことが重要である．また，カプサイシンや酸，熱刺激など，刺激を避けた食事を心がけることも必要である．

▶入院治療とするべき状況

症状が強く経口摂取不良の場合や，ディスペプシア症状のために日常生活が困難となる場合には，入院治療の検討も必要である．

参考文献：

1) 日本消化器病学会編．機能性消化管疾患診療ガイドライン 2014 ―機能性ディスペプシア（FD）．東京：南江堂；2014.
2) 春間 賢，楠 裕明，眞部紀明．機能性ディスペプシア（FD）の現状と展望．日消誌．2014; 111: 1049-95.
3) 石村典久．機能性ディスペプシアの確定診断，鑑別診断．727-33. In: 木下芳一編．機能性胃腸障害のすべて．医学のあゆみ．2015; 252: 693-744.

〈沖本英子〉

1. 上部消化管疾患 ▶ 2. 非腫瘍性疾患

g ▶ 急性胃炎 /AGML

POINT

① 急性胃炎とは何らかの原因により，胃粘膜に急性の炎症性変化が惹起された状態である．

② 内視鏡所見として多発する出血性びらんや潰瘍など多彩な変化を認める病変を，急性胃粘膜病変（acute gastric mucosal lesion: AGML）という概念でよぶ．

③ 原因には，薬物，飲食物，感染，ストレス，医原性などがある．

④ 酸分泌抑制薬を中心とした薬物治療に良く反応し，予後は良好なことが多い．

▶病因・病態

急性胃炎とは何らかの成因により，胃粘膜に急性の炎症性変化が生じた状態であり，その炎症の経過により慢性胃炎とは区別される．突発する上腹部痛，嘔吐などで発症し，内視鏡所見として多発する出血性びらんや潰瘍など多彩な変化を認める病変を，急性胃粘膜病変（acute gastric mucosal lesion: AGML）という概念でよぶことが多い．病理組織学的には，好中球を主体とする炎症細胞浸潤と，浮腫・出血・びらん・充血・浸出液などの所見を認める．主な病因として，アニサキスや *Helicobacter pylori*（*H.pylori*）などの感染，アルコールや食事によるもの，解熱鎮痛薬などの薬物投与，手術や外傷などのストレス，放射線治療や内視鏡検査など医原性に起因するものがある（表 1）．発生機序として不明な点が多いとされているが，①酸・ペプシン増加，②粘膜重炭酸イオン分泌低下，③粘膜血液の低下，④粘膜内プロスタグランジンの減少，⑤細胞内低酸素状態，などが関与しているのではないかと言われている．

表 1 急性胃炎の原因

1）薬物
　非ステロイド性消炎鎮痛薬（NSAIDs）など
2）腐食性化学物質
　強酸性または強アルカリ性の化学物質
3）感染
　H.pylori
　アニサキス
　α溶連菌・大腸菌・黄色ブドウ球菌などはきわめてまれに急性蜂窩織性胃炎をきたす
4）食事
　アルコール・香辛料など
5）ストレス
　重症火傷に伴うCurling潰瘍
　中枢神経系の外傷・手術に伴うCushing潰瘍
　精神的ストレス
6）医原性
　経カテーテル肝動脈塞栓術
　食道静脈瘤硬化療法
　内視鏡検査（*H.pylori*の経内視鏡感染）
　放射線照射　など

▶疫学

急性胃炎の定義や概念は不明瞭で，その頻度を正確に把握することは困難である．

図 1 AGML の症例の写真

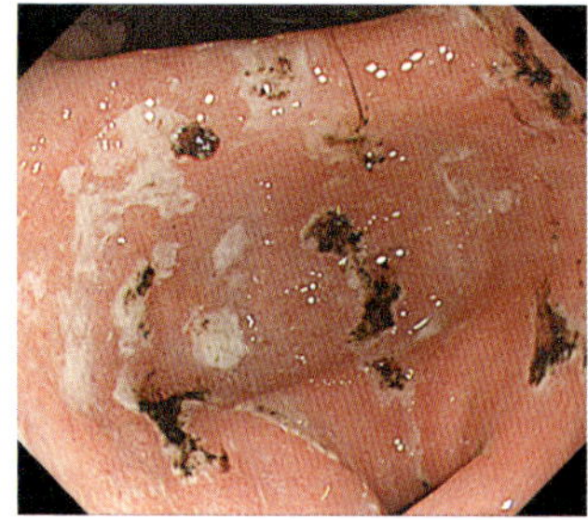
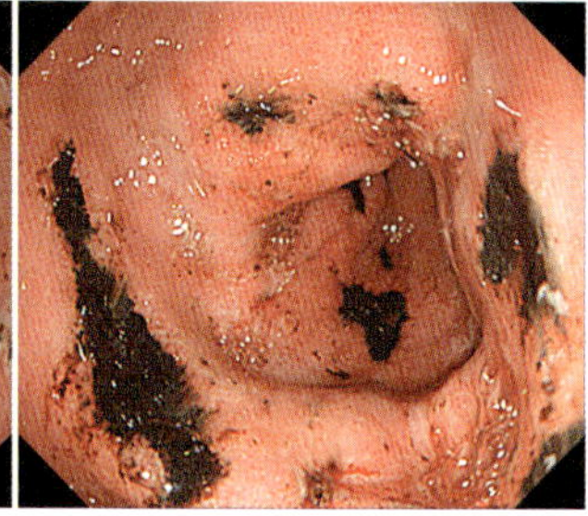

►症状

上腹部痛・悪心・嘔吐・吐血などが突発的に出現し，経口摂取が一時的に困難になることが多い．重症例では，吐血や下血がみられることもある．腹部所見では，心窩部に圧痛を認めることが多い．腐食性化学物質による腐食性胃炎では，穿孔をきたして腹膜刺激症状を伴うこともある．

►診断

これまでの報告をみると，“突発する胃症状を伴い，上部消化管 X 線・内視鏡により胃粘膜に異常を認めるものを急性胃病変”と定義されているものや，“顕出血，上腹部痛などの急激な腹部症状の出現後できるだけ早期に内視鏡を行い，出血性びらん，出血性胃炎，急性潰瘍の所見を認められたものを急性胃粘膜病変”と定義しているものがある．つまり，AGML を疑う場合には，すみやかに上部消化管内視鏡検査を行い，広範囲あるいは多発性に発赤，びらん，浮腫，出血，浸出液などの所見を確認することが必要である（図 1）．出血所見は出血時期によって，赤色から黒色までさまざまである．また，原因がアニサキスの場合には，虫体が発見されることもある．胃粘膜の浮腫が強い場合には，腹部超音波検査で胃壁の壁肥厚像を確認することができる場合もある．発症の誘因を推測できることが多いので，服薬歴，食事内容（アニサキス症の原因となる生鮮魚類など），アルコール，ストレスの有無などの問診も有効である．

►治療

AGML の治療は，基本的にまずは誘因の除去を試みて，それに加えて薬物治療，安静，食事療法である．軽症の場合は誘因の除去だけで自然治癒することもある．非ステロイド性解熱鎮痛薬が原因の場合には，ただちに中止する．薬物治療には，酸分泌抑制薬，胃粘膜防御因子増強薬，抗コリン薬などが用いられる．吐血や下血などの出血をきたしている場合には，内視鏡的に止血術を行う．補液のみで循環動態が不安定な場合は輸血を行う．経口摂取については，症状の回復をみながら，絶食，流動食，粥食，常食へと戻していく．

▶予後

軽症であれば誘因を除去することで自然治癒することもある．また，薬物治療に良く反応して，予後は比較的良好である．

ただし，強酸などによる腐食性胃炎については例外で，慢性期に瘢痕狭窄をきたすことがあり，内視鏡的治療や手術が必要となる場合がある．

▶再発予防法

病変の発生に酸の増加が関与している可能性が考えられており，酸抑制剤を投与することが再発予防につながる．非ステロイド鎮痛解熱薬や低用量アスピリンを常用する場合には，酸抑制剤の他にプロスタグランジン製剤の投与や，*H.pylori* 除菌も推奨されている．

▶入院治療とするべき状況

吐血や下血をきたすような重症例では，全身状態を安定させたうえで止血処置を行う必要があり，入院による加療が望ましい．また，塩酸などの強酸による腐食性胃炎の場合，急性期に穿孔や壊死が生じる可能性があり，全身管理・経過観察のために入院が望ましい．

参考文献：

1）末次 浩, 石原俊治, 石村典久, ほか．急性胃粘膜病変（AGML）における *Helicobacter pylori* の感染状況．消化管の臨．1995: 1; 59-62.

2）渡辺英伸，成澤林太郎，遠藤泰志，ほか．内視鏡でみる AGML 症例―急性胃病変の病理：定義，原因と経時的変化―．消内視鏡．1994: 6; 804-9.

〈沖本英子〉

1. 上部消化管疾患 ▶ 2. 非腫瘍性疾患

h ▶ ヘリコバクター・ピロリ感染症

POINT

① *Helicobacter pylori*は胃粘膜に感染し胃炎を惹起しさまざまな上部消化管疾患の原因となる.
② 萎縮性胃炎・胃十二指腸潰瘍, 胃癌, 胃 MALT リンパ腫などの疾患を引き起こす.
③ 治療は除菌療法であり, 二次除菌までは保険適応となっている. 近年, ヘリコバクター・ピロリ感染胃炎に対しての保険適応が認められた.
④ 除菌後の治療効果判定は必ず行い, 陰性化しても発癌のリスクについて説明し, 定期的な内視鏡検査などの経過観察を行う.

▶病因・病態

Helicobacter pylori（*H. pylori*）は 1983 年に, ヒト胃粘膜から分離・同定された. 大きさ 2.5～3.0 × 0.45～0.5μm でグラム陰性のらせん桿菌であり, 4～7 本の有鞘極鞭毛を一端に有していて, 微好気性の環境下で発育する. 本菌の最も重要な細菌学的特徴は強力なウレアーゼ活性を有していることであり, このウレアーゼによって胃内の尿素を分解してアンモニアを発生させるため, 胃酸による胃内の過酷な環境にも適応し生息することが可能となり, 胃粘膜に感染して胃炎を惹起する.

▶疫学

国内での *H. pylori* 感染率は若年では陽性率が低く, 高齢者ほど感染率が上昇する報告が多い. 戦後の環境衛生の整備により, 近年感染率が低下していると推測されている. 感染は主に小児期に成立することが明らかとなってきている.

▶症状

胃粘膜の慢性炎症を背景として, 萎縮性胃炎, 胃・十二指腸潰瘍, 胃癌, 胃 MALT リンパ腫, 胃過形成性ポリープなどのさまざまな上部消化管疾患の併発を引き起こす.

▶診断（図 1）

下記の検査法のいずれかを用いる. 長所や短所があり, 特徴を理解した上で選択する.

内視鏡による生検組織を必要とする検査法

①迅速ウレアーゼ試験, ②組織鏡検法, ③培養法

幽門前庭部大彎・胃体上部～中部大彎の 2 カ所からの生検が勧められている.

図1 *H.pylori* 感染症の診断・治療・効果判定の流れ

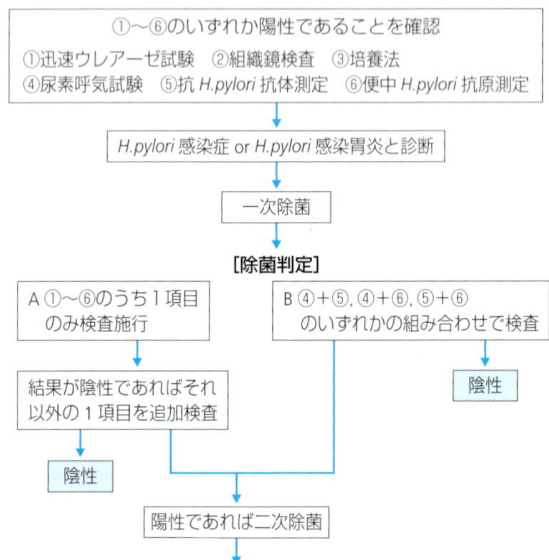
内視鏡検査 or 造影検査：#1 胃潰瘍，#2 十二指腸潰瘍，#3 胃 MALT リンパ腫，#4 特発性血小板性紫斑病，#5 早期胃癌内視鏡治療後胃，#6 慢性胃炎，#7 萎縮性胃炎のいずれか診断
[感染診断]
①～⑥のいずれか陽性であることを確認
①迅速ウレアーゼ試験　②組織鏡検査　③培養法
④尿素呼気試験　⑤抗 H.pylori 抗体測定　⑥便中 H.pylori 抗原測定
H.pylori 感染症 or H.pylori 感染胃炎と診断
一次除菌
[除菌判定]
A ①～⑥のうち1項目のみ検査施行
B ④＋⑤，④＋⑥，⑤＋⑥のいずれかの組み合わせで検査
結果が陰性であればそれ以外の1項目を追加検査
陰性
陰性
陽性であれば二次除菌
上記の除菌判定 A，B のいずれかを施行し同様に判定する

内視鏡による生検組織を必要としない検査法

④尿素呼気試験，⑤抗 *H. pylori* 抗体測定，⑥便中 *H. pylori* 抗原測定

- PPI や一部の防御因子製剤はピロリ菌に対し抗ウレアーゼ作用があり，感染診断・効果判定時にはこれら薬剤による偽陰性化を防ぐため，少なくとも 2 週間休薬する必要がある．

<注意点>

- *H. pylori* 感染診断の検査法は 1 項目しか算定できない．
- 除菌効果判定には，④または⑥が勧められる．
- 血清抗体検査はスクリーニング検査としては有用である．
- 除菌判定の時期は除菌終了後，少なくとも 4 週以降に行う．

⑤を除菌効果判定として用いる場合は，除菌前と除菌後 6 カ月以上の経過観察で定量的な比較を行い，抗体価が前値の半分以下に低下したときは，除菌成功と判断できる．

▶治療

一次除菌

1. ランソプラゾール（30mg）1Cap（錠）を 1 日 2 回　または

JCOPY 498-14044

オメプラゾール（20mg）1錠を1日2回　または
ラベプラゾール（10mg）1錠を1日2回　または
エソメプラゾール（20mg）1錠を1日2回　または
ボノプラザン（20mg）1錠を1日2回
2. アモキシシリン（250mg）3Cap（錠）を1日2回
3. クラリスロマイシン（200mg）1錠または2錠を1日2回
以上1～3の3剤を朝・夕食後に1週間投与する．

二次除菌

1. ランソプラゾール（30mg）1Cap（錠）を1日2回　または
オメプラゾール（20mg）1錠を1日2回　または
ラベプラゾール（10mg）1錠を1日2回　または
エソメプラゾール（20mg）1錠を1日2回　または
ボノプラザン（20mg）1錠を1日2回
2. アモキシシリン（250mg）3Cap（錠）を1日2回
3. メトロニダゾール（250mg）1錠を1日2回
以上1～3の3剤を朝・夕食後に1週間投与する．

<注意点>

メトロニダゾールは飲酒によるジスルフィラム−アルコール反応が起き，腹痛，嘔吐，ほてり等が現れることがあるので，飲酒を避ける必要がある．

三次除菌

現在，保険適用外であり，確立したレジメンもなく，専門病院へ紹介することが望ましい．これまでの報告では，PPI＋アモキシシリン＋シタフロキサシン等が最も有力な三次除菌レジメンであり，除菌率は70～90％である．ボノプラザンをキードラッグとして，シタフロキサシン，アモキシシリン，メトロニダゾールなどの投与方法などが各施設で検討されている．

ペニシリンアレルギー患者の除菌治療

PPI＋メトロニダゾール＋クラリスロマイシンが治療法となりうる．最近では60％程度の成功率との最近の報告がある．

除菌に伴う副作用

下痢・軟便：最も多いものであり，しばしば経験する．
味覚異常，舌炎，口内炎：5～15％
皮疹：2～5％
その他：腹痛，放屁，腹鳴，便秘，頭痛，頭重感，肝機能障害，めまい，瘙痒感など

また，2～5％に治療中止となるような強い副作用（下痢，発熱，発疹，喉頭浮腫，出血性腸炎など）が発生している．また除菌後に逆流性食道炎が新たに発生，または増悪する症例が報告されている．

▶予後

現在，プロトンポンプ阻害薬（PPI）と抗菌薬2剤を用いた3剤療法が *H. pylori* 除菌治療の主流である．除菌率については80～90％程度とされてい

たが，薬剤耐性菌の影響もあり近年低下傾向であったが，2015 年 2 月に酸分泌を強力に抑制するカリウムイオン競合型アシッドブロッカー（potassium-competitive acid blocker：P-ACAB）ボノプラザンが発売され，除菌率の上昇が期待されている．

▶再発予防法

除菌判定は除菌治療薬中止後 4 週以降に行う．除菌が成功した場合は，胃癌の発症が約 3 分の 1 に減少するメリットが期待されるが，胃癌発生の可能性は依然として残るので，1 年に 1 回は必ず胃の検査を受けるように勧めなければならない．また，*H. pylori* の感染は主に小児期に成立するため，小児期の *H. pylori* 感染予防が重要であり，糞 - 口感染，口 - 口感染などの感染経路が考えられており，排便後の手指の洗浄や咀嚼した食物を乳幼児に与えるのは，特に *H. pylori* 陽性者の場合は避けることが必要である．

▶入院治療とするべき状況

除菌療法のみで入院治療とはならないが，除菌療法による重篤な副作用を有する例・全身状態が不良となった例・その他外来で管理が困難な例では，入院治療となりうる．

参考文献：

1）日本ヘリコバクター学会ガイドライン作成委員会．*H. pylori* 感染の診断と治療のガイドライン 2009 改訂版．日本ヘリコバクター学会誌．2009; 10 suppl: 1-25.
2）木下芳一監修．臨床経過でわかる研修医のための消化器診療．オーエムシー；2005.
3）榊 信廣．ピロリ除菌治療パーフェクトガイド．東京：日本医事新報社；2015.

〈福田直樹〉

JCOPY 498-14044

1. 上部消化管疾患 ▶ 2. 非腫瘍性疾患

i ▶ 胃・十二指腸潰瘍

POINT

① *Helicobacter pylori*（*H. pylori*）感染と非ステロイド性抗炎症薬（NSAIDs）服用が 2 大要因である.
② 自覚症状では心窩部痛を訴えることが多いが, 高齢者や NSAIDs 服用者では無症状のこともある.
③ 上部消化管内視鏡検査で診断する. 出血性潰瘍の場合は, 内視鏡的止血処置を行う.
④ 潰瘍に対する治療の第一選択薬はプロトンポンプ阻害薬（PPI）又はカリウムイオン競合型アシッドブロッカー（P-CAB）である.
⑤ 再発予防のために *H. pylori* 陽性例では除菌治療を行う.

▶病因・病態

胃・十二指腸の消化管壁が傷害を受けて組織の欠損を生じる良性疾患であり, 病理組織学的に粘膜筋板までの欠損はびらんとして扱われ, 粘膜下層以深に粘膜欠損を生じた病態をさす. 胃酸・ペプシンによる強力な消化作用により生じることから, 総称して消化性潰瘍とも呼ばれる. 急性潰瘍は一般に急性胃・十二指腸粘膜病変（AGDML）として扱われ, 原因の除去により短期間に治癒する. 一方, 慢性潰瘍は主に *H. pylori* 感染が関与し, 難治性で再発を繰り返すことが多い. 胃潰瘍は十二指腸潰瘍に比べて, 好発年齢が高く（40 ～ 60 歳）, 体部の炎症を特徴として, 酸分泌は低下している例が多い. 一方, 十二指腸潰瘍は前庭部の炎症により, 高酸を呈する. 慢性潰瘍の 9 割以上は *H. pylori* 感染か, NSAIDs 服用が原因である. 近年, 若年者の *H. pylori* 感染率は著明に低下している. また, 保険適応の拡大に伴い, *H. pylori* 感染胃炎に対する除菌治療が広く行われるようになり, *H. pylori* 関連潰瘍は減少している. 一方で, 人口の高齢化を背景に脳血管疾患, 虚血性心疾患, 整形外科疾患の増加によって低用量アスピリンを含めた NSAIDs を長期服用する患者が増加しており, NSAIDs 関連潰瘍は増加傾向にある.

NSAIDs はシクロオキシゲナーゼ（cyclooxygenase: COX）阻害作用を有し, 粘膜保護作用を持つ内因性プロスタグランジンの合成阻害による間接的な作用と局所での直接的な作用によって消化管粘膜傷害を引き起こす. COX には COX-1 と COX-2 の 2 種類のサブタイプが存在し, COX-2 は炎症との関連が強く, 胃粘膜保護作用への影響が少ないことから, COX-2 選択阻害薬の方が非選択的 NSAIDs に比べて胃十二指腸潰瘍のリスクは低い. NSAIDs 潰瘍発症のリスクファクターとして, 高齢, 潰瘍の既往歴, 高用量あるいは複数の NSAIDs 服用, 抗血栓薬併用, 副腎皮質ステロイド併用, 重篤な全身疾患などがあげられている. また, *H. pylori* 感染と NSAIDs 服用は潰瘍発症に対して相加的作用があるとされている.

その他に Zollinger-Ellison 症候群（ガストリノーマ）, 好酸球性胃炎,

Crohn 病，感染症（サイトメガロウイルス，梅毒，結核など），全身疾患（慢性腎不全，慢性肺疾患，血管炎を伴う膠原病など），NSAIDs 以外の薬剤（抗癌剤，ビスホスホネート製剤など）が潰瘍の原因としてあげられるが，*H. pylori* 感染，NSAIDs が関与しない潰瘍は数%と頻度は低い．

▶症状

自覚症状として，上腹部（心窩部）痛，上腹部不快感，胃もたれ，げっぷ，嘔気，食欲不振などがあげられる．症状の程度はさまざまで潰瘍の大きさや深さと必ずしも一致しない．十二指腸潰瘍では，食事との関連性が強く，空腹時や夜間に腹痛を生じ，摂食により軽減する．一方，胃潰瘍では食後痛が特徴とされるが，症状から両者を鑑別することは困難である．高齢者や糖尿病患者では，穿孔や出血などの合併症を生じるまで腹部症状を伴わず，貧血によるふらつきが主訴の場合もある．出血性潰瘍では，吐下血，貧血を認める．血液が胃酸と反応して，黒色便（タール便）を呈することが多いが，出血量が多い場合は，新鮮血の下血を呈する．穿孔性潰瘍では，激痛が突然に出現し，腹部は筋性防御によって板状に硬くなる．嘔吐は幽門や十二指腸に生じた潰瘍によって消化管狭窄を呈している例で顕著となる．一般に，NSAIDs 潰瘍では，症状が出にくく自覚症状が乏しいことが多い．

▶診断

上部消化管内視鏡検査または上部消化管造影検査で診断を行うが，組織生検や止血処置が可能な内視鏡検査が優先される．薬剤の服用歴，消化性潰瘍・肝疾患の既往歴などを聴取して，原因の絞り込みを行う．強い腹痛や腹膜刺激所見を認める場合は，内視鏡検査を行う前に腹部 CT あるいは X 線検査で穿孔の有無を確認する．内視鏡上，潰瘍は辺縁平滑な円形または楕円形の粘膜欠損として認められる．潰瘍の内視鏡ステージは崎田・大森・三輪分類を用いて，活動期（Active stage），治癒過程期（Healing stage），瘢痕期（Scarring stage）の 3 つの時相別に分けて評価する（図 1）[1]．*H. pylori* 関連胃潰瘍は胃角部小弯に好発する．高齢者では胃体部小弯や後壁に多い．一方，NSAIDs 胃潰瘍では，胃幽門部に発生する傾向があり，浅い潰瘍が多発するのが特徴である．十二指腸潰瘍は球部に好発する．背景の胃粘膜に萎縮性変化がある場合は，*H. pylori* 感染が強く疑われ，感染診断が必要である（『ヘリコバクター・ピロリ感染症』参照）．粘膜下層までの浅い潰瘍で粘膜下の太い動脈が破綻すると大量の出血を呈することがあり，Dieulafoy 潰瘍と呼ばれる．主に胃体上部に単発し，潰瘍の面積に比して露出血管が目立つのが特徴である．

内視鏡で潰瘍性病変を認めた場合，胃癌や悪性リンパ腫などの悪性疾患を除外することが重要である．画像所見で良悪性の鑑別が困難な場合は，生検による病理組織診断を行う．

図 1 潰瘍の内視鏡ステージ分類

活動期 (Active stage)	治療過程期 (Healing stage)	瘢痕期 (Scarring stage)

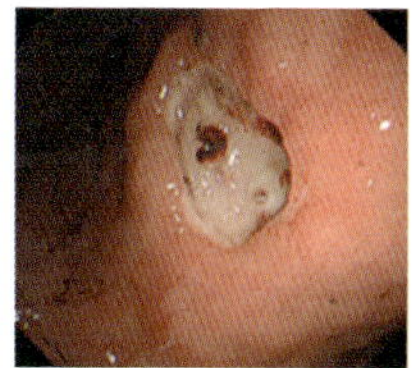

A1 stage

厚い白苔に覆われ，一部に白苔のはみ出しあり，出血や凝血がしばしばみられる．

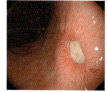

H1 stage

潰瘍は浅くなり，白苔は一様で辺縁は円滑になる．再生上皮は明確になる．

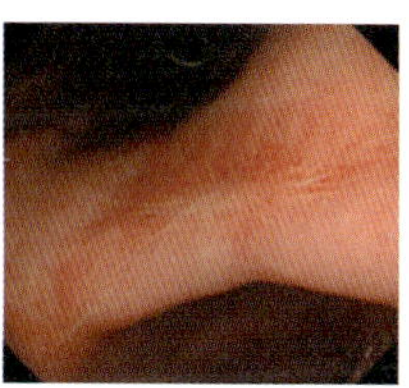

S1 stage

粘膜欠損は消失するが，再生上皮の発赤は残る．

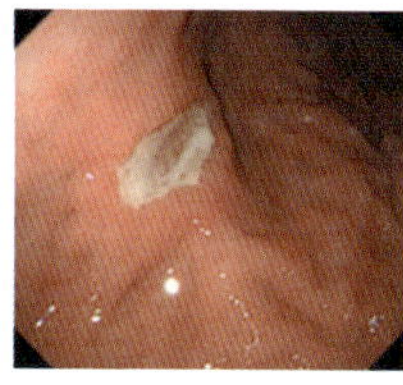

A2 stage

白苔のはみ出しが消失．白苔は一様．再生上皮像はあってもごくわずか．

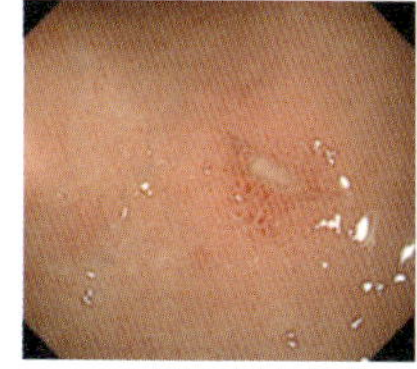

H2 stage

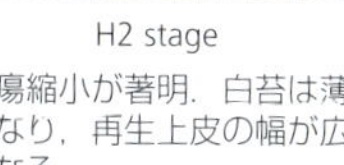

潰瘍縮小が著明．白苔は薄くなり，再生上皮の幅が広くなる．

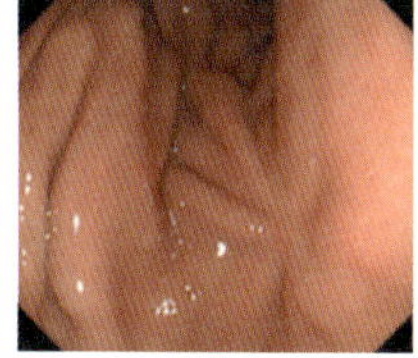

S2 stage

発赤は消失し，再生上皮は厚く周囲粘膜と同様の色調となる．

▶治療

穿孔や内科治療でコントロールできない出血などの特別な場合を除いて，内科治療が基本である．消化性潰瘍診療ガイドライン 2015 に示されている潰瘍治療のフローチャートを図 2 に示す[2)]．

潰瘍に対する治療

潰瘍治療薬として，酸分泌抑制薬の投与を行う．酸分泌抑制薬には，プロトンポンプ阻害薬（PPI），H_2 受容体拮抗薬（H_2RA）および，2015 年に発売されたカリウムイオン競合型アシッドブロッカー（P-CAB）がある．ガイドライン上は，PPI を第一選択とし，PPI が選択できない症例では H_2RA を用いるとされている．P-CAB は新規薬剤であり，エビデンスは不充分であるものの，PPI よりも効果発現が速く，より強力に酸分泌を抑制することから，潰瘍治癒に対して有用性が高いことが期待される．PPI と P-CAB の投与期間は，保険適応上，胃潰瘍が 8 週間，十二指腸潰瘍が 6 週間と制限があることに留意する．一部の防御因子増強薬は H_2RA と併用して潰瘍治癒の上乗せ効果があるとされるが，PPI か P-CAB が使用可能な例では，併用は不要である．

成因が *H. pylori* 感染である場合は，除菌により潰瘍治癒が促進されるた

図2 胃・十二指腸潰瘍治療のフローチャート

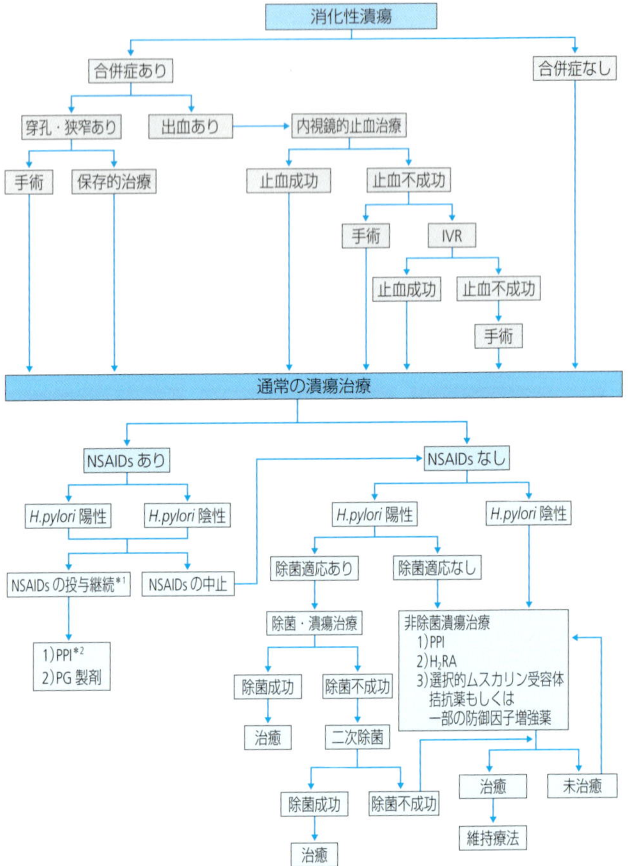

*1: 禁忌である. 中止不能のため, 止むを得ず投与する場合.
*2: LDA 潰瘍は PPI を選択

(日本消化器病学会編. 消化性潰瘍診療ガイドライン2015. 第2版. 東京: 南江堂; 2015[2] より許諾を得て転載)

め，除菌治療を行う．NSAIDs 投与が原因と考えられる潰瘍では，NSAIDs を中止し，抗潰瘍薬の投与を行う．NSAIDs の中止が不可能であれば，PPI あるいはプロスタグランジン (PG) 製剤の投与を行う．低用量アスピリンは虚血性心疾患や脳血管疾患の再発予防目的で投与されている例が多く，中止は再梗塞のリスクとなるため，可能な限り休薬せずに，潰瘍を PPI で治療する．

図 3 内視鏡的止血術が必要となる出血性潰瘍の所見

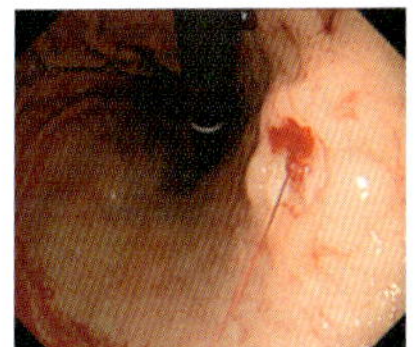
噴出性出血

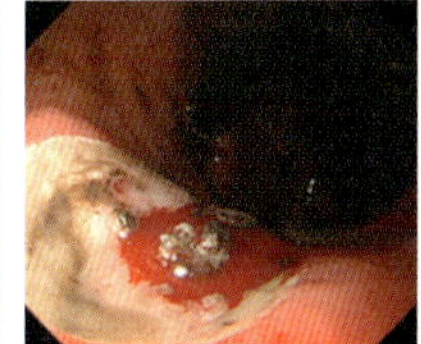
湧出性出血

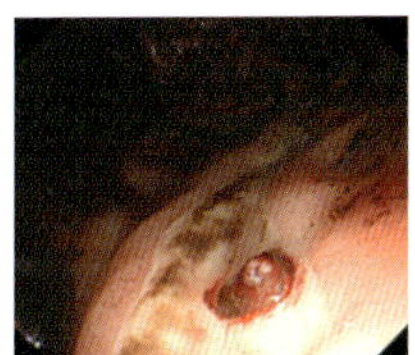
露出血管

合併症に対する治療

①**出血例**：吐下血を認める場合には，第一にバイタルサインのチェックを行い，血管ルートの確保および輸液を開始する．出血性ショックを認める場合や血中ヘモグロビン値が 7.0 g/dL 未満の場合に輸血を考慮する．バイタルサインが安定したら，緊急内視鏡検査を施行する．出血所見を認める場合や露出血管を有する症例では内視鏡的止血術を行う（図 3）．内視鏡的止血手技は機械的止血法（クリップ），薬剤局注法（純エタノール，高張 Na エピネフリン：HSE），凝固療法（アルゴンプラズマ：APC，ソフト凝固）などがあげられている．大部分は内視鏡治療により止血が可能であるが，止血不成功例では外科手術を検討する．施行可能な施設では，interventional radiology（IVR）も選択肢となる．消化管出血の原因が潰瘍と診断されれば，速やかに酸分泌抑制薬の投与を開始する．入院治療を原則とし，出血性潰瘍の急性期には絶食とし，止血の確認後に食事を再開する．

②**穿孔例**：潰瘍穿孔を呈している場合は，一般に外科手術が優先されるが，24 時間以内の発症で全身状態が安定した 70 歳未満の限局性腹膜炎の場合，内科的治療の適応となりうる．保存的治療を選択した場合には，絶飲食，経鼻胃管留置，抗菌薬，酸分泌抑制薬投与を行い，経時的に観察を行い，改善が認められない場合は外科的治療に移行する．

③**狭窄例**：狭窄は十二指腸潰瘍の合併症として生じることが多く，狭窄部位は幽門〜十二指腸球部にかけてが大半である．潰瘍の急性期では，浮腫によって一時的に狭窄を呈することがあるが，潰瘍の治癒過程で狭窄が改善する．潰瘍瘢痕によって狭窄を呈する場合は，内視鏡下バルーン拡張術や外科的治療の適応となる．

▶予後

厚生労働省の人口動態調査によると胃・十二指腸潰瘍による死亡率（人口 10 万人対）は 1970 年に 7.8 であったが，内視鏡診断・治療の進歩や強力な酸分泌抑制薬の登場によって内科的なコントロールが可能となり，2014 年には 2.2 まで低下し，予後良好な疾患となっている．ただし，全身状態不良な高齢者が，出血，穿孔などの潰瘍による合併症を併発した際には予後不良となる．

▶再発予防法

H. pylori 感染陽性の胃・十二指腸潰瘍では，除菌治療を行う．*H. pylori* 除菌が確認され，NSAIDs の使用がない場合は，潰瘍再発はほぼ抑制されるため，酸分泌抑制薬の継続は原則不要となる．一方，除菌治療によらない潰瘍治療においては，酸分泌抑制薬による維持療法が必要である．

潰瘍既往のある患者の NSAIDs 潰瘍の予防には PPI，PG 製剤（ミソプロストール）が有効であり，第一選択薬として PPI あるいは P-CAB の併用投与を行う．また，NSAIDs 潰瘍発生は COX-2 選択阻害薬により減少することが示されており，COX-2 選択阻害薬への切り替えを行う．低用量アスピリンによる上部消化性潰瘍の再発予防に対しても PPI の投与が有効であり，PPI または P-CAB を併用する．

▶入院治療とするべき状況

出血，穿孔，狭窄などの合併症を呈する場合は原則，入院して全身管理を行いながら，上記に示した治療を行う．また，診断時の内視鏡検査で合併症を認めない場合でも，栄養状態不良な例や貧血の進行例では入院治療を考慮する．

参考文献:

1）萩原正示，川口 実．胃潰瘍の時相分類（崎田・大森・三輪分類）．In:「胃と腸」編集委員会編．胃と腸用語辞典．東京：医学書院；2002．p.268-9.
2）日本消化器病学会編．消化性潰瘍診療ガイドライン 2015．第 2 版．東京：南江堂；2015.

〈石村典久〉

1. 上部消化管疾患 ▶ 2. 非腫瘍性疾患

j 胃アニサキス症

POINT

① 原因不明の急性腹症を認めたら，アニサキス症を念頭に置き，生鮮魚介類の摂取歴について詳細な問診をすること．

② 胃アニサキス症は上部消化管内視鏡検査による虫体除去で劇的に症状は改善する．

▶病因・病態

アニサキスは，クジラやイルカなどの哺乳類の体内に生息する回虫の幼虫である．感染経路はアニサキス類幼虫が寄生している生鮮海産魚類を介して人体に侵入し急性腹症を発症する．ヒラサバ，マアジ，スケソウダラ，サクラマス，スルメイカなどを含む150以上の魚介類が感染しているとされる．

▶疫学

消化管アニサキス症の罹患部位は胃が90%以上と最も多く，次いで小腸である．アニサキス症の発生は，刺身や寿司など海産魚介類の生食を嗜好する食習慣と強く関連することから，諸外国に比して圧倒的多数の症例が本邦で発生し，その症例数は年間7,000例を超えると推定されている．従来季節的には11～4月に多いとされてきたが，近年は，鮮魚の低温保存および広域流通の発達により，夏季での発症数が増加している．

▶症状（表1）

劇症型の胃アニサキス症では生鮮魚類摂食後8時間以内に持続する激しい悪心，嘔吐を伴う腹痛を認める．中には蕁麻疹などのアレルギー反応を伴う場合もある．

緩和型の胃アニサキス症はともに症状が軽微で，自覚症状を伴わない場合が多い．

表1 消化管アニサキス―発生部位別の比較―

	胃アニサキス症	腸アニサキス症
発症時間	摂取後　8時間以内	摂取後　数時間～数日後
症状	激しい上腹部痛，悪心，嘔吐	腹痛（しばしば腹膜刺激症状を伴う），嘔吐 他の急性腹症との鑑別を要する
診断	上部消化管内視鏡検査による虫体の確認	画像検査による小腸壁肥厚　腹水 アニサキス抗体（ペア血清）
治療	胃粘膜に迷入した虫体を内視鏡的に除去すると症状改善	基本的には，保存的治療 点滴や鎮痙薬の投与

►診断・治療

アニサキス症の診断で最も大切なことは，発症前の生鮮海産物摂取の有無を詳細に問診することである．胃アニサキスは，胃粘膜に迷入した虫体を除去することにより劇的に症状が改善する．そのため胃アニサキス症を疑った場合には，その診断的治療もかねて上部消化管内視鏡検査を施行する．内視鏡所見は，限局する発赤，浮腫，びらんが主体であり，ときに急性胃粘膜病変や vanishing tumor の形態をとる．内視鏡で胃粘膜に刺入する虫体が確認された場合は鉗子で摘出する．複数虫体が存在する場合があり，胃内をくまなく観察することを怠ってはならない．

一般血液検査では，白血球増多や CRP の上昇を認めることが多いが，好酸球増多や IgE の上昇を伴わないことも多い．

一方，腸アニサキス症を疑った場合には血清学的診断が有用であり，発症初期と，1 週間目の抗体の変動が診断に有用とされる．腸アニサキス症は，保存的治療が中心である．

►予防

アニサキス幼虫は加熱（60℃で 1 分）および，−20 度で 24 時間以上の冷凍で死滅するとされる．

また新鮮な魚を選び，速やかに内臓を取り除くことにより，発症を予防できるとされる．

〈岡本栄祐〉

2. 下部消化管疾患 ▶ 1. 腫瘍性疾患

a ▶ 小腸腫瘍

POINT

① 小腸腫瘍は全消化管腫瘍のおよそ 3 ～ 6%とまれな疾患であるが約 2/3 は悪性腫瘍である.

② 近年, カプセル内視鏡・バルーン内視鏡の普及により診断技術が向上しており, 小腸腫瘍が以前よりも発見されるようになっており原因不明の出血や腹痛などの鑑別疾患のひとつに入れておく必要がある.

▶病因・病態

小腸腫瘍は全消化管腫瘍のおよそ 3 ～ 6%とまれである.

その中で良悪性さまざまな腫瘍性病変が存在するが約 2/3 は悪性腫瘍である. 小腸悪性腫瘍としては, 原発性小腸癌, 悪性リンパ腫, gastrointestinal stromal tumor: GIST, 小腸神経内分泌腫瘍 (neuroendocrine tumor: NET), 転移性腫瘍などがあげられる. 小腸良性腫瘍としては Peutz-Jeghers 症候群, 血管腫・リンパ腫・脂肪腫, inflammatory fibroid polyp (IFP), 異所性膵などがあげられる (表 1).

近年, カプセル内視鏡・バルーン内視鏡の普及により診断技術が向上しており, 小腸腫瘍が以前よりも発見されるようになってきた. 原因不明の消化

表 1 小腸腫瘍

上皮性腫瘍	腺腫	腺管腺腫 絨毛腺腫 腺管絨毛腺腫
	癌	腺癌 粘液癌 印環細胞癌 小細胞癌 扁平上皮癌 腺扁平上皮癌 髄様癌 未分化癌
	カルチノイド	
	他	
非上皮性腫瘍	脂肪腫 平滑筋腫 gastrointestinal stromal tumor (GIST) 平滑筋肉腫 血管肉腫 Kaposi肉腫 他	
ポリープ	過形成性ポリープ (化生性ポリープ) Peutz-Jeghersポリープ 若年性ポリープ	

JCOPY 498-14044

管出血などの症状がある場合は小腸腫瘍の可能性も考えておかなければならない.

▶診断

小腸腫瘍は他疾患の検査中に偶然に指摘されることもあるが，消化管出血，貧血，腹痛，狭窄症状，体重減少，腫瘤触知などの症状があり上部・下部消化管内視鏡検査でも原因が特定できない場合は小腸腫瘍の可能性も考える必要がある.

小腸の精査のためいきなりカプセル内視鏡やバルーン内視鏡検査を行うわけではない．腹部エコー，造影 CT，上部・下部消化管内視鏡検査などの検査で異常所見がなくそれでも小腸腫瘍が疑われる場合にはカプセル内視鏡検査を選択する．カプセル内視鏡検査で異常所見があればバルーン内視鏡検査を行う.

また腹部エコーや造影 CT で小腸に腫瘍性病変が指摘された場合はバルーン内視鏡で精査を行う.

小腸悪性腫瘍

a）原発性小腸癌

原発性小腸癌は全消化管癌の約 0.1 ～ 0.3％と報告されている．特異的な症状はなく，下血，貧血，腹部腫瘤などの症状を呈する．また家族性大腸腺腫症や Peutz-Jeghers 症候群などの疾患は小腸癌を合併する危険性が高いため定期的な検査が必要である.

検査としては小腸腫瘍により小腸狭窄をきたしている可能性があるためカプセル内視鏡の前に腹部エコー検査や造影 CT で腸管の評価を行っておくことが望ましい．また Patency Capsule（開通性評価目的ダミーカプセル）を用いて通過性を確認してからカプセル内視鏡を行っても良い．確定診断にはバルーン内視鏡検査での生検を行う．小腸癌はトライツ靭帯から 60cm 以内の空腸，回盲弁から 60cm 以内の潰瘍に好発すると報告されている.

治療は切除可能な場合，リンパ節郭清を含む外科的切除が行われる．切除不能であった場合は化学療法が選択されるが大腸癌に準じて行う．予後は不良であり，早期発見が難しく進行して発見される症例が多いためと思われる．治療後も定期的な CT や PET-CT でのフォローが必要である.

b）悪性リンパ腫

小腸原発性悪性リンパ腫は多彩な組織型および肉眼形態を呈する．初発症状は腹痛，下痢，体重減少，下血などが多いが無症状もある．十二指腸に病変があり同部位の生検で診断がつく症例もあるが空腸回腸にも高頻度に病変を認めるため小腸のいずれかに病変を認めればバルーン内視鏡で全小腸を観察する.

多彩な組織型があるが最も頻度が高いのはびまん性大細胞型 B 細胞リンパ腫（diffuse large B-cell lymphoma: DLBCL）で約 40％を占める．次いで濾胞性リンパ腫，MALT リンパ腫が多くみられる.

治療は臨床病期や組織型から外科切除，化学療法，放射線療法の選択肢から決定される.

c）GIST

小腸 GIST は GIST 全体の 20 ～ 30%にみられ，胃に続く好発部位である. 胃 GIST は健診などで偶然指摘されることも多いが小腸 GIST は有症状（腹痛，腫瘤触知，下血など）で発見されることが多い. 小腸 GIST は特に壁外発育することが多く，造影 CT や MRI で周囲への浸潤の程度などを評価する. また肉眼形態では粘膜下腫瘍であり，中心部に潰瘍を形成したりする.

診断は内視鏡による生検が必須でありバルーン内視鏡検査が必要となる.

治療は外科切除が根治術となる. 転移・再発例ではイマチニブが使用される.

d）小腸 NET

小腸 NET は小腸悪性腫瘍の 1.3 ～ 1.7%でありまれな疾患である. 消化管粘膜上皮深層部の内分泌細胞から発生し粘膜下層へ発育するため粘膜下腫瘍の形態を呈する. 腫瘍が増大すると表面に不整潰瘍を形成する.

特徴的症状としてセロトニン産生に由来するカルチノイド症候群（皮膚紅潮，下痢，喘息様発作）を引き起こす. 約 10%で合併すると報告されている.

Low grede malignancy であるが腫瘍径 10mm 未満でも転移率が高いため外科切除を行う. また治療後も肝転移やリンパ節転移などを長期に経過観察することが必要である.

予後は 5 年生存率 55%程度，転移症例でも 5 年生存率 36%と良好である.

e）転移性腫瘍

小腸へ転移する原発巣としては胃癌：19.1%，次いで膵癌：17.9%，肺癌：10.4%の順に多かった.

また転移浸潤形式としては播種性転移・直接浸潤があり，内視鏡上は周囲から締め付けられた狭窄像を呈する. 狭窄部は大部分が正常粘膜で覆われているが一部潰瘍を認めることが多い.

転移性小腸腫瘍は予後不良である.

小腸良性腫瘍

a）Peutz-Jeghers 症候群

Peutz-Jeghers 症候群は消化管の過誤腫性ポリポーシス，口唇の皮膚・粘膜色素斑を特徴とする常染色体優性遺伝疾患である. 食道を除く全消化管にポリープを認めるが小腸に多く，小腸ポリープの増大により腹痛や腸重積，出血をきたす.

家族歴を有したり，特徴的な色素斑を認めたりした場合は Peutz-Jeghers 症候群を疑い精査を行う.

上部・下部消化管内視鏡検査で確定診断がつかない場合は小腸内視鏡検査を行うが診断がついた場合でも小腸評価のため小腸内視鏡検査を行う.

治療は可能な限りポリープを切除する. 可能であれば内視鏡的に切除し，困難な場合は外科切除を行う.

b）血管腫・リンパ管腫

血管腫は増殖した血管からなる良性疾患で海綿状血管腫，毛細血管腫，化膿性肉芽腫などである．小腸の血管腫には好発部位はなく男性にやや多く，30 ～ 40 歳代に多くみられる．リンパ管腫は単純性リンパ管腫，海綿状リンパ管腫，嚢胞状リンパ管腫に分類される良性の小腸腫瘍である．

いずれも出血を認める場合は内視鏡的止血術が必要である．止血困難や大腸出血の場合には緊急手術の適応となる．

c）その他（脂肪腫，inflammatory fibroid polyp，異所性膵）

良性腫瘍に特徴的な症状はないが，多くは腹痛や腸重積，消化管出血で来院する．脂肪腫，inflammatory fibroid polyp，異所性膵いずれも粘膜下腫瘍様形態をとるため悪性腫瘍との鑑別が必要となる．

脂肪腫は黄色調の変化を認めれば可能性が高く，また鉗子による圧迫での変形や生検部の脂肪組織の露出があれば診断に近くなる．

IFP は典型的な陰茎亀頭様の形態であれば診断は容易である．

異所性膵は肉眼形態のみでは診断がつかず生検が必要である．

また細径プローブによる超音波所見が得られれば，脂肪腫は第 3 層の高エコー腫瘤として描出される．IFP は第 3 層の境界不明瞭な低エコー腫瘤との報告がある．いずれも良性であるため無症状であれば経過観察の選択肢もある．だが，腸重積や出血をきたすような有症状の場合は外科手術などの治療適応となる．

参考文献：

1）山本博徳監・著．Visual 小腸疾患診断マニュアル診療のポイントとコツ．東京：メジカルビュー社；2011．

〈園山浩紀〉

2. 下部消化管疾患 ▶ 1. 腫瘍性疾患

b ▶ 大腸腫瘍

POINT

① 大腸腫瘍は腫瘍性ポリープ，非腫瘍ポリープに大別される．

② 大腸癌の発生経路には腺腫の発生・増大から癌が発生する adenoma-carcinoma sequence と，腺腫を介さず正常大腸粘膜から直接癌が発生する de novo 癌がある．近年，過形成性ポリープを介する発癌経路の存在が注目されている．

③ 遺伝性発癌として，家族性大腸腺腫症，遺伝性非ポリポーシス大腸癌がある．

④ 大腸腫瘍の検査・診断には大腸内視鏡検査が最も有用である．近年，より侵襲性の少ないカプセル内視鏡検査やバーチャルコロノグラフィーも登場している．

⑤ 大腸癌に対する治療は，内視鏡的治療，外科的治療，化学療法，さらに放射線療法がある．

▶病因・病態

大腸腫瘍の多くは大腸内腔に突出して発育する隆起性病変（大腸ポリープ）である．大腸ポリープの病因は，生活習慣と関連があるのが肥満，飲酒，喫煙，そして食生活の欧米化（低繊維質，高脂肪）であり，加齢（50 歳以上），大腸癌の家族歴，遺伝要素も関与する．大腸癌は従来から癌遺伝子，癌抑制遺伝子異常を背景に段階的に腺腫から癌が発生する経路が主と理解されていた．しかし，最近の研究結果から大腸癌の約 15%にはミスマッチ修復遺伝子（mismatch repair genes）の機能異常に起因するマイクロサテライト不安定性（microsatellite instability：MSI）が関与していると考えられている．その前癌病変として過形成性ポリープを含む鋸歯状病変（serrated polyp）を介する発癌経路（serrated pathway）の存在が注目されている[1]．

■分類

大腸ポリープは腫瘍性ポリープ，非腫瘍性ポリープに大別される．また，遺伝性腫瘍・大腸癌も存在する（表 1）．

表 1 大腸ポリープの分類

	腫瘍性ポリープ		非腫瘍性ポリープ			
単発～複数	腺腫	癌	過形成性	炎症性	過誤腫性	その他
			過形成性ポリープ	炎症性ポリープ	若年性ポリープ Peutz-Jeghers型ポリープ	
ポリポーシス（遺伝性）	家族性大腸腺腫症				若年性ポリポーシス Peutz-Jeghers症候群 Cowden病	
ポリポーシス（非遺伝性）						Cronkhite-Canada症候群

腫瘍性ポリープ

大腸ポリープの約 2/3 は良性の腺腫で S 状結腸，直腸に多くみられる．癌化リスクがあるため大きさ，肉眼型を評価した上で内視鏡的摘除の適応となる．

非腫瘍性ポリープ

過形成性，炎症性，過誤腫性，そして粘膜下腫瘍などがある．

a）過形成性ポリープは腺管に鋸歯状変化を伴う過形成性増殖からなる．従来は内視鏡的摘除の対象ではなかったが，最近の研究により腫瘍性の細胞異型を有する病変（鋸歯状腺腫：serrated adenoma）の存在が明らかになり腫瘍性ポリープと同様に治療対象となる．

b）炎症性ポリープは潰瘍性大腸炎，クローン病や腸結核などの炎症性疾患に伴ってみられる多発性の粘膜隆起である．炎症性疾患に伴う潰瘍により周囲に取り残された島状粘膜がポリープ様に突出してみえる状態を偽ポリポーシスとも言う．

c）過誤腫性ポリープには若年性ポリープ，Peutz-Jeghers 型ポリープなどがある．遺伝性に過誤腫性ポリープが多発する疾患として，若年性ポリポーシス，Peutz-Jeghers 症候群，Cowden 病がある．

d）消化管ポリポーシスに皮膚色素沈着，爪甲の萎縮・脱落，および脱毛を伴う非遺伝性疾患に Cronkhite-Canada 症候群がある．

遺伝性大腸癌

家族性大腸腺腫症（familial adenomatous polyposis：FAP），遺伝性非ポリポーシス大腸癌（hereditary non-polyposis colorectal cancer：HNPCC，Lynch 症候群）がある．FAP は APC 遺伝子変異を原因とする常染色体優性遺伝性の症候群である．放置すると 100％の症例で大腸癌が発生する．HNPCC はミスマッチ修復遺伝子変異を原因とする常染色体優性遺伝性疾患である．一般的な大腸癌に比べ若年発症し，多発性で右側結腸に好発し低分化型腺癌の頻度が高い．患者，家系内に大腸癌以外にも子宮内膜癌などさまざまな悪性腫瘍が発生する．

▶疫学

2013 年，本邦における大腸癌死亡数（結腸癌，直腸癌）は，女性が 1 位（21,864 名），男性では肺癌，胃癌に続く 3 位（25,808 人）である[2)]．罹患率は 1990 年代前半までは増加しその後は横ばいで，50 歳代くらいから増加し高齢になればなるほど高率になる．罹患率，死亡率は男性で女性の約 2 倍と高い．FAP の頻度は 1 人 /1 ～ 2 万人前後とされる．HNPCC の頻度は不明であるが全大腸癌の 1 ～ 5％を占めると推定される．

▶症状

腫瘍性，非腫瘍性ポリープ問わず，早期の段階では自覚症状に乏しい．自覚症状としては血便，便通異常（便秘，便秘や下痢の繰り返し），便柱狭小化，腹痛，体重減少，貧血に伴うふらつき・息切れなどがある．

▶診断

血便，腹痛など自覚症状を伴う患者に対しては，最近の便通変化，便柱狭小化の有無，大腸癌の家族歴を聴取し，腹部診察を行う．便通異常や腹部膨満を認めた場合は腸閉塞を鑑別するため腹部単純レントゲン写真，CT など画像検査を速やかに行う．炎症性腸疾患に併発した肛門部病変，痔核や下部直腸病変の有無を確認するために直腸診が有効である．自覚症状に乏しい場合，便潜血検査が有用で無症状患者から精密検査が必要な対象を抽出するために最も簡便，安価で大腸癌死亡率減少効果が証明されている[3)]．

精密検査としては大腸に造影剤を注入して行う注腸 X 線検査，内視鏡を肛門から挿入して直接観察する大腸内視鏡検査がある．内視鏡機器・技術の進歩により感度の高い検査が可能で，現在は内視鏡検査が精査のファーストチョイスである. 近年, より侵襲性を軽減させたバーチャルコロノグラフィーである大腸 CT 検査（computed tomographic colonography）や大腸カプセル内視鏡が開発されている．血液検査では貧血の有無や腫瘍マーカー（CEA，CA19-9）の上昇がないか確認する．

▶治療

腫瘍性ポリープと非腫瘍性ポリープと考えられていた過形成性ポリープを含む鋸歯状病変も癌化経路が指摘され内視鏡的治療対象である．切除の方法には，内視鏡的ポリープ切除術（polypectomy），内視鏡的粘膜切除術（EMR），内視鏡的粘膜下層剥離術（ESD）がある．治療法の選択は腫瘍の肉眼型，大きさ，部位，さらに深達度などによって異なる．

図 1

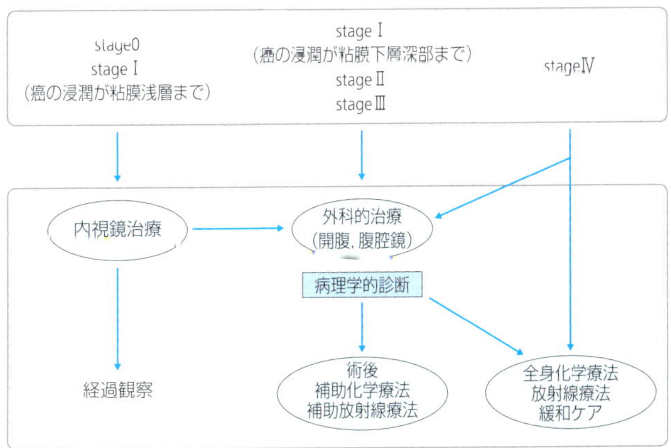

（大腸癌研究会編．大腸癌治療ガイドライン医師用2014年版，東京：金原出版；2014[4)]
を参照し著者が作成）

JCOPY 498-14044

大腸癌に対する治療は，内視鏡的治療，外科的治療，化学療法，放射線療法そして緩和ケアがあり病期（ステージ）により異なる[4]（図1）．各種ステージは下記の通りである．

a）ステージ0：癌が大腸粘膜にとどまっている状態．
b）ステージI：癌が大腸固有筋層にとどまっている状態．
c）ステージII：癌が固有筋層外まで浸潤している状態．
d）ステージIII：リンパ節転移がある状態．
e）ステージIV：血行性転移（肝転移，肺転移）や遠隔リンパ節転移，腹膜播種がある状態．

ステージ0の場合，リンパ節転移の可能性がほとんどなく腫瘍が一括切除できる大きさと部位にあれば内視鏡的切除の対象で，粘膜内癌，粘膜下層軽度浸潤癌までが適応である．内視鏡治療適応外で他臓器転移がなく切除可能な症例は外科的（開腹あるいは腹腔鏡下）切除となる（ステージ0～III）．外科的切除不能大腸癌（ステージIV）に対しては全身化学療法が選択肢となる．しかし，周囲に浸潤や他臓器転移があった場合も原発巣，転移巣ともに切除可能であれば手術適応となる場合もある．近年，根治的手術が行われたステージII，III大腸癌患者に再発予防のために術後補助化学療法が行われる．放射線療法は直腸癌の局所コントロールのため手術前後に併用する場合がある．

▶予後

大腸癌研究会の集計（2000～2004年）によればステージ別の5年生存率はステージI/II/III/VIでそれぞれ92%/85%/結腸癌72%・直腸癌63%/19%である．

▶再発予防法

大腸癌を確実に抑える有効な方法はない．アスピリンなどの消炎鎮痛剤に予防効果があると報告されているがその効果は検討中である．喫煙，運動不足，肥満，過剰な脂肪摂取が危険因子でありそれらを排除する生活が必要である．

▶入院治療とするべき状況

大腸癌による腸閉塞や腸重積が疑われる場合は，穿孔の危険があるため速やかに経肛門あるいは経鼻的に腸管減圧を図るとともに脱水，電解質異常に対して入院の上，点滴管理を行う．緊急あるいは待機的な手術が必要になることが多く外科医との綿密な連携の上，適切な手術時期を決定する必要がある．

JCOPY 498-14044

参考文献:
1) Jass JR. Serrated route to colorectal cancer: back street or super highway? J Pathol. 2001; 193: 283-5.
2) 国立がん研究センターがん対策情報センター. 2. がん死亡一部位別がん死亡数. 2013.
3) Saito H, Soma Y, Koeda J, et al. Reduction in risk of mortality from colorectal cancer by fecal occult blood screening with immunochemical hemagglutination test. A case-control study. Int J Cancer. 1995; 61: 465-9.
4) 大腸癌研究会編. 大腸癌治療ガイドライン医師用 2014 年版, 東京: 金原出版; 2014.

〈小林祥也〉

2. 下部消化管疾患 ▶ 2. 炎症性疾患

a ▶ 感染性腸炎（含：食中毒）

POINT

① 詳細な問診が何より重要である.
② 問診からの情報と諸検査結果を加味した上で，個々の重症度を把握する.
③ 重症度から脱水補正あるいは抗生物質投与の必要性について判断を行っていく.
④ 安易な抗菌薬の投与には弊害も多く，厳に慎まなければならない.

▶病因・病態

病原菌は飲食物を介して感染し，腸管に付着して毒素を産生するか（毒素型），細菌が直接組織に侵入してさまざまな臨床症状を引き起こす（感染型）.宿主側の因子として，正常腸内細菌叢，胃酸，腸管蠕動，免疫系が細菌感染の防御として働き，これらが破綻した場合には発症リスクが高まる．正常腸内細菌叢は病原体の腸管への付着を阻止するために重要であり，腸内細菌叢の確立が未熟な乳幼児や，抗菌薬投与により腸内細菌叢の変性や減少している場合には，腸管感染のリスクが高まる．また経口摂取された細菌は，pH 1～2の胃酸により胃を通過するときにほとんどの菌が死滅するが，胃切除後や酸分泌抑制薬を投与されている場合には，この胃酸によるバリア機構が減弱しており腸管感染の危険性が高まる．一方で，腸管出血性大腸菌のような耐酸性の菌では 10^2 個程度，カンピロバクターでは $5～8 \times 10^2$ 個程度，ノロウイルスはわずか $10～10^2$ 個の少ない病原体量で腸炎を惹起し得るといった，病原体側の要因も存在している.

細菌性腸炎のうち,「毒素型」は細菌増殖に伴って産生された毒素を経口摂取する事で起こり，発症は摂取した種々の毒素作用によっている．また一部の毒素は耐熱性であり，細菌が死滅していても毒素が残存しており，この毒素が腸管へ直接作用するため，潜伏期間が非常に短い．特に手指に切創などを有した調理者を介した仕出し弁当からの黄色ブドウ球菌感染（エンテロトキシン）などが有名である．また「感染型」は，主に粘膜上皮に侵入するものとリンパ装置に侵入するものの2つがある．前者にはサルモネラやカンピロバクターが該当し，腸粘膜上皮細胞に定着・侵入・増殖して，上皮細胞を破壊し腸病変をきたすが，サルモネラはさらに門脈路を介して肝胆道系内へ侵入するものもある(胆嚢内慢性保菌者となる場合もある)．エルシニアやチフス菌は腸管リンパ装置を介して侵入・増殖し，腸管膜リンパ節腫大やパイエル板の腫大・びらんなどをきたすだけでなく，全身に散布され菌血症を起こす場合もある．*Clostridium difficile*（以下 *C. difficile*）腸炎は，病院内で発症する最も頻度の高い感染性下痢の原因であり，メトロニダゾールやバンコマイシンをも含む全ての抗菌薬が発症のリスクとなり得る.

▶疫学

腸管感染症の原因別統計については，厚生労働省より報告されるここ5年分のまとめでは総患者数105,322人で，ノロウイルスが63,333人と圧倒的な多数を占めている．また細菌のみでまとめてみると（図1），総患者数38,896人中カンピロバクター属菌が9,711人（25.0%）と1位になり，ウエルシュ菌8,759人（22.5%），サルモネラ属菌7,515人（19.3%）という順になっている．*C. difficile* 腸炎も抗生物質の使用頻度増加により増加傾向にあるが，特に欧米では2000年頃から *C. difficile* の新株（BI/NAP/027型）が大流行を引き起こしており，患者数の増加および治療抵抗性も高まりつつある状態である．ウイルス性食中毒ではノロウイルス，サポウイルス，アストロウイルスなどが関与しているが，ノロウイルス感染によるものが圧倒的に多い．またノロウイルス感染の特徴は，有症患者数が細菌性食中毒事例の約2.5～4倍と多く，大規模な感染原因となっている点があげられる．腸管感染症には，感染症法（3類感染症（ただちに届出）：コレラ・細菌性赤痢・腸管出血性大腸菌感染症・腸チフス・パラチフス，5類感染症（7日以内に届出）：アメーバ赤痢・クリプトスポリジウム症・ジアルジア症）や食品衛生法（24時間以内に届出）に従って届出が必要となる疾患が多い．ノロウイルスは，平成9年に厚生労働省により食中毒原因ウイルスとして食品衛生法に制定されている．

図1 原因細菌別食中毒発生状況（2010～2014年）（単位：%）

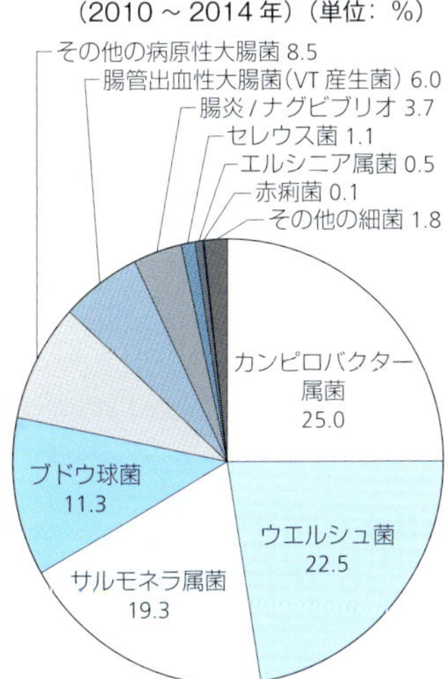

（厚生労働省ホームページを参照し作成）
5年間の届出のあった総患者数と率を示す．

▶症状

発熱，腹痛，嘔吐，血便，水溶性下痢など．毒素型病原菌によるものは，摂取された毒素が直接腸管へ作用するため，潜伏期間が非常に短い（1～6時間程度）．一方，感染型病原菌は組織に侵入して腸炎を起こすため，毒素型よりは潜伏期間が長くなる（8時間～14日とまちまち）．どちらも臨床像が短時間に変化し，同一病変でも多彩な臨床所見を示すことが多いので注意が必要である．

▶診断

詳細な問診が重要であり，年齢，主症状，その他の随伴症状，発症時期，疑わしい食事摂取歴，海外渡航歴（特に発展途上国），既往歴（薬剤投与の既往や免疫状態の把握も），ペット動物飼育の有無，他患者との接触既往，職業（特定の職業で就業制限が必要となるため）などがあげられる．診断検査としては，便細菌培養検査が基本である（近年ニューキノロン系抗菌薬へ耐性を示す菌株も分離されているため，薬剤感受性検査も必要である）．できるだけ発症初期で，さらに抗菌薬投与前の排泄便が検体として望ましい．

臨床症状が強いため，ほとんどが便細菌培養検査で診断され，内視鏡検査がすぐに実施されることは少ないものの，内視鏡所見として発赤（粘膜内出血）・浮腫・びらん・潰瘍・出血・アフタ性びらんなどを主な所見として認める．それぞれの細菌によって回盲弁上の浅い潰瘍（カンピロバクター腸炎）や直腸・S 状結腸・盲腸に好発する多発タコイボ様びらん（アメーバ性大腸炎）などの特徴的所見を示すものもある．ただし，炎症性腸疾患との鑑別がつきづらい所見を呈するものもあり（カンピロバクター腸炎やアメーバ性大腸炎と潰瘍性大腸炎，また腸結核やエルシニア腸炎とクローン病がおのおの類似する場合あり），内視鏡検査時に腸液・生検培養検査などを行うことで確定診断に至る場合もあるため，注意が必要である．腹部超音波検査，CT といった他の画像検査を組み合わせることで，病変範囲や腹腔内リンパ節腫張（エルシニア腸炎）や腹水の有無を診断する上でも，併せて重要なものである．

ノロウイルスについては，ノロウイルス抗原迅速検出キットによって短時間に感染診断を行うことで感染拡大防止に早急な対応がとれるようになったが，保険適応についての制限が設けられており注意を要する．

▶治療

脱水の評価と補液の必要性，原因菌に対する抗菌薬投与の 2 点がポイントとなる．

感染性下痢のほとんどは軽症で短期間に自然治癒するため，脱水を回避するだけで通常は十分である．脱水が高度の場合には経口保水液や補液により治療を行う．細菌性腸炎の一部に対しては抗菌薬が有効であり，重症例や高リスク症例（HIV 感染やステロイド，免疫抑制剤投与中などの易感染状態，高齢者，人工弁や人工血管，人工関節などの留置状態など）では「経験的投与」を検討する．初診時には原因菌が不明であるため，薬剤アレルギーなどの既往が特になければ，下記内容から「経験的投与」を開始する（日本感染症学会と日本化学療法学会の共同編集により提案されている「JAID/JSC 感染症治療ガイド 2014」[4] に準じた）．

〈経験的投与〉

第一選択

- LVFX 経口 1 回 500mg，1 日 1 回
- CPFX 経口 1 回 500mg，1 日 2 回

表 1 日常診療で頻度の高い細菌の特徴と有効な抗菌薬

日常診療で分離頻度の高いもの	下痢以外の症状	潜伏期間	臨床的特徴	検査	治療（菌同定後）
サルモネラ菌	腹痛，発熱，時に血便	6～72時間	鶏卵，鶏肉から感染（主あるいは加熱調理不十分） 稀に菌血症から動脈炎，心内膜炎，骨髄炎 小児と高齢者，人工関節，弁膜症，高度動脈硬化などが高リスク	便培養	・LVFX経口1回500mg，1日1回，3～7日間 ・CPFX経口1回500mg，1日2回，3～7日間 ・CPFX点滴静注1回400mg，1日2回（12時間ごと），3～7日間
カンピロバクター属菌	腹痛，発熱，時に血便（3割程度）	2～11日	肉，牛レバーの生食（2012年より飲食店での提供は禁止となっている），牛乳，海外渡航歴，ペットから感染 炎症性腸疾患と内視鏡所見が類似，回盲弁上に浅く大きな潰瘍（約半数） 稀にGBSや関節炎を続発	便の鏡顕（グラム染色）でらせん菌を確認 便培養	・CAM経口1回200mg，1日2回，3～5日間 ・AZM経口1回500mg，1日1回，3～5日間（保険適応外） ・EM経口1回200mg，1日4回，3～5日間
腸管出血性大腸炎	血便，腹痛	10～15時間	牛肉，堆肥に汚染された食物や水 出血性大腸炎を呈する 約3%でHUSを合併	便培養 便中ベロ毒素の検出	現時点で抗生物質治療への推奨は統一されていない． 投与する場合は，第一選択としてキノロン系薬，第二選択としてFOMを発症3日以内に投与する．
腸炎ビブリオ菌	腹痛，発熱，時に血便	10～18時間	夏場に海産魚介類から感染	便培養 便中ベロ毒素の検出	・LVFX経口1回500mg，1日1回，3～5日間 ・CPFX経口1回500mg，1日2回，3～5日間
黄色ブドウ球菌	嘔気・嘔吐	1～6時間	作り置きされた料理中の毒素による	原因食品の検査	補液および対症療法
ウエルシュ菌	軽度の腹痛	6～18時間	作り置きされた料理中の芽胞による	便培養 原因食品の検査	補液および対症療法
エルシニア菌	腹痛，発熱	3～7日	豚肉やイヌ・ネコとの接触，濾過されていない自然水 画像検査で回盲部リンパ節腫大と回腸終末部の壁肥厚 炎症性腸疾患と内視鏡所見が類似	便培養 生検培養（低温・長期培養が必要）	・LVFX経口1回500mg，1日1回，3～5日間 ・CPFX経口1回500mg，1日2回，3～5日間
エロモナス菌	腹痛，発熱（まれ）	12時間	夏場に淡水産魚介類から感染	便培養	・LVFX経口1回500mg，1日1回，3～5日間 ・CPFX経口1回500mg，1日2回，3～5日間
赤痢アメーバ	腹痛，腹部膨満感，肝膿瘍，粘血便	2～3週	海外渡航歴，同性愛者 内視鏡所見で多発タコイボ様潰瘍（盲腸・S状結腸・直腸に好発）	血清アメーバ抗体 生検検査（白苔部より採取） 便鏡顕	重症度に応じて ・MNZ経口1回250mg～500mg，1日3～4回，7～10日間
Clostridium difficile 腸炎（偽膜性腸炎）	腹痛，発熱，時に血便		抗生物質の使用により発症 約半数で大腸に偽膜を形成する 巨大結腸症を呈することもある	便中トキシンA・Bの検出 内視鏡で偽膜の確認 便培養	可能な限り現行（発症時）の抗菌薬投与を中止する． （軽症～中等症） ・MNZ経口1回250mg，1日4回，10～14日間または1回500mg，1日3回，10～14日間 ・VCM経口1回125mg，1日4回，10～14日間 （重症） ・VCM経口1回125～500mg，1日4回，10～14日間
ノロウイルス	腹痛，嘔吐	1～2日	貝類の摂取，ヒト-ヒト感染 感染力が強く，少量で感染	便中抗原迅速検査	補液および対症療法

※カンピロバクター属を強く疑う場合にはマクロライド系薬を第一選択とする事もある.

第二選択（キノロン系薬が耐性またはアレルギーの場合）

- AZM 経口 1 回 500mg,1 日 1 回
- CTRX 点滴静注 1 回 1 ～ 2g,1 日 1 回（24 時間ごと）

※これらは保険適応外.

原因として頻度の高い細菌およびウイルスの特徴と菌同定後のおのおのに有効な抗菌薬を（表 1）に示す．また分離菌の薬剤感受性試験結果や患者背景，経過を参考にして，投与する抗菌薬を変更あるいは投与量の調整を適宜行っていく事も重要である．抗菌薬の進歩と乱用により，薬剤耐性カンピロバクターやカルバペネム耐性腸内細菌など次々と新たな耐性菌の出現や，上述のように新株の *C. difficile* 腸炎の増加などの医療関連感染が問題となってきている．2013 年，欧米において再発性の *C. difficile* 腸炎に対する糞便細菌叢移植（fecal microbiota transplantation）が無作為割付比較試験で従来の治療法よりも優れていたと報告されてからは，本邦でもいくつかの施設で試験的に行われるようになってきている．今後コストと安全面を考慮しつつ，同様の試みが増加してくるものと思われる.

▶予後

軽症の場合は無治療でも自然治癒傾向を示す事があるが，腸管出血性大腸菌感染症やカンピロバクター腸炎などでは予後不良な場合もある．腸管出血性大腸菌 O157 では血小板減少症，溶血性貧血，腎不全を 3 徴とする溶血性尿毒症症候群（HUS）を引き起こした場合，致死的な経過を示し，特に下痢や血便が始まってから 1 週間前後に約 3%の患者に発症し得る．ハイリスク群として，高齢者・低栄養児・乳幼児があげられている．また少ないながらカンピロバクター腸炎患者には, Guillain-Barré 症候群（GBS）（特に運動有意の軸索型となり感覚障害を欠くことが多い）が感染後 1 ～ 3 週後に続発する事もあり，こちらも GBS 発症時には重症になりやすいため，免疫調整療法を含めた積極的な治療が必要となる場合もある.

▶再発予防法

止痢薬は腸管内容物の停滞時間を延長させ，毒素の吸収を助長する可能性がある．また腸管運動を抑制する鎮痙薬も投与は避けた方が良い．また漫然な抗菌薬投与は, 菌交代現象による *C. difficile* 腸炎, 出血性大腸炎（*Klebsiella oxytoca*）や MRSA（*methicillin cephem resistant Staphylococcus aureus*）腸炎などを新たに引き起こす事があり，厳に慎むべきである.

▶入院治療とすべき状況

脱水が高度で全身状態が不良な場合や，嘔吐のため経口的に脱水の補正が困難な症例では，入院の上で点滴治療を行う．尚，入院する場合には，便や吐物処理への注意や流水による手洗い，アルコール消毒などに留意して院内

JCOPY 498-14044

感染を予防するように努めなくてはならない．ただしノロウイルスについてはアルコール消毒では死滅しないため，次亜塩素酸消毒が必要である．また *C. difficile* は芽胞産生菌であり，アルコール消毒ではやはり芽胞は死滅しないため，処置後は石鹸と流水による手洗いを十分に行う必要がある．

参考文献：

1）大川清孝，清水誠治，編．感染性腸炎 A to Z．第 2 版．東京：医学書院；2012.
2）菅野健太郎，上西紀夫，編．消化器疾患最新の治療（2015-2016）．東京：南江堂；2015.
3）木下芳一編．日常診療における消化器治療薬の使い方．東京：中外医学社；2013.
4）JAID/JSC 感染症治療ガイド・ガイドライン作成委員会編．JAID/JSC 感染症治療ガイド 2014．日本感染症学会・日本化学療法学会；2014.

〈三代　剛〉

2. 下部消化管疾患 ▶ 2. 炎症性疾患

b ▶ 虫垂炎

POINT

① 急性虫垂炎は，緊急手術の対象となる最も頻度の高い疾患の 1 つである.
② 嘔気・嘔吐，食欲不振，発熱や上腹部から右下腹部への「疼痛の移動」が典型的症状である.
③ 典型的症状がなくても，腹痛患者では常に虫垂炎を念頭に置き，丹念に診察することが重要である.
④ わずかな例外を除き，治療は外科的切除が原則である.

▶病因・病態

急性虫垂炎は虫垂内腔の閉塞が原因であり，閉塞の原因はリンパ濾胞の過形成，糞石，異物，腫瘍などが原因と考えられている．虫垂内腔が閉塞すると内圧が上昇し，細菌の異常増殖や血行障害により粘膜防御機構が破綻し，細菌が壁内に侵入し感染を起こす[1)].

炎症の程度によって組織学的には，カタル性，蜂巣炎性，壊死性，穿孔性と分類される[2)].

▶疫学

一生の間に 7 ～ 12％の人が罹患する可能性がある．10 代と 20 代で最も罹患率が高く，男女比はおよそ 2：1 で，25 歳以降は徐々に 1：1 に近づく.

▶症状

古典的症状としては，吐き気・嘔吐，食欲不振を伴う発熱や右下腹部痛である．非典型的症状としては，虫垂の場所によって隣接する臓器を刺激して，下痢，頻尿，膿尿，顕微鏡的血尿を引き起こす.

▶診断

問診と身体診察

虫垂炎を疑う場合は，a）腹痛直前の病歴，b）初発症状と局所徴候，c）症状の発症順序を慎重に検討する.

a）**腹痛直前の病歴**：疼痛発作が起こる前に，消化不良や鼓腸を認めたり，いつもと違う不規則な便通の病歴（特に小児では，便秘や下痢を生じることがある）を認めたりする場合は，虫垂炎を考慮して診察をする.

b）**初発症状と局所徴候**：初発症状は虫垂の閉塞や拡張によって内臓性自律神経が刺激され，内臓痛である心窩部や臍部の痛みを認める．炎症が壁側腹膜に波及すると体制痛覚神経が刺激され，痛みは右下腹部へ限局化する．右下腹部への疼痛の限局化は，普通は心窩部や臍部にびまん性の痛みが生じてから数時間から 1 日はかかる．腹部診察では，図 1 に代表するような圧痛点を確認することが重要である．虫垂は基部で盲腸に固定されているが，虫垂

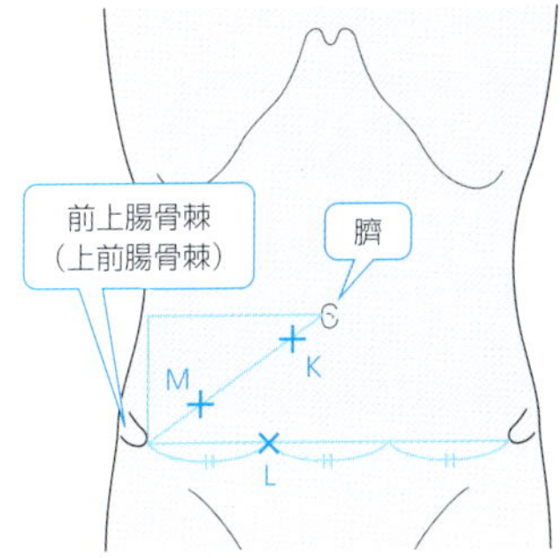

- McBurney 点（M）
  虫垂の付着部.
  右前上腸骨棘と臍を結ぶ線の外側 1/3 の点.
- Lanz 点（L）
  虫垂の先端.
  左右前上腸骨棘を結ぶ線の右外側 1/3 の点.
- Kummel 点（K）
  臍の右下 1～2cm の点.

図 1 局限する痛み 圧痛点
（福本陽平，他監修．病気がみえる 消化器 第4版．東京：メディックメディア；2010．p.155．より改変）

表 1 腹膜刺激所見

筋性防御	腹部を軽く圧迫したとき，腹壁が反射的に緊張して硬く触れる.
Blumberg sign	腹壁を徐々に圧迫し，急に圧迫を解除すると圧痛が増強する.
Rosenstein sign	左側臥位で圧痛部を圧迫すると圧痛がより著明になる．虫垂が伸展することにより起こる.
Rovsing sign	仰臥位で左下腹部を下から上に押し上げるように圧迫すると，右下腹部痛が増強される．腸管内のガスが回盲部へ移動することによる.
Heel drop sign	つま先立ちさせ，その後，急にかかとを落とさせると，右下腹部の痛みが増強される.
Psoas sign	仰臥位で大腿を手で押さえ，膝を屈曲させると痛みが増強される.

の部位は腹腔内で自由に動くことができるため，必ずしも右下腹部に存在するとは限らない．腹膜刺激症状（表 1）としては，Blumberg sign や Rosenstein sign など腹膜への炎症の伸展を示唆する所見だが，虫垂が背側や後腹膜に位置する場合には典型的な腹膜刺激症状を呈さず，腰痛を訴えることもある．悪心・嘔吐・食欲不振は，最初に痛みが生じてから 2, 3 時間後に起こる．一般に，虫垂炎の発症時に嘔吐が強く頻回に起これば，虫垂は高度に拡張しており，早期に穿孔する危険性がある．急性虫垂炎で痛みを生じる前に嘔吐することはきわめてまれで，その場合は他の疾患を考える．発熱は，発症初期は認めないこともあるが，たいていは発症 24 時間以内にみられる．疼痛の発症時に体温の上昇がないと診断を誤りやすいため，虫垂炎が疑われたら 2～4 時間ごとに体温を測定すべきである.

表 2 Alvarado score

(右下腹部に) 移動する腹痛	1
食欲不振	1
悪心・嘔吐	1
右下腹部の圧痛	2
反跳痛の存在	1
37.3℃以上の発熱	1
WBC>10,000/μL	2
好中球75%以上の左方移動	1

4点未満	経過観察で可 (ただし他に疾患がみつからず腹痛が改善しない場合は時間をおいて再評価する)
4～7点	エコーもしくはCTで画像評価を行い，虫垂炎の所見あれば外科にコンサルト
8点以上	(手術までの時間短縮のため画像診断せずに) 外科コンサルト

c) **症状の発症順序**: 疼痛→食欲不振・悪心・嘔吐→圧痛→発熱→白血球数上昇の順で症状が出現し，虫垂炎を診断するうえで重要である．虫垂炎の症状はほとんどの場合，この順序で進むので，順序が違えばほかの疾患を疑うべきである．その他，Alvarado score (表 2) といった，身体所見上のスコアリングシステムから重症度を割りだし，high risk なら画像診断せずに外科医コンサルトといったアルゴリズムもある．

検査

a) **血液生化学検査**: 白血球数の増加と CRP の上昇は炎症の存在を示唆する．電解質や BUN，血清クレアチニンは，嘔吐や経口摂取不良による脱水がないか測定する．

b) **腹部単純 X 線**: まれではあるが虫垂結石の検出に役立つことがある．その他，隣接する小腸の鏡面像を伴う盲腸の拡張や，虫垂関空内のガス像である．穿孔した虫垂では気腹症がみられることがある．

c) **腹部エコー**: エコー検査は低侵襲で有用な検査法であり，出産可能な女性や小児に最も有用である．虫垂の最大横径が 6mm 以上，管腔圧縮性の欠如，虫垂結石の有無の存在を確認する．

d) **CT 検査**: 虫垂周囲脂肪織の炎症による毛羽立ちを伴う虫垂の腫大と壁肥厚，盲腸周囲の蜂巣炎や膿瘍，虫垂結石，穿孔を示唆する腹腔内遊離ガス像などがみられる．

▶治療

わずかな例外を除き，虫垂炎の治療は虫垂切除を考慮し，入院として絶食，補液，抗菌薬投与を行う．抗菌薬の選択はグラム陰性菌や嫌気性菌をカバーし，第 2 世代または第 3 世代セフェム系抗菌薬を用いる．患者の状態によってはカルバペネム系など広域スペクトルな抗菌薬を選択する[3]．

手術は開腹術と腹腔鏡下手術の 2 通りがある．腹腔鏡下手術の利点は創感染減少，疼痛軽減，入院期間短縮，創縮小であり，欠点は術後腹腔内膿瘍の増加，手術時間延長，全身麻酔，手術コスト増加である．

発症後数日を経過し腫瘤を形成している虫垂炎では，全身状態が安定していれば保存的に経過をみたり，ドレナージのみを行って 1～2 カ月後に待機的虫垂切除を行うこともある．

▶予後

死亡率は 1%以下であり，術後合併症の発生率も 5 ～ 10%と低いが，高齢者の場合には虫垂炎の炎症の程度により，心臓疾患など既往疾患により術後の死亡率や合併症の発生率が異なる[4]．

▶再発予防

再発予防のためには，虫垂切除が原則であるが，保存的加療により一時的に経過しても 5 ～ 25%が再発する．炎症改善後の虫垂切除に関しては，再発率と患者の社会的および身体的背景を考慮して検討する[4]．

▶入院治療すべき状況

虫垂切除が原則であるため，基本的に入院する．しかし，症状が軽く，炎症反応が軽度の場合には，保存的加療が可能なこともある．外来で経過観察を行う場合は，経口抗菌薬を処方し，必ず数日以内に再診させ，症状や炎症反応が改善していることを確認する．

また，診断が確定できなかった場合は，経過観察の目的で入院が必要なこともある．

参考文献：

1） Up To Date http://www.uptodate.com/ja/home
2） 丸山嘉一．消化器疾患診療のすべて　日医師会誌．2012; 141: 230-1.
3） 小嶋幸一郎．今日の治療指針 2014．東京：医学書院．2014. p.474-5.
4） 早田邦康，小西文雄．今日の消化器疾患治療指針 第 3 版．東京：医学書院．2010. p.526-9.

〈角　昇平〉

JCOPY 498-14044

2．下部消化管疾患 ▶ 2．炎症性疾患

C ▶ 腸結核

POINT

① 肺に病変を有さない腸結核が増加している．
② 診断は大腸内視鏡検査による形態学的診断と局所の結核菌の証明による細菌学的診断を併用する．
③ 治療は肺結核と同様に化学療法を行う．

▶病因・病態

経口的に直接消化管に感染する原発性腸結核と肺の結核病巣から排菌された結核菌が喀痰とともに消化管へと感染する続発性結核に分類されるが，約半数が原発性腸結核である．

▶疫学

2000 年以降，結核罹患率は減少傾向を維持しているが，農村部を中心とした高齢者の内因性再燃による結核症，大都市部での若年者の高い罹患率が問題とされている．

結核の本邦罹患率は，人口 10 万人対 16.1 と依然として高く，結核新登録者および罹患率はともに減少傾向にあるが，国内ではいまだ年間 2 万人以上の結核患者が新たに登録されている．近年，肺外結核のうち腸結核の罹患率が増加傾向にあるとする報告が集積され，とりわけ肺に病変を有さない腸結核の増加が指摘されている．

▶症状

活動性肺結核合併例や広範な活動期腸結核病変を有する場合には，発熱，腹痛，食欲不振，体重減少，全身倦怠感のほか，下痢，下血を認め，また高度の腸管狭窄を伴い，嘔吐，腹部膨満感などの閉塞症状を認める場合がある．

▶診断

大腸内視鏡検査による形態学的診断と，局所の結核菌の証明による細菌学的診断を併用する．内視鏡検査では回盲部に約 80％の病変が存在し，アフタ様，円形または輪状潰瘍を認める．組織学検査では，病変部の病理組織学的所見および結核菌の証明をもって診断を確定するが，生検組織の抗酸菌染色によって結核菌が検出されることは少なく，培養検査の方が感度は高い．培養検査陰性例では，さらに高感度の PCR 法による結核菌の検出を試みる．糞便からの結核菌培養は感度，特異度ともに低い．

▶治療

肺結核と同様に化学療法を行う．初回標準治療には，標準治療（A）と標準治療（B）がある（図 1）．標準治療（A）が原則であるが，肝不全，非代

図 1 結核の初回標準治療

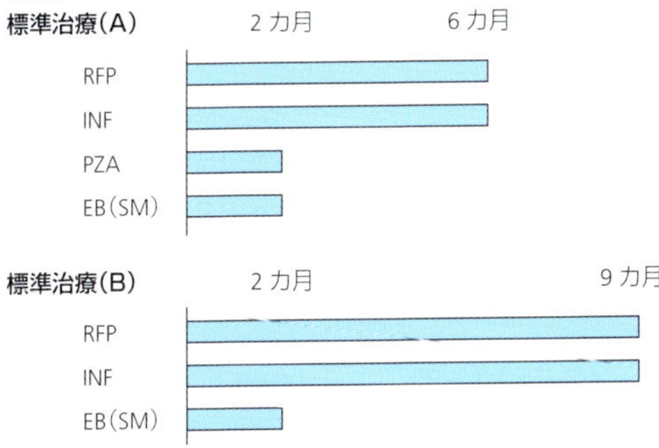

(日本結核病学会編．結核診療ガイドライン．第3版．東京：南江堂；2015[1] より改変)

償性肝硬変，AST または ALT が基準値の 3 倍以上の慢性 C 型肝炎などの肝障害，80 歳以上の高齢者，妊婦などで，ピラジナミド（PZA）の投与が困難な場合，標準治療（B）を行う．

実際の投薬時には，副作用にも注意が必要である．標準治療時の副作用としては，アレルギー反応，肝障害，腎障害，血小板減少症，視神経障害，間質性肺炎などがある．

その他，腸管狭窄や腸管穿孔に対しては適宜，外科的治療を行う．

▶予後

診断と治療が正しく行われれば，通常良好である．

▶入院治療とすべき状況

腸結核においては，症状が落ち着いており，全身状態が良好であれば，便培養で結核菌が陽性であっても基本的には入院の必要はない．しかし経口摂取が困難な場合や重度の下痢や下血を伴う時，もしくは腸閉塞や腸穿孔をきたした場合には入院加療が必要と考えられる．その他，ガフキー陽性の肺結核を伴うなど腸以外にも結核を伴い隔離が必要な場合もある．

参考文献：

1）日本結核病学会編．結核診療ガイドライン．第 3 版．東京：南江堂；2015.

〈深澤厚輔〉

2. 下部消化管疾患 ▶ 2. 炎症性疾患

d ▶ 潰瘍性大腸炎

POINT

① 潰瘍性大腸炎は若年者に好発する原因不明の慢性炎症性腸疾患である.
② 典型例では下痢, 粘血便を主症状とし, 内視鏡検査において直腸から連続するびらん・潰瘍形成を有する易出血性粘膜を認める.
③ 治療は対症療法であり, 過剰な免疫, 炎症制御がその中心となる.
④ 10年以上の長期罹患者では慢性炎症を母地としたcolitic cancerの発症に留意する.

▶病因・病態

潰瘍性大腸炎は大腸粘膜を主座とし, しばしばびらんや潰瘍を形成するびまん性非特異性炎症疾患である. 原因はいまだ不明であるが, 遺伝的因子と環境因子が複雑に絡み合い, その結果として引き起こされる過剰な免疫応答が, 炎症の発生と持続に深く関与していると考えられている.

▶疫学

10～30歳代の若年者に好発するが, 小児や50歳以上の年齢層にもみられる. 性差はない. 特定疾患に指定されており, 医療受給者証および登録者証交付件数から患者数をみると, 平成25年度末に166,060人となっている. 欧米に比べて罹患率や有病率は依然低率ではあるが, その数は右肩上がりで増加している. 多くは再燃と寛解を繰り返し長期間の医学管理が必要となるため, 社会的, 医療経済的にも問題となっている.

▶症状

主症状は下痢, 粘血便, 腹部不快感, 腹痛である. その他, 発熱, 倦怠感, 体重減少, 貧血などの全身症状や, 関節炎（仙腸関節炎や強直性脊椎炎など), 皮疹（結節性紅斑や壊疽性膿皮症など), 虹彩炎, 原発性硬化性胆管炎などの腸管外合併症を伴うこともある. 長期経過例では発癌（colitic cancer), 重症例では血栓傾向を認め, 静脈血栓症のリスクがある.

▶診断

持続する下痢や血便有し本症を疑われる際には, 放射線照射歴, 抗菌薬服用歴, 海外渡航歴などを聴取すると共に, 細菌検査などで感染性腸炎を除外する. 次に大腸内視鏡検査にて直腸から連続する全周性・びまん性のびらん・潰瘍形成を形成する活動性炎症を確認し, その生検組織の病理学的検査を併用する. これらにより, 細菌性赤痢, サルモネラ腸炎, キャンピロバクター腸炎, アメーバ腸炎, 大腸結核, クラミジア腸炎, クローン病, 腸管ベーチェット, 虚血性腸炎, リンパ濾胞増殖症, 薬剤性腸炎, 放射線性腸炎が除外できれば本疾患の診断となる. ただし病初期などでは, 必ずしもその特徴的な所見が認められない場合もあること，その所見のみでは他の大腸疾患との区別が困難な場合もあるため，すぐに診断がつかない時は indeterminate colitis（IC）あるいは inflammatory bowel disease unclassified（IBDU）として経過観察する．

▶治療

内科治療

厚生労働省難治性炎症性腸管障害に関する調査研究班（鈴木班）の治療指針を示す（図 1）．寛解導入療法は，臨床的重症度（重症・中等症・軽症）（図 2）と病型（全大腸炎・左側大腸炎・直腸炎・右側あるいは区域性大腸炎）によって選択される．軽症および中等症例では 5 アミノサリチル酸（5-ASA）製剤を，無効例や重症例で副腎皮質ステロイド薬にて寛解導入を行う．ステロイド依存例や無効例では，免疫調節薬，シクロスポリン / 保険適用外，タ

図 1 平成 26 年度潰瘍性大腸炎治療指針

<table>
<tr><th colspan="5">寛解導入療法</th></tr>
<tr><th></th><th colspan="2">軽　症　／　中等症</th><th>重　症</th><th>劇　症</th></tr>
<tr><td>全大腸炎型
左側大腸炎型</td><td colspan="2">経口剤：5-ASA製剤
注腸剤：5-ASA注腸，ステロイド注腸
※中等症で炎症反応が強い場合や上記で改善ない場合はプレドニゾロン経口投与
※さらに改善なければ重症またはステロイド抵抗例への治療を行う
※直腸部に炎症を有する場合はペンタサ坐剤が有用</td><td>・プレドニゾロン点滴静注
※状態に応じ以下の薬剤を併用
経口剤：5-ASA製剤
注腸剤：5-ASA注腸，ステロイド注腸
※改善なければステロイド抵抗例の治療を行う
※状態により手術適応の検討</td><td>・緊急手術の適応を検討
※外科医と連携のもと，状況が許せば以下の治療を試みてもよい．
・ステロイド大量静注療法
・タクロリムス経口
・シクロスポリン持続静注療法*
※上記で改善なければ手術</td></tr>
<tr><td>直腸炎型</td><td colspan="4">経口剤：5-ASA製剤
坐　剤：5-ASA坐剤，ステロイド坐剤
注腸剤：5-ASA注腸，ステロイド注腸　　※安易なステロイド全身投与は避ける</td></tr>
<tr><th></th><th colspan="2">ステロイド依存例</th><th colspan="2">ステロイド抵抗例</th></tr>
<tr><td>難治例</td><td colspan="2">免疫調節薬：アザチオプリン・6-MP*
※（上記で改善しない場合）：血球成分除去療法・タクロリムス経口・インフリキシマブ点滴静注・アダリムマブ皮下注射を考慮</td><td colspan="2">中等症：血球成分除去療法・タクロリムス経口・インフリキシマブ点滴静注・アダリムマブ皮下注射
重　症：血球成分除去療法・タクロリムス経口・インフリキシマブ点滴静注・アダリムマブ皮下注射・シクロスポリン持続静注療法*
※アザチオプリン・6-MP*の併用を考慮する
※改善がなければ手術を考慮</td></tr>
<tr><th colspan="5">寛解維持療法</th></tr>
<tr><th></th><th colspan="2">非難治例</th><th colspan="2">難治例</th></tr>
<tr><td></td><td colspan="2">5-ASA製剤（経口剤・注腸剤・坐剤）</td><td colspan="2">5-ASA製剤（経口剤・注腸剤・坐剤），インフリキシマブ点滴静注，アダリムマブ皮下注射，免疫調節薬（アザチオプリン，6-MP*）</td></tr>
</table>

＊保険適用外

（難治性炎症性腸管障害に関する調査研究班（鈴木班）．平成26年度分担研究報告書．潰瘍性大腸炎・クローン病 診断基準・治療指針 平成26年度改訂版 別冊．2015[1] より改変）

図2 臨床的重症度

	重症	中等症	軽症
1) 排便回数	6回以上	重症と軽症との中間	4回以下
2) 顕血便	(+++)		(+) ～ (−)
3) 発熱	37.5℃以上		(−)
4) 頻脈	90/分以上		(−)
5) 貧血	Hb10g/dL以下		(−)
6) 赤沈	30mm/h以上		正常

重症：1）および2）の他に全身症状である3）または4）いずれかを満たし，かつ4項目以上を満たすもの.
軽症：いずれの項目も満たさないもの
劇症型：重症の中でも特に症状が激しく重症なもので，下記をすべて満たすもの
①重症基準を満たす
②16回/日以上の血性下痢が続いている
③38度以上の持続する発熱がある
④10,000/mm^{3}以上の白血球増多がある
⑤強い腹痛がある

(難治性炎症性腸管障害に関する調査研究班(鈴木班)．平成26年度分担研究報告書．潰瘍性大腸炎・クローン病 診断基準・治療指針 平成26年度改訂版 別冊．2015[1] より改変)

クロリムス，TNF 阻害薬（インフリキシマブ，アダリムマブ）の投与，あるいは血球成分除去療法が行われる. 重症例や全身状態が不良な中等症では, 入院のうえ，全身管理を行いながら集約的治療をする．上記の治療抵抗例で内視鏡的に深掘れ潰瘍等の所見を認めた際には，サイトメガロウイルス感染の合併を念頭に置く．その際，生検での細胞封入体や，採血にて CMV アンチジェネミアが確認できればガンシクロビルで治療する．ただし重症例や難治例で内科治療に効果不十分な場合には下記に示す外科治療のタイミングを誤らないようにしなければならない．寛解維持には 5-ASA 製剤を中心に投与し，免疫調節薬（アザチオプリンや 6-MP/ 保険適用外）の使用も考慮する. また TNF 阻害薬で寛解導入した症例は，寛解維持目的に継続して使用することもある.

外科治療

大腸穿孔，大量出血，中毒性巨大結腸症，重症･劇症で内科治療抵抗例，大腸がんおよび high grade dysplasia 合併例では大腸摘出手術の絶対的適応である．相対的手術適応例は，内科治療では寛解維持困難で QOL が保てない，成長障害，薬剤不耐などの難治例，腸管外合併症例，狭窄や瘻孔，low grade dysplasia などの合併症例である．肛門機能が温存できる大腸全摘・回腸嚢肛門（管）吻合術が標準術式ということもあり，時に回腸嚢炎を合併することもあるが，術後の QOL はおおむね良好である.

〈各薬剤の補足〉

①まれに 5-ASA に対するアレルギーにより導入後・増量後に発熱・下痢をきたすことがあるので注意する.

②ステロイドにて寛解導入後は同薬剤による合併症を防ぐために 3～4 カ月を目安に漸減・中止し，5-ASA 製剤や免疫調節薬などでの寛解維持療法へ

移行する.

③免疫調節薬は効果発現に数カ月を要するため，主に寛解維持治療に使用される．比較的良好な寛解維持率を示しており，ステロイド減量効果もある．ただし，本薬剤代謝における個体差の影響から適正投与量の変動が大きいため，導入初期は厳格なモニタリングが必要である．重篤な副作用として骨髄抑制，感染症があるが，動物実験にて懸念されていたリンパ腫などの悪性新生物の出現については，僅かに増加するという報告から因果関係はないという報告までさまざまである.

④タクロリムスは，血中トラフをモニタリングしながら寛解導入に使用するが，目標トラフ値に到達するのに比較的時間を要する．また，腎障害などの副作用もあるため，原則として開始後 3 カ月を目安に中止し，維持療法として免疫調節薬へ移行する.

⑤シクロスポリン持続静注は，ステロイド抵抗性の重症潰瘍性大腸炎の寛解導入に対し高い有効率を有するも，本剤単独による長期成績は必ずしも良くなく，また重篤な副作用も生じるため，寛解維持期には速やかに免疫調節薬などに切り替える.

⑥抗 TNF-α 抗体製剤は寛解導入および寛解維持に用いられ，クローン病と同様に 5mg/kg を 0 週，2 週，6 週で投与し，以降は 8 週毎の投与となる．既存治療抵抗性の中等症～重症潰瘍性大腸炎に対する国内試験で，導入 8 週での Mayo スコア改善率はレミケード群 54.8%，プラセボ群 35.6%であった．アダリムマブは，初回 160mg，2 週後に 80mg，以降は 2 週毎に 40mg の皮下注射を行う．海外の大規模試験（ULTRA）での 8 週後の寛解導入率は 18.5%（プラセボ群 9%)，国内試験では短期で 10%とプラセボと有意差はなかった.

⑦血球成分除去療法は，ステロイド抵抗例・依存例で保険適応である．高用量のステロイドを要するような症例では，白血球除去療法を併用することで，より高い効果が期待でき副作用も少ないことが報告されている.

►予後

一般に発症時の重症度が重いほど，罹患範囲は広いほど手術率，死亡率が高くなるが，全体としての死亡率は一般と差がなく，長期経過において半数は病状が安定していくとされる．わが国での発症 10 年後の累積手術率は約 15%であり，全大腸炎型に限ると 40%と高率である．長期経過例では炎症を母地とした癌の発生（colitic cancer）が問題となるため，定期的な内視鏡検査と継続的な寛解維持療法が重要である.

►再発予防法

寛解導入後の寛解維持療法は 5-ASA 製剤や免疫調節薬が使用される．TNF 阻害薬で寛解導入した患者には寛解維持として継続投与する場合がある．維持療法においては，十分量を長期に使用することが重要で，いずれの維持治療においても薬剤中止後は高率に再燃するため，特段の事情がない限りは中止するべきではない.

▶入院治療とするべき状況

重症例や全身状態が不良な中等症では，入院の上，脱水，電解質異常，貧血，栄養障害などに対する全身管理を行う．劇症例では手術を要する可能性が高く，内科入院を行う場合でも，本疾患の手術経験の豊富な外科医との綿密な連携の上，短期間で手術の時期を決定する.

参考文献：

1）難治性炎症性腸管障害に関する調査研究班（鈴木班）．平成 26 年度分担研究報告書．潰瘍性大腸炎・クローン病 診断基準・治療指針 平成 26 年度改訂版 別冊．2015.
2）難治性腸管障害に関する研究班プロジェクト研究グループ．エビデンスとコンセンサスを統合した潰瘍性大腸炎の診療ガイドライン．2006.

〈三島義之〉

2. 下部消化管疾患 ▶ 2. 炎症性疾患

e ▶ クローン病

POINT

① クローン病は若年者に好発する原因不明の慢性炎症性腸疾患である.
② 腹痛，下痢，体重減少などを主症状とするが，痔瘻などの肛門病変を伴うことも多い.
③ 回盲部が好発部位であるが，口腔内から肛門まで全消化管に病変が存在する可能性があり，非連続性病変が特徴である.
④ 治療の主体は，抗 TNF-α抗体製剤を中心とした薬物治療と栄養療法である.
⑤ 経過中に狭窄や瘻孔形成により手術が必要となる機会が多いが，近年は癌化症例に対する手術も増加してきている.

▶病因・病態

病因は不明だが，遺伝的因子と環境因子（感染症，腸内細菌叢の変化，食生活の変化など）などの多因子が複雑に関与し，過剰な免疫応答が引き起こされ炎症が生じると考えられている．腸管に全層性炎症を起こし，典型的には縦走潰瘍や敷石状病変などを形成するが，炎症を繰り返すうちに腸管損傷が蓄積され，狭窄や瘻孔を形成して腸管切除が必要となる.

▶疫学

厚生労働省指定の特定疾患に指定されており，医療受給者証から患者数をみると，平成 26 年度には 40,855 人が登録されている．人口 10 万人に対する有病率は 32.2 人であり，欧米に比べるとまだ低率だが，右肩上がりで増加している．男女比は約 2：1 と男性に多く，10 代後半から 20 歳代の若年者に好発する.

▶症状

症状は病変部位やその範囲・程度によりさまざまである．最も頻度が多い症状は，腹痛と下痢であり，半数以上の症例で認められる．他にも血便，腹部膨満感などの腹部症状のみならず，発熱，倦怠感，体重減少などの全身症状も認められる．腹部症状に乏しく不明熱が診断の契機となることもあり得る．さらに痔瘻，裂肛，浮腫状皮垂などクローン病に特徴的な肛門病変を伴うことも多い．結節性紅斑，壊疽性膿皮症などの皮膚病変，関節炎，虹彩炎，口内アフタなどの腸管外合併症を伴うこともある．若年者では栄養障害，成長障害を合併していることもあり，治療を行っていく上でも十分な配慮が必要となる.

▶診断

若年者に慢性的な下痢や腹痛などのさまざまな症状が出現し，炎症反応高値などの血液検査異常からクローン病が疑われ，画像検査にて本症に特徴的

表 1 診断基準

主要所見
A. 縦走潰瘍 B. 敷石像 C. 非乾酪性類上皮細胞肉芽腫
副所見
a. 消化管の広範囲に認める不整形～類円形潰瘍またはアフタ b. 特徴的な肛門病変 c. 特徴的な胃・十二指腸病変
確診例:
[1] 主要所見のAまたはBを有するもの. [2] 主要所見のCと副所見のaまたはbを有するもの. [3] 副所見のa, b, cすべてを有するもの.
疑診例:
[1] 主要所見のCと副所見のcを有するもの. [2] 主要所見AまたはBを有するが潰瘍性大腸炎や腸型ベーチェット病, 単純性潰瘍, 虚血性腸病変と鑑別ができないもの. [3] 主要所見のCのみを有するもの. [4] 副所見のいずれか2つまたは1つのみを有するもの.

(潰瘍性大腸炎・クローン病 診断基準・治療指針　平成24年度改訂版[1] より一部改変)

な所見が認められた場合に診断される. 厚労省難治性炎症性腸管障害に関する調査研究班のクローン病診断基準 (2013 年 1 月改訂)[1] を示す (表 1). 診断上で最も重要な点は, 大腸内視鏡検査や小腸造影, 内視鏡検査などの画像検査にて縦走潰瘍, 敷石像, 非連続性病変を認めることである. 典型的な画像所見が認められない場合でも, 病理学的に非乾酪性類上皮細胞肉芽腫が証明されれば確定診断が可能となるため, 積極的な生検も行う. さらに, 多数の二次口を有する複雑な痔瘻, 裂肛, 皮垂などはクローン病に特徴的であり, 診断上重要な所見となる.

除外すべき疾患として, 腸結核, 感染性腸炎, 腸型ベーチェット病, 単純性潰瘍, 非特異的多発性小腸潰瘍症, NSAIDs 潰瘍などがあげられる. 海外渡航歴, 抗菌薬や鎮痛薬の服用歴, さまざまな理学的所見, 細菌検査などにて他疾患を除外する必要がある.

▶治療

クローン病は, 根治的な治療法がないため, 治療の目的は活動性をコントロールし, 患者の QOL を高めることである. 病型は小腸型, 大腸型, 小腸大腸型に分類されるが, 食道や胃などにも病変を有する場合があり, 病変の罹患範囲の評価を行う. 重症度の評価は, 症状の重症度のみならず, 合併症, 狭窄や瘻孔の有無 (炎症型, 狭窄型, 瘻孔型), 炎症の程度などを加味して判断する. 痔瘻, 肛門周囲膿瘍などの肛門病変の有無は, 治療前の確認が必要である. 治療方針は, 患者にクローン病がどのような病気であるかを理解し

表 2 平成 26 年度クローン病治療指針（内科）

活動期の治療（病状や受容性により，栄養療法・薬物療法・あるいは両者の組み合わせを行う）		
軽症～中等症	中等症～重症	重症 (病勢が重篤，高度な合併症を有する場合)
薬物療法 • 5-ASA製剤 ペンタサ®錠 サラゾピリン®錠（大腸病変） **栄養療法（経腸栄養療法）** 許容性があれば栄養療法 経腸栄養剤としては • 成分栄養剤（エレンタール） • 消化態栄養剤（ツインライン®など）を第一選択として用いる. ※受容性が低い場合には半消化態栄養剤でもよい. ※効果不十分の場合は中等症～重症に準じる.	**薬物療法** • 経口ステロイド（プレドニゾロン） • 抗菌薬（メトロニダゾール，シプロフロキサシンなど） ※ステロイド減量・離脱が困難な場合：アザチオプリン，6-MP ※ステロイド・栄養療法が無効/不耐な場合：インフリキシマブ・アダリムマブ **栄養療法（経腸栄養療法）** • 成分栄養剤（エレンタール） • 消化態栄養剤（ツインライン®など）を第一選択として用いる. ※受容性が低い場合には半消化態栄養剤でもよい. **血球成分除去療法の併用** • 顆粒吸着療法(アダカラム®) ※通常治療で効果不十分・不耐で大腸病変に起因する症状が残る症例に適応	外科治療の適応を検討した上で以下の内科治療を行う. **薬物療法** • ステロイド経口または静注 • インフリキシマブ・アダリムマブ（通常治療抵抗例） **栄養療法** • 経腸栄養療法 • 絶食の上，完全静脈栄養療法 (合併症や重症度が特に高い場合) ※合併症が改善すれば経腸栄養療法へ. ※通過障害や膿瘍がない場合はインフリキシマブ・アダリムマブを併用してもよい.

寛解維持療法	肛門病変の治療	狭窄/瘻孔の治療	術後の再発予防
薬物療法 • 5-ASA製剤 ペンタサ®錠 サラゾピリン®錠（大腸病変） • アザチオプリン • 6-MP • インフリキシマブ・アダリムマブ (インフリキシマブ・アダリムマブにより寛解導入例では選択可) **在宅経腸栄養療法** • エレンタール®，ツインライン®等 ※受容性が低い場合には半消化態栄養剤でもよい. ※短腸症候群など，栄養管理困難例では在宅中心静脈栄養法を考慮する.	**まず外科治療の適応を検討する.** ドレナージやシートン法など **内科的治療を行う場合** • 痔瘻 メトロニダゾール，抗菌剤・抗生物質，インフリキシマブ・アダリムマブ • 裂肛，肛門潰瘍：腸管病変に準じた内科的治療 • 肛門狭窄：経肛門的拡張術	【狭窄】 **まず外科治療の適応を検討する.** • 内科的治療により炎症を沈静化し，膿瘍が消失・縮小した時点で，内視鏡的バルーン拡張術 【瘻孔】 **まず外科治療の適応を検討する.** • 内科的治療（外瘻）としてはインフリキシマブ・アダリムマブ アザチオプリン	**寛解維持療法に準ずる薬物治療** • 5-ASA製剤 ペンタサ®錠 サラゾピリン®錠（大腸病変） • アザチオプリン • 6-MP **栄養療法** • 経腸栄養療法 ※薬物療法との併用も可

（潰瘍性大腸炎・クローン病 診断基準・治療指針　平成26年度改訂版[2] より一部改変）

JCOPY 498-14044

ていただき，患者個々の背景を考慮し，疾患の活動性・重症度，罹患範囲，QOL などを評価した上で決定する．治療目標は，以前は症状の改善に主眼が置かれていたが，近年抗 TNF-α 抗体製剤などが使用可能となり，内視鏡的な粘膜治癒となってきている．粘膜治癒が得られた症例では，再燃率や手術率が有意に低下することが明らかとなったためである．したがって，臨床的寛解が得られた場合でも，粘膜治癒を念頭においた治療が求められる．

実際の治療法を，上述した研究班のクローン病治療指針（2015 年 3 月改訂）[2] を参考に述べる（表 2）．活動期には寛解導入療法を行い，寛解期には寛解維持療法を長期にわたり継続する．内科的治療としては，栄養療法，薬物療法を上手く組み合わせて行う必要があり，しかるべきタイミングで外科手術を行う判断が求められる．ここでは，治療指針に基づき，重症度別の治療方法について解説する．

活動期の治療（寛解導入を目標とした治療）

a）軽症～中等症

5- アミノサリチル酸（5-ASA）製剤は軽症～中等症の治療の基本である．本邦で使用可能な 5-ASA 製剤はメサラジン（ペンタサ®）とサラゾスルファピリジン（サラゾピリン®）であり，サラゾピリン® は大腸型に使用され，ペンタサ® は小腸病変を有する場合にも使用可能である．5-ASA 製剤は副作用の少ない薬剤であるが，不耐症の場合や時に重篤な副作用を呈することがあるので十分に注意する．

栄養療法も患者の受容性がある場合は有効である．栄養療法に用いる成分栄養剤（エレンタール®）は，蛋白質が抗原性を示さないアミノ酸まで分解されており，脂肪をほとんど含まないことが特徴である．成分栄養剤の受容性が低い場合は半消化態栄養剤を用いてもよい．

b）中等症～重症

上記の 5-ASA 製剤，栄養療法に加えて，経口ステロイド（プレドニゾロン 40mg/ 日程度，重症例では 40 ～ 60mg/ 日）を考慮する．効果が良好であれば漸次減量を行う．またメトロニダゾール，シプロフロキサシンを試みる方法もある．ステロイドの漸減・離脱が困難な時には，アザチオプリン 50 ～ 100mg/ 日（1 ～ 2mg/kg）を併用する方法もあり，6-MP も使用可能である．

ステロイドや栄養療法で寛解導入が困難な場合，抗 TNF-α 抗体製剤の投与を考慮する．本邦でクローン病に使用可能な抗 TNF-α 抗体製剤はインフリキシマブ（レミケード®）とアダリムマブ（ヒュミラ®）である．レミケード® は一部マウス成分を含むキメラ型モノクローナル抗体である．静脈内投与の製剤で，寛解導入として 5mg/kg で 0, 2, 6 週の 3 回投与し，以後は 8 週間の間隔で維持投与を行う．投与時反応（infusion reaction）に注意が必要であり，投与中あるいは投与後 2 時間以内に動悸，息切れ，皮膚紅潮，頭痛などの症状が起こり，重篤な場合は呼吸困難，血圧低下などを呈する場合がある．ヒュミラ® は完全ヒト型の製剤であり，重篤な投与時反応が起こりにくい．皮下注射で初回 160mg，2 週後に 80mg，以後は 40mg の投与を

2 週ごとに継続する．在宅で自己注射が可能であり，患者のメリットは大きいと思われる．

栄養療法を中心に寛解導入を行う場合，1 日の投与量として理想体重 1kg あたり 30kcal 以上を目標とする．その際は脂肪乳剤の補充を行い，亜鉛や銅などの微量元素欠乏にも注意する．小児では，薬物治療よりも栄養療法を先行して行う．

また栄養療法および既存の薬物治療が無効または困難な場合で，大腸病変に起因する症状を認める場合には，アダカラム® による顆粒球除去療法も選択可能である．基本的に週 1 回× 10 回の施行が可能である．

c）重症（病勢が重篤，高度な合併症を有する場合）

外科的手術を念頭に置いた上で以下の内科的治療を行う．ステロイド剤の静脈内投与（40 ～ 60mg/ 日），抵抗例であれば抗 TNF-α 抗体製剤の投与を考慮する．著しい低栄養状態，頻回の下痢，広範な小腸病変，狭窄，瘻孔，膿瘍を有する場合は，絶食の上，完全静脈栄養療法を行う．通過障害や膿瘍形成がない場合は抗 TNF-α 抗体製剤の投与を考慮するが，常に外科的処置の必要性を念頭に置くべきである．

寛解維持療法

寛解維持療法は，栄養療法，5-ASA 製剤，アザチオプリンが主体となる．寛解導入で使用したステロイドを漫然と長期間使用することは避ける．イムランの効果発現は緩徐で数カ月程度を要すること，白血球減少などの重篤な副作用の可能性についても，十分に注意しながら使用する．抗 TNF-α 抗体製剤で寛解導入した場合は，維持投与にも継続使用する．約 1/3 の症例で効果減弱がみられるが，インフリキシマブ® は 10mg/kg への増量が可能である．栄養療法は 1 日摂取量の半分量以上に相当する成分栄養剤の投与が寛解維持に有効であるが，患者の受容性や QOL を考慮する．

外科的治療

痔瘻，肛門周囲膿瘍などの肛門部病変に対しては，必要に応じて Seton 法によるドレナージなどを行う．膿瘍のコントロールができれば，抗 TNF-α 抗体製剤投与も考慮する．腸閉塞，穿孔，癌の合併，大量出血例は，手術の絶対的適応である．難治性の狭窄，内瘻症例では QOL に応じて手術を検討する．潰瘍が消失した狭窄については，適応を見極めた上で内視鏡的バルーン拡張術を行うことも可能であるが，穿孔や出血などの偶発症に注意して施行する．

▶予後

クローン病はその経過と共に累積手術率が増加し，発症後 5 年で 33.3%，10 年で 70.8%と報告されている．術後の再燃も多いため累積再手術率が高いことも特徴であり，5 年で 28%程度と報告されているが，近年の治療の進歩により，今後は手術率や再手術率が低下していくことが期待されている．生命予後は良好とみなされているが，本邦でも長期経過例が増えた結果，近年癌化症例の報告が増加しており，今後注意が必要である．

▶再発予防法

上記の寛解維持療法に準じて行われる．複数回の術後，内瘻症例などによる手術後の症例は再手術率が高いと報告されており，術後の抗 TNF-α抗体製剤の投与が望ましいと報告されているが，現状ではまだ確立されてはいない．喫煙はクローン病の危険因子であり，禁煙の徹底も重要である．また寛解期でも脂肪摂取の制限が望ましい．

▶入院治療とするべき状況

著しい低栄養状態，頻回の下痢，発熱など全身状態が不良な場合には，入院の上で腸管安静を図るため点滴治療を要することが多い．狭窄に伴う腸閉塞，膿瘍形成など手術を要する場合も入院が必要となる．

参考文献:

1) 潰瘍性大腸炎・クローン病 診断基準・治療指針．平成 24 年度改訂版．難治性炎症性腸管障害に関する調査研究（渡辺班）．平成 24 年度分担研究報告書．
2) 潰瘍性大腸炎・クローン病 診断基準・治療指針．平成 26 年度改訂版．難治性炎症性腸管障害に関する調査研究（鈴木班）．平成 26 年度分担研究報告書 別冊．

〈川島耕作〉

2. 下部消化管疾患 ▶ 2. 炎症性疾患

f 腸管ベーチェット

POINT

① 腸管ベーチェット病は難治性全身性炎症性疾患であるベーチェット病の特殊型である.

② 典型例では回盲部を中心とした境界明瞭な円形の深掘れ・打ち抜き潰瘍を認める.

③ 寛解導入の治療として副腎皮質ステロイド, 抗 TNF-α抗体製剤を使用し, 腹部症状, 腸管外症状の消失と炎症反応の陰性化を目指す.

▶病因・病態

ベーチェット病は①再発性の口腔内アフタ性潰瘍, ②皮膚症状, ③眼症状, ④外陰部潰瘍を 4 主徴候とする全身性の難治性炎症性疾患である[1]. その特殊病変である腸管ベーチェット病は, 副症状の一つである回盲部潰瘍に代表される消化管疾患と定義されている. 病因はいまだ不明であるが, HLA-B51 の保有率が高いため, 遺伝的素因と環境因子の双方が重要と考えられている.

▶疫学

平成 26 年度のベーチェット病の患者数は約 2 万人であり, ここ数年はほぼ平衡状態である. 日本をはじめ, 韓国, 中近東, 地中海沿岸諸国に多発し, 欧米ではまれな疾患とされている. 日本では北高南低の分布を示し, 北海道, 東北に多いとされている.

▶症状

腹痛, 下痢, 下血などを認める. 回盲部潰瘍の増悪に伴い, 出血や穿孔を引き起こし, 緊急手術が必要となる場合もある.

▶診断

厚生労働省のベーチェット病診断基準において, 腸管ベーチェット病は特殊病型と定義されており, その診断には内視鏡検査または X 線造影による病変の確認が必須である (図 1). すなわち, ベーチェット病の完全型または不全型の基準を満たし, 回盲部に好発する境界明瞭な円形または類円形の深掘れ・打ち抜き潰瘍を確認する必要がある. また, 臨床, 内視鏡所見からクローン病, 腸結核, 薬剤性腸炎, 感染性腸炎, 急性虫垂炎を否定しなければならない. 一方, 内視鏡検査などで腸管ベーチェット病の典型的な病変を示しても, ベーチェット病診断基準を満たさない場合は単純性潰瘍と呼び腸管ベーチェット病と区別されるが, 腸管外病変を含めて厳重な経過観察を有する.

▶治療

消化器症状および全身症状の強い場合や内視鏡, X 線造影で深掘れ潰瘍を

図1 ベーチェット病の診断基準

主症状

- 口腔粘膜の再発性アフタ性潰瘍
- 皮膚症状
  (a)結節性紅斑様皮疹
  (b)皮下の血栓性静脈炎
  (c)毛囊炎様皮疹，痤様皮疹
  参考所見：皮膚の被刺激性亢進
- 眼症状
  (a)虹彩毛様体炎
  (b)網膜ぶどう膜炎(網脈絡膜炎)
  (c)以下の所見があれば(a)(b)に準じる
  (a)(b)を経過したと思われる虹彩後癒着，水晶体上色素沈着，網脈絡膜萎縮，視神経萎縮，併発白内障，続発緑内障，眼球癆

完全型：経過中に4主症状が出現したもの

不全型：

a. 経過中に3主症状，あるいは2主症状と2副症状が出現したもの
b. 経過中に定型的眼症状とその他の1主症状，あるいは2副症状が出現したもの

疑い：主症状の一部が出現するが，不全型の条件を満たさないもの，および定型的な副症状が反復あるいは増悪するもの

副症状

- 外陰部潰瘍
- 変形や硬直を伴わない関節炎
- 副睾丸炎
- 回盲部潰瘍で代表される消化器病変
- 血管病変
- 中等度以上の中枢神経病変

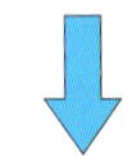

特殊病変

a. 腸管(型)ベーチェット病—腹痛，潜血反応の有無を確認する．
b. 血管(型)ベーチェット病—大動脈，小動脈，大小静脈障害の別を確認する．
c. 神経(型)ベーチェット病—頭痛，麻痺，脳脊髄症型，精神症状などの有無を確認

(厚生労働科学研究費補助金難治性疾患克服対策研究事業．ベーチェット病に関する調査研究 平成21年度研究報告書．2010[1] より改変)

認めた場合には寛解導入を目的として副腎皮質ステロイドの投与を行う[2]．初期投与量としてプレドニゾロン 0.5～1.0mg/kg/日を開始し，1～2週間継続した後に効果を確認しながら，5mg/週を目安に漸減し可能な限り中止する．あるいは本邦での保険承認に伴って，寛解導入療法に抗 TNF-α抗体製剤であるアダリムマブ，インフリキシマブを考慮してもよい．アダリムマブは初回 160mg，2週後 80mg，4週後 40mg の皮下注射を行い，有効例に関してはその後隔週 40mg の維持療法へ移行する．インフリキシマブは1回の投与量として通常 5mg/kg の点滴静注を行う．初回投与後，2週，6週に投与し，以後は8週毎に維持投与を行う．これらの治療抵抗例には免疫調整剤（アザチオプリンなど）の投与を考慮する．また軽症～中等症では 5-アミノサリチル酸（5-ASA）製剤が有効な場合もある．内科治療に抵抗を示す例には外科治療を行うが，腸管切除を行う場合には切除範囲が最小限になるように考慮する．

▶予後

CRP が予後不良の因子として報告されているため，腹部症状や腸管外症状

の消失とともに可能な限り CRP の陰性化を治療目標とし，頻回の外科手術を避ける必要がある．

▶再発予防法

寛解導入後の維持療法には 5-ASA 製剤やコルチニンを使用してもよい．外科術後の再発は穿孔や瘻孔を合併した症例と噴火口様の深い潰瘍病変を呈した症例に多く認める．術後の再発予防に有効な治療法は確立されていないが，前述の薬物治療や経腸栄養療法を考慮する．

参考文献：

1）厚生労働科学研究費補助金難治性疾患克服対策研究事業．ベーチェット病に関する調査研究 平成 21 年度研究報告書．2010.
2）Hisamatsu T, Ueno F, Matsumoto T, et al. The 2nd edition of consensus statements for the diagnosis and management of intestinal Behçet's disease: indication of anti-TNF-α monoclonal antibodies. J Gastroenterol. 2014; 49: 156-62.

〈大嶋直樹〉

2. 下部消化管疾患 ▶ 2. 炎症性疾患

g ▶ 血管炎に伴う消化管病変

POINT

① 血管炎は血管壁の炎症に起因する原因不明の希少難治性疾患である.

② 血管の炎症に起因する発熱, 全身倦怠感などの全身症候と臓器の虚血, 出血に伴う局所兆候で形成される多彩な病態を呈する.

③ 消化器病変は局所兆候の 1 つであり, 血管炎の重症度, 罹患血管の大きさや範囲に影響される.

④ 血管炎に対する治療として副腎皮質ステロイド製剤や免疫調節剤を使用する.

▶病因・病態

血管炎には, 血管炎が原疾患である "原発性血管炎" と他の疾患に血管炎が合併する "続発性血管炎" がある. 血管炎は罹患血管の口径の太さによって大型血管炎, 中型血管炎, 小型血管炎に分類されるが, 従来から用いられてきた Chapel Hill 分類 (CHCC 1994) に替わる分類として CHCC 2012 が新たに提唱された[1] (図 1, 表 1).

図 1 血管炎における罹患血管のサイズと各疾患の関係

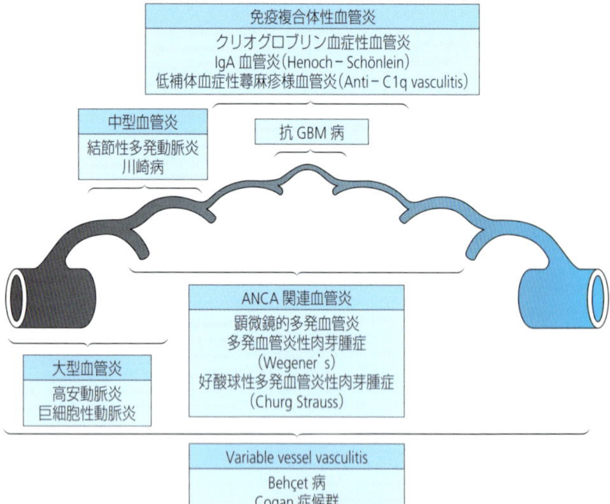

(Jennette JC, et al. Arthritis Rheum. 2013; 65: 1-11[1] より改変)

表1 2012 International Chapel Hill Consensus Conference（CHCC 2012）による新しい血管炎の分類と名称

大型血管炎（large vessel vasculitis: LVV）
- 高安動脈炎（Takayasu arteritis: TAK）
- 巨細胞性動脈炎（giant cell arteritis: GCA）

中型血管炎（medium vessel vasculitis: MVV）
- 結節性多発動脈炎（polyarteritis nodosa: PAN）
- 川崎病（Kawasaki disease: KD）

小型血管炎（small vessel vasculitis: SVV）
- **ANCA関連血管炎（ANCA-associated vasculitis: AAV）**
  - 顕微鏡的多発血管炎（microscopic polyangiitis: MPA）
  - 多発血管炎性肉芽腫症（granulomatosis with polyangiitis: GPA）*
  - 好酸球性多発血管炎性肉芽腫症（eosinophilic granulomatosis with polyangiitis: EGPA）**
- **免疫複合体性血管炎（immune complex SVV）**
  - 抗GBM病（anti-glomerular basement membrane disease: anti-GBM disease）
  - クリオグロブリン血症性血管炎（cryoglobulinemic vasculitis: CV）
  - IgA血管炎（IgA vasculitis: IgAV）†
  - 低補体血症性蕁麻疹様血管炎（hypocomplementemic urticarial vasculitis: HUV）（anti-C1q vasculitis）

VVV（variable vessel vasculitis）
- Behçet病（Behçet's disease: BD）
- Cogan症候群（Cogan's syndrome: CS）

SOV（single organ vasculitis）
- 皮膚白血球破砕性血管炎（cutaneous leukocytoclastic angiitis）
- 皮膚動脈炎（cutaneous arteritis）
- 原発性中枢神経系血管炎（primary CNS vasculitis）
- 孤発性大動脈炎（isolated aortitis）
- その他（others）

vasculitis associated with systemic disease
- ループス血管炎（lupus vasculitis）
- リウマトイド血管炎（rheumatoid vasculitis）
- サルコイド血管炎（sarcoid vasculitis）
- その他（others）

vasculitis associated with probable etiology
- C型肝炎ウイルス関連クリオグロブリン性血管炎（hepatitis C virus-associated cryoglobulinemic vasculitis）
- B型肝炎ウイルス関連血管炎（hepatitis B virus-associated vasculitis）
- 梅毒性大動脈炎（syphilis-associated aortitis）
- 薬剤関連免疫複合体性血管炎（drug-associated immune complex vasculitis）
- 薬剤関連ANCA関連血管炎（drug-associated ANCA-associated vasculitis）
- 腫瘍関連血管炎（cancer-associated vasculitis）
- その他（others）

*:旧称Wegener肉芽腫症，**:旧称Churg-Strauss症候群，†:旧称Henoch-Schönlein紫斑病，ANCA: anti-neutrophil cytoplasmic antibody.

（Jennette JC, et al. Arthritis Rheum. 2013; 65: 1-11[1] より改変）

▶疫学

血管炎に伴う消化管病変としては，以前より IgA 血管炎（旧名：Henoch-Schönlein 紫斑病）が原因の消化器病変が知られているが，その他の血管炎によるものは稀有な疾患が多く認知度も低い．

▶症状

腹痛，下痢，消化管出血などの消化器症状を認める．血管炎が高度の場合には深い潰瘍形成，腸管壊死や穿孔を起こすこともある．また，腹部症状を契機に診断される症例もある．全身症状として血管炎に起因する発熱，全身倦怠感，食欲不振などを認めることが多い．

▶診断

血管炎に伴う消化管病変は原疾患の程度に影響されるため，病変の範囲は限局性から広範囲に及ぶものまでさまざまであり，形態も粘膜発赤，浮腫，出血や潰瘍，びらん，アフタなど多彩である．疾患特異的な所見に乏しいため，診断困難な消化管病変に遭遇した場合には血管炎も念頭に置くことが肝要である．

▶治療

原疾患の血管炎に対しての治療が基本となる．副腎皮質ステロイド製剤や免疫調整剤を使用することが多いが，最近では難治性の血管炎に対して生物学的製剤を併用する症例も増えてきている．わが国では ANCA 関連血管炎のうち多発血管炎性肉芽腫症，および好酸球性多発血管炎性肉芽腫症に対して，抗 CD20 抗体であるリツキシマブが 2013 年に保険適応となった．

▶予後

原疾患の血管炎に規定される部分も多いが，消化管病変も重要な予後規定因子である．全身性エリテマトーデスの消化管病変であるループス腸炎は難治性で予後不良となる事が多い．

参考文献：

1）Jennette JC, Falk RJ, Bacon PA, et al. 2012 revised International Chapel Hill Consensus Conference Nomenclature of Vasculitides. Arthritis Rheum. 2013; 65: 1-11.

〈大嶋直樹〉

3. その他の消化管疾患 ▶ 1. 消化管の一部にかかわる疾患

a ▶ 胃切除後症候群

POINT

① 胃切除後症候群は胃切除に伴う胃の機能的および器質的障害に伴うさまざまな症候群を総称（表 1）しており，症状も多彩であるため，的確に診断し，それぞれに適した対応方法，治療方法を選択する必要がある．
② 治療の主体は食事療法と適切な薬物療法である．
③ 急性輸入脚症候群では予後不良な経過をたどることもあり，迅速な診断と治療が肝要である．

表 1　主な胃切除後症候群

機能的障害	器質的障害
ダンピング症候群（早期ダンピング症候群） 食後低血糖症候群（後期ダンピング症候群） 胃切除後貧血 骨障害 消化吸収障害	逆流性食道炎 胆石症 残胃炎・残胃癌 輸入脚症候群（急性・慢性）

1 早期ダンピング症候群

▶病因・病態

高張な食物の小腸内への急速な流入により腸管の急速な拡張と循環血流の低下，消化管ホルモンの上昇などにより引き起こされる病態である．

▶疫学

発生頻度は報告によりさまざまであり，10～40％と幅が広いが，原疾患や術式・吻合法によっても異なる．

▶症状

全身症状と腹部症状に分けられ，眠気，脱力感，動機，腹鳴，下痢，腹痛，腹部膨満感などが多く，食後 30 分以内に出現し，1 時間程度持続する．

▶診断

典型的症状から診断は容易であるが，50％ブドウ糖 100～200 mL を経口投与し，30 分以内に症状発現の有無をみる誘発試験も有用である．

▶治療と予後

多くは 1～2 年の経過で自然軽快するため安易に薬物療法や手術療法を行うべきではなく，食事療法を中心とした生活指導が第一選択とされる．薬物療法としては抗セロトニン薬，抗ヒスタミン薬，抗ブラジキニン薬が使用されている．

JCOPY 498-14044

▶再発予防法

食事内容は糖質を減らした高蛋白，低炭水化物が基本で 1 回の食事量を制限し，食事回数を 1 日 5～6 回に分ける．

2 食後低血糖症候群（後期ダンピング症候群）

▶病因・病態

食後 2～3 時間後に起こる低血糖症状で，小腸へ大量の糖質が急速に排出されると上部空腸で速やかに吸収され短時間に一過性の高血糖が引き起こされ，インスリンの分泌過剰をきたし，その結果，逆に低血糖をきたして本症が発症する．

▶疫学

早期ダンピング症候群に比べるとその頻度は少なく 5%以下とされている．

▶症状

食後 2～3 時間経過して冷汗，動悸，めまい，空腹感，全身倦怠感，手指のふるえ，失神などの低血糖症状をきたす．

▶診断

定型的な症状から診断は容易であるが，確定診断は血糖値の測定および糖質投与による症状の改善によって診断が得られる．

▶治療

発作時には速やかに経口または経静脈的にブドウ糖を投与する．

▶再発予防法

食事を頻回に分けて，ゆっくりと噛んで食べるなどの食事療法が第一で，食後 2～3 時間目に間食を取るなどの食事摂取の工夫をする．薬剤としては α-グルコシダーゼ阻害薬が有用である．

3 輸入脚症候群

▶病因・病態

胃切除後の再建で形成された輸入脚の通過障害により引き起こされる．

▶症状

急性型と慢性型に分けられ，急性型は輸入脚の完全閉塞により胆汁や膵液が十二指腸内に停滞し，腸管内圧亢進をきたし，黄疸や膵炎などを伴い，突然の腹痛と嘔吐がみられる．さらに発熱や腹膜刺激症状など認め，汎発性腹膜炎を発症し，重篤な経過をたどる場合もある．慢性型は食事中または食後10～30分して，上腹部膨満感，持続性疼痛，嘔気が起こり，嘔吐後には症状が軽快し，繰り返す特徴がみられるが，急性型に移行することもある．

▶診断

慢性型では特に異常所見を認めないことも多い．急性型では血液検査で胆道系酵素や膵酵素の上昇をきたし，閉塞性黄疸や急性膵炎の所見を認め，X線やCTで拡張した輸入脚を確認する．

▶治療

急性型は診断がついた時点で治療の適応であり，内視鏡による狭窄の解除や輸入脚の絞扼が疑われる場合には緊急手術の適応である．慢性型では食事療法が基本であるが，改善がなければ再手術などの対応が必要である．

参考文献：

1）前田光徳，平石秀幸．胃切除後症候群（ダンピング症候群，食後低血糖症候群など）別冊 日本臨牀 新領域別症候群シリーズ．No.11 消化管症候群（第2版）上．2009; p.369-72.

2）片岡昭彦，高橋典彦，藤堂 省．胃切除後輸入脚症候群．別冊 日本臨牀 新領域別症候群シリーズ．No.11 消化管症候群（第2版）上．2009. p.373-6.

〈角田　力〉

3. その他の消化管疾患 ▶ 1. 消化管の一部にかかわる疾患

b ▶ 虚血性腸炎

POINT

① 虚血性腸炎は最も頻度の高い下部消化管出血である.
② 虚血性腸炎は血管側因子と腸管側因子が複雑に関与し発症する.
③ 典型例では，腹痛，血便，下痢を主症状とする.
④ 確定診断には典型的なエピソードに加え，便培養と内視鏡検査による組織診断が必要である.
⑤ 一般に予後は良好だが，壊疽型の除外が重要である.

▶病因・病態

虚血性腸炎は大腸粘膜への血流低下（虚血）により生じる粘膜障害である. 動脈硬化や脱水などによる循環不全を生じる血管側因子と，便秘などによる腸管内圧上昇や蠕動の亢進による腸管側因子が複雑に関与し，発症すると考えられている. 下剤や浣腸などの使用による蠕動亢進や過敏性腸症候群もリスク因子の 1 つとなる.

▶疫学

大規模の集計がなく，発症頻度は不明である. 一般的には年齢に伴って増加し，高齢者ほど多いとされるが，基礎疾患のない若年者でも比較的多く発症することが知られている. 本邦では女性に多いとの報告が多い. 1966 年に Marston らは一過性型，狭窄型，壊疽型の 3 つに分類した. その後に可逆性の循環障害という見地から壊疽型を除外し，一過性型と狭窄型を狭義の虚血性腸炎とする定義する報告もある. 壊疽型は他の 2 つの型と比較するとまれで，非閉塞性腸間虚血（non-occlusive mesenteric ischemia: NOMI）との鑑別が困難で，ほぼ同様の病態や経過を示し，しばしばショックや敗血症などを合併する致命的になる場合がある. 当科で集計したところ 90%以上が一過性型であった.

▶症状

腹痛，血便，下痢が 3 主徴とされる. その他，嘔気・嘔吐を伴うこともある. 好発部位は左側結腸（脾弯曲部～S 状結腸）で，これは上腸間膜動脈と下腸間膜動脈から最も遠くに位置し，血流が弱くなっているからとされる.

このため，典型的な症状の出現としては，悪心を伴う急激な左下腹部痛が出現し，直後から血便や下痢を伴うというエピソードが典型的である. 発症直前に頑固な便秘や下痢などの便通異常を伴うことも多い.

▶診断

本疾患の鑑別には，詳細な病歴聴取がきわめて重要であると考えている. 基礎疾患の有無に加えて，発症前の排便状況や開腹手術歴，使用薬剤（下剤や抗菌薬など）についての情報は最低限必要である．さらに，感染性腸炎の除外のため，生物の摂取の有無や周囲での流行状況などの確認も行う．診断基準としては，本邦では飯田ら[1]や勝俣ら[2]の基準が用いられることが多い（表1）．確定診断には典型的なエピソードに加え，感染性腸炎除外のための便培養陰性であることや内視鏡検査での生検組織診断，注腸検査などを用いて行うが，感染性腸炎や薬剤性腸炎などとの鑑別が難しい場合もあり，臨床経過から総合的に判断が必要になることもある．内視鏡検査（図 1）は診断および重症度判定ともに最も有用と考えられるが，急性期には検査に伴う苦痛が強く，また重症例では腸管に侵襲を与える可能性もあるため，適応は慎重に判断し，愛護的に行うべきである．診断基準にはないが，腹部エコーや腹部造影 CT での大腸壁肥厚や浮腫像が区域性にみられることも補助診断に有用である．また腹部造影 CT にて腹水や腹腔内遊離ガス像，門脈内ガス像などを認めた場合には壊疽型を疑う必要があり，中等症～重症が疑われる場合には入院前に施行しておくべき検査と考える．

表 1 飯田らの虚血性大腸炎の診断基準

①腹痛と下血で急激に発症
②直腸を除く左側結腸に発症
③抗菌薬未使用
④糞便あるいは生検組織の細菌培養が陰性
⑤特徴的な内視鏡像とその経時的変化
　急性期：発赤，浮腫，出血，縦走潰瘍
　慢性期：正常～縦走潰瘍瘢痕（一過性型）
　管腔狭小化，縦走潰瘍瘢痕（狭窄型）
⑥特徴的なX線像とその経時的変化
　急性期：拇指圧痕像，縦走潰瘍
　慢性期：正常～縦走潰瘍瘢痕（一過性型）
　管腔狭小化，縦走潰瘍瘢痕，嚢形成（狭窄型）
⑦特徴的な生検像
　急性期：粘膜上皮の変性・脱落・壊死，再生，
　出血，浮腫，蛋白成分に富む滲出物
　慢性期：担鉄細胞

※③④は必須項目

(飯田三雄，ほか．胃と腸．1993; 28: 899-912[1] より)

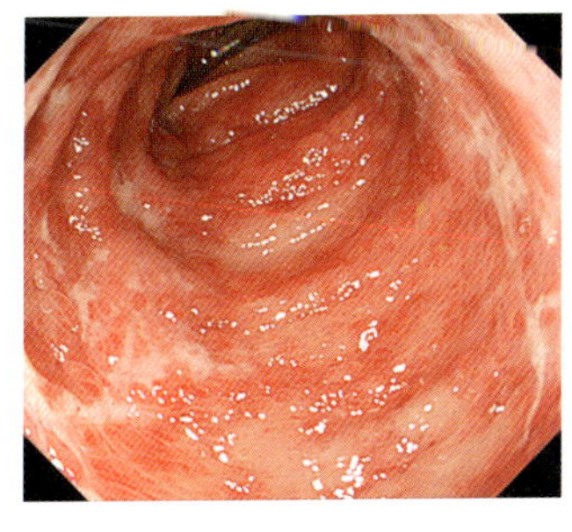

図 1 虚血性大腸炎の内視鏡像
縦走潰瘍と粘膜発赤，浮腫を認める．

▶治療

非壊疽型であれば，基本的には絶食補液による腸管安静のみでの保存的治療で改善する．臨床症状が強い場合（強い腹痛や頻回の血便，発熱など）や炎症反応が高値の場合は二次感染予防のため抗菌薬の使用の検討が必要である．狭窄型に関しては罹患部位の狭小化は長期間継続するが，自然改善することが多い．通過障害をきたすものに関してはバルーン拡張や待機的手術を必要とすることもある．壊疽型では腸管粘膜の全層が壊死となり，穿孔を生じるため，緊急手術が必要となる．

▶予後

壊疽型を除くと一般に予後は良好であり，治療により 1 ～ 2 週間で症状は消失することが多い．

▶再発予防法

再発例は本邦ではおよそ 5 ～ 10%前後の報告が多く，まれではない．どのような患者が再発しやすいのかは明確ではない．便秘を認める患者に関しては，緩下剤などの調整を行うが，これらの薬剤が発症を誘発することもあり，慎重な判断が必要である．

▶入院とするべき状況

臨床症状がすでにピークを超え，軽微な場合で，基礎疾患のない非高齢者であれば，外来フォローも十分可能と思われるが，当科では主に入院での治療を行うことを原則としている．緊急下部内視鏡検査を早急に実施し，重症度判定がしっかりとできるのであれば，入院を減らすことも可能と思われる．ただし，高齢者では重症度のわりに腹部症状の訴えが乏しいこともあり注意が必要である．特に，慢性腎臓病や閉塞性肺疾患などの基礎疾患があると死亡率が上昇することが知られている．

参考文献:

1) 飯田三雄，松本主之，廣田千治，ほか．虚血性大腸炎の臨床像 - 虚血性大腸炎の再評価と問題点を中心に．胃と腸．1993; 28: 899-912.
2) 勝又伴栄，五十嵐正広，佐田美和，ほか．虚血性大腸炎の内視鏡像と最新の知見．消内視鏡．1997; 9: 1689-97.

〈山之内智志〉

3．その他の消化管疾患 ▶ 1．消化管の一部にかかわる疾患

C ▶ 過敏性腸症候群

POINT

① 過敏性腸症候群（irritable bowel syndrome：IBS）は，腹痛や腹部不快感などの症状とともに排便頻度や便性状の変化を伴う機能性消化管障害である．
② 病因には心理的要因と内臓知覚過敏の相互作用（脳腸相関）が関与する．
③ Rome III 基準が広く使用されてきたが，最近 Rome IV 基準が提唱された．
④ 優勢症状によって下痢型，便秘型，混合型，分類不能型に分類される．
⑤ 罹患率は人口の数%～10%程度と報告されている．
⑥ 治療の基本は，IBS の優勢症状に応じて，生活習慣・食習慣の改善と薬物治療を行う．

▶病因・病態

中枢神経系と腸管神経叢系は互いに密接に関連して機能する“脳腸相関”を形成している．IBS の主たる病因はこの脳腸相関の恒常的バランスの崩れに由来しており，心理的異常と内臓知覚過敏が複雑に絡み合って腸管運動異常が生じる．ストレス負荷を受けた中枢神経系からの遠心性経路によって腸管運動異常が誘発され，便通異常に伴う腹部不快感が求心性経路を介して中枢神経に伝わりストレス負荷が増強される．一方，これらの脳腸相関のメカニズムに加えて，近年ではサルモネラやキャンピロバクターなどの急性胃腸炎後に発症する．

Post-infectious（PI-IBS）が注目されている．感染症によって惹起された免疫異常が，持続的に腸管の low grade inflammation を誘発し IBS 発症につながると想定されている．

▶疫学

IBS の頻度は，調査方法（診断基準，地域・人種）によって報告がさまざまである．Rome II 基準を用いた他国の報告では，IBS の頻度は 1.1 ～ 14%と幅が大きい．本邦の報告では，Rome II基準を用いた調査では6.1%，Rome III 基準では 4.2～13.1%程度である．

▶症状

反復する腹痛や腹部不快を主な臨床症状とし，その症状に便秘あるいは下痢などの便通異常を伴うことが特徴である．

▶診断

IBS の診断基準は，1978 年の Manning 基準以降，Rome I，Rome II 基準と改変され，現在では Rome III 基準（2006 年）が用いられている．本邦でも臨床・研究の場において広く Rome III 基準が用いられている[1]．Rome

表 1 Rome III 基準

過敏性腸症候群#
過去3カ月間，月に3日以上にわたって腹痛や腹部不快感*が繰り返し起こり，以下の項目の2つ以上がある 1. 排便によって症状が軽減する 2. 発症時に排便頻度の変化がある 3. 発症時に便形状（外観）の変化がある

#6カ月以上前から症状があり，最近3カ月間は上記の基準を満たしていること
＊腹部不快感は，痛みとは表現されない不快な感覚を意味する．
病態生理学的研究や臨床研究に際しては，週に2日以上の痛み/不快症状があるものを適格症例とする．

III 基準では（表 1），IBS は“過去 3 カ月間，月に 3 日以上にわたって腹痛や腹部不快感が繰り返し起こり，①排便によって症状が軽減する，②発症時に排便頻度の変化がある，③発症時に便形状（外観）の変化がある，の 3 項目のうち 2 つ以上の項目にあてはまるもの”と定義されている．IBS は器質的疾患を有しない機能的消化管障害と定義されるが，診断に際して，すべての症例に対して内視鏡や他の画像検査が行われるわけではない．Rome 基準では診断過程で器質的疾患を除外するために“警告症状･徴候と危険因子”（表 2）が設けられている．

一方，最近になって Rome IV 基準が提唱された（表 3）[2)]．Rome III に比べてやや簡略化された内容となっており，今後は我が国においても Rome IV の IBS 診断における妥当性が評価されていくものと思われる．

表 2 警告症状・徴候と危険因子

警告症状・徴候	発熱
	関節痛
	粘血便
	6カ月以内の予期しない3kg以上の体重減少
	異常な身体所見 ・腹部の波動 ・直腸指診による腫瘤の触知・血液の付着 ・腹部腫瘤の触知
危険因子	50歳以上での発症
	50歳以上の患者
	大腸器質的疾患の既往歴または家族歴

表 3 Rome IV 基準

過敏性腸症候群#
過去3カ月間，1週間に少なくとも1回は腹痛があり，以下の項目の2つ以上がある 1. 排便と関連している 2. 排便頻度に変化がある 3. 便形状（外観）に変化がある

#6カ月以上前から症状があること

図 1 IBS の治療（第 1 段階）

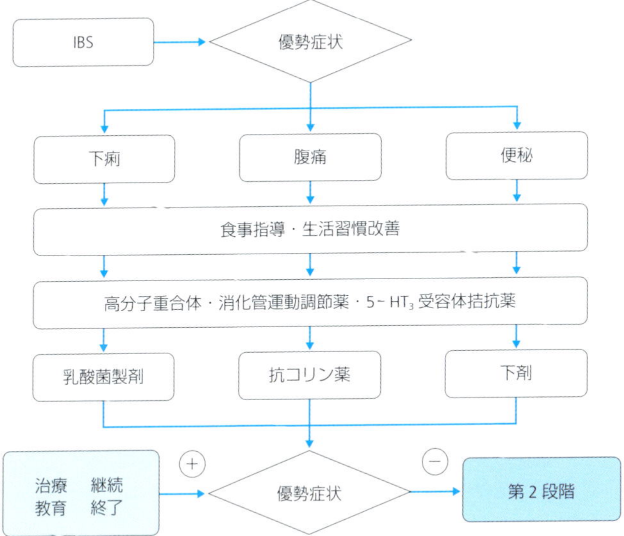

（福土　審，他．心身症診断・治療ガイドライン2006．東京：協和企画；2006[2]．p.12．より改変）

▶治療

治療の基本は IBS の優勢症状を把握することが重要である．わが国の IBS 治療ガイドラインとしては，Rome III 基準に基づいた心身症診断・診療ガイドラインが公表されている（2006 年）[3]．以下，本ガイドラインに基づいた治療法について述べる．

＜第 1 段階＞

治療のフローチャートを図 1 に示した．最初に IBS の病状について患者に十分に説明し患者と医師間で信頼関係を確立することが重要である．治療の第一歩は優勢症状に応じて，生活習慣・食習慣の改善を指導することである．薬物治療としては，高分子重合体（ポリカルボフィル・カルシウム）や消化管運動調整薬（マレイン酸トリメブチン）などの投与が第一選択となる．第一段階の薬剤で改善しない場合は，下痢型にはセロトニン 5-HT_3 受容体拮抗薬（ラモセトロン），ロペラミド，乳酸菌製剤，便秘型には消化管運動賦活薬，下剤などを投与する．機械性下剤として酸化マグネシウム，刺激性下剤としてセンノシド系，ピコスルファートナトリウムなどが代表的であるが，刺激性下剤の長期連用は避け基本的には頓用とすべきである．腹痛に対しては抗コリン薬が効果的と考えられ，必要に応じて頓用で用いる．

<第 2 段階>

最初にストレスや心理的異常の有無を検討し，これらの関与がある場合には抗不安薬や抗うつ薬の投与を考慮する．一方，心理的異常の関与が少ない場合は器質的異常の有無を精査し，IBS と断定できる場合は IBS を専門とする消化器内科医あるいは診療内科医への紹介を行い再度薬物治療による治療を試みる．

<第 3 段階>

消化器内科的な薬物治療に抵抗性でより心理的・精神的介入が必要である場合が多く心身医療専門医や精神科の専門医への紹介を検討する．

▶予後

第 1 段階の薬物治療で症状のコントロールが可能な場合は，比較的予後は良好であるが，第 2 ～ 3 段階の介入が必要な場合は心理的要因を含めた総合的治療が必要であり難渋するケースが多い．

▶再発予防法

IBS 症状のコントロールが良好になった場合には，薬物治療や心理的サポートの継続の必要性について主治医と十分に相談することで再発予防に努める．

参考文献:

1) Spiller R, Aziz Q, Creed F, et al. Guidelines on the irritable bowel syndrome: mechanisms and practical management. Gut. 2007; 56: 1770-98.
2) Lacy BE, Mearin F, Chang L, et al. Bowel disorders. Gastroenterology. 2016; 150: 1393-407.
3) 福土 審，金澤 素，篠崎雅江，ほか: 過敏性腸症候群，In: 小牧 元，久保千春，福土 審，編，心身症 診断・治療ガイドライン 2006. 東京: 協和企画; 12-40, 2006.

〈石原俊治〉

3. その他の消化管疾患 ▶ 1. 消化管の一部にかかわる疾患

d ▶ 憩室性疾患

▶はじめに

憩室は全ての消化管に発生するが，高頻度に発生し炎症や出血の原因となり臨床的に問題となるのは大腸憩室である．そこで本節では大腸憩室疾患に関して記載する．

1 大腸憩室炎（図 1）

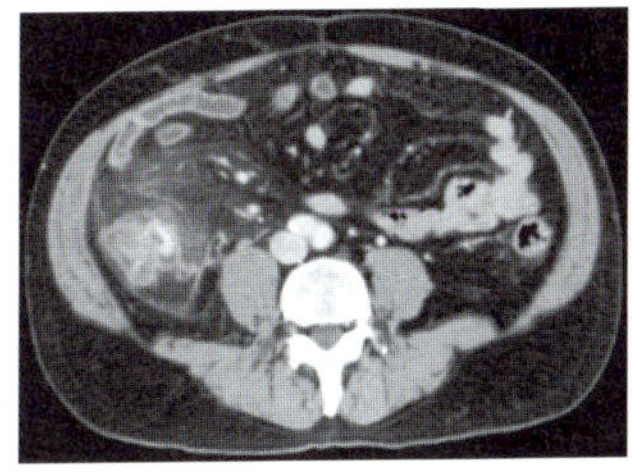

図 1 大腸憩室炎

POINT

① 大腸憩室炎は憩室を母地とした急性炎症性疾患である．
② 発熱，腹痛が主症状であり，診断にはエコーや CT が有用である．
③ 若年では右側結腸での発生例が多く，急性虫垂炎との鑑別が重要である．
④ 治療は絶食，補液，抗菌薬投与といった保存的加療でおおむね改善が得られるが，重症例では手術が必要となることもある．

▶病因・病態

大腸憩室炎は憩室に発生する非特異的な急性炎症性疾患である．原因として細菌感染，ウイルス感染，異物，虚血などが考えられており，これらが単一にあるいは複合して憩室炎を生じるとされているが，十分には解明されていない．

▶疫学

大腸憩室は年齢とともに増加することから高齢者になるにつれ罹患率が高いが，若年発症例も認められる．若年者では右側結腸での発生例が多く，高齢者では左側結腸での発生例が多い．

▶症状

主症状は発熱や腹痛であり，疾患特異的なものはない．炎症が重篤化し，膿瘍形成や腸管穿孔を生じた場合は腹膜刺激症状を呈することもある．

▶診断

大腸憩室炎を理学所見や採血結果のみで診断することは難しく，画像検査が必要となることが多い．特に右側結腸での発生例においては急性虫垂炎との鑑別が必要となる場合が多く注意を要する．腹部超音波検査や腹部 CT 検査が診断に有用である．大腸憩室やその周囲の脂肪織炎の存在が診断の手がかりとなる．

▶治療

軽症例では抗菌薬内服と流動食により外来治療が可能であるが，外来治療が奏効しない場合や，腹痛，発熱，白血球増多，腹膜炎を伴っている場合は，絶食，補液，抗菌薬静脈投与などの治療が必要となるため入院を要する．

抗菌薬はグラム陰性桿菌や嫌気性菌に有効なスペクトラムを持つものを選択する．膿瘍形成例や穿孔例では手術が必要となることがある．

▶予後

良性疾患であり，予後はおおむね良好である．大腸憩室は多発している場合が多く再発を繰り返すことがある．以前は再発症例に対して積極的に外科的切除が行われていたが，憩室炎の再発は必ずしも予後不良因子ではないため，近年では保存的治療が行われる場合が多い．

▶再発予防法

便秘による結腸内の細菌の増殖が憩室炎の原因と考えられるため，水分摂取や高繊維食品の摂取，それに加えて内服薬による排便コントロールが重要である．

2 大腸憩室出血 (図 2)

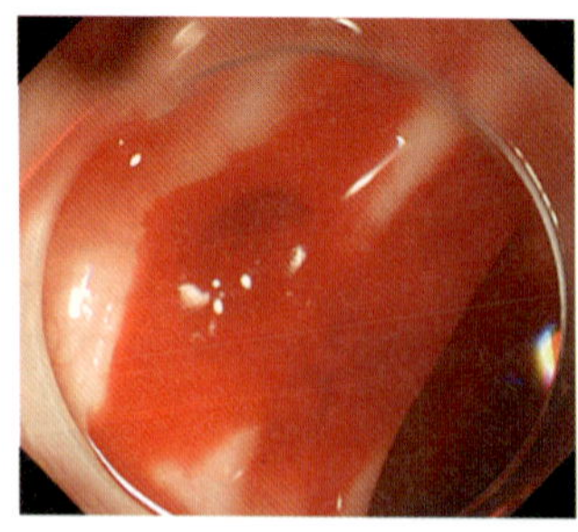

図 2 大腸憩室出血

POINT

① 憩室への機械的刺激，および動脈硬化や抗血栓薬の使用により生じる大腸の出血性疾患である．
② 診断には内視鏡や造影 CT などの画像検査が有用である．

③治療としてはまず全身状態の管理を行い，次に内視鏡や interventional radiology による止血術を行う．

▶病因・病態

大腸憩室出血は憩室底の動脈が機械的刺激により伸展され，破綻するために生じる．

▶疫学

大腸憩室から出血する頻度は Imbembo ら[1] によると 5 ～ 15%と報告されている．基礎疾患として高血圧症，糖尿病，虚血性心疾患が危険因子である．また，Foutch[2] や Wilcox ら[3] は NSAIDs やアスピリンの服用は危険因子であると報告している．

▶症状

主症状は血便である．出血量が多い場合は循環動態が破綻し，頻脈や血圧低下といったショック症状を呈する場合もある．

▶診断

下部消化管内視鏡検査，造影 CT 検査，血管造影検査，出血シンチグラフィなどが用いられている．特に下部消化管内視鏡検査はそのまま止血処置を行える点で有用であるが，憩室は多発していることが多く，出血部位の同定がしばしば困難であることから複数の検査を組み合わせることが望ましい．

▶治療

まずは患者の全身状態の管理が重要である．ショック状態であれば輸液や輸血によりショックからの離脱を最優先させる．その上で内視鏡治療法としてクリップ法や EBL（endoscopic band ligation），あるいは IVR（interventional radiology）による止血術を選択する．しかし，それでもなお止血に難渋する場合は緊急手術となるケースもある．

▶予後

大腸憩室は多発している場合が多く，同部位あるいは別部位からの再出血のリスクがあり，注意が必要である．

▶再発予防法

憩室への機械的刺激が一因であるため，高繊維食の摂取などによる排便コントロールは必要であるが，確実な予防法は存在しない．

参考文献：

1）Imbembo AL, Bailey RW. Diverticular disease of the colon. In: Textbook of Surgery, 14th ed, Sabiston DC Jr, ed. Churchill Livingstone. 1992.

p.910.

2) Foutch PG. Diverticular bleeding are nonsteroidal anti-inflammatory drugs risk factors for hemorrhage and can colonoscopy predict outcome for patients? Am J Gastroenterol. 1995; 90: 1779-84.

3) Wilcox CM, Alexander LN, Cotsonis GA, et al. Nonsteroidal anti-inflammatory drugs-are associated with both upper and lower gastrointestinal bleeding. Dig Dis Sci. 1997; 42: 990-7.

〈古谷聡史〉

3. その他の消化管疾患 ▶ 1. 消化管の一部にかかわる疾患

e ▶ 肛門疾患

POINT

• 肛門疾患に占める割合は，痔核 60%，裂肛 15%，痔瘻 10%である．

▶診断

診断には詳細な問診（疼痛の程度，排便との関連）と肛門診察（視診，触診，直腸指診，肛門鏡検査）が必要である．診察時は左側臥位膝屈曲位（Sims 体位）で行う．

内痔核の評価には肛門鏡検査が必須である．

痔瘻は視診のみで二次口を観察でき診断できる．痔瘻の状態の評価には CT や MRI での画像所見も有用である．

1 痔核

▶病因・病態

痔核の成因として諸説あるが肛門周囲の支持組織の脆弱化によるものとする支持組織減弱説が現在最も有力視されている．また肛門括約筋の過緊張による肛門内圧の上昇が痔核の出現に関与しているとの報告もある．歯状線を境に内痔核・外痔核に分けられる．内痔核には脱出度に関する臨床病期分類（Goligher 分類）がある（図 1）．

▶疫学

痔核は肛門疾患のなかで最も頻度が高い．海外の報告では有病率は 4 ～ 55%とされており，男女差はないとの報告がある．年齢は 45 ～ 65 歳で最も多い．

▶症状

痔核の主な症状は出血，疼痛，脱出，腫脹，瘙痒感などである．出血は排便時に紙や便に少量付着する程度から噴出性に出血する場合などさまざまである．疼痛は痔核が脱出時に生じる場合が多い．瘙痒感もしばしば伴う症状である．

▶治療

内科的治療には生活指導，局所の安静，排便習慣の是正，便秘予防などがある．

外科的治療には結紮切除術，ゴム輪結紮法，硬化療法などが用いられる．

まず日常生活指導は大切である．長時間の座位，排便時の努責，飲酒などは避けるように指導する．

薬物療法は腫脹，疼痛，出血などの症状緩和に効果がある．急性期の炎症

図1 痔核の分類

分類		主な症状		主な治療法
内痔核	Ⅰ度		●痔核の脱出はない. ●痛みはなく, 排便時に鮮血を出血することが多い.	保存療法
	Ⅱ度		●排便時に脱出するが, 自然に戻る	外来処置
	Ⅲ度		●脱出して, 指で押し込まないと戻らない	手術療法
	Ⅳ度		●指で押し込んでも戻らず, 出たままの状態となる. ●粘液がしみ出て下着が汚れる.	手術療法

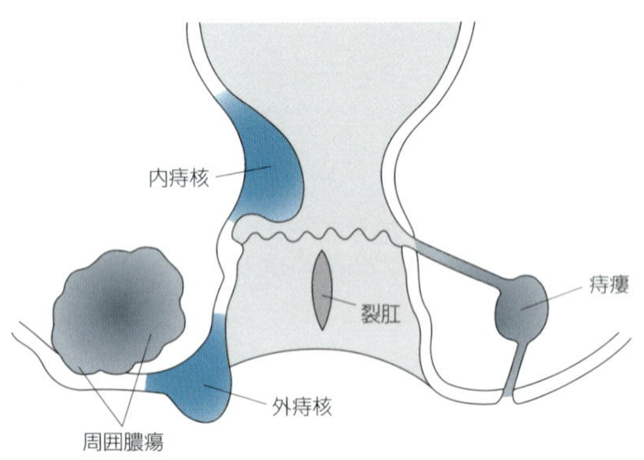

にはステロイド含有の外用薬が著効する.

2 痔瘻

▶病因・病態

痔瘻は内肛門括約筋周辺の肛門腺への感染を契機として発生する. 括約筋間を貫いて肛門周囲に膿瘍を形成する cryptoglandular infection が痔瘻の成因と言われる. その他, 成因は多彩であり, 裂肛から発生したり, クローン病に合併したり, 感染などが関与することもある.

▶疫学

痔瘻は欧米では 10 万人あたり 5.6 ～ 20.8 人で，年齢は 30 ～ 40 歳代と若い世代に多い．男女比は 2.2 ～ 5.7 : 1 と男性に多い．

▶症状

痔瘻の症状としては持続的な排膿や肛門周囲の腫脹，疼痛である．

▶治療

痔瘻は外科処置の適応である．内科的治療での自然治癒はまれである．また結核や炎症性腸疾患による痔瘻の場合は全身治療も同時に行う．

3 裂肛

▶病因・病態

裂肛とは歯状線から肛門縁の肛門上皮に生じた裂創，びらんなど非特異的潰瘍性病変の総称である．硬便排便時の過度ないきみなどが原因となる．

▶疫学

裂肛は 10 万人あたり 3 人で，年齢は若年者に多い．男女比は女性に多い．15 歳以下の小児の肛門疾患では裂肛が最も頻度が高い．

▶症状

裂肛の主な症状は排便時の疼痛が特徴である．急性裂肛では疼痛は軽く時間も短いが慢性化すると難治性の潰瘍形成に発展し排便時痛が増強する．また肛門狭窄や出血などの症状もみられる．

▶治療

治療は便通調節や肛門の衛生管理，外用薬（ステロイド含有軟膏や局所麻酔薬）の使用などの保存的療法が一般的である．

また日常生活に支障をきたすような肛門狭窄や脱出を繰り返す肛門ポリープを有する場合は外科的治療の適応である．

参考文献:

1) 大腸肛門病学会．肛門疾患（痔核・痔瘻・裂肛）診療ガイドライン．2014 年版．東京：南江堂；2014．
2) 二見喜太郎．痔核・痔瘻・裂肛．日医師会誌．2012; 141: 236-7.

〈園山浩紀〉

3. その他の消化管疾患 ▶ 2. 消化管全体にかかわる疾患

a ▶ 好酸球性消化管疾患

POINT

① 消化管に好酸球を中心とした炎症を生じる疾患の総称で，好酸球性食道炎と好酸球性胃腸炎に分けられる．
② 好酸球性食道炎では食事のつかえ感や胸焼けを生じる．好酸球性胃腸炎では，下痢や腹痛を生じる．
③ 内視鏡下に消化管上皮の生検を行い，過剰な好酸球浸潤を病理学的に証明し，二次的な要因を除外することによって確定診断に至る．
④ 好酸球性食道炎の半数以上でプロトンポンプ阻害薬（PPI）が有効である．無効例ではステロイドによる治療を行う．
⑤ 好酸球性胃腸炎ではステロイドによる治療を行う．

▶病因・病態

好酸球性消化管疾患（eosinophilic gastrointestinal disorders: EGID）は，消化管に好酸球を中心とした炎症を生じることで，さまざまな症状や機能障害を引き起こす慢性炎症性疾患の総称である．食道から大腸まで消化管のどの部位にでも生じうるが，食道に限局した好酸球浸潤をきたしたものを好酸球性食道炎とし，胃腸を中心に好酸球浸潤が認められる場合は，好酸球性胃腸炎と診断する．好酸球性食道炎は1990年代後半から欧米で急激に小児および成人例の有病率が増加し，最近の報告では人口10万人あたり約50人とされている．一方，日本においてはこれまでまれな疾患とされていたが，ここ数年，成人例での報告例が増加している[1]．好酸球性胃腸炎は欧米ではまれな疾患であり，有病率の増加は指摘されていない．男女比は，好酸球性食道炎では3：1程度で，男性に多く認められるが，好酸球性胃腸炎では男女差を認めない．両疾患ともアトピー性皮膚炎や喘息など，アレルギー疾患の合併が多い．

好酸球性食道炎の病態には食物や空気中の抗原に対するTh2優位の過剰な免疫応答が関与しているとされ，炎症部位においてTh2リンパ球の誘導や好酸球の局所への遊走に関与するサイトカイン（TSLP，IL-5，IL-13）・ケモカイン（eotaxin-3）の上昇が認められる．一方，好酸球性胃腸炎の病態については十分な検討がなされていない．この疾患は2015年から医療費助成対象疾病（指定難病）となった．

▶症状

好酸球性食道炎

典型的な症状として，食事のつかえ感，嚥下困難がある．他に，胸焼けや呑酸，心窩部痛などを呈する．食道に狭窄をきたすと食事が狭窄部に詰まってしまう状態（food impaction）を呈することがあるが，日本ではまれである．

好酸球性胃腸炎

炎症の部位や炎症の生じる消化管層（粘膜～漿膜）によって，呈する症状は大きく異なる．小腸に好酸球性炎症を生じる場合は，下痢や腹痛，嘔吐，吸収障害や低蛋白血症を呈する，大腸では，血便や下痢がみられる．症状は非特異的で典型的なものはない．筋層に炎症が認められる例では，消化管壁の肥厚や硬化を生じて，閉塞症状を呈する．漿膜下に炎症を生じたものでは，好酸球性腹水を生じる．

▶診断

消化管局所における好酸球主体の炎症所見を病理学的に証明し，二次的な要因を除外することによって確定診断となる．血液検査では，末梢血好酸球数や総 IgE 値の上昇を伴うことがあるが，併存するアレルギー疾患の影響もあり，診断に直接結びつく所見ではない．今の所，診断に有用な血中マーカーは確立されていない．

好酸球性食道炎

典型的な内視鏡所見として縦走溝，リング状変化，白色滲出物があげられ，9 割以上でこれらのいずれかの所見を認める（図 1）．他に浮腫や血管透見の低下などがみられる．胸部 CT で食道壁の肥厚が診断の契機となることもある．症状および内視鏡所見から本疾患が疑われる場合には，生検による病理組織学的評価が必須である．食道上皮には正常では好酸球浸潤を認めないため，好酸球浸潤が認められれば，異常な状態と考えられるが，欧米および日本のガイドラインでは，食道上皮に高倍率視野あたり 15 個以上の好酸球浸潤が認められた場合に，食道好酸球浸潤と診断する．日本では，食道好酸球浸潤＝好酸球性食道炎と診断される（表 1）が，欧米のガイドラインではプロトンポンプ阻害薬（PPI）投与によって食道好酸球浸潤が改善した場合は，

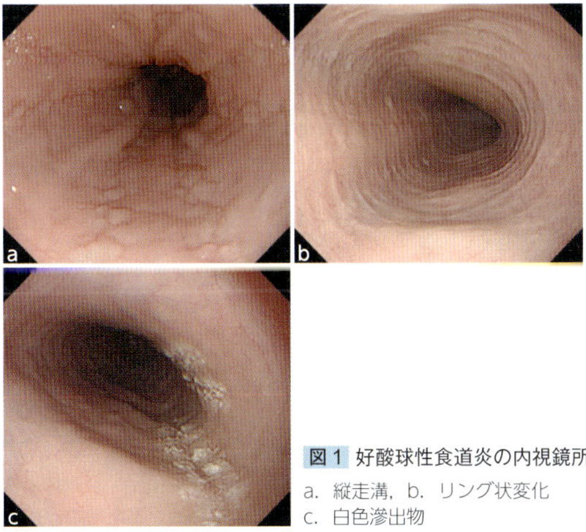

図 1 好酸球性食道炎の内視鏡所見
a. 縦走溝，b. リング状変化
c. 白色滲出物

JCOPY 498-14044

表1 好酸球性食道炎の診断基準（2015年）

必須項目
1. 食道機能障害に起因する症状の存在 2. 食道粘膜の生検で上皮内に好酸球数15以上/HPFが存在 （数カ所の生検が望ましい）
参考項目
1. 内視鏡検査で食道内に白斑，縦走溝，気管様狭窄を認める． 2. プロトンポンプ阻害薬（PPI）に対する反応が不良である． 3. CTスキャンまたは超音波内視鏡検査で食道壁の肥厚を認める． 4. 末梢血中に好酸球増多を認める． 5. 男性

（難病情報センター：http://www.nanbyou.or.jp/entry/3935）

表2 好酸球性胃腸炎の診断基準（2015年）

必須項目
1. 症状（腹痛，下痢，嘔吐等）を有する． 2. 胃，小腸，大腸の生検で粘膜内に好酸球主体の炎症細胞浸潤が存在している （20/HPF以上の好酸球浸潤，生検は数カ所以上で行いまた他の炎症性腸疾患，寄生虫疾患，全身性疾患を除外することを要する．終末回腸，右側結腸では健常者でも20/HPF以上の好酸球浸潤を見ることがあるため注意する．） 2'. あるいは腹水が存在し腹水中に多数の好酸球が存在
参考項目
1. 喘息などのアレルギー疾患の病歴を有する． 2. 末梢血中に好酸球増多を認める． 3. CTスキャンで胃，腸管壁の肥厚を認める． 4. 内視鏡検査で胃，小腸，大腸に浮腫，発赤，びらんを認める． 5. グルココルチコイドが有効である．

（難病情報センター：http://www.nanbyou.or.jp/entry/3935）

PPI反応性食道好酸球浸潤として別のカテゴリーとして取り扱われる[2]．生検は1カ所のみでは偽陰性となることがあり，複数カ所からの生検が必要である．鑑別診断として胃食道逆流症や食道アカラシアが重要である．好酸球性胃腸炎との鑑別のため，胃・十二指腸からの生検も行う．その他に二次的に食道に好酸球浸潤をきたす疾患として，感染，クローン病，好酸球性増多症などがあげられる．

好酸球性胃腸炎

症例数が少ないため，エビデンスに基づいたガイドラインは作成されていない．日本のガイドラインでは，消化管粘膜に好酸球主体の炎症細胞浸潤（20個以上/HPF）を認め，炎症性腸疾患や寄生虫疾患，全身疾患を除外することによって好酸球性胃腸炎と診断されるが，右側大腸や終末回腸では健常者でも20個以上/高倍率視野の好酸球浸潤を認めることがあることに注意が必要である（表2）．好酸球性胃腸炎に特有の内視鏡所見はない．好酸球性炎症が非連続性に存在することがあり，複数カ所からの生検が必要である．腹水の貯留がみられる例では，腹水穿刺を行い，腹水中の好酸球浸潤の有無を評価する．CT検査は，消化管壁の肥厚や腹水の評価が可能であり，診断に有用な情報となる．鑑別診断として，過敏性腸症候群，感染性胃腸炎，炎症性腸疾患が重要であり，鑑別が困難な例では経過を見ながら判断を行う．好酸球性食道炎・胃腸炎に関して重症度判定基準が作成されており，重症度に応じて，医療費助成の対象となる（難病情報センター http://www.nanbyou.or.jp/entry/3935 参照）．

▶治療

好酸球性食道炎

PPI 投与により，半数以上の症例で食道好酸球浸潤の改善が認められるため，第一選択として PPI が用いられる．PPI が無効な例では食事療法，ステロイド療法を選択する．本疾患は，原因となる抗原を含む食事を中止することで，病態が著明に改善することが示されており，欧米では 6 種類の抗原（ミルク，大豆，卵，ナッツ，魚介類，小麦）を除去する食事療法（6 種抗原除去食）が用いられているが，継続性の問題がある．食物特異的 IgE 抗体価との関連性は低い．ステロイド療法としては，副作用の少ないフルチカゾンなどの局所作用ステロイドを用いる．これらを口腔内に噴霧し，唾液とともに嚥下する．用いるステロイドの種類や投与量，投与方法については，確立されたものがない．食道狭窄が進行して食事通過に影響がある場合は，内視鏡下のバルーン拡張術が行われる．

好酸球性胃腸炎

エビデンスの確立した治療法はなく，経験的にステロイドが用いられている．プレドニゾロン 20 ～ 40mg/ 日で投与されることが多く，好酸球性胃腸炎患者の 90％で有効とされている．抗原除去食の効果について，十分な評価はなされていない．炎症の持続によって吸収不良を生じて低蛋白血症となる場合には，栄養療法を行う必要がある．腸穿孔や腸閉塞などの合併症を呈する症例においては外科手術を検討する．

▶予後

一般に予後は良好であるが，慢性疾患であり，緩解再燃を繰り返す症例が多い．欧米では，好酸球性食道炎の長期経過例において，線維化による食道狭窄を生じ，内視鏡下のバルーン拡張が必要となる例が少なくないと報告されている．

▶再発予防法

食事療法で症状がコントロールできている例では，原因となる抗原を除去した食事を継続することが必要となる．ステロイド投与例において，減量・中止後に再発する頻度は高いが予防法について確立されたものはない．

▶入院治療とするべき状況

好酸球性食道炎では，食道狭窄によって食事摂取が困難な場合は，入院での治療を考慮する．好酸球性胃腸炎の場合は，腹痛や下痢によって，脱水状態となり，食事摂取が困難な状態を呈していることが多く，全身状態が改善して，ステロイドが減量可能となるまでは，入院での治療を検討する．

参考文献：

1） Kinoshita Y, Ishimura N, Oshima N, et al. Systematic review: Eosinophilic esophagitis in Asian countries. World J Gastroenterol. 2015; 21: 8433-40.
2） Dellon ES, Gonsalves N, Hirano I, et al. ACG clinical guideline: Evidenced based approach to the diagnosis and management of esophageal eosinophilia and eosinophilic esophagitis（EoE）. Am J Gastroenterol. 2013; 108: 679-92.

〈石村典久〉

3. その他の消化管疾患 ▶ 2. 消化管全体にかかわる疾患

b ▶ 薬物性消化管疾患

POINT

① 薬剤投与が原因で生じる消化管障害を薬物性消化管疾患という.
② 内視鏡による消化管病変の確認と，他疾患の除外，原因薬剤の中止による病変の治癒軽快の確認により診断する.
③ 薬物性消化管疾患を起こし得る薬剤を使用する場合には，その予防が重要である.

▶病因・病態

薬剤投与が原因で生じる消化管障害をいう．原因となり得る代表的な薬剤を表 1 にあげる.

日常診療で遭遇する頻度が高い消化管障害として，低用量アスピリン（low-dose aspirin: LDA）を含む非ステロイド性抗炎症薬（nonsteroidal anti-inflammatory drugs: NSAIDs）による消化管障害がある．NSAIDs は胃・十二指腸潰瘍を引き起こすほか，下部消化管に対しても粘膜傷害をきたす．腸粘膜への直接作用はミトコンドリアの機能障害による粘膜上皮のアポトーシスや小腸上皮細胞間の tight-junction の障害である．これらの障害により，粘膜透過性が亢進し，上皮内や粘膜下に腸内細菌や消化液などの腸管内容物が侵入して炎症を起こす．また，NSAIDs により COX-1 が阻害され，腸粘膜を保護するプロスタグランディン（prostaglandin: PG）が欠乏することで腸粘膜の炎症が惹起されるとも考えられている．このほか，NSAIDs は collagenous colitis の原因薬剤としても知られている.

表 1 薬物性消化管疾患をきたす代表的薬剤

食道		胃・十二指腸	小腸	大腸	
潰瘍	抗菌薬	NSAIDs	NSAIDs	虚血	利尿薬
	カリウム製剤	BP製剤	抗癌剤		エルゴタミン
	NSAIDs	SSRI	重金属		漢方薬
	抗不整脈薬	抗癌剤	抗菌薬		経口避妊薬
	抗凝固薬	鉄剤	経口避妊薬	潰瘍	NSAIDs
	BP製剤	ステロイド	カリウム製剤		抗癌剤
	抗癌剤	カリウム製剤	PPI		カリウム製剤
逆流性食道炎	カルシウム拮抗薬	経口避妊薬			金製剤
	亜硝酸剤			大腸炎	抗菌薬
	抗コリン薬				NSAIDs
	麻薬				抗癌剤
	抗パーキンソン病薬				高浸透圧性物質
	利尿薬			顕微鏡的大腸炎	PPI
	向精神薬				NSAIDs
				運動障害	向精神薬
					抗癌剤

社会の高齢化により使用頻度が増しているビスフォスフォネート（bisphosphonate: BP）製剤は食道潰瘍の原因となる．これはBP製剤が消化管粘膜に直接付着し，粘膜の疎水性のバリア機構であるリン脂質と置換され，その機能が不十分となるために生じる．また，抗凝固薬であるダビガトランも食道潰瘍の原因となり得ると指摘されている．その機序は不明であるが，食道で錠剤が停滞し，粘膜との接触時間が長くなることが原因の1つと考えられている．

抗癌剤投与によって誘発される悪心嘔吐は，延髄網様体背側にある嘔吐中枢が抗癌剤の代謝物などで各経路から刺激されるために生じる．また，抗癌剤の多くは下痢を引き起こし得るが，特にイリノテカンは投与早期にはコリン作動性に下痢を生じ，さらに代謝物によって遅発性下痢が生じる．

向精神薬は抗ムスカリン作用により便秘・麻痺性イレウスの原因となる．さらに抗うつ薬であるSSRI（selective serotonin reuptake inhibitor）は血小板機能を阻害し，胃酸分泌を亢進するため，消化管出血のリスクを高める．プロトンポンプ阻害薬（proton pump inhibitor: PPI）はcollagenous colitisや腸管感染症，小腸内細菌過剰増殖症（small intestinal bacterial overgrowth: SIBO）を引き起こし得るが，これは腸内細菌の変化が一因と考えられている．腸内細菌の変化が原因となる薬物性消化管障害には抗菌薬関連大腸炎（偽膜性腸炎，急性出血性腸炎，MRSA腸炎）もあげられる．

▶疫学

原因薬剤によってさまざまであるが，その発症リスクは薬剤側の要因と患者側の要因とに分けられる．例えば，胃・十二指腸潰瘍は，*H.pylori*感染胃粘膜の場合や抗血小板薬の併用によりそのリスクが高まる．また，同効能の薬剤でもその種類によってもリスクは異なり，BP製剤のアレンドロネートとリセドロネートを比較すると，食道病変の出現頻度に差はみられないものの胃病変はアレンドロネートで多く報告されている．向精神病薬では，定型抗精神病薬であるハロペリドール，ゾテピン，非定型抗精神病薬であるクロザピンは抗ムスカリン作用が強く，麻痺性イレウスの発症リスクの高い薬剤である．特に三環系抗うつ薬や抗コリン薬と併用する場合，患者が女性，高齢の場合にはそのリスクが高まる．

抗癌剤に伴う悪心嘔吐は抗癌剤の種類・投与量に依存するが，患者因子としては女性，低年齢で発現頻度が高いとされている．また，飲酒習慣がある場合はシスプラチンに伴う悪心嘔吐の発現頻度が低いと報告されている．

▶症状

原因となる薬物や消化管障害を生じる部位によって臨床像が異なる．

上部消化管に粘膜傷害が生じると，胸焼け，嚥下障害，心窩部痛，悪心嘔吐，吐血，タール便などがみられる．一方，小腸病変では，下血，血便，腹痛，腹部膨満感，イレウスなどが認められるが，軽症例では自覚症状を認めないことも多い．原因不明の消化管出血や慢性貧血，低蛋白血症などを認める症例や，繰り返しイレウス症状を呈する症例では，問診にて薬剤服薬歴を確認し，薬剤起因性小腸障害を念頭に精査を行う必要がある．大腸病変の臨床像は多彩であり，潰瘍をきたした場合には下血や閉塞症状，腸炎を生じた場合には下痢，腹痛，発熱などの症状が現れる．

▶診断

内視鏡検査による消化管病変の確認，原因薬剤使用歴の確認，他疾患の除外，原因薬剤の使用中止のみによる病変の治癒軽快の確認によって診断を行う．

▶治療

原因薬剤の中止が第一である．

▶予後

原因薬剤の中止が可能な場合，大部分の症例で予後は良好な場合が多い．ただし，頻度は少ないが，大出血や腸管穿孔などの予後不良群も存在するため，十分な注意が必要である．また，消化管狭窄をきたした症例などは拡張術の繰り返しなど，治療が長期化する場合もある．

▶再発予防法

消化管障害を引き起こす可能性のある薬剤を処方する際には，患者側が高リスクである場合は特に，その予防が重要である．また処方内容を見直し漫然とした投与を避けることも薬物性消化管疾患の予防の 1 つといえる．

NSAIDs 関連性胃・十二指腸潰瘍の予防にはガイドラインが作成されており，PG 製剤，PPI の併用が推奨されている[1]．また *H.pylori* との関連については，NSAIDs 新規投与例では，*H.pylori* 除菌による潰瘍予防効果が発揮されることが示されている．しかしながら，長期投与例では NSAIDs 潰瘍に対する明らかな予防効果は認められていない．ただし，LDA の長期使用例ではほかの NSAIDs と異なり，除菌による潰瘍予防効果がみられており，潰瘍発症リスクに応じた除菌療法が望まれる．NSAIDs 関連性下部消化管障害の予防としては，現時点で確立されたものはないが，PG を補充・増加させる薬剤としてミソプロストールやレバミピドなどの粘膜防御薬剤などが予防薬の候補となっている．消化管出血のリスクを上昇させる SSRI を潰瘍既往のある症例や抗血栓療法に併用して使用する場合は，PPI を併用することでそのリスクを軽減することができる．

BP 製剤による食道潰瘍は，食道粘膜と薬剤との直接の接触を抑えるため，服薬方法の遵守が重要で，薬剤を必ず十分量の水分とともに内服し，就寝あるいは臥床直前に服薬しないよう指導する．また，レバミピドを併用することで BP 製剤による胃粘膜障害が軽減する．同様にダビガトランも内服方法に対する注意が必要である．

抗癌剤による悪心嘔吐に対しては，投与予定の抗癌剤の制吐性リスクに応じて適切な制吐剤を使用することが必要であり，日本癌治療学会よりガイドラインが出されている[2)].

抗菌薬関連大腸炎は，院内感染が原因となる症例もみられており，院内環境の清掃・消毒・手洗い励行，糞便や吐物の衛生的処理などがその予防につながる.

►入院治療とするべき状況

消化性潰瘍による出血例や自覚症状が強い症例では入院治療が望ましい．また，抗菌薬関連大腸炎で重症例となり得る症例は普通，入院中の患者である．早急に診断し，適切な治療を行う.

参考文献:

1) 日本消化器病学会編．消化性潰瘍診療ガイドライン 2015．第 2 版．東京：南江堂；2015.
2) 日本癌治療学会編．制吐薬適正使用ガイドライン 2015．第 2 版．東京：金原出版；2015.

〈清村志乃〉

JCOPY 498-14044

3. その他の消化管疾患 ▶ 2. 消化管全体にかかわる疾患

C ▶ 蛋白漏出性胃腸症

POINT

① 消化管粘膜からアルブミンを中心とする血漿蛋白が異常漏出する疾患群である.
② 本症の原因疾患は，リンパ血管系の異常を伴う疾患群と消化管粘膜障害の異常を伴う疾患群に大別できる.
③ ネフローゼ症候群以外の低蛋白血症の原因として，本症を念頭におく必要がある.
④ 治療の原則は原因疾患の治療と栄養療法である.

▶病因・病態（表 1）

腸管リンパ系の異常

腸管粘膜のリンパ系の障害により，リンパ流が停滞することで，蛋白が漏出する．肉芽腫性変化や腫瘍がリンパ管へ障害を与えている場合や，先天性や後天性変化により腸リンパ管拡張症（intestinal lymphangiectasia）をきたしている場合がある.

腸管粘膜上皮の異常

潰瘍やびらんを伴う粘膜障害や，粘膜上皮細胞列の透過性亢進で蛋白が漏出する．炎症性腸疾患（クローン病，潰瘍性大腸炎），Menetrier（メネトリエ病），皺襞肥大型胃炎，びらん性胃炎，消化管癌，偽膜性腸炎，ポリポーシス，Cronkhite-Canada（クローンカイト - カナダ）症候群，cap polyposis などがある.

毛細血管の透過性亢進

リンパ管には異常がなく，腸管毛細血管の透過性亢進により蛋白漏出をきたす．アレルギー性胃腸症，Henoch-Schönlein 紫斑病，好酸球性胃腸症，全身性エリテマトーデス，混合性結合織病，Sjögren 症候群，強皮症，腸アミロイドーシスなどがある.

▶症状

限局性もしくは全身性の浮腫が主要な症状で，胸水や腹水を伴うこともある．悪心，嘔吐，下痢，腹痛などを認めることがある.

▶診断

血液検査

血清蛋白低下，血漿アルブミン値低下，IgG の減少，コレステロール値低下または正常，リンパ球数減少，好酸球数増多の有無などを調べる.

内視鏡検査

上部・下部消化管内視鏡，小腸内視鏡，カプセル内視鏡などを行う．粘膜びらんや潰瘍の有無，腸リンパ管拡張症に特徴的な十二指腸の点状白斑，白

表 1 蛋白漏出の機序別にみた蛋白漏出性胃腸症

腸管粘膜の障害（びらん・潰瘍）による漏出
炎症性腸疾患（クローン病，潰瘍性大腸炎），消化管癌，悪性リンパ腫，カポジ肉腫，偽膜性大腸炎，多発胃潰瘍・胃びらん，NSAIDs胃腸症，化学療法後，ポリポーシス，GVHD（garft versus host disease）など
びらん・潰瘍のない粘膜病変からの漏出（毛細血管の透過性亢進による漏出）
メネトリエ病，肥厚性胃炎，セリアック病，好酸球性胃腸症，アレルギー性胃腸症，アミロイドーシス，膠原病（全身性エリテマトーデス，混合性結合織病，腸管血管炎），膠原線維性腸炎など
リンパ管閉塞による腸管からの漏出
原発性腸リンパ管拡張症，右心不全（収縮性心膜炎，うっ血性心不全，先天性心疾患），肝硬変，門脈圧亢進症，肝静脈閉塞，肝静脈閉塞，腸管膜静脈閉塞症，悪性リンパ管閉塞症，後腹膜線維症，後腹膜リンパ節腫大（腫瘍，感染），腸結核，腸サルコイドーシス，胸管閉塞，先天性リンパ管奇形など

色絨毛の有無を調べる．生検を行い粘膜下層のリンパ管拡張像の有無を調べる．

X 線検査・CT 検査

胃の巨大皺壁像（メネトリエ病），多発ポリープ（Cronkheit-Canada 症候群）の有無，Kerckring 襞の肥厚（腸リンパ管拡張症）の有無を調べる．CT では胸腹水の有無や，腸管壁肥厚，リンパ節腫大や血管閉塞の有無を調べる．

α1 アンチトリプシン漏出試験

血清蛋白の消化管への漏出の程度を調べ，確定診断に用いる．

▶治療

原疾患の治療と栄養障害に対する栄養療法（低脂肪・高蛋白，中脂肪を主成分とする成分栄養）

▶予後

有効な治療法がなく，低蛋白血症が継続すると悪液質，感染症などを合併し致死的となる．

▶入院とするべき状況

栄養障害や原因疾患が重症の場合．治療にステロイドなどの免疫抑制薬を高用量で用いる必要がある場合など．

参考文献：

1）朝倉 均．蛋白漏出性胃腸症．In: 新内科学大系．第 18 巻 B．東京：中山書店；1980. p.124-59.

2）朝倉 均，三浦総一郎，森下鉄夫，他．蛋白漏出性胃症の内視鏡および病理学的研究．Gastroenterol Endosc. 1982; 24: 546-54.

〈高取健人〉

3. その他の消化管疾患 ▶ 2. 消化管全体にかかわる疾患

d 消化管ポリポーシス

POINT

① ポリープの組織像から 1. 腺腫性, 2. 過誤腫性, 3. 炎症性, 4. 過形成性, 5. その他, に分類される.

② 遺伝性ポリポースは全身の悪性腫瘍の高危険群であり, 長期の定期検査が必要である.

▶病因・病態

消化管ポリポーシスとは同一組織像のポリープが消化管に多発する疾患群の総称である.

ポリープの組織像から 1. 腺腫性, 2. 過誤腫性, 3. 炎症性, 4. 過形成性, 5. その他, に分類される（表 1）.

表 1 消化管ポリポーシス

	組織分類	分類	遺伝型	好発年齢	合併症	治療
遺伝性	**腫瘍性**	家族性大腸腺腫症*1	常染色体優性 (APC遺伝子変異)	20～30歳代	• 大腸癌（癌化率70～80%） • 顎骨腫 • 網膜色素斑 • 甲状腺癌 • デスモイドなど	• 全大腸切除 +直腸粘膜抜去 +回腸・肛門吻合
遺伝性	**過誤腫性**	Cowden症候群	常染色体優性	20歳代	• 皮膚病変 • 口腔粘膜乳頭腫 • 甲状腺癌, 乳癌	
遺伝性	**過誤腫性**	Peutz-Jeghers症候群	常染色体優性	10～20歳代	• 色素沈着（口唇, 口腔, 手足掌） • 腸重責, イレウス • 出血（血便, 貧血）	• 内視鏡的ポリペクトミー • 腸重責に対し手術
遺伝性	**過誤腫性**	若年性ポリポーシス	常染色体優性 その他	小児	• 先天奇形 • 腸重責, イレウス • 下血	
非遺伝性	**炎症性**	炎症性大腸炎 (UC, CD)		20歳代中心		• 成分栄養 • サラゾピリン • ペンタサ • ステロイド
非遺伝性	**その他**	Cronkhite-Canada症候群		中年以降	• 色素沈着 • 脱毛 • 爪甲萎縮 • 下痢, 低Ca・K血症 • 蛋白漏出症候群	• 高カロリー輸液 • ステロイド
非遺伝性	**その他**	過形成ポリポーシス		老人	—	

*1 ――家族性大腸腺腫症には以下のような亜型がある.
- Gardner症候群；常染色体優性遺伝で腸管外病変として多発性類表皮嚢胞, 軟部組織腫瘍, 多発性骨腫などを合併する.
- Turcot症候群；常染色体劣性遺伝で腸管外病変として中枢神経系腫瘍などを合併する.

種々の疾患の原因遺伝子が明らかとなっており，腺腫性，過誤腫性ポリポーシスは遺伝性を示す．また遺伝性ポリポーシスは全身の悪性腫瘍の高危険群でもある．

1 腺腫性

家族性大腸腺腫症（familial adenomatous polyposis：FAP）

FAP は第 5 番染色体上の APC 遺伝子の変異が原因遺伝子となり，大腸に多発腺腫を認める常染色体優性遺伝性疾患群である．放置すれば 60 歳ごろにはほぼ 100%で大腸癌が発生する．

►頻度

わが国では 17,400 人に 1 人と推測されている．

►診断

臨床的または遺伝子診断により行われる（図 1）．臨床的診断としては，① 大腸にほぼ 100 個以上の腺腫を有する．家族歴問わない．② 100 個に達しないが多発性腺腫を認め，FAP の家族歴がある．

図 1 FAP 診断のフローチャート

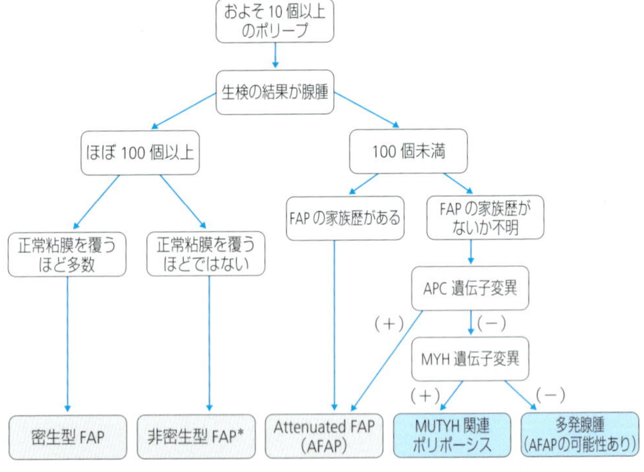

(大腸癌研究会編．遺伝性大腸癌診療ガイドライン 2012年版．東京：金原出版；2012[1]より抜粋)

遺伝子診断としては APC 遺伝子の生殖細胞系配列変異を有する．ただし，臨床的に FAP と診断されても約 20～30%程度で APC 遺伝子変異が確認されない場合がある．またさらに腺腫密度により，密生型，非密生型，attenuated FAP（AFAP）に分類される（密生型：肉眼所見において腺腫が正常粘膜を覆うほど．非密生型：腺腫が正常粘膜を覆わず，腺腫がほぼ 100 個以上．AFAP：腺腫が 10 個〜 100 個程度）．ポリープが 100 個未満で，APC 遺伝子変異を認めない場合 MYH 遺伝子変異による MUTYH 関連大腸腺腫症の可能性もある．

＜亜型＞

FAP には大腸外随伴症状により亜型が存在する．

Gardener 症候群：皮下の軟部腫瘍，骨腫，歯牙異常，デスモイド腫瘍などを伴う大腸腺腫症．

Turcot 症候群：大腸腺腫症に脳腫瘍（主に小脳の髄芽腫）を伴うものを Turcot 症候群 Type2 に分類される．Turcot 症候群 Type1 はリンチ症候群の亜型で大腸癌に脳腫瘍（主に神経膠芽腫）を生じる．

▶治療

確実な治療法は大腸癌が発生する前に予防的に大腸切除をすることである．一般的には 20 歳代で手術を受けることが推奨されている．

▶予後，再発予防

予防的大腸切除後も大腸粘膜が残存している場合は定期的な大腸内視鏡検査が必要である．また大腸外随伴病変（十二指腸腺腫，乳頭部癌，甲状腺癌，腹腔内デスモイド腫瘍，脳腫瘍など）に対しても定期的な上部内視鏡検査や CT，超音波検査などのフォローが必要である．また遺伝性疾患であり患者本人だけでなく血縁者にも遺伝カウンセリングを行うことが望ましい．

2 過誤腫性

Peutz-Jeghers 症候群

皮膚・粘膜の色素沈着と消化管に過誤腫性ポリープが多発する常染色体優性遺伝疾患である．消化管だけでなく，その他の臓器にも悪性腫瘍が発生する高危険群である．

▶症状

下血や小腸ポリープによる腸重積

▶診断

1）特有の色素沈着（口唇，口腔粘膜，眼瞼結膜，四肢末端などに平坦で褐色〜黒色調の色素斑）
2）食道を除く小腸を主体とした過誤腫性ポリポーシス
3）家族歴がある

一般に 1）2）がそろえば診断される．

▶治療

消化管ポリープに対しては積極的に内視鏡的切除を行う．小腸ポリープによる腸重積の場合は手術が必要となる．色素斑が悪性化した報告はない．

►予後，再発予防

本疾患は消化管だけでなく多臓器の悪性腫瘍の合併が多いため消化管内視鏡検査に加え，画像検査も定期的に必要である．

若年性ポリポーシス

胃，小腸，大腸，直腸に若年性ポリープが多発する疾患で心・血管系合併症を伴うことがある．

►診断

1）大腸に 5 個以上の若年性ポリープを認める
2）全消化管に多発する若年性ポリープを認める
3）個数を問わず若年性ポリープが認められ，かつ家族歴がある

上記が診断基準となる．

►症状，治療，再発予防

ポリープからの出血や貧血などの症状がある．適宜，内視鏡的ポリープ切除が必要となる．大腸癌の発生リスクがあるため定期的に消化管内視鏡検査が必要．

Cowden 病

PTEN 遺伝子に変異を認める遺伝性疾患で特徴的な皮膚病変を有する．また食道も含めた全消化管に過誤腫性ポリープが多発し，食道の白色扁平ポリポーシスが特異的である．顔面の外毛根鞘腫と皮膚･口腔粘膜の角化性丘疹･乳頭腫，四肢の角化症などが特異的病変である．常染色体優性遺伝疾患であるが多くの症例は孤発性と考えられている．悪性腫瘍の合併率が高いため定期的な消化管内視鏡検査，画像検査が必要である．

結節性硬化症

全身の過誤腫を特徴とする疾患で，その症状も脳神経系，皮膚，腎，心，肺，骨など全身にわたる．顔面の血管線維腫，精神発達遅滞，痙攣発作，腎血管筋脂肪腫などが本症に特徴的である．消化管症状としては多発過誤腫があるが症状あれば治療適応となる．

3 炎症性

潰瘍性大腸炎，クローン病，腸結核などの先行する炎症性腸疾患の治癒期に認められる多発性のポリポーシスである．遺伝性はない．

4 過形成性

過形成ポリープが多数認められる．通常良性疾患である．

5 その他

Cronkhite-Canada 症候群

胃や大腸にポリポーシスがみられ，蛋白漏出性胃腸症とそれに伴う味覚異常や体重減少，脱毛・爪甲萎縮・皮膚色素沈着などを特徴とする非遺伝性の疾患である．原因は不明であるが強いストレスなどで発症することがある．

▶疫学

世界でもまれな疾患である．これまで世界で約 500 例の報告があり本邦からは約 360 例の報告がある．

▶症状

下痢・腹痛などの腹部症状，味覚異常，浮腫，体重減少，脱毛などがみられる．

▶治療

内科的治療としては副腎皮質ステロイド治療が選択される．また低栄養もあり中心静脈栄養での全身管理も必要なことがある．また腺腫や早期癌を認めた場合は内視鏡的切除を行う．

参考文献:

1) 大腸癌研究会編．遺伝性大腸癌診療ガイドライン 2012 年版．東京: 金原出版; 2012.
2) 松本主之．大腸ポリープ・消化管ポリポーシス．日医師会誌．2012; 141: 218-9.

〈園山浩紀〉

3. その他の消化管疾患 ▶ 2. 消化管全体にかかわる疾患

e ▶ 消化管神経内分泌腫瘍

POINT

① 消化管 NET は高分化型 NET（G1/G2）と低分化型 NET（G3）に分けられる.
② 機能性消化管 NET は主にセロトニン症候群を呈する.
③ 切除が治療の基本であり，部位によっては内視鏡治療を考慮する.
④ 進行型 NET では抗腫瘍薬を考慮する.

▶病因・病態

神経内分泌腫瘍（neuroendocrine tumor: NET）は内分泌細胞や神経細胞から発症する腫瘍の総称で，消化管 NET は当然ながらすべての消化管（胃・十二指腸・小腸・虫垂・結腸・直腸）に発生する．長い間，概念が不明瞭な「カルチノイド」という名称が使われてきたが，2010 年の WHO の病理組織学的分類の改訂でその名称がなくなり現在に至っている.

悪性度に関する Grade 分類では，Ki-67 指数により高分化型の NET（G1/G2）と低分化型の NEC（neuroendocrine carcinoma）G3 に大別された（表 1）．TMN 分類はヨーロッパ神経内分泌腫瘍学会（ENTS）の分類を用いて評価する（表 2）．NET はホルモンによる症候の有無によって機能性と非機能性に分けられる．機能性消化管 NET では主にセロトニン症候を呈する．他はインスリノーマ，Zollinger-Ellison 症候群（ガストリノーマ），VIP オーマ（WDHA 症候群），グルカゴノーマ，ソマトスタチノーマに分類される.

▶疫学

本邦では，2010 年の人口 10 万人あたりの有病者数：6.42 人，新規発症数は 3.51 人であった．部位別発生率は，前腸由来（食道，胃，十二指腸）が 26.1%，中腸由来（空腸，回腸，虫垂）が 3.6%，後腸由来（結腸，直腸）が 70.3%であった.

▶症状

機能性であれば特異的な症状が出現する．インスリノーマによる低血糖症状，ガストリノーマによる胸焼けや難治性潰瘍，グルカゴノーマによる遊走性壊死性紅斑，VIP オーマによる水様下痢と低カリウム血症など，非常に多彩である．中腸由来 NET によるカルチノイド症候群は，肝転移を起こして初めて症状が出現する場合がある．非機能性であれば特異的な症状はなく，腹部膨満，腹痛，イレウスなどがみられる場合があるが，画像検査で偶然発見されることも多い.

▶診断

消化管 NET の特徴的内視鏡所見は，類円形の粘膜下腫瘍様隆起であり，増

表 1 悪性度に関する Grade 分類（WHO 分類）

Grade	核分裂数（10 HPF）	Ki-67指数（%）
G1	＜2	≦2
G2	2～20	3～20
G3	＞20	＞20

表 2 膵・消化器の TMN 分類

	膵臓	胃	十二指腸 近位空腸	遠位空腸 回腸	虫垂	結腸 直腸
TX	原発腫瘍の評価が不可能					
T0	原発腫瘍を認めない					
Tis	—	上皮内腫瘍or異形成(≦0.5cm)	—	—	—	—
T1	膵臓内に限局 and<2cm	粘膜固有層or粘膜下層に浸潤 and≦1cm		粘膜or粘膜下層に浸潤 and≦1cm	粘膜下層and固有筋層に浸潤，≦1cm	粘膜or粘膜下層に浸潤 T1a<1cm T1b～2cm
T2	膵臓内に限局 and 2～4cm	固有筋層or漿膜下層に浸潤 or>1cm	固有筋層に浸潤 or>1cm		粘膜下層and固有筋層に浸潤，≦2cm and/or (3mmまでの) 漿膜下層，虫垂間膜への微小浸潤	固有筋層に浸潤 or>2cm
T3	膵臓内に限局 and>4cm or十二指腸or胆管に浸潤	漿膜に浸潤	膵臓or後腹膜に浸潤	漿膜下層に浸潤	>2cm and/or (3mm以上の) 広範な漿膜下層，虫垂間膜への浸潤	漿膜下層or傍結腸or傍直腸脂肪織に浸潤
T4	その他の隣接臓器or腹腔動脈幹or上腸間膜動脈に浸潤	隣接構造物に浸潤	腹膜or他臓器に浸潤			他臓器or他構造物に直接浸潤 and/or臓側腹膜を貫通

(多発の場合は，どのTにも (m) を加える)

NX	所属リンパ節転移の評価が不可能
N0	所属リンパ節転移なし
N1	所属リンパ節転移あり
MX	遠隔転移の評価が不可能
M0	遠隔転移なし
M1	遠隔転移あり

(Rindi G, et al. Virchows Arch. 2007; 451: 757-62[2) より改変)

大すれば中心陥凹や潰瘍形成を伴う．色調は黄色調であることが多い．NEC (neuroendocrine carcinoma) の場合は，2 型，3 型進行癌の形態をとる場合もある．診断確定には生検診断が必要である．通常の消化管内視鏡下生検で診断可能な場合が多いが，困難な場合には超音波内視鏡下穿刺吸引生検 (EUS-FNA) が有用である．機能性の場合，前腸および中腸由来のものは尿中 5- ハイドロキシインドール酢酸（5-HIAA）の測定が有用である．

▶治療

外科的切除による治癒を目指すのが標準であるが，腫瘍の機能性，進達度，転移の有無を正確に評価し，腫瘍の分化度および悪性度に合わせた治療が必要である．消化管 NET ではサイズによっては内視鏡治療も考慮する．

胃 NET の治療

Rindi 分類では，胃 NET を基礎疾患，高ガストリン血症の有無から 3 型に分けられている（表 3）．A 型胃炎に伴う高ガストリン血症により生じる I 型，MEN1 型に伴って発生する II 型，散発性の III 型に分かれる．Rindi 分類 I 型，II 型で腫瘍径 1cm 以下，個数 5 個以下，深達度が sm にとどまる胃 NET は内視鏡的治療（endoscopic mucosal resection: EMR）が推奨される．外科治療を行う場合にはリンパ節郭清を伴う定型的臓器切除術が推奨されるが，Rindi 分類 I 型では局所切除も可能である．

表 3 Rindi 分類

タイプ	基礎疾患	高ガストリン血症	悪性度
I	自己免疫性胃炎（A型胃炎）	有	低
II	Zollinger-Ellison症候群（MEN1）	有	低
III	散発性	無	高

（日本神経内分泌腫瘍研究会（JNETS），膵・消化管神経内分泌腫瘍診療ガイドライン作成委員会，編．膵・消化管神経内分泌腫瘍（NET）診療ガイドライン．東京：金原出版；2015[1] より引用）

十二指腸 NET の治療

腫瘍径 1cm 以下，深達度が sm にとどまる十二指腸 NET は EMR が行われる場合があるが，研究的段階である．内視鏡的治療困難な場合にはリンパ節郭清を伴う定型的臓器切除術を行う．

小腸 NET の治療

原発巣の腫瘍径が小さい場合でもリンパ節転移を起こすリスクが高く，リンパ節郭清を伴う小腸切除術を行う．

虫垂 NET の治療

腫瘍径が 2cm 以下かつ虫垂に限局する場合，虫垂切除術を行う．腫瘍径が 2cm を超える，あるいは浸潤所見やリンパ節転移がある場合，リンパ節郭清を伴う結腸右半結腸切除術または回盲部切除術を行う．

結腸 NET の治療

腫瘍径が 1cm を超え，固有筋層浸潤や局所リンパ節転移が疑われる場合，リンパ節郭清を伴う腸管切除術を行う．

直腸 NET の治療

腫瘍径 1cm 以下，深達度が sm までにとどまる直腸 NET は内視鏡的治療を行う．中心陥凹や潰瘍形成があればリンパ節転移率が高く，術前診断に注意を要する．内視鏡治療の適応となる病変の多くは深達度が sm であるため，EMR でも吸引法や 2 チャンネル法など，切除法に工夫が必要である．ESD (endoscopic submucosal dissection) の成績も良好である．切除標本の病理組織学的診断で脈管侵襲，多数の核分裂像，Ki-67 指数高値などを認める場合には，転移のリスクが高く，外科治療を検討する．術式はリンパ節郭清を伴う直腸切除（断）術を行う．

抗腫瘍薬

抗腫瘍薬は切除不能例もしくは術後再発症例に適応がある．高分化型消化管 NET に対してはソマトスタチンアナログである，オクトレオチドが推奨される．高分化型膵 NET に対しては，分子標的薬であるエベロリムスとスニチニブが推奨されており，消化管 NET に対してもエベロリムスが保険適応になる動きがある．また，低分化型 NET に対しては小細胞癌に準じた，白金製剤をベースとした併用療法が治療選択肢となる．

▶予後

治癒切除可能であった場合には予後良好とされているが，進行性 NET の 5 年生存率は約 35%と言われている．

参考文献:

1) 日本神経内分泌腫瘍研究会（JNETS），膵・消化管神経内分泌腫瘍診療ガイドライン作成委員会編．膵·消化管神経内分泌腫瘍（NET）診療ガイドライン．東京：金原出版；2015.
2) Rindi G, Klöppel G, Couvelard A, et al. TNM staging of midgut and hindgut (neuro) endocrine tumors: a consensus proposal including a grading system. Virchows Arch. 451: 757-62, 2007.
3) Ito T, Igarashi H, Nakamura K, et al. Epidemiological trends of pancreatic and gastrointestinal neuroendocrine tumors in Japan: a nationwide survey analysis. J gastroenterol. 2014; 50: 58-64.

〈多田育賢〉

3. その他の消化管疾患 ▶ 2. 消化管全体にかかわる疾患

f ▶ 消化管アミロイドーシス

POINT

① 消化管アミロイドーシスは，AL 型もしくは AA 型が多い.
② 多彩な内視鏡像を呈し，確定診断には病理学的検査を行う.
③ 消化管アミロイドーシス自体に特異的な治療はなく，原疾患治療を行う.
④ 進行性の経過をたどり，予後不良である.

▶病因・病態

アミロイドーシスは，アミロイドと呼ばれる線維性異常蛋白が特定の臓器または組織の細胞外へ沈着し，機能障害を引き起こす疾患の総称である．アミロイド繊維は不溶性で，通常の蛋白分解酵素では消化されない．これがさまざまな臓器に沈着することで臓器障害を引き起こし，多彩な臨床像を呈する.

アミロイドーシスは，沈着するアミロイド蛋白の種類によって詳細に分類されている(国際アミロイドーシス学会用語委員会により提唱)．これらのうち，消化管に沈着するアミロイド蛋白は，AL（amyloid of light chain）型，AA（amyloid of A protein）型，Aβ2M（amyloid β2 microglobulin）型，TTR（transthyretin）型の 4 種類と言われており，その主な特徴を表 1 に示す．実際には，AA 型および AL 型の症例報告がほとんどであるため，本稿ではこの 2 つに絞って解説を行う.

AL 型は，免疫グロブリン由来のアミロイドが全身臓器に沈着する．基礎疾患は，原発性アミロイドーシス，多発性骨髄腫およびマクログロブリン血症がある.

表 1 消化管アミロイドーシスの分類

病型	AL型	AA型	Aβ2M型	ATR型
前駆体蛋白質	免疫グロブリンL鎖	血清アミロイドA	β2ミクログロブリン	トランスサイレチン(TTR)
疾患	原発性アミロイドーシス 多発性骨髄腫	続発性アミロイドーシス 家族性地中海熱	透析アミロイドーシス	家族性アミロイドポリニューロパチー 老人性全身性アミロイドーシス
アミロイド沈着様式	粘膜筋板・粘膜固有層・固有筋層に塊状の沈着	粘膜固有層・粘膜下層の血管壁に広範顆粒状の沈着	固有筋層に多量に沈着	神経組織への強い沈着
消化管の形態的特徴	粘膜下腫瘤様隆起の多発，皺壁の肥厚	微細顆粒状粘膜の多発からなる粗造粘膜	管腔の拡張，ガス貯留(消化管運動障害が主体)	管腔の拡張，ガス貯留(消化管運動障害が主体)
臨床徴候	腹部膨満感，悪心嘔吐，慢性偽性腸閉塞，巨舌，尿中Bence Jones蛋白蛋白尿，血清M蛋白	慢性下痢，下血，吸収不良症候群，亜イレウス，血清CRP高値，血清アミロイドA高値	腹部膨満感，悪心嘔吐，慢性偽性腸閉塞	慢性下痢，便秘，遺伝性の場合は変異型TTR検出

(多田修治，ほか：胃と腸．2002; 37: 809-17[3] より改変)

AA 型は，以前は続発性または二次性アミロイドーシスと表現されていた．結核菌感染症，慢性関節リウマチ，炎症性腸疾患などの慢性炎症性疾患に合併する．慢性炎症が持続すると，アミロイド前駆蛋白（serum amyloid A: SAA）が肝臓で産生され，それらが消化管を含む全身臓器に沈着する．

▶症状

消化管粘膜にアミロイドが沈着し，下痢，慢性出血，粘膜出血，蛋白漏出を生じる．消化管の神経組織に沈着すると消化管運動障害が生じ，便秘や偽性腸閉塞の原因となる．

▶診断

本疾患を疑った場合には，積極的に内視鏡を行い，病理学的に診断を行う．好発部位は胃・十二指腸粘膜である．Congo red 染色にてアミロイド沈着が認められれば，特異抗体を用いて免疫組織化学的方法によりアミロイド蛋白の同定を行う．

内視鏡検査では多彩な像が観察される．AL 型ではアミロイド蛋白は粘膜筋板，粘膜下層や固有筋層に塊状の沈着を起こすため，皺壁の凹凸肥厚，多発性の結節状隆起や粘膜下腫瘍様隆起を呈し，悪性リンパ腫との鑑別が必要となる．AA 型ではアミロイド蛋白は主に粘膜固有層に沈着をするため，粘膜はびまん性に粗造，黄白色調の微細顆粒状凹凸，発赤を呈する．また，粘膜表層部での沈着のため，粘膜は脆弱化し，易出血性，びらん，潰瘍をきたしやすくなる．

▶治療

消化管アミロイドーシス自体に対する特異的な治療はない．AL 型では自己末梢血幹細胞移植併用下の多量化学療法が試みられている．AA 型では，原疾患対する抗炎症治療を考慮する．

▶予後

一般に，全身性アミロイドーシスは進行性の経過をたどり，予後不良である．

参考文献：

1）厚生労働科学研究費補助金 難治性疾患克服研究事業 アミロイドーシスに関する調査研究班編．アミロイドーシス診療ガイドライン 2010．厚生労働科学研究費補助金 難治性疾患克服研究事業 アミロイドーシスに関する調査研究班；2010.
2）平田一郎．消化管アミロイドーシス―肉眼病変の概要．胃と腸．2014; 49: 273-6.
3）多田修治，飯田三雄，松本主之，ほか：アミロイドーシスの十二指腸病変．胃と腸．2002; 37: 809-17.

〈多田育賢〉

4．肝胆膵疾患 ▶ 1．炎症性疾患

a ▶ 急性肝炎

POINT

① A 型肝炎，E 型肝炎ウイルスは食物を介して経口感染し，胆汁中に排泄される，迅速な診断には問診が重要（特に豚や猪，鹿の生肉やホルモン，未加熱の魚介類を食べたことがあるかどうかなど）.
② B 型，C 型肝炎ウイルスは血液を介して感染する.
③ B 型急性肝炎の多くは性的接触によるものである．日本ではマイナータイプであったゲノタイプ A が増加している．HIV の重複感染を疑う必要あり.
④ C 型急性肝炎の感染初期にはHCV抗体が陰性の時期があるため，必ずHCV-RNA を測定する．慢性化に移行しやすいので抗ウイルス治療が高率に必要.
⑤ 急性肝炎の大切なポイントは重症化，劇症化への移行を見落とさないことである.

▶病因・病態

急性肝炎とは，主に肝炎ウイルスの感染が原因で起きる急性の肝機能障害を呈する病気である．主な増殖の部位が肝細胞以外であるウイルスによる急性肝障害は，特殊なタイプの肝炎として分類され，通常の急性肝炎とは区別される．肝炎ウイルスとしては，A，B，C，D，E 型の 5 種類が確認されている．急性肝炎は一般的には経過が良好な疾患だが，約 1 ～ 2％の患者は劇症化し，一度劇症化すると高確率に死に至るため，肝臓移植治療が必要となる．肝炎ウイルスによる急性肝炎発症は，ウイルス自体が肝細胞を破壊するためではなく，ウイルスに感染した肝細胞が免疫学的機序により破壊されることで起きる.

▶疫学

1995 年以後のわが国の急性肝炎の起因ウイルス別発症頻度は，A 型，B 型，nonABC 型は，それぞれ約 30％，C 型が約 10％で推移する．A 型急性肝炎（図 1）は年齢別では 10 歳前後と 40 歳前後にピークがあり，汚染された生牡蠣，水，野菜などから経口感染する．まれに劇症化（0.5％）があり，高齢者，C 型慢性肝炎患者に劇症化の危険因子がある．D 型急性肝炎は，その診断そのものが困難で正確な感染状況は把握されていないが，B 型肝炎ウイルスと共存した形でしかウイルスが存在しえないこと，感染者そのものが少ないことから，日本ではきわめてまれと考えられている．E 型肝炎（図 2）は，従来日本には存在しないと考えられていたが，2000 年頃から北海道を中心として集団発生，流行が問題となってきている．E 型流行地域（インド，ミャンマー，中国）では 15 歳から 40 歳の若年成人が多いが，国内では 40 歳以上の男性に多い．豚，猪，鹿の肉，内臓摂取によって感染する．まれに劇症化し，致死率は 0.5 から 3％程度．妊婦で高率に劇症化する．好発地域は北海道，岩手，東京である．B，C，D 型は血液，体液を介しての感染であり，輸血や汚染血液が付着した針がささることで感染が成立する．覚せい剤，刺青，男性のピアスなどの行為は，一般的にB型，C型肝炎の感染のハイリスク行為とみなされている．日本では1990年頃までは輸血によるB型，C型急性肝炎がみられたが，日赤の血液スクリーニング体制が強化され，現在では輸血後急性肝炎は根絶状態となった．20～50歳代成人のB型急性肝炎の感染経路として，性交渉は重要な感染経路だが，C型ではエイズウイルスとの重複感染や他の性感染症などとの重複感染でない限り，夫婦間で感染することはまずないと考えられている．B型（図3）は約2%が劇症化する．慢性化例，遷延例はゲノタイプAが多い，わが国で増加傾向にある．

図1 A型急性肝炎の臨床経過，ウイルスマーカーの推移

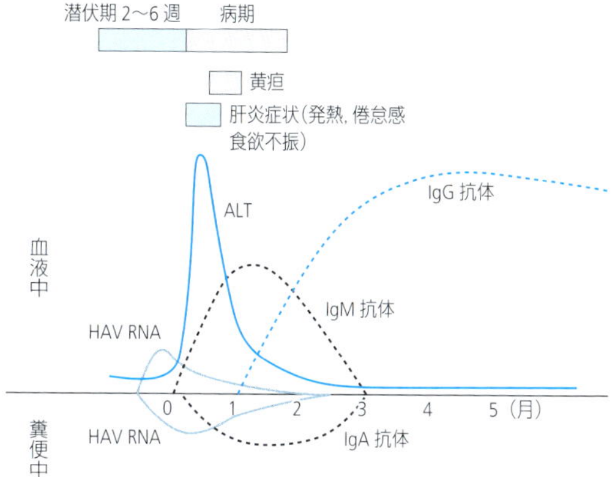

図2 E型急性肝炎の臨床経過とウイルスマーカーの推移

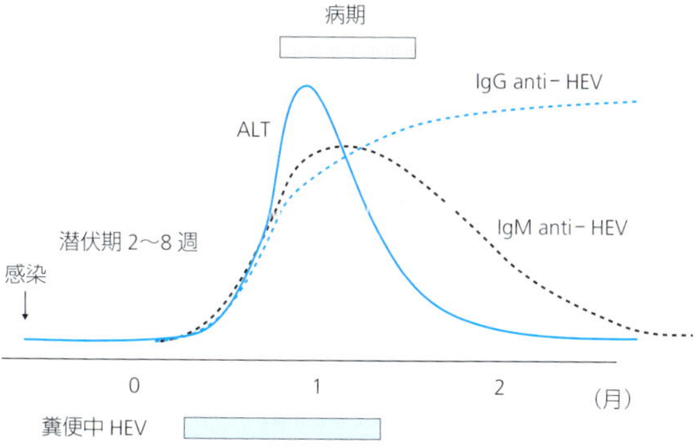

図 3 B 型急性肝炎の臨床経過とウイルスマーカーの推移

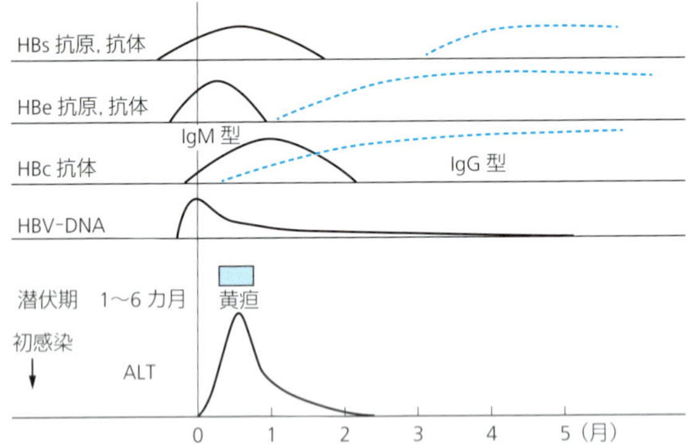

▶症状

前駆症状（発熱，咽頭痛，頭痛などの感冒様症状），黄疸，褐色尿，食欲不振，全身倦怠感，嘔気，嘔吐，腹痛，その他（関節痛，発疹）．急性肝炎の前駆症状は，いわゆる感冒様症状であり，病初期はしばしば感冒と診断される例が少なくない．この時点での急性肝炎の診断は困難．肝障害の特異的症状は黄疸であり，通常は眼球の色の黄染，皮膚の黄染が出現する数日前から褐色尿が観察される．褐色尿とは，ウーロン茶様の色の尿であり，黄疸の進行とともにコーラ様の尿へと色が黒く変化する．黄疸出現とほぼ同じ時期に食欲不振，全身倦怠感，嘔気，嘔吐などの症状が出現する．急性肝炎が劇症化すると，意識障害，羽ばたき振戦，肝性脳症などの症状が出現する．

▶診断

広範に肝細胞障害が生じているために，肝細胞内の酵素である ALT（GPT），AST（GOT）の著明な上昇や，黄疸の指標となるビリルビン値が上昇する．各ウイルスに特異的な血液検査を行うことで，原因ウイルスの特定が可能．

A 型

IgMHA 抗体陽性（発症 2 日から 2 カ月以内でほぼすべての症例で陽性）．IgM，TTT の上昇が特徴．

B 型

IgMHBc 抗体陽性, HBs 抗原陽性（感染早期には陰性となる）．IgGHBc 抗体が高力価ではキャリアからの急性増悪，低力価では一過性感染と判断．

C 型

HCV-RNA 陽性，HCV 抗体陽性．

NonABC 型

IgMHA 抗体陰性，IgMHBc 抗体陰性，HCV-RNA 陰性，抗核抗体陰性（自己免疫性肝炎の否定），既知のウイルス感染症の否定．

E 型

IgA 型 HEV 抗体陽性（保険適応あり），HEA-RNA 陽性（保険適応なし，遺伝子型によって偽陰性となる）．

血液検査での重症度診断は，黄疸や ALT の値ではなく，肝予備能を鋭敏に反映するプロトロンビン時間，ヘパプラスチン時間という血液凝固機能検査で行う．また，通常の急性肝炎では意識障害を示さないが，急性肝炎が劇症化し広範な肝細胞障害が起きると，著しく肝予備能が低下し，解毒機能が低下するため，各種中毒物質が肝臓で代謝排泄されず，体内に貯留するため，脳機能障害を起こし，昼夜逆転，せん妄，傾眠傾向，昏睡などの症状を呈する．肝予備能の低下が原因で起きる意識障害を肝性昏睡という．プロトロンビン時間と意識障害の程度で，急性肝炎は通常型，重症肝炎，劇症肝炎の 3 つに分類される．プロトロンビン時間 40%以下の値で重症肝炎，それに意識障害の肝性脳症 2 度以上を呈すると劇症肝炎と診断される．一度劇症化すると死に至る可能性が高くなり，肝臓移植治療が必要となる．

▶治療

C 型肝炎を除き一過性に経過して，自然治癒しやすい．急性肝炎のポイントは重症化，劇症化の移行を見落とさないことである．重症化，劇症化がなければきわめて予後がよい．黄疸例は，臥床安静により，肝血流の増加による肝障害の治癒を促し，プロトロンビン時間の上昇，ビリルビンの低下，自覚症状の改善が確認されれば，急性肝炎の極期が過ぎたと判断し，安静度を軽減する．急性肝炎の極期は 1 日 60g 以下の低蛋白食として，蛋白制限を行い，糖類を主体にカロリー補給を 1 日 1,800kcal 前後行う．

副腎皮質ステロイドは強力な抗炎症薬，免疫抑制薬の一種である．副腎皮質ステロイドは肝炎ウイルスの排除機構としての免疫応答を抑制し，肝炎の遷延化をきたす可能性があるため，通常の急性肝炎では投与しない．ただし，重症肝炎，劇症肝炎への移行の可能性がある場合には，ごく早期の薬剤投与で免疫応答抑制による治療効果が期待できる．また，高度の黄疸が持続する場合も，副腎皮質ステロドが奏効する場合がある．しかし副作用もあり，安易に用いるべきではなく，投与開始後もできるだけ短期間の投与とする．

B 型急性肝炎の重症化例，遷延化例では抗ウイルス薬のエンテカビルを投与する（保険適応外）．その際は，HIV との重複感染を否定しておくことが必須である．

C 型急性肝炎は無治療で約 50 ～ 90%の症例が遷延化，慢性化するため，急性期を経過した後に ALT 値が 2 峰性ないし多峰性を示して慢性化が予想された時点で，インターフェロン（IFN）α ないし β を 2 カ月間の連日投与か IFNα の 6 カ月間の間欠投与を行う．IFN の治療開始時期に関しては，発症 2 ～ 3 カ月以内の早期ならば，IFN 単独治療でも 90%以上の高い治癒率が得られる．発症 2 ～ 3 カ月経過した時点で HCV-RNA が消失していないことを確認することで慢性化したと判断し，治療効果の観点からも IFN 治療の開始時期は発症後 2 ～ 3 カ月以内とするのが最良．IFN 投与時には，慢性肝炎の場合と同じでインフルエンザ様症状がほぼ 100%出現するため，解熱鎮痛剤の投与で副作用の軽減をはかる．うつ病，間質性肺炎など生命に重篤な影響を及ぼす副作用は，出現頻度として少ないものの問診，診察などで早期発見を心がけることが重要である．IFN が使用できない症例には DAA 製剤を考慮する．

▶予後

急性肝炎は，その原因ウイルスにより経過と重症度が異なる．原則的には予後良好なことが多い．原因検査を迅速に，重症化の予知を正確にすることが大切である．A 型肝炎，E 型肝炎は，一過性に経過し慢性化することはない．B 型肝炎は新生児，小児期に感染すると高率に慢性化するが，成人例での感染は原則一過性感染で経過し慢性化することはまれである．遺伝子型 A タイプ感染例は 10%前後が慢性化するとされており，注意が必要である．C 型肝炎は，感染時年齢に関係無く高率に慢性化する．急性肝炎が重症化，劇症化して死亡率する確率は，B 型と Non-ABC 型では 1 ～ 2%，C 型と A 型では 0.5%以下と言われている．A 型では死亡率そのものは低いが，経口感染で，家族内で 2 次感染を起こすなどして爆発的流行を呈する場合がある．また最近では 50 歳以上の高齢者での感染例での重症化例が増加しており，注意を要する．

▶感染予防法

肝炎ウイルス A ～ E 型の中で，感染予防法が確立しているのは，A 型と B 型の 2 種類である．

A 型肝炎の予防

アフリカ，東南アジア，中南米など熱帯，亜熱帯の国々は，A 型肝炎ウイルスの高侵淫地域と言われている．これらの A 型肝炎の流行地での一般的感染予防対策は，経口感染の機会を未然に防ぐことであり，生水，生鮮食物の摂取をできるだけ避けることが大切である．しかし食物に対する注意だけでは予防対策として不完全である．これらの地域に渡航する前には，A 型肝炎ウイルスワクチン（HA ワクチン）の投与が推奨される．HA ワクチン投与での感染予防効果は，ほぼ 100%である．HA ワクチンの通常の接種方法は，初回，2 ～ 4 週後，6 カ月後の 3 回接種であり，3 回投与で数年間その感染予防効果が持続する．海外渡航直前など緊急性がある場合には，初回，2 週後の 2 回接種でも十分な予防効果がある．

B 型肝炎の予防

B 型肝炎の感染予防法には，免疫グロブリン（HBIG）による予防と HB ワクチンによる予防の 2 つに大別される．免疫グロブリン（HBIG）による感染予防は，汚染された針刺し事故後や，HBV キャリアの母親から出産する児に投与する場合などに限られており，B 型肝炎の一般的な感染予防法は HB ワクチン投与となる．HB ワクチンは初回，1 カ月後，6 カ月後の 3 回接種により，接種者の約 95%において予防効果が得られる．HB ワクチン投与で獲得された，感染防除の指標となる蛋白であるHBs抗体は，通常3，4年間は持続陽性となるが，その後陰性化する．しかし仮にHBs抗体が陰性化しても，投与から15年間前後はワクチンによる感染予防は持続するとの報告が欧米からあがっている．B型肝炎感染リスクの高い者（HBVキャリアと同居する家族，医療従事者，警察官，消防士など）では，一度はHBワクチンを投与しHBs抗体の陽性化を確認することが重要．

E型肝炎の予防

E型肝炎は，もともと感染力が低く，飲料水などとともに大量に曝露されない限り，感染することはないと考えられている．一般的予防法としてはA型肝炎と同様，E型肝炎の流行地では生水と生鮮食物を摂取しない，E型肝炎感染の可能性のある食肉は十分な加熱処理を行うことが重要．E型肝炎の予防法は，ワクチン開発の研究は進行中であるが実用化には至っていない，感染源との接触を避けることが重要である．

▶入院治療とするべき状況

黄疸が認められる症例は原則入院，安静が必要である．安静と点滴による治療を開始．AST，ALT値が低下してもビリルビンが上昇するなら，重症化の徴候であり，劇症化の予知式を念頭に注意深く経過をみる．ごくまれに劇症化することがあり，その際は肝移植も念頭に集中治療を要する．

参考文献:
1）八橋 弘．急性肝炎．日医師会誌．2012; 141: 244-7.

〈高下成明〉

4. 肝胆膵疾患 ▶ 1. 炎症性疾患

b ▶ 慢性肝炎

POINT

① 慢性肝炎は6カ月以上のALTの異常値を伴う肝疾患である.
② B型肝炎ウイルス（HBV）感染によるものとC型肝炎ウイルス（HCV）感染によるウイルス性慢性肝炎が主体である.
③ 核酸アナログ（NA）やdirect acting antivirals（DAA）の登場により，HBVの制御やHCVの排除がきわめて容易になってきている.
④ 多剤耐性変異ウイルスの出現やDAA治療後の肝細胞癌（HCC）の発症に留意する.

▶病因・病態

慢性肝炎の病因としてウイルス（HBV，HCV），自己免疫性疾患（自己免疫性肝炎，原発性胆汁性胆管炎），代謝性疾患（Wilson病，ヘモクロマトーシス，α1-アンチトリプシン欠損症，ポルフィリン症など），生活習慣（アルコール，肥満），肝障害などにより，組織学的に肝臓に持続的炎症とこれに伴う線維化を起こし，結果として6カ月以上のALTの異常値（31U/L以上）を伴う.

B型肝炎の場合，遺伝子型A型を除いて，成人の水平感染では急性肝炎で終わる．出産時ないし乳幼児期においてHBVに感染すると，9割以上の症例は持続感染に移行する．そのうち約9割は若年期にHBe抗原陽性からHBe抗体陽性へとHBeセロコンバージョンを起こして非活動性キャリアとなり，ほとんどの症例で病態は安定化する．しかし，残りの約1割では，ウイルスの活動性が持続して慢性肝炎の状態が続き，年率約2%で肝硬変へ移行し，年率5～8%でHCCが発生する.

C型肝炎の場合，どの時期においても水平感染では20～40%は急性肝炎で終わる．しかしながら，一旦キャリア化すると，原則治療介入なくして，ウイルスの排除はみられない．B型肝炎同様に慢性肝炎，肝硬変へと移行する．肝硬変では年率7～8% HCCが出現するためHCCの最も主要な危険因子である.

▶疫学

わが国におけるHCVキャリア率は全体では1%前後と考えられ，約150万～200万人のHCV感染者が存在すると推定される．年齢と大きく関わっており，高齢者ではHCVキャリア率は数%に達する．HBVキャリア率も1%前後で，1950年前後の出生者がキャリア率のピークを示す．B型肝炎では母子感染予防事業の開始に伴い，若年者でのキャリア率は激減している．しかしながら，刺青や薬物乱用によるHCV新規感染や，遺伝子型A型のHBV感染によるキャリア化が若年層でみられており，注意が必要である.

▶症状

倦怠感，易疲労感，睡眠障害，食欲不振，抑うつ状態などの症状が存在することもあるが，軽微なことが多く，日常生活の活動に伴う症状に埋もれてしまい発見できないことが多い．これらの症状は慢性肝炎の急性増悪時に顕性化することがあり，急性増悪の程度が強いときは黄疸を伴う．これら軽微な症状の存在はDAA治療でHCVが排除された患者に，治療前後での体調を問診することで確認できることがある．

▶診断

最初に行うのは，HBs抗原およびHCV抗体検査である．HBs抗原はHBVが存在していることを表すが，HCV抗体は低力価の場合，過去の感染のことがある．したがってHCVに現在感染しているか否かは血液中のHCV RNAの存在を確認する必要がある．

血液ウイルスマーカーとして，HBsAg（精密測定でHBs抗原量を把握がよい）陽性者においてはHBV DNA，HBe抗原/抗体，HBs抗体，HBc関連抗原，HBVゲノタイプを調べる．HCV RNA陽性者ではセログループあるいはゲノタイプを測定してウイルスの型を決定する．インターフェロン(IFN)治療の場合はIFN感受性遺伝子のIL28B遺伝子多型を測定して治療効果を予測できるが，保険適応ではない．

これら，ウイルスマーカーをチェックして，肝線維化進展度を決定する．肝生検はゴールドスタンダードとされているがサンプリングエラーもあることを認識しておく必要がある．肝生検の結果は線維化（F）因子と炎症（A）の因子で決定され，F0（正常）～F4（肝硬変），A0（炎症なし）～A3（高度の炎症）まで分類される．肝生険の所見を反映するバイオマーカーとして血小板数は安価で簡便な方法である．血小板数が15万以下ではF2以上，血小板数が10万以下では肝硬変の可能性が高い．その他血小板数に加えてAST，ALT，年齢などを組み合わせたFib4 index，APRIなどが用いられる．肝線維化マーカーとして血中ヒアルロン酸，4型コラーゲン7sに加えて，最近ではM2BPGiが用いられるようになってきている．血液検体以外での非侵襲的診断法としては，弾性度診断（エラストグラフィー）があり，そのうちフィブロスキャンは保険適応となっている．その他，通常の観察用超音波に，リアルタイムテッシュエラストグラフィーやシェアウェーブエラストグラフィーなどが搭載された超音波機器があり，肝生検結果と相関があることから，最近注目されている（保険適応ではない）．

▶治療

B型肝炎

NAとして第一選択薬となっているエンテカビルやテノホビルは，薬剤耐性変異出現率がきわめて低く，テノフォビルでは臨床試験において，8年の経過で薬剤耐性変異ウイルスの出現はみられていない．年齢，性別，肝疾患

表 1 B 型肝炎治療におけるペグインターフェロンと核酸アナログの違い

	Peg-IFN	エンテカビル・テノホビル
作用機序	抗ウイルス蛋白の誘導 免疫賦活作用	直接的ウイルス複製阻害
投与経路	皮下注射	経口投与
治療期間	期間限定（24 ～ 48週間）	原則として長期継続投与
薬剤耐性	なし	まれ
副作用頻度	高頻度かつ多彩	少ない
催奇形性・発癌	なし	催奇形性および長期投与での発癌の可能性が否定できない
妊娠中の投与	原則として不可	危険性は否定できない
非代償性肝硬変への投与	禁忌	可能
治療反応例の頻度	HBe抗原陽性の20 ～ 30%， HBe抗原陰性の20 ～ 40% （予測困難）	非常に高率
治療中止後の効果持続	セロコンバージョン例では高率	低率

進展度など治療前因子に影響を受けず，高率に HBV DNA 陰性化と ALT 正常化が得られる．経口薬であるため治療が簡便であり，短期的には副作用がほとんどない．

IFN は，HBV DNA 増殖抑制作用とともに抗ウイルス作用，免疫賦活作用を有しており，さらにペグ化された Peg-IFN を用いることによって治療成績が向上している．治療期間は一定期間に限定され，治療反応例では以降 drug free で治療効果が持続するという利点があり，さらに海外からは長期経過で HBs 抗原が高率に陰性化すると報告されている．しかし，Peg-IFN による治療効果が得られる症例は表 1 のごとく 20 ～ 40%にとどまる．加えて週 1 回の通院が必要であり，さまざまな副作用もみられる．また，現段階において Peg-IFN の肝硬変に対する保険適用はない．

HBVDNA 陽性者に対する治療方針としては，無症候性キャリア，および非活動性キャリア（1 年以上の観察期間のうち 3 回以上の血液検査において，HBe 抗原陰性・ALT 値 30U/L 以下・HBV DNA 4 log copies/mL 未満）は治療対象ではない．ALT > 30U/L かつ HBV DNA 4.0 log copies/mL 以上は治療適応，肝硬変の場合には ALT 値に関係なく，HBV DNA は陽性であれば，治療対象となる．

C 型肝炎

B 型肝炎では治療の目的によって IFN と NA の使い分けがあったが，C 型肝炎では IFN ベースの治療の選択肢はあっても，ゲノタイプ 1 型，2 型にかかわらず，IFN フリーの経口薬である Direct acting antivirals（DAA）が治療の第一選択である．非代償期肝硬変を除くすべての C 型慢性肝疾患が治療対象となる．DAA 治療の詳細に関しては他項を参考にしていただきたい．

JCOPY 498-14044

シメプレビル併用の治療での不成功例や NS3/4 領域や NS5A 領域に薬剤耐性変異を有する症例に IFN フリー DAA 治療を行った場合は多剤耐性変異を生じてしまい，その後の治療選択肢が少なくなる可能性がある．

▶予後

B 型慢性肝炎では, NA 投与により HCC 発症や肝硬変への進展の危険性は大きく減少する．しかしながら，肝硬変症例では NA 投与中にもかかわらず HCC 発生症例も少なからずみられる．C 型慢性肝炎では，従来の IFN を用いた治療介入により SVR が得られた場合は，65 歳以上でも未満でもその後の累積 HCC 発生率は 60～70%低下する（図 1）．しかしながら, C 型肝炎 IFN フリー DAA 治療を行う症例は肝硬変例や高齢といった発癌リスクの高い症例が多く含まれることから，SVR に至っても，発癌症例は少なからず出現することが予想される．したがって，慢性肝疾患の治療の最終目標はウイルスのコントロールや排除ではなく, HCC などの肝疾患関連患死を防止することであるということを認識して，SVR 後の HCC サーベイランスにあたるべきである．

図 1 インターフェロン療法を施行した C 型慢性肝炎患者の SVR 別の発症率（高齢者・非高齢者）

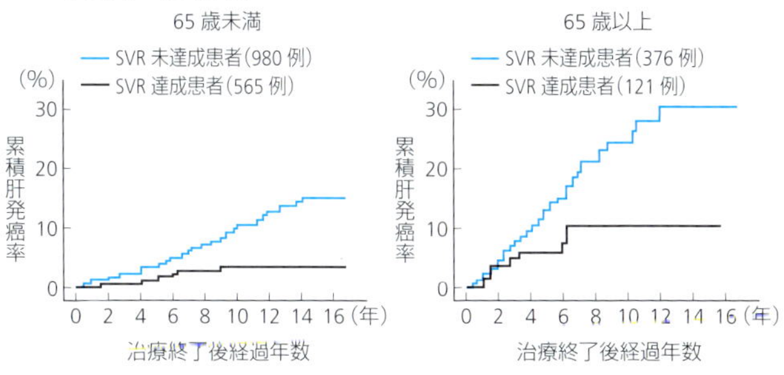

(Asahina Y, et al. Hepatology. 2010; 52: 518-27[3] より改変)

▶再発予防

B 型慢性肝炎において NA を継続して投与していても，従来のラミブジン単独投与では 5 年で約 7 割もの患者に HBV の再燃を認めた．しかしながら，アデノフォビルやテノフォビルの上乗せ投与により，その後のウイルスはコントロールできるようになっている．また，初回治療例でエンテカビルやテノフォビル継続投与中の viral breakthrough による肝炎の再燃は年率 0～1%程度とまれである．

NA 薬は中止基準があり．① NA 投与開始後 2 年以上経過していて，②血中 HBV DNA（リアルタイム PCR 法）が検出感度以下，③血中 HBe 抗原が陰性の場合は治療中止を考慮する．さらに HBs 抗原量や HBc 関連抗原量が低値である症例は中止後の再燃が起こりにくい．しかしながら，中止の判断においては肝臓専門医に任せるべきである．

C型肝炎ウイルスはRNAウイルスであり，核への取り込みがなく，一度排除されると宿主内には存在しないとされる．しかしながら，中和抗体は存在せず，性交渉，薬物乱用やピアス・タトゥーなどで再感染することもあるため，SVR後の生活指導も必要な場合がある．

►入院治療とするべき状況

IFNを含む治療の際には，治療初期に多彩な副作用が最も出やすいことから，IFN治療経験豊富な場合を除いて，治療導入時に1～2週間程度入院して加療すべきである．IFNフリーDAA治療の場合は外来で導入可能であるが，非代償期との境界にある代償期肝硬変症例では，肝性脳症などの出現がみられることがあり，治療導入時に1～2週間程度入院して加療すべきである．

参考文献：

1）日本肝臓学会 肝炎診療ガイドライン作成委員会編．B型肝炎治療ガイドライン．第2.2版．日本肝臓学会；2016.
2）日本肝臓学会 肝炎診療ガイドライン作成委員会編．C型肝炎治療ガイドライン．第5版．日本肝臓学会；2016.
3）Asahina Y, Tsuchiya K, Tamaki N, et al. Effect of aging on risk for hepatocellular carcinoma in chronic hepatitis C virus infection. Hepatology. 2010; 52: 518-27.

〈佐藤秀一〉

4. 肝胆膵疾患 ▶ 1. 炎症性疾患

C ▶ 肝硬変

POINT

① 肝硬変は長期の慢性炎症による肝組織の障害に基づく変化で，慢性肝疾患の終末像である．
② 治療は分岐鎖アミノ酸を含む栄養療法と，原因治療，合併症対策である．
③ 肝硬変では肝細胞癌の発生の危険性が高く，最も大きな死亡原因となっている．

▶病因・病態

肝硬変は，肝炎ウイルスなどのウイルス持続感染やアルコール摂取，肥満，インスリン抵抗性，自己免疫，薬物性，中毒性，感染症などさまざまな原因を背景に，長期にわたる肝組織の障害に基づく変化で，それに引き続く結合組織の増加，肝細胞再生の結果，肝臓に偽小葉が形成され，肝実質細胞の減少，線維化と構造改築による血流障害，門脈 - 大循環シャント形成などにより，門脈圧亢進，腹水，肝性脳症，肺障害，心障害，腎障害などを引き起こし，最終的に肝不全，肝発癌に至る予後不良な疾患である．肝硬変には臨床的に腹水や肝性脳症などの所見がみられない代償性肝硬変と，肝の代償能力が低下し，上記合併症がみられる，非代償性肝硬変に大きく分けられる．B型肝炎やC型肝炎に対する抗ウイルス薬の著しい進歩により将来的にはウイルス性肝硬変症例は減少することが予想される．一方，わが国における肝硬変の成因別実態 2014 によると，各病因の頻度は，C 型肝炎ウイルス 53.3%，B 型肝炎ウイルス 12.4%，アルコール 17.6%，原発性胆汁性胆管炎 3.4%，自己免疫性肝炎 1.8%，C 型肝炎ウイルスと B 型肝炎ウイルスの重感染 0.8%，その他 10.6%となっており，アルコール性肝硬変や NASH を含むその他の成因による非 B 非 C 肝硬変は増加しており，代謝因子による肝硬変が相対的に増加していくと考えられる．

▶疫学

厚生労働省の平成 26 年患者調査によると，定期通院中のアルコール性を含む肝硬変患者数は約 54,000 人で，年々減少傾向にある．一方，平成 26 年度人口動態統計によると，肝疾患の死亡者数は 15,656 人，死亡率 12.5 人 /10 万人であり，変動はない．

▶症状

代償期の肝硬変ではほとんど無症状で，特徴的な症候を呈することは少ない．クモ状血管腫，女性化乳房，黄疸，下腿浮腫，腹水，腹壁静脈の怒張，肝左葉の腫大，肝右葉の萎縮，脾腫などが肝硬変に特徴的な身体所見として知られているが，これらの所見は初期の肝硬変では認められないことが多い．非代償期に進行すると，全身倦怠感，易疲労感，食欲不振，腹部膨満感，浮腫，意識障害などの症状を認める．有痛性筋痙攣も肝硬変患者に高頻度に認めら

JCOPY 498-14044

れる．また，過栄養に起因するNASHや糖尿病合併の肝硬変患者において，肥満を有するが骨格筋量は減少するサルコペニア肥満も増加してきている．肝硬変におけるサルコペニアはChild分類やMELDスコアとは独立した予後不良因子で，肝細胞癌治療後の独立した再発危険因子とされている．

►診断

肝線維化診断のゴールドスタンダードは肝生検で偽小葉などを認めることであるが，侵襲的な検査であり，肝硬変においては出血のリスクも高く，採取される組織が肝臓全体を反映していない場合もあり，過小評価される症例もある．非侵襲的線維化診断法として，血小板，ヒアルロン酸や4型コラーゲン7Sなどの肝線維化血清マーカー，aspartate aminotransferase to platelet ratio index（APRI），Fibro Index，FIB-4，FibroTestといった，さまざまな検査項目をもとに作成された肝線維化計算式（表1）や，パルス振動波の組織内伝播速度を測定するtransient elastography（TE）などが用いられ，線維化予測のみならず肝発癌の予測因子としても検討されている．また，拡散強調撮像によるfunctional MRIも肝線維化の評価に有用である．さらに，2015年1月に新規肝線維化マーカーとして，Mac-2結合蛋白糖鎖修飾異性体（M2BPGi）が保険適応され，高い肝硬変鑑別能を示す．肝硬変の診断には上記スコアリングシステムや画像診断，腹腔鏡下肉眼所見，肝生検組織所見を，患者の条件や必要性に応じて選択する必要がある．

表1 肝硬変予測式

①AST to platelet ratio index (APRI) = 100×(AST値/AST基準値上限)/(血小板数[万/μL]×10) ●肝硬変診断能：APRI>1以上とした場合の感度，特異度はそれぞれ76%，71%であり，APRI>2以上とした場合は，感度49%，特異度91%である．
②Z=0.124×γグロブリン(%)+0.001×血清ヒアルロン酸値(μg/L)−0.075×血小板数(10^4/mm^3)−0.413×性別(男性1，女性2)−2.005 ●肝硬変診断能：Z値が0以上で，正診率91.2%
③Fibro index=1.738−0.064×(血小板数[10^4mm^3]+0.005×AST[U/L]+0.463×γグロブリン[g/dL]) ●F2-3診断能：Fibroindex>2.25以上とした場合の感度，特異度はそれぞれ30.0%，96.7%である．

(日本消化器病学会編．肝硬変診療ガイドライン2015．第2版．東京：南江堂；2015[1]より)

►治療

食事・栄養療法とともに原因治療を行う．原因治療の詳細については他項を参照されたい．原因治療が困難な場合には，肝庇護療法と合併症対策を行う．非代償期では安静が必要となるが，過度な安静は肥満や骨格筋の萎縮を助長することから，代償性肝硬変では日常生活を制限する必要はない．

食事・栄養療法

進行した肝硬変患者は50～90%が低栄養状態にあり，早期の肝硬変であっても低栄養であることが示唆されている．また，肝硬変患者においては，骨格筋量および骨格筋力の低下を特徴とするサルコペニアの合併が多いことが知られており，これらの患者にも栄養療法が重要であると考えられている．各症例の身長から標準体重を算出し，適切なエネルギー（25～35kcal/kg 標準体重 / 日）と蛋白量（1.0～1.5g/kg 標準体重 / 日）を指導する．分子鎖アミノ酸製剤（BCAA）の投与は低アルブミン血症や，QOL の改善に有用とされ，投与が推奨されている．また，夜間の飢餓状態に対する栄養療法として 200kcal 程度の就寝前捕食（LES）が推奨される．肝硬変患者は，ビブリオ・バルニフィカス菌に汚染された魚介類を生食すると高率に致死的となる敗血症や壊死性筋膜炎を発症しうるため，夏期に魚介類を摂取する際には適切に加熱調理するように指導することも重要である．

肝庇護療法

血清トランスアミナーゼが高値を示す例では，ウルソデオキシコール酸とグリチルリチン酸製剤を投与する．

対症療法

a）浮腫，腹水

基本治療は安静と塩分制限である．生活指導を行っても腹水が減少しない場合に，薬物治療を考慮する．肝硬変では膠質浸透圧の低下による二次性アルドステロン症の状態にあり，抗アルドステロン薬であるスピロノラクトンが第 1 選択薬となる．効果不十分の場合は，フロセミドを併用する．ただし，副作用としてスピロノラクトンは高カリウム血症，フロセミドは低カリウム血症があり，血清カリウム値を参考に薬剤を選択する．アルブミン製剤は，腹水穿刺排液時と特発性細菌性腹膜炎時の循環不全の予防として有効性が示されている．近年，肝硬変における体液貯留に対して新しい利尿薬としてバソプレシン V2 受容体拮抗薬であるトルバプタンが保険認可された．水利尿を促進するトルバプタンは，低ナトリウム血症を改善し患者の QOL を改善するといった報告や，血清アルブミン濃度に関わらず体重減少効果がみられるとされ，既存利尿薬で効果不良な難治性胸・腹水に対する治療効果が期待されている．薬物療法に抵抗性を示す難治性腹水への対策として，アルブミン輸液併用腹水排液療法，経頸静脈性肝内門脈体循環シャント術（TIPS），腹腔 - 大静脈シャント術などがあり，いずれも腹水軽減効果は認めるものの，予後改善効果についての科学的根拠はない．

b）肝性脳症

肝性脳症の誘因として，消化管出血，蛋白質の過剰摂取，便秘，感染症，鎮痛薬や利尿薬の投与などであり，治療は，アンモニアなどの中毒物質の除去とアミノ酸代謝異常の改善である．顕性の脳症発症時には，肝不全用アミノ酸製剤注射液を点滴静注する．高アンモニア血症に対しては，1 日 2～3 回の軟便となるように合成二糖類を投与する．効果が乏しい場合には抗菌薬を投与するが，耐性菌などの問題から使用は短期間とする．L- カルニチンの投与は，顕性肝性脳症のみならず，潜在的肝性脳症の状態であるミニマル肝性脳症においても効果が認められており，さらに肝硬変における筋痙攣を減少させる効果も有するが，長期の有効性については明らかでなく，日本ではカルニチン欠乏でのみ保険適応であることに留意する.

c) 肝移植

2010 年 7 月の臓器移植法改定後より, 日本においても生体肝移植だけでなく, 脳死肝移植が現実的な治療法となってきており, 日常診療においても, 条件を満たす症例においては, その適応を常に検討すべきである.

▶予後

肝硬変の予後予測に有用な項目として, CTP (Child-Turcotte-Pugh) 分類 (表 2), MELD (Model for End-Stage Liver Disease) score, 腎障害の合併, 感染症の合併などがある. 代償性肝硬変の平均生存期間はこれまで 7〜10 年とされてきたが, B 型・C 型肝炎ウイルスに対する治療, また肝移植治療成績の向上などから, 近年, 肝硬変患者の生存期間は延長している. しかし, 現在増加傾向にある非 B 非 C 肝硬変は, その成因に対する根治的治療が確立されていないものが多く, 予後が変化していく可能性もある.

表 2 Child-Pugh 分類

項目＼ポイント	1点	2点	3点
脳症	ない	軽度	ときどき昏睡
腹水	ない	少量	中等量
血清ビリルビン値 (mg/dL)	2.0未満	2.0〜3.0	3.0超
血清アルブミン値 (g/dL)	3.5超	2.8〜3.5	2.8未満
プロトロンビン活性値 (%)	70超	40〜70	40未満
各項目のポイントを加算しその合計点で分類する			
Child-Pugh分類	A　5〜6点 B　7〜9点 C　10〜15点		

▶入院治療とするべき状況

非代償期などにて, 全身状態不良な状態では, 入院の上, 栄養障害などに対する全身管理を行う. また, 脳症や腹水貯留, 出血傾向など外来通院加療にてコントロール困難となった場合や, 肝細胞癌に対する治療介入が必要と判断された場合などには速やかに入院加療として治療を行うことが望ましい. ただし, 非代償期においては, 肝予備能の低下などからさまざまな積極的加療導入も却って全身状態悪化の危険因子となる可能性があり, 病診連携の構築と共に, 緩和医療も視野に入れた総合的な判断に基づいた治療が必要となる.

参考文献:

1) 日本消化器病学会編. 肝硬変診療ガイドライン 2015. 第 2 版, 東京: 南江堂; 2015.
2) 泉 並木監修. 肝硬変の成因別実態 2014. 東京: 医学図書出版; 2014.

〈矢﨑友隆〉

4. 肝胆膵疾患 ▶ 1. 炎症性疾患

d ▶ 自己免疫性肝炎

POINT

① 自己免疫性肝炎は中年以降の女性に好発し，慢性に経過する肝炎であり，肝障害の成立に自己免疫的機序が推定される．
② 多くの患者では治療反応性がよく，長期予後も比較的良好である．
③ 治療においてステロイド抵抗性の症例が存在し，免疫抑制薬の投与が考慮される場合がある．

▶病因・病態

自己免疫性肝炎（autoimmune hepatitis: AIH）は，何らかの機序により自己の肝細胞に対する免疫学的寛容が破綻し，自己免疫反応によって生じる疾患である．発症の原因は多岐にわたっているが，家族内発症は多くなく，遺伝的要因の関与は患者ヒト白血球抗原（human leukocyte antigen: HLA）classII 以外は比較的少ないといわれている．日本人では HLA-DR4（DRB1*04：05）陽性例が多いが，欧米白人では HLA-DR3（DRB1*03：01）と HLA-DR4（DRB1*04：01）が多くみられている．発症誘因として先行する感染症や薬剤の関与も示唆されている．

本邦の急性肝不全および遅発性肝不全の平成 26 年度全国調査では，急性肝不全 264 例中 AIH は 25 例（9.5%）と報告され，内科治療での救命率は 77%であった．Mendizabal らの劇症化 AIH40 例の検討で[1]，内科治療による救命率は 20%で，ステロイド治療有効性の指標として最初の MELD スコアが 27 以下で肝性脳症が軽度であることが示されている．

▶疫学

厚生労働省「難治性の肝・胆道疾患に対する調査研究」班および「特定疾患の疫学に関する研究」班の全国疫学調査によると，AIH の推定患者数は 9,533 人（2004 年）とされ，慢性肝炎患者のうちで AIH の占める比率は 1.8%と推定されている[2]．2008 年に行われた「肝硬変の成因別実態調査」では AIH は肝硬変全体の 1.9%，女性では 4.3%を占めていた．男女比は 1：6 で女性が優位であるが，過去の調査と比較すると男性患者の比率の増加がみられている．日本における好発年齢は 50 ～ 60 歳代であり，60 歳代をピークとした一峰性年齢分布を示し，過去の調査と比較すると好発年齢の高年齢化がみられている．

一方，欧米では若年（10 ～ 20 歳代）と中年（40 ～ 50 歳代）が多いという二峰性を示しており，日本とは好発年齢が異なっている．家族内発症は 1.0%にみられるのみであり，同胞内発症はまれと考えられる．AIH は自己抗体の出現パターンにより，抗核抗体・抗平滑筋抗体が陽性の I 型と抗肝腎ミクロソーム（liver kidney microsome: LKM）-1 抗体単独陽性の II 型に分類されるが，日本では AIHI 型がほとんどであり，II 型はきわめてまれとされる．また，AIH には他の自己免疫疾患の合併がしばしば認められ，全国調査では AIH の 26.9%に他の自己免疫疾患の合併がみられたと報告されている．

▶症状

AIH に特徴的な症候はなく，無症状で健康診断などのスクリーニングで偶然に発見される症例も多い一方で，食欲不振・倦怠感・黄疸など急性肝炎様症状を呈する症例や，初診時に肝硬変へ進行した状態で，脳症や静脈瘤出血にて受診する症例もあるなど，非常に多様な発症形式をとる．また，合併する他の自己免疫性疾患の症状を呈することもある．

▶診断

典型的な AIH の診断には，既知の肝障害の除外と抗核抗体陽性，IgG 高値，肝組織におけるインターフェイス肝炎所見が重要である．診断に際しては，日本の診断指針[3)]，ならびに国際自己免疫性肝炎グループ（International Autoimmune Hepatitis Group: IAIHG）が提唱した改訂版国際診断基準スコアリングシステム（改訂版）が用いられている．この基準の感度は 97～100%，特異度は 89.8%とされる．しかし，このスコアリングシステムは因子が多項目となり，臨床の現場では煩雑であり，2008 年に簡易版スコアリングシステム（新基準）（表 1）が新たに提唱された．簡易版は典型例の診断には有用であり，疑診以上の症例で副腎皮質ステロイド投与を検討するが，一方で IgG 低値や自己抗体陰性の AIH や肝炎ウイルス陽性の AIH 例などの非典型例では基準外となる場合があり，総合的に最終診断を行う必要がある．診断指針においては，臨床徴候，臨床検査所見，画像検査所見により重症度判

表 1 簡易型スコアリングシステム

項目		基準	点数
自己抗体	ANA or SMA	＞1：40	＋1
	ANA or SMA	＞1：80	＋2
	LKM-1抗体	＞1：40	＋2
	SLA抗体*	陽性	＋2
IgG		＞正常上限の1.1倍	＋2
		＞正常上限	＋1
		正常	0
組織所見		典型像	＋2
		適応像	＋1
		なし	0
肝炎ウイルスマーカー		陰性	＋2
		陽性	0

(*：肝可溶性抗原抗体)
確診：＞7点
疑診：6点
(International Autoimmune Hepatitis Group,2008)

JCOPY 498-14044

定も示されており，中等症以上では 2015 年 1 月より医療費助成対象疾患（指定難病）となっている．

肝の組織学的検査は，診断基準にも項目としてあり，他の肝疾患との鑑別も含め診断に重要である．特異的な組織所見はないが，典型例では門脈域の線維性拡大とリンパ球，形質細胞の浸潤を伴う interface hepatitis 所見と肝細胞ロゼット形成が認められる．急性肝炎様に発症する AIH では，門脈域に変化が乏しく，小葉中心帯壊死を示す急性肝炎症例もある．AIH 診断マーカーとして，2014 年に本邦より報告された抗 programmed cell death-1（PD-1）抗体や，抗 phoshoenolpyruvate carboxykinase2（PCK2）抗体に続き，抗 asialoglycoprotein receptor（ASGPR）抗体の有用性が再評価されている．また，血清中 NO 濃度が AIH 肝組織中の炎症や線維化を反映し上昇することや，血清ビタミン D 濃度が線維化の進行や高度の炎症で低下することなども報告されている．

▶治療

AIH は，ステロイド治療に良好に反応する予後良好な疾患であり，適切に治療された症例の長期予後は一般人口と差のないことが示されているものの，適切な治療が行われなかった症例では，発症時に軽症であっても予後不良であることも報告されており，適切な治療が望まれる．AIH の治療目標は，ALT と IgG の正常化，組織学的炎症と線維化の改善，そして持続した寛解状態を得ることである．日本における AIH の治療方針では，診断が確定した例では原則として免疫抑制療法を行うとされている．

副腎皮質ステロイド

AIH 治療における第 1 選択薬であり，プレドニゾロン（prednisolone: PSL）が広く使用されている．治療初期には PSL 0.6mg/kg/ 日を目安に投与開始することが推奨されている．中等症以上では 0.8mg/kg/ 日以上での治療開始が必要である．治療効果の判定は，血清中トランスアミナーゼ値と IgG 値の推移を参考に行う．適切な投与量で治療を開始された症例では，治療開始 6 カ月で 80％程度，1 年で 90％程度の症例にトランスアミナーゼの正常化が得られる．治療により改善が得られた場合には，投与量の漸減を行う．漸減速度が速いと再燃率が高くなるとされる．維持量は 5 ～ 10mg/ 日で，寛解を 2 年間維持できた症例では漸減・中止を検討する．

アザチオプリン

日本では健康保険の適応外であり，ステロイド治療抵抗例や，合併症などでステロイド長期投与困難例などに対して専門医療機関で使用される．一般的な投与量は 1 ～ 2mg/ 日とされる．副作用として，骨髄抑制や感染症，胆汁うっ滞性肝炎，膵炎などがある．

ウルソデオキシコール酸（ursodeoxycholic acid: UDCA）

血清中トランスアミナーゼが正常値上限の 2 倍以下を示すような軽症例で，600mg/ 日の投与でトランスアミナーゼ値の正常化が得られる場合がある．しかし，UDCA 単剤投与による長期予後への影響については不明であり，肝予備能低下例では初期治療としての UDCA 単剤治療は推奨されない.

▶予後

日本における AIH の予後は 10 年生存率 95%と良好である. 肝硬変例は AIH の約 20%を占める. 多くは初診時既に肝硬変であるが, 経過観察中に肝硬変へ進展する例は, 非肝硬変例と比較し, 有意に再燃率, 免疫抑制薬の使用率が高く, 治療抵抗性であることが知られている. 肝細胞癌も 5%程度に合併し, 線維化進行例では定期的な画像検査が必要である.

▶入院治療とするべき状況

治療導入時は, ステロイドなど高用量時に合併症発症頻度が高いため, 急性期の合併症などの管理のため入院加療で行うことが望ましい. また, AIH では急性肝不全（劇症肝炎・遅発性肝不全）へと進行する例もあり, 黄疸や肝機能検査値の急激な変化には十分注意し, 肝不全徴候が疑われれば速やかに入院加療とするべきである.

参考文献:

1) Mendizabal M, Marciano S, Videla MG, et al. Fulminant presentation of autoimmune hepatitis: clinical features and early predictors of corticosteroid treatment failure. Eur J Gastroenterol Hepatol. 2015; 27: 644-8.
2) 厚生労働省「難治性の肝・胆道疾患に関する調査研究」班編. 自己免疫性肝炎（AIH）の診療ガイド. 東京: 文光堂; 2011.
3) 恩地森一, 銭谷幹男, 山本和秀, 他. 自己免疫性肝炎の診断指針・治療指針（2013年）. 肝臓. 2013; 54: 723-5.

〈矢﨑友隆〉

4. 肝胆膵疾患 ▶ 1. 炎症性疾患

e ▶ 原発性胆汁性胆管炎（PBC）

POINT

① 原発性胆汁性胆管炎は中年女性に好発する慢性進行性の胆汁うっ滞症であり，抗ミトコンドリア抗体の出現を認める．
② 無症候性症例が増加してきており，他の自己免疫性疾患が合併する例もある．
③ 診断は血清生化学検査や自己抗体，病理組織学的所見などを用いた診断基準に従って行われる．
④ 治療は UDCA 療法が基本となるが，病態により免疫抑制療法や肝移植，合併症などに対する治療を考慮する．
⑤ 病名に関して，以前は「primary biliary cirrhosis（原発性胆汁性肝硬変）」と呼ばれていたが早期の肝硬変になる前の状態で診断される例が多くなったので，2016 年より「primary biliary cholangitis（原発性胆汁性胆管炎）」と名称が変更された[1, 2]．

▶病因・病態

原発性胆汁性胆管炎（primary biliary cholangitis: PBC）は，中高年女性に好発する，病因・病態に自己免疫機序が想定される慢性進行性の胆汁うっ滞疾患である[3]．発症機序として，欧米・本邦でのゲノムワイド関連解析（GWAS）の結果より，HLA クラス II 領域が最も発症と強い相関を認める疾患感受性遺伝子であることなどが明らかとなってきている遺伝的環境要因の他，自然免疫の異常，獲得免疫の異常が複雑に重なることが発症と病態の維持に関与するとされている．また，肝硬変“cirrhosis”を呈していない症例も少なからず存在していることなどから，今般 PBC を新たに”primary biliary cholangitis”と呼称することがヨーロッパ肝臓学会（EASL）などで認められ，名称が変更された．

▶疫学

全国調査によれば，1990 年代以降日本における発生数は横ばいで，PBC 患者総数は 57,660 人，年間推定発生数は約 500 人と推計される．有病率は 450 人 / 人口 100 万人，20 歳以上のみを対象とすると 550 人 / 人口 100 万人程度となり，諸外国と比較して高率の部類に相当し，有病者数は年々増加している．男女比は 1 : 6.5 で女性に多く，最頻年齢は 50 ～ 60 歳代であり，幼少期での発症はないとされている．主な死因は肝不全と消化管出血であり，肝疾患関連死亡数は減少傾向にある．最近の傾向としては，長期生存例の増加により少数例ではあるが，肝細胞癌を合併し癌死に至る症例もある．

▶症状

近年，日本では無症候性 PBC が増加しており，全体の 80％を占め，無症候性から症候性への移行は 25％ /10 年程度である．症候性 PBC では皮膚瘙

表1 PBCの診断基準（平成22年度）

概念

原発性胆汁性肝硬変（primary biliary cirrhosis: PBC）は，病因・病態に自己免疫学的機序が想定される慢性進行性の胆汁うっ滞性肝疾患である．中高年女性に好発し，皮膚瘙痒感で初発することが多い．黄疸は出現後，消退することなく漸増することが多く，門脈圧亢進症状が高頻度に出現する．臨床上，症候性（symptomatic）PBC（sPBC）と無症候性（asymptomatic）PBC（aPBC）に分類され，皮膚瘙痒感，黄疸，食道胃静脈瘤，腹水，肝性脳症など肝障害に基づく自他覚症状を有する場合は，sPBCと呼ぶ．これらの症状を欠く場合はaPBCとよび，無症候のまま数年以上経過する場合がある．sPBCのうち2mg/dL以上の高ビリルビン血症を呈するものをs2PBCと呼び，それ未満をs1PBCと呼ぶ．

1．血液・生化学検査所見

症候性，無症候性を問わず，血清胆道系酵素（ALP，γ-GTP）の上昇を認め，抗ミトコンドリア抗体（antimitochondrial antibodies: AMA）が約90%の症例で陽性である．また，IgMの上昇を認めることが多い．

2．組織学的所見

肝組織では，肝内小型胆管（小葉間胆管ないし隔壁胆管）に慢性非化膿性破壊性胆管炎（chronic non-suppurative destructive cholangitis: CNSDC）を認める．病期の進行に伴い胆管消失，線維化を生じ，胆汁性肝硬変へと進展し，肝細胞癌を伴うこともある．

3．合併症

慢性胆汁うっ滞に伴い，骨粗鬆症，高脂血症が高率に出現し，高脂血症が持続する場合に皮膚黄色腫を伴うことがある．Sjögren症候群，関節リウマチ，慢性甲状腺炎などの自己免疫性疾患を合併することがある．

4．鑑別診断

自己免疫性肝炎，原発性硬化性胆管炎，慢性薬物性肝内胆汁うっ滞，成人肝内胆管減少症など

診断

次のいずれか1つに該当するものをPBCと診断する．

1）組織学的にCNSDCを認め，検査所見がPBCとして矛盾しないもの．
2）AMAが陽性で，組織学的にはCNSDCの所見を認めないが，PBCに矛盾しない（compatible）組織像を示すもの．
3）組織学的検索の機会はないが，AMAが陽性で，しかも臨床像および経過からPBCと考えられるもの

（滝川 一．「AIH-PBCオーバーラップ症候群の実態調査」厚生労働省科学研究費補助金難治性疾患克服研究事業 難治性の肝・胆道疾患に関する調査研究 平成21年度総括・分担研究報告書．2010. p.49-52. より）

痒感，黄疸，食道静脈瘤，腹水，肝性脳症など肝障害に基づく自他覚症状を有し，特に胆汁うっ滞に基づく皮膚瘙痒は本症に特徴的で，骨粗鬆症による骨病変や骨折も出現する．PBCでは門脈圧亢進症状が肝硬変に進展する前に出現することがあり，疲労感や全身倦怠感が強いことも特徴である．また，日本で約15%にSjögren症候群，慢性甲状腺炎，約5%に慢性関節リウマチなどの自己免疫性疾患が合併例としてみられることがある．

▶診断

2010年に「難治性の肝・胆道疾患に関する調査研究」班からPBCの診断基準が改訂され（表1），血液生化学検査での胆道系酵素（ALP，γGTP），IgM高値，抗ミトコンドリア抗体（antimitochondrial antibodies: AMA）

表 2 Paris criteria

PBC
①血清ALPが正常上限の2倍以上あるいはγ-GTPが正常上限の5倍以上 ②AMAが陽性 ③病理組織学的にflorid bie duct lesionを有する
AIH
①血清ALTが正常上限の5倍以上 ②血清免疫グロブリンが正常の2倍以上あるいは平滑筋抗体（ASMA）が陽性 ③病理組織学的に中等度から高度のインターフェイス肝炎

PBC，AIHともに3項目中2項目以上を認めた場合，AIH-PBCオーバーラップと診断する

(Chazouillères O, et al. Hepatology. 1998; 28: 296-301. より)

陽性，組織学的に慢性非化膿性破壊性胆管炎（chronic non-suppurative destructive cholangitis: CNSDC) を含む特徴的な所見を認めることで診断される．すなわち，①組織学的に CNSDC を認め，検査所見が PBC として矛盾しないもの，② AMA が陽性で組織学的に CNSDC の所見を認めないが，PBC に矛盾しない組織像を示すもの，③組織学的検索の機会はないが，AMA が陽性で，しかも臨床像および経過から PBC と考えられるもの，この 3 つのうちいずれか 1 つに該当する場合に PBC と診断される．AMA は感度・特異度とも 90％程度と高く，診断価値は高い．また，PBC では自己免疫性肝炎（AIH）の病態を併せ持つオーバーラップ症例も存在し，診断には Paris criteria（表 2）が用いられることが多い．鑑別診断には AIH の他，閉塞性黄疸，原発性硬化性胆管炎，成人胆管消失症候群などがあげられる．

▶治療

根本的治療法は確立されていないため対症療法となる．基本的には肝胆道系酵素異常を認めれば治療を開始することが推奨される[4]．治療には胆汁うっ滞による組織障害を緩和する親水性胆汁酸ウルソデオキシコール酸（ursodeoxycholic acid: UDCA）が第一選択薬として使用されており，臨床検査値の改善と予後改善効果の他，無症候性から症候性 PBC に移行するまでの期間を約 7 年延長させるとの報告もある．UDCA で効果不十分（UDCA 900mg/ 日）の場合はベザフィブラートが考慮される．両者は作用機序が異なるため併用投与が望ましい．AIH とのオーバーラップ症例ではステロイド使用が考慮され，厚生労働省の研究班から診断指針が出されている．また，進行した PBC では進展を止めることは難しく，病態が進行した場合には肝移植も考慮される．症候性 PBC では合併症への対応も必要となり，皮膚瘙痒感にはコレスチラミンや抗ヒスタミン薬，胆汁うっ滞に伴う骨粗鬆症には食事療法を基本にビスホスホネート製剤や活性型ビタミン D3 製剤などが使用される．

►予後

PBCの予後として，無症候性の場合5年生存率は97.9%，10年生存率93.7%，20年生存率は84.2%で，症候性の場合はおのおの80.3%，66.7%，52.1%と明らかに症候性PBCの予後は不良である．予後予測として総ビリルビン値が2.0mg/dLになると約10年，3.0mg/dLとなると約5年，6.0 mg/dL以上になると約2年以下の余命であるとされる．自己抗体は予後とも関係すると考えられており，抗セントロメア抗体陽性例は予後が良いとされるが，門脈圧亢進症例や肝癌合併例のリスクとなるとの報告もある．また，抗gp210抗体高値例は予後不良で，黄疸や肝不全に至る症例のリスク因子となるとされる．

参考文献:

1) 田中 篤，滝川 一，他．PBCの病名変更:「原発性胆汁性肝硬変」から「原発性胆汁性胆管炎」へ．日消誌．2016; 113: 1165-7.
2) 田中 篤，滝川 一，他．PBCの病名変更:「原発性胆汁性肝硬変」から「原発性胆汁性胆管炎」へ．肝臓．2016; 57: 309-11.
3) 厚生労働省「難治性の肝・胆道疾患に関する調査研究」班編．原発性胆汁性肝硬変（PBC）の診療ガイド．東京：文光堂；2010.
4) 厚生労働省難治性疾患克服研究事業「難治性の肝・胆道疾患に関する調査研究」班．原発性胆汁性肝硬変（PBC）の診療ガイドライン（2012年）．肝臓．2012；53：633-86.

〈矢﨑友隆〉

4. 肝胆膵疾患 ▶ 1. 炎症性疾患

f ▶ 肝膿瘍

POINT

① 臨床的には細菌性肝膿瘍とアメーバ性肝膿瘍に分けられる.
② 細菌性肝膿瘍は長期間の抗菌薬投与およびドレナージが基本である.
③ 細菌性肝膿瘍はその原因疾患の検索および治療を行う必要がある.
④ 患者の既往歴, 生活歴, 渡航歴の詳細な問診はアメーバ性肝膿瘍を診断する鍵となる.

▶病因・病態

肝膿瘍とは肝内に細菌や原虫などが侵入し肝組織が壊死し, その結果形成された膿瘍である. 臨床的には細菌性肝膿瘍とアメーバ性肝膿瘍に大別される.

病原体の侵入は, ①腹腔内臓器の感染に起因する経門脈性, ②全身敗血症に続発する経動脈性, ③胆管炎の波及に伴う経胆道性, ④隣接臓器から直接波及する経路があげられる.

細菌性肝膿瘍は胆石症や悪性腫瘍を伴う胆道感染に続発する経胆道性もしくは隣接臓器からの直性波及に伴う肝膿瘍が最も多い. さらに近年では, 肝細胞癌に対する治療後の合併症として発症する, いわゆる医原性肝膿瘍の発生が問題となっている.

アメーバ赤痢は, 赤痢アメーバの感染によって起こる. 経口摂取された嚢子（シスト）は消化管に侵入後, 小腸で脱嚢し栄養型となり, 分裂を繰り返して大腸に到達する. ここで約 10%の感染者に腹痛, 粘血便などの赤痢様症状を起こす（腸管アメーバ症）. さらに栄養型は経門脈的に肝臓に達し, 肝膿瘍（腸管外アメーバ症）を発症する.

▶疫学

細菌性肝膿瘍は, 高齢者, 糖尿病, 悪性腫瘍合併患者など免疫機能の低下した患者の発症リスクが高くなるとされる. 近年は肝癌患者に対する肝動脈塞栓後やラジオ波焼灼術後の医原性膿瘍の発症の報告がある. 特に胆道疾患の既往がある症例や糖尿病合併症例は高リスク群であると共に, 肝癌患者の多くは肝硬変を合併しており, 敗血症より肝不全, 多臓器不全に陥りやすいので注意が必要である.

アメーバ性肝膿瘍の多くは, 地域流行性のある地域から帰国して 2～5 カ月（平均 3 カ月）経過して発症する. 下痢などの大腸炎症状を伴う症例は約 30%程度と少ない. 近年では輸入感染症として国内での感染が増加しており（特に男性同性愛者に多く認められる）, 感染拡大を防止する観点からも診断から治療に結びつけることが非常に重要であるとされている.

▶症状

細菌性肝膿瘍の典型的な所見としては，発熱，腹痛である．腹痛を伴わない症例もあり診断に難渋することもあるが，原因不明の発熱を診た場合には腹部超音波検査などの腹部画像検査を積極的に行うべきである．細菌性肝膿瘍は敗血症から播種性血管内凝固や多臓器不全を発症し致命的となることがあり発症早期に診断治療を行うことが肝要である．そのため，バイタルサインを含めた全身状態の変化に注意を要する．

一方，アメーバ性肝膿瘍は細菌性肝膿瘍と比較して経過はやや緩徐である．アメーバ性肝膿瘍の発症初期には微熱程度で症状に乏しく診断に至らない症例も多い．病気の進行とともに 38 度以上の発熱，上腹部通，肝腫大，盗汗などの症状を伴う．治療が遅れた場合，肝膿瘍破裂，腸穿孔，腹膜炎，脳膿瘍など重篤な転帰をきたす場合もある．

▶診断

臨床症状，血液検査などから本症を疑い画像検査を行い診断する．

血液検査

左方移動を伴う血球増加，CRP の上昇を認め胆道系酵素の上昇を認める．アメーバ性の場合にはアメーバ抗体が陽性となる（陽性率 95%）．

画像検査

腹部超音波での膿瘍の像は経過と共に変化する．一般に膿瘍が成熟していない場合，内部エコーは高い（solid pattern）．融解壊死と共に低エコーが混在し（mixed pattern），最終的に嚢胞と類似する（cystic pattern）．造影 CT 検査では膿瘍周囲のリング状濃染を認めるのが特徴である．アメーバ性肝膿瘍は肝右葉の巨大な単発の膿瘍であることが多い．

肝膿瘍穿刺

細菌性肝膿瘍の穿刺液は黄白色のいわゆる膿汁であり，起因菌としては，大腸菌，クレブシエラ属などのグラム陰性桿菌と嫌気性菌が多い．アメーバ性肝膿瘍の穿刺液はアンチョビソース状と例えられ，排液後ただちに顕鏡にて証明する（検出率は 50%前後）．

▶治療

細菌性肝膿瘍の治療は，適切な抗菌薬の投与および，膿瘍の持続ドレナージである．ドレナージチューブの留置は超音波ガイド下もしくは CT ガイド下で行う．ドレナージが困難な場合は，抗菌薬投与前に血液培養を行うことが望ましい．抗菌薬は第 4 世代セフェム系，カルバペネム系より開始し，培養の感受性結果を参考に適切な抗菌薬に変更する．

抗菌薬の投与期間は，平均 2 ～ 3 週間を静脈注射で行い，残りは経口投与とし，合計で 4 ～ 6 週間の長期間の投与を要する．

膿瘍の原因となる，腹腔内感染症や胆道感染症，悪性腫瘍に対する精査加療を進めていく必要がある．

アメーバ性肝膿瘍に対する，第一選択薬はメトロニダゾールである．メトロニダゾール 750mg1 日 3 回，5 ～ 10 日間服用する．アメーバ性肝膿瘍の持続ドレナージは，通常不要であるが，破裂の危険のある大きな膿瘍についてのみ検討する．

表 1 細菌性およびアメーバ性肝膿瘍の比較

	細菌性肝膿瘍	アメーバ性肝膿瘍
頻度	95%	5%
疫学	胆石症，担癌患者，糖尿病，肝癌治療	海外渡旅行者，男性同性愛者
原因	グラム陰性桿菌　大腸菌が多い	赤痢アメーバ
血液検査	白血球上昇，肝機能障害	白血球上昇，肝機能障害 アメーバ抗体価上昇　※HIV抗体
画像検査	肝内単発～多発	肝右葉の単発性が多い
穿刺液	黄色　培養に提出	アンチョビペースト様 (顕鏡で虫体が確認できないことが多い)
治療	抗菌薬　長期投与　(4 ～ 6週間) 膿瘍ドレナージ，肝動注療法	メトロニダゾール　5 ～ 10日間

※男性同性愛者のアメーバ感染患者は，他の性感染症合併，特にHIV感染に気を付ける

表 2 細菌性肝膿瘍の原因疾患とその治療

原因疾患	感染経路	治療方向
①急性胆嚢炎	炎直接波及	外科的処置を検討する
②総胆管結石　胆管炎	経胆管性逆行感染	内視鏡的逆行性胆管造影 乳頭切開術による結石の除去
③悪性腫瘍閉塞性黄疸 (胆管癌や膵頭部癌)	経胆管性逆行感染	内視鏡的逆行性胆管造影 ステント留置，手術の適応を検討
④腹腔内感染　急性虫垂炎	経門脈性	画像検査で感染巣の検査 外科的処置を検討する

〈岡本栄祐〉

4. 肝胆膵疾患 ▶ 2. 代謝性疾患

a ▶ アルコール性肝障害

POINT

①アルコール性肝障害は過剰飲酒に伴う肝障害である.
②多くは1日平均純エタノール60g以上の飲酒を5年以上継続することによって発症する.
③通常，禁酒により肝機能が著しく改善する.
④基本治療方針は禁酒であるが，状態により治療の追加を要する場合がある.

▶病因・病態

アルコール性肝障害の発症・進展には多くの因子が複雑に関与しており，a) 代謝にて蓄積したNADH, b) 中間代謝産物であるアセトアルデヒド, c) 増加した腸内細菌由来エンドトキシン，d) 酸化ストレス，e) 肝微小循環障害などがあげられる．またアルコールへの感受性には性差があり，女性は男性に比し約3分の2の飲酒量で肝障害が出現し，約半分の飲酒期間で肝硬変にまで進展するとされている.

▶疫学

全肝疾患患者に占めるアルコール性肝障害の比率は，2002年では22.8%に達している[1]．2011年の全国集計によると肝硬変の成因の14.3%がアルコール性であった[2].

▶病型

JASBRAアルコール性肝障害診断基準（2011年版）[3]では，アルコール性肝障害を①脂肪肝，②肝線維症，③アルコール性肝炎，④肝硬変，⑤肝癌の5病型に分類されている.

▶症状

上記①②③の病型では特徴的な自他覚症状は乏しい．アルコール性肝硬変は他の原因による肝硬変と本質的な症状の差はない．長期大量飲酒ではアルコール離脱症候群，Wernicke脳症に留意する必要がある．エンドトキシン血症により発熱をきたすことがある.

▶診断

①5年以上にわたって過剰に飲酒していること（1日平均純エタノール60g以上．女性，ALDH2活性欠損者，肥満者では60gに満たなくても発症しうる)，②禁酒により血清AST，ALTおよびγ-GTP値が明らかに改善する，③肝炎ウイルスマーカー，抗ミトコンドリア抗体，抗核抗体がいずれも陰性である（陽性であっても①②が満たされていれば病理組織所見等よりアルコール性肝障害あるいはオーバーラップを考慮する必要がある)，の3点

が基本診断概念である．病型診断には基本的に病理組織検査が必要である．

▶治療

アルコール性肝障害の治療の基本は禁酒である．必要に応じて肝庇護剤の投与を検討する．禁酒については心理社会的療法やアカンプロサートなどの投薬でサポートする．アルコール離脱症状による譫妄には主にジアゼパムにて対応するが過鎮静に注意する．長期大量飲酒ではビタミン B1 以外にも葉酸を含む他のビタミン B 群の補充を検討する．K や Mg，P 等の電解質の補正を要すこともある．アルコール性肝炎の治療に際し，重症度スコア（JAS）は有用である（表 1）[3]．JAS が 10 点以上と重症の場合は血漿交換，持続血液濾過透析療法，エンドトキシン吸着，顆粒球・白血球除去療法など，早期からの積極的治療介入を検討すべきである．

表 1 Japan Alcoholic Hepatitis Score（JAS）

Score	1	2	3
WBC (/μL)	<10,000	10,000≦	20,000≦
Cr (mg/dL)	≦1.5	1.5<	3≦
PT (INR)	≦1.8	1.8<	2≦
T.Bil (mg/dL)	<5	5<	10<
GI bleeding or Die	−	+	
Age (y.o.)	<50	50≦	

JAS≦7：mild, 8-9：moderate，10≦severe

（アルコール医学生物学研究会編：JASBRAアルコール性肝障害診断基準2011年版．アルコール医学生物化学研究会；2012[3] より引用）

▶予後，再発予防法

予後や再発率は禁酒・減酒が継続できるかによって左右される．特にアルコール性肝硬変では厳格な禁酒が推奨される．

▶入院とするべき状況

肝硬変症状がコントロール不良な場合や，JAS が 8 点以上の場合は入院加療が望ましい．

参考文献：

1）国税庁課税部酒税課．平成 17 年酒のしおり．2006.

2）鈴木康秋，大竹孝明，青柳　豊，他．我が国における非 B 非 C 型肝硬変の実態調査－第 15 回日本肝臓学会大会特別企画「主題ポスター討論：我が国における非 B 非 C 型肝硬変の実態調査」の集計報告－．我が国における非 B 非 C 型肝硬変の実態調査 2011．青柳　豊，橋本悦子，西口修平，他編．札幌：響文社；2012. p.6-16.

3）アルコール医学生物学研究会編．JASBRA アルコール性肝障害診断基準 2011 年版．アルコール医学生物化学研究会；2012.

〈新垣昌利〉

4. 肝胆膵疾患 ▶ 2. 代謝性疾患

b ▶ 非アルコール性脂肪性肝疾患

POINT

① 健診受験者の約 30%が NAFLD である.
② 非アルコール性脂肪性肝疾患（nonalcoholic fatty liver disease: NAFLD）は非アルコール性脂肪肝（nonalcoholic fatty liver: NAFL）と非アルコール性脂肪肝炎（nonalcoholic steatohepatitis: NASH）に分類される.
③ NASH は診断時に 10 ～ 20%が肝硬変と診断される.
④ NAFLD における心血管イベントリスクは一般住民の約 2 倍である.
⑤ NASH に対する治療は食事療法と運動療法が原則であり，評価が定まった薬物療法はない.

▶病因・病態

NAFLD は他の生活習慣病と同様に，内臓脂肪型肥満とインスリン抵抗性を背景に発症する．また，NASH の発症には PNPLA3（patetin-like phospholipase domain containing 3）の一塩基多型 single nucleotide polymorphism（SNP），酸化ストレス，小胞体ストレス，オートファジー，脂肪毒性，腸内細菌叢の変化が寄与している.

▶疫学

成人健診受診者の約 30%に非ウイルス性肝障害を認め，その肝障害の主な原因は NAFLD，アルコール性肝障害，薬物性肝障害であり，自己免疫性の肝障害や先天性代謝異常に伴う肝障害の頻度は低い．健診受診者における NAFLD の有病率は男性約 40%，女性約 20%であり，NAFLD の約 70%を男性が占める．NASH の頻度に男女差はなく，成人の 2 ～ 3%と推定される．NAFLD と NASH におけるメタボリックシンドロームの合併頻度は，それぞれ約 40%と約 50%である.

▶症状

NAFLD に特異的な症状はないが，NASH 肝硬変の約半数に肝不全症状を認める.

▶診断（図 1, 2）

飲酒量が，純アルコールで男性 30g/ 日，女性 20g/ 日未満であるにも関わらず，肝臓に脂肪沈着を認め，他の脂肪肝をきたす疾患を除外することによって NAFLD と診断する．腹部超音波検査によって脂肪肝を診断することができる．血液検査によりウイルス性肝炎や自己免疫性肝疾患を除外し，さらに代謝性疾患（ヘモクロマトーシスや Wilson 病など）を否定する必要がある．ただし，抗核抗体が 160 倍以下で陽性の NASH 症例がある．NAFLD は病理組織所見（Matteoni 分類）によって NAFL と NASH に鑑別される.

図 1 NAFLD/NASH 診断フローチャート

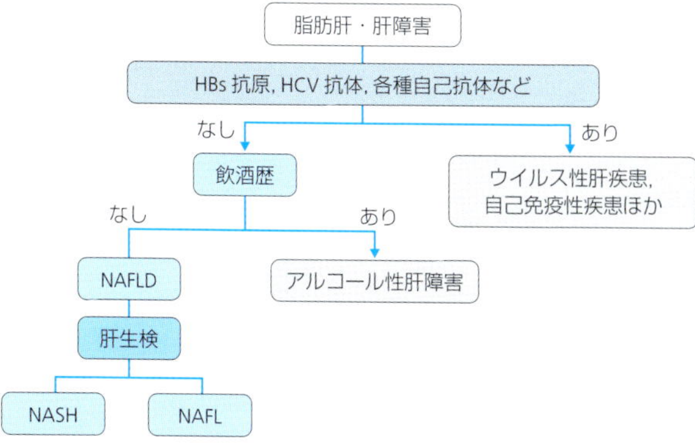

(日本肝臓学会編. NASH・NAFLDの診療ガイド2015. 東京: 文光堂; 2015[1] より改変)

図 2 組織学的分類

Matteoni 分類		
type 1	脂肪沈着	NAFL
type 2	脂肪沈着＋小葉内炎症	NAFL
type 3	脂肪沈着＋肝細胞の風船様変性	NASH
type 4	脂肪沈着＋肝細胞の風船様変性＋マロリー・デンク体あるいは線維化	NASH

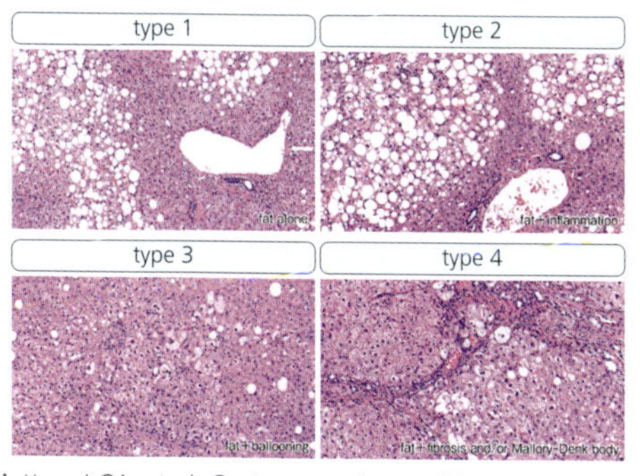

(Matteoni CA, et al. Gastroenterology. 1999; 116: 1413-9[2] より改変)

病理所見のなかでも，ballooning（肝細胞風船様変性）は NAFL か NASH かを鑑別する重要な所見である．

►治療（図 3）

メタボリックシンドロームの制御と肝障害の進展予防を目的とした治療を行う．NAFL は食事療法と運動療法による治療を行い，NASH への進展を予防する．NASH は心血管イベント，肝硬変への進展や肝発癌のリスクになるので，積極的な治療介入が必要である．NASH の肥満症例では食事療法と運動療法により減量を図り，効果不十分の場合は外科療法や薬物療法を考慮する．NASH の約 50%にメタボリックシンドロームを合併しているが，糖尿病，脂質異常症，高血圧の治療薬の中には NASH に対しての有用性が示唆されている薬があり，これらの生活習慣病を合併する場合には積極的に薬物療法を考慮する．しかし，NASH の薬物療法については，肝硬変や肝癌への進展抑制，心血管イベントの減少などに関してエビデンスが乏しく，評価が定まったものはない．

① 2 型糖尿病を合併した NASH 症例に対するピオグリタゾンの投与によって，ALT 値を有意に低下させ，肝組織所見を改善させるが，長期投与による副作用として，体重増加，心不全，骨折のリスクに注意を払う必要がある．

② 高コレステロール血症を合併した NAFLD 症例に対するエゼチミブあるいは HMG-CoA 還元酵素阻害薬の投与によって，組織学的あるいは肝機能の改善を認めたとの報告がある．

③ 肝星細胞にはアンジオテンシン II1 型受容体があり，アンジオテンシン II が結合することで星細胞が活性化し，肝炎症と線維化の進展に寄与する．このため，高血圧を合併した NASH 症例に対するアンジオテンシン II1 型受容体拮抗薬（ARB）の投与が推奨されている．

④ ビタミン E は過酸化脂質の産生を抑制することにより，NASH の進展を防ぐと考えられているが，長期投与による骨粗鬆症のリスク増加などに注

図 3 NAFLD/NASH 治療フローチャート

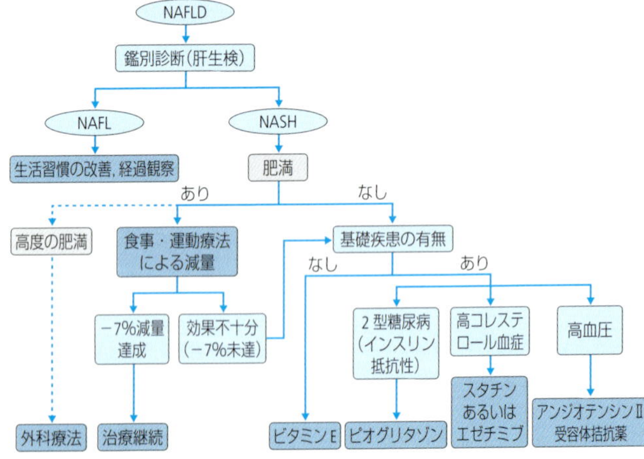

(日本肝臓学会編．NASH・NAFLDの診療ガイド2015．東京：文光堂；2015[1] より改変)

意する必要がある.

⑤ BMI35 以上で糖尿病，脂質異常症，高血圧のいずれかを合併している NASH 症例に対する腹腔鏡下スリーブ状胃切除術が保険診療として承認されている.

⑥ NASH 進行肝不全に対する肝移植も行われているが，肝移植後の NASH 再発に注意が必要である.

⑦ 数カ月の瀉血療法が ALT 値を改善するという報告があるが，エビデンスの高い臨床研究は行われていない.

▶予後

NAFLD は，心血管イベントと慢性腎不全の発症リスクが一般住民に比較して約 2 倍高い．NAFLD の死因の 1 位が悪性腫瘍，2 位が虚血性肝疾患，3 位が肝疾患であり，心血管イベントの予防も重要である．NASH は自覚症状がないことが多く，診断時に 10～20％の症例が肝硬変と診断される. NASH 肝硬変の約半数に肝不全症状（腹水，黄疸，肝性脳症，食道・胃静脈瘤）を認める．NASH 肝硬変からの肝発癌率は 5 年で 11.3％であり，C 型肝硬変の発癌率と比較して低い. NASH 肝硬変の死因は肝細胞癌 47％, 肝不全 25％であり，肝細胞癌が最も重要な生命予後のリスク因子であるので，年に数回の画像診断をする必要がある.

参考文献:

1) 日本肝臓学会編．NASH・NAFLD の診療ガイド 2015．東京：文光堂；2015.

2) Matteoni CA, Younossi ZM, Gramlich T, et al. Nonalcoholic fatty liver disease: a spectrum of clinical and pathological severity. Gastroenterology. 1999; 116: 1413-9.

〈飛田博史〉

4. 肝胆膵疾患 ▶ 2. 代謝性疾患

C ▶ 薬物性肝障害

POINT

① 近年薬物の種類や使用頻度が増加しており，本疾患は増加傾向を認めている．
② 一般市販薬，漢方薬，健康食品も原因となることがあり注意が必要である．
③ 診断は薬物の使用と肝障害の時間的関連，他の肝疾患の除外である．
④ 治療の基本は原因となる薬物を早期に同定し中止することである．
⑤ 原因となる薬物を中止することにより症状が改善する症例が多いが，重篤化や死亡例の報告もあり注意が必要である．

▶病因・病態

薬物性肝障害は薬物療法を行う過程で生じる副作用である．近年，薬物の種類や使用頻度が増加しており，本疾患は増加傾向を認めている．一般市販薬，漢方薬，健康食品も原因となり，すべての薬物が本疾患の原因となりうる．

薬物性肝障害は「中毒性」と「特異体質性」に分類される．中毒性は薬物自体，またはその代謝物が肝毒性を持ち，用量依存性である．特異体質性はさらに「アレルギー性特異体質」によるものと「代謝性特異体質」によるものに分類される．臨床的には肝細胞障害型，胆汁うっ滞型，混合型に分類される．

▶疫学

近年，薬物の種類や使用頻度が増加しており，本疾患は増加傾向を認めている．

起因薬はその使用頻度にも影響される．以前より抗菌薬，解熱・鎮痛薬によるものが多くみられるが，最近では一般市販薬や漢方薬，健康食品による

表1 1997年～2006年の薬物性肝障害例の起因薬と10年前の比較（起因薬を1剤に特定できた879例での検討）

起因薬	1997～2006年	1989～1998年
抗菌薬	14.3%（126例）	22.0%
精神科・神経科用薬	10.1%（ 89例）	7.8%
健康食品	10.0%（ 88例）	0.7%
解熱・鎮痛・抗炎症薬	9.9%（ 87例）	11.9%
循環器薬	7.5%（ 66例）	6.5%
漢方薬	7.1%（ 62例）	4.7%
消化器用薬	6.1%（ 54例）	7.4%
一般市販薬	5.5%（ 48例）	5.8%
ホルモン製剤	3.6%（ 32例）	4.6%
抗アレルギー薬	3.2%（ 28例）	3.7%
造血と血液凝固関係製剤	2.8%（ 35例）	3.6%
高脂血症薬	2.7%（ 24例）	0.7%
抗癌薬	2.6%（ 23例）	2.9%

（恩地森一監．薬物性肝障害の実態．東京：中外医学社；2008. p.3[1] より引用）

ものも増えてきている（表 1）.

►症状

一般に服用開始から肝障害発現までの期間は，アレルギー性肝障害では 1 ～ 5 週間，代謝性肝障害では 1 週～数カ月と原因となる薬物，肝障害の発症機序によりさまざまである．典型例は急性肝障害の症状（全身倦怠感，食欲不振など）もしくは肝内胆汁うっ滞症状（黄染，皮膚瘙痒感など）を認めるが，症状を認めず血液生化学検査値の異常により発見されることも多い．

►診断

薬物性肝障害の診断の基本は薬物投与と肝障害が時間的に関連することと，他の肝障害の除外診断である．一般市販薬を含めた薬物，健康食品などの服用の問診が重要である．診断基準は表 2 に示す「DDW-J　2004　薬物性肝障害ワークショップのスコアリング」が基本となっている．

併用薬がある場合は発症までの期間，経過，過去の肝障害の報告，リンパ球刺激テスト（DLST）の結果から原因となる薬物を推定する．

今後基礎疾患を有する症例や多剤服用例が増加し，診断が困難となる症例の増加が予想される．診断困難例や重症例では専門医との診療連携が必要である．

►治療

原因となる薬物を同定し，その薬物を早期に中止する．これで自然に改善することが多い．薬物療法が必要となるのは黄疸遷延化例と劇症肝炎移行が考えられる例である．肝庇護薬を含めた薬物療法はそれ自体で肝障害を引き起こす可能性もあるので乱用は慎むべきである．

►予後

原因となる薬物を中止することにより改善する症例がほとんどである．しかし，診断，治療が遅れることによる重篤化，死亡例の報告もあるので注意が必要である．

►再発予防法

薬物性肝障害の重篤化を予防するにはその徴候をいかに早く把握するかが重要である．薬の添付文書上における肝障害の項目に注意し，それぞれの薬に応じて定期的に肝機能検査を行って肝障害の有無を確認する．一般市販薬や健康食品が原因の場合は定期的な血液検査が施行されず発見されにくい傾向がある．肝障害を認めた場合は，プロトロンビン時間，血清アルブミン，コリンエステラーゼを測定し重症化に注意する．何らかの症状が出現した時には早めに医療機関を受診することが早期発見につながる．患者側だけでなく医療側にも啓蒙活動が必要である．肝障害の原因と考えられる薬物はその可能性を除外できない限り，再度使用しないことが原則である．

表2 DDW-J　2004　薬物性肝障害ワークショップのスコアリング

	肝細胞障害型		胆汁うっ滞または混合型		スコア
1．発症までの期間1)	初回投与	再投与	初回投与	再投与	
a．投与中の発症の場合					
投与開始からの日数	5～90日	1～15日	5～90日	1～90日	+2
	<5日，>90日	>15日	<5日，>90日	>90日	+1
b．投与中止後の発症の場合					
投与中止後の日数	15日以内	15日以内	30日以内	30日以内	+1
	>15日	>15日	>30日	>30日	0
2．経過	ALTのピーク値と正常上限との差		ALPのピーク値と正常上限との差		
投与中止後のデータ	8日以内に50%以上の減少		(該当なし)		3
	30日以内に50%以上の減少		180日以内に50%以上の減少		+2
	(骸当なし)		180日以内に50%未満の減少		+1
	不明または30日以内に50%未満の減少		不変，上昇，不明		0
	30日後も50%未満の減少か再上昇		(該当なし)		−2
投与続行および不明					0
3．危険因子	肝細胞障害型		胆汁うっ滞または混合型		
	飲酒あり		飲酒または妊娠あり		+1
	飲酒なし		飲酒，妊娠なし		0
4．薬物以外の原因の有無2)	カテゴリー1，2がすべて除外				+2
	カテゴリー1で6項目すべて除外				+1
	カテゴリー1で4つか5つが除外				0
	カテゴリー1の除外が3つ以下				−2
	薬物以外の原因が濃厚				−3
5．過去の肝障害の報告					
過去の報告あり，もしくは添付文書に記載あり					+1
なし					0
6．好酸球増多（5%以上）					
あり					+1
なし					0
7．DLST					
陽性					+2
擬陽性					+1
陰性および未施行					0
8．偶然の再投与が行われた時の反応	肝細胞障害型		胆汁うっ滞または混合型		
単独再投与	ALT倍増		ALP（T. Bil）倍増		+3
初回肝障害時の併用薬と共に再投与	ALT倍増		ALT（T. Bil）倍増		+1
初回肝障害時と同じ条件で再投与	ALT増加するも正常域		ALP（T. Bil）増加するも正常域		−2
偶然の再投与なし，または判断不能					0
総スコア					

1）薬物投与前に発症した場合は「関係なし」，発症での経過が不明の場合は「記織不十分」と判断して，スコアリングの対象としない．
　投与中の発症か，投与中止後の発症化により，aまたはbどちらかのスコアを使用する．
2）カテゴリー1：HAV，HBV，HCV，胆道疾患（US），アルコール，ショック肝，カテゴリー2：CMV，EBV
　ウイルスはIgM HA抗体，HBs抗原，HCV抗体，IgM CMV抗体，IgM EB VCA抗体で判断する．

太字は，DDW-J 2002シンポジウム案の改定部分を示す．
判定基準：総スコア2点以下：可能性が低い，3，4点：可能性あり，5点以上：可能性が高い．

この基準で扱う薬物性肝障害は肝細胞障害型，胆汁うっ滞型もしくは混合型の肝障害であり，
ALTが正常上限の2倍，もしくはALPが正常上限を超える症例と定義する．
　ALTおよびALP値から次のタイプ分類を行い，これに基づきスコアリングする．
　　肝細胞障害型　ALT>2N+ALP≦NまたはALT比/ALP比≧5
　　胆汁うっ滞型　ALT≦N+ALP>2NまたはALT比/ALP比≦2
　　混合型　　　　ALT>2N+ALP>Nかつ2<ALT比/ALP比<5
　N：正常上限，ALT比=AALT値/N，ALP比=ALP値/N

（滝川　一，他．DDW-J 2004ワークショップ薬物性肝障害診断基準の提案．肝臓．2005[2] より引用）

▶入院治療とするべき状況

ALT 300 IU/L 以上，総ビリルビン 5 mg/dL 以上などの中等度以上の肝機能障害や黄疸を呈する場合は入院加療にて経過観察とする．安静臥床，食事療法（低脂肪食），食事摂取が困難な場合は輸液を行う．薬物療法は肝細胞障害型に対しては強力ネオミノファーゲンシーの静注，ウルソデオキシコール酸の経口投与を行う．胆汁うっ滞型に対してもまずは副作用も少なく利胆作用のあるウルソデオキシコール酸が第一選択薬である．遷延化がみられる場合，副腎皮質ステロイドを使用する．重篤化した場合，救命率は著しく低下する．重症化した場合は劇症肝炎の治療に準じ，人工肝補助療法（血液透析，血漿交換など）が行われ，肝移植が必要となることもある．

参考文献:

1）恩地森一監，滝川 一，堀池典生編．薬物性肝障害の実態．東京：中外医学社；2008.
2）滝川 一，恩地森一，高森頼雪，他．DDW-J 2004 ワークショップ薬物性肝障害診断基準の提案．肝臓．2005; 46: 85-90.
3）厚生労働省：重篤副作用疾患別対応マニュアル：薬物性肝障害．2008.

〈石根潤一〉

4. 肝胆膵疾患 ▶ 3. 腫瘍性疾患

a ▶ 肝細胞癌

POINT

① 肝細胞癌の多くは，肝炎ウイルス（C 型 60%程度，B 型 15%程度）の持続感染に引き続き発症する．
② ハイリスクグループを設定し，計画的な画像検査での発癌の拾い上げが必要である．
③ 肝障害度（肝予備能）を評価し，腫瘍数，腫瘍径等に応じた治療選択を行う．
④ 治療は，肝切除，局所凝固療法（ラジオ波焼灼療法，エタノール注入療法など），血管カテーテル療法，化学療法，肝移植，緩和ケアを選択する．
⑤ 治療終了後も，再発の早期発見のため引き続き厳重な follow up を要する．

▶病因・病態

肝細胞癌とは，原発性肝癌のうち，肝細胞に由来したものを指す．胆管の二次分枝およびその肝側の胆管に由来するものを胆管細胞癌と呼ぶ．

肝細胞癌は，そのほとんどの背景肝に慢性肝疾患を有しており，C 型肝炎ウイルス陽性率は 60%程度，B 型肝炎ウイルス陽性者は 15%程度と報告されている．ウイルス以外では，アルコール性肝障害，原発性胆汁性胆管炎，非アルコール性脂肪肝炎，ヘモクロマトーシスなどからの発癌もみられ，非ウイルス性の背景肝からの発癌は増加傾向にある．

肝細胞癌の発癌は，多段階発癌，同時性，異時性発癌が特徴的であり，前癌病変としては議論のあるところではあるが限局性結節性過形成が知られている．

▶疫学

肝細胞癌は，40 歳以降で発生率が上昇し 70 歳以降でピークを迎える．男性は女性の約 2 倍の発生率・死亡率である．

悪性新生物による死亡の部位別の順位をみると，肝（肝および肝内胆管）の悪性新生物による死亡は，2012 年時点で 30,690 人（男性 20,060 人，女性 10,630 人）であり，悪性新生物による死亡の部位別順位では，男性で 4 番目，女性で 6 番目に位置している．

わが国の肝細胞癌死亡の約 80%は HCV あるいは HBV の持続感染に起因しており，その多くは HCV による持続感染である．このことから肝細胞癌撲滅のためには，肝炎ウイルス感染予防，肝炎ウイルスの持続感染者対策が重要である．

▶症状

肝細胞癌は，単に存在するだけでは基本的に無症状である．前述の通り，肝細胞癌には慢性肝炎もしくは肝硬変を併存していることがほとんどであり，臨床的にはこの慢性肝炎，肝硬変の症状として全身倦怠感，皮膚瘙痒感，こむら返り，睡眠障害によりQOL低下をきたす事がある．肝機能の低下により，黄疸，浮腫，脳症などの肝不全症状がみられる．

また，肝細胞癌の局在，浸潤度によっては門脈圧亢進症状として腹水貯留，食道胃静脈瘤を呈することや，腹部膨満感，腹部圧迫感などの症状を呈する場合もある．さらに，肝細胞癌破裂をきたした場合には，急性腹症，出血性ショックの状態に陥ることもあり，早急な治療を要する事がある．

▶診断

肝細胞癌は早期では自覚症状がほとんどないため，慢性肝炎や肝硬変患者をハイリスクグループとして，腫瘍マーカー，画像診断を定期的に実施し厳重に肝細胞癌のサーベイランスを行う必要がある（図1）．

図1 肝細胞癌サーベイランスアルゴリズム・診断アルゴリズム

超高危険群：3～4カ月毎の超音波検査
3～4カ月毎のAFP/PIVKA-Ⅱ/AFP-L3の測定
6～12カ月毎のCT/MRI検査(Option)
高危険群：6カ月毎の超音波検査
6カ月毎のAFP/PIVKA-Ⅱ/AFP-L3の測定

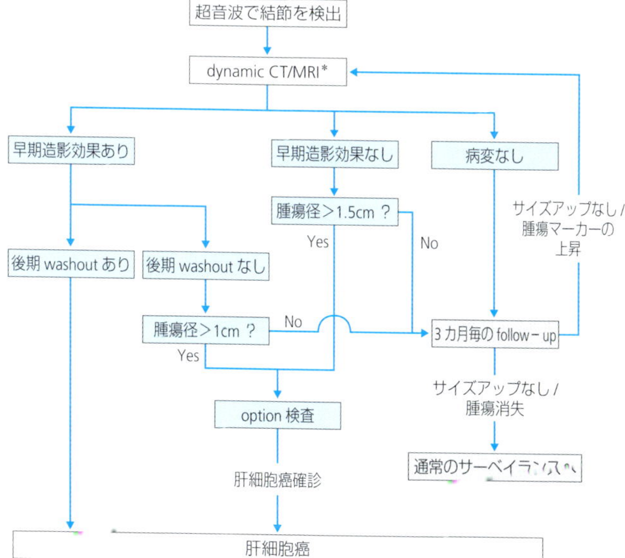

＊超音波の描出不良等を理由に超音波で結節の描出がなくてもCI/MRIを撮影する場合もある．腎機能低下例，造影剤アレルギー例などでは造影超音波検査も考慮される．

（日本肝臓学会編．科学的根拠に基づく肝癌診療ガイドライン2013年版．東京：金原出版；2013[7]より許諾を得て転載）

一般血液検査

背景 肝の疾患に伴う異常所見以外に変化は乏しいことが多いが，慢性肝炎では ALT が AST より高値であるが，肝硬変，肝細胞癌患者では AST 優位になることが多い．肝硬変患者で AST/ALT 比の上昇があれば，発癌の可能性を考慮し精査を行う必要がある．C 型慢性肝炎症例では，血小板数により肝線維化の進展予測が可能であり，これは年率発癌率とも関連することが報告されている．血小板 10 万以下は肝線維化 F4 に相関し年率発癌率は 8％と高値である．

腫瘍マーカー

肝細胞癌の代表的な腫瘍マーカーは α-fetoprotein（AFP），AFP-L3 分画，protein induced by vitamin K absence or antagonist-II（PIVKA-II）が有用である．第 18 回全国原発性肝癌追跡調査報告（2004 ～ 05 年）における腫瘍マーカー陽性率は，AFP が 63％（cut off: 15ng/mL），AFP-L3 分画が 36％（cut off: 10％），PIVKA-II が 59％（cut off: 40mAU/mL）であった．AFP は感度が高いが特異度は低い，AFP-L3 分画，PIVKA-II は特異度が高いという特徴がある．わが国ではいずれも保険適用であり，各腫瘍マーカーの特徴を理解し相補的に使用することが望まれる．

画像診断

- **超音波検査**：非侵襲的検査であり，ハイリスクグループへのスクリーニングとして頻用される．特徴的な所見として，境界明瞭な円形腫瘤，辺縁低エコー帯（halo），内部モザイクパターン，後方陰影の増強，外側陰影があげられる．
- **造影超音波**：末梢血管から投与可能な超音波造影剤（Levovist, Sonazoid）が使用可能である．2007 年より Sonazoid が臨床使用可能となり，現在ではほとんどを Sonazoid が占める．造影超音波の時相は，通常血管相，後血管相に分けられ，血管相は動脈優位相，門脈優位相に分けられている．治療対象となる肝細胞癌の多くは中分化型であり，中分化型肝細胞癌では，動脈優位相で明瞭に染影され経時的に wash out される．高分化，低分化型肝細胞癌は多彩な染影像であるが，動脈優位相では低輝度であることが多い．後血管相では，Kuppfer 細胞へ取り込まれるため，抜けとして観察される．上記のように，肝細胞癌の存在診断，質的診断に有用であるが横隔膜直下など観察困難な部位があることも知っておく必要がある．
- **CT**：高い空間分解能と時間分解能を有し，肝細胞癌のスクリーニングから精査まで幅広く用いられる．単純 CT では，肝細胞癌は周囲肝実質と同程度かわずかに低濃度の腫瘤として描出される．造影 CT を撮像する場合には，腫瘤の血流動態を正確に把握するため，適切なタイミングでの早期相（動脈優位相，門脈優位相），後期相を撮像するダイナミック CT が有用である．動脈優位相で濃染し，後期相で低吸収となっていれば肝細胞癌と診断することができる．動脈優位相で濃染せず，後期相で低吸収を示す病変の場合には境界病変や低分化型肝細胞癌の可能性を念頭に置き，さらに精査が必要である．その他，血管造影を併用した造影 CT 検査として，CT-HA

(CT during hepatic arteriography), CT-AP (CT during arterial portography) がある. 侵襲的検査ではあるが, 境界病変では検出感度が高い.

- MRI: 高い組織分解能を有するが, 空間分解能では CT に劣るため他の画像診断の結果を受け追加で検査を行うことが多い. 単純 MRI ではいずれの領域でも (肝細胞癌を含む), T1 強調像, T2 強調像が基本であり, 腫瘍, 炎症などでは T1 強調像で低信号, T2 強調像で高信号を呈するが非特異的である. 造影 MRI には, 細胞外液性ガドリニウム造影剤 (Gd), 超常磁性体酸化鉄製剤 (SPIO), 肝細胞胆道系造影剤 (Gd-EOB-DTPA) が用いられる. Gd はダイナミック MRI では, 脂肪抑制併用 T1 強調像にて撮像し, ダイナミック CT 同様に早期相にて濃染し, 後期相で低信号を呈する. SPIO は網内系細胞に取り込まれるため, T2 強調像での撮像にて肝細胞癌 (Kuppfer 細胞が消失) では, 高信号を呈する. 高分化型肝細胞癌では Kuppfer 細胞の残存した病変もあり, 注意する必要がある. Gd-EOB-DTPA は, Gd-DTPA に脂溶性の EOB 基が付加された造影剤であり, 造影剤注入後, 肝細胞へ取り込まれ胆汁中に排泄される. ダイナミック MRI にて, 血流動態を評価可能であり, さらに肝細胞相 (造影後 20 分程度) では, 周囲より低信号に描出される小病変の拾い上げも可能である.

►治療

科学的根拠に基づく肝癌診療ガイドラインの肝細胞癌治療アルゴリズムを示す (図 2).

同アルゴリズムでは, 肝障害度, 腫瘍数, 腫瘍径により推奨治療が決定されている (図 2, 表 1, 2).

肝障害度 A or B

- 腫瘍数 1 個であれば腫瘍径に関係なく肝切除が推奨され, 腫瘍径 3cm 以内であれば radio frequency ablation (RFA) も選択可とされている.
- 腫瘍数 2.3 個で腫瘍径 3cm 以内であれば肝切除もしくは RFA が推奨され, 3cm 超であれば肝切除を第一選択とし, 肝動脈塞栓療法を第二選択としている.
- 腫瘍数が 4 個以上であれば, 腫瘍径に関わらず肝動脈塞栓療法を第一選択に, 全身化学療法 (経口投与や肝動注など) が第二選択としている.

肝障害度 C

- 腫瘍数 1 ～ 3 個であれば腫瘍径 3cm 以内 (単発であれば 5cm 以内) で年齢が 65 歳以下の場合には肝移植が推奨される.
- 腫瘍数 4 個以上では緩和医療が推奨される.

追記として, 脈管侵襲を有する肝障害度 A の症例では, 肝切除, 化学療法, 塞栓療法が選択される場合がある. 肝外転移を有する Child-Pugh 分類 A の症例では化学療法が推奨されている.

また, 日本肝臓学会の提唱する肝細胞癌治療アルゴリズム 2010 があり, 同アルゴリズムは, 肝外病変の有無, 肝予備能, 脈管浸潤, 個数, 腫瘍径に

図2 エビデンスに基づく肝細胞癌治療アルゴリズム

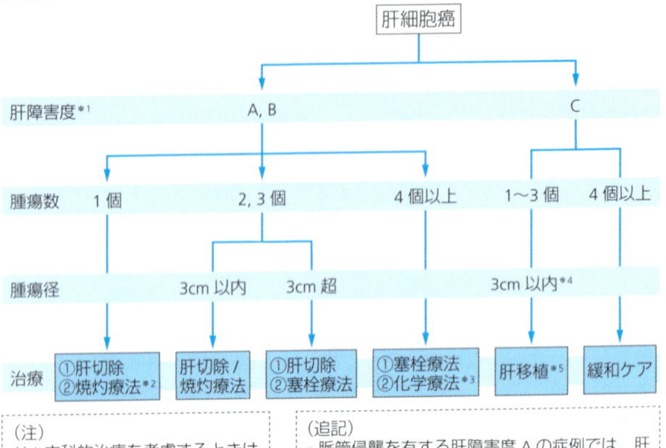

(注)
*1：内科的治療を考慮するときはChild-Pugh分類の使用も可
*2：腫瘍径3cm以内では選択可
*3：経口投与や肝動注などがある
*4：腫瘍が1個では5cm以内
*5：患者年齢は65歳以下

(追記)
・脈管侵襲を有する肝障害度Aの症例では，肝切除・化学療法・塞栓療法が選択される場合がある．
・肝外転移を有するChild-Pugh分類Aの症例では化学療法が推奨される．

(日本肝臓学会編．科学的根拠に基づく肝癌診療ガイドライン2013年版．東京：金原出版；2013[7] より許諾を得て転載)

表1 肝障害度

項目＼肝障害度	A	B	C
腹水	ない	治療効果あり	治療効果なし
血清ビリルビン値（mg/dL）	2.0未満	2.0～3.0	3.0超
血清アルブミン値（g/dL）	3.5超	3.0～3.5	3.0未満
ICG　R15（%）	15未満	15～40	40超
プロトロンビン活性値（%）	80超	50～80	50未満

2項目以上の項目に該当した肝障害度が2カ所に生じる場合には高い方の肝障害度をとる．
Aが3項目，B，Cがそれぞれ1項目の場合はBが2項目相当以上と判断し肝障害度Bと判定する．
(日本肝癌研究会編．臨床・病理 原発性肝癌取扱い規約．第6版．東京：金原出版；2015[9] より改変)

表 2 Child-Pugh 分類

項目＼ポイント	1点	2点	3点
脳症	ない	軽度	ときどき昏睡
腹水	ない	少量	中等量
血清ビリルビン値（mg/dL）	2.0未満	2.0～3.0	3.0超
血清アルブミン値（g/dL）	3.5超	2.8～3.5	2.8未満
プロトロンビン活性値（%）	70超	40～70	40未満

各項目のポイントを加算しその合計点で分類する
A　5～6点
B　7～9点
C　10～15点
(日本肝癌研究会編. 臨床・病理 原発性肝癌取扱い規約. 第6版. 東京:金原出版;2015[9]より改変)

図 3 JSH コンセンサスに基づく肝細胞癌治療アルゴリズム 2010

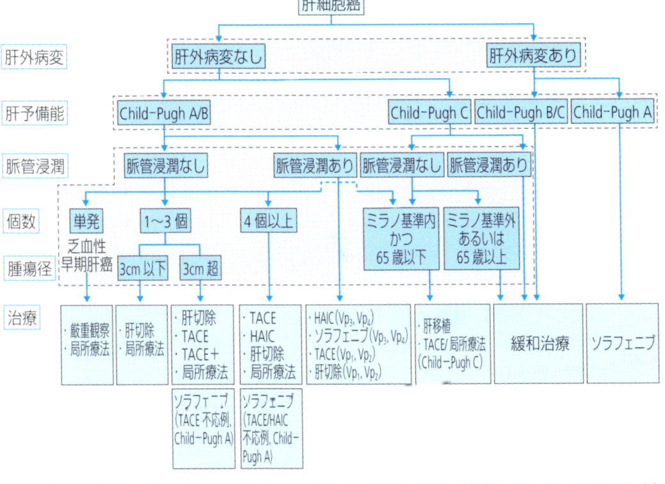

(日本肝臓学会編　肝癌診療マニュアル. 第2版. 東京: 医学書院; 2010[8] より改変)

応じ治療を選択する形であり，より実臨床に則したアルゴリズムとなっている（図 3).

これらのアルゴリズムを参考とし，治療方針決定一助とすべきであるが，実臨床では腫瘍の存在部位や各種 modality での存在診断の状況に応じても治療内容を変更する必要があり，個々の症例への治療選択を十分に協議する必要がある.

局所療法

局所療法には，RFA（radiofrequency ablation），MCT（microwave

coagulation therapy), PEIT (percutaneous ethanol injection therapy) があるが，本邦で最も頻用されている RFA に関し概説する．

- **RFA**：RFA はラジオ波と呼ばれる 450kHz 前後の高周波を用い電極周辺に熱を発生させ腫瘍を壊死させる治療法であり，通常は超音波ガイド下に行われる．肝細胞癌に対する RFA の一般的な適応は腫瘍径 3cm 以内，腫瘍個数 3 個以内である．径，個数とも小さく，少ないほど治療成績は良好である．非適応病変は，明らかな脈管侵襲がある，肝外病変がある，高度の出血傾向，コントロール不能の腹水，安全な穿刺経路を得られない，消化管の近傍病変などの病変である．

血管カテーテル治療

- **肝動脈化学塞栓療法（TACE）**：古典的肝細胞癌の栄養血管は肝動脈であり，周囲正常肝は動脈および門脈による二重支配であるため肝動脈塞栓により肝機能を維持しつつ腫瘍を壊死させることができるというのが TACE の理論である．TACE の主な適応は，肝予備能が保たれている手術不能な腫瘍数 2 ～ 3 個，腫瘍径 3cm 以上か，腫瘍数 4 個以上の症例である．また，本来局所治療が適応である場合にも，穿刺が不可能な場合には TACE の適応となることがある．経動脈的にカテーテルを肝動脈まで進め，適宜造影を行い肝細胞癌の栄養血管を描出し，目的部位で油性造影剤：リピオドールと抗癌剤の懸濁液を注入した後に塞栓物質（ゼラチンスポンジ）で塞栓する．近年では，TACE で用いる塞栓物質として球状塞栓物質（microsphere：ビーズと呼称）がわが国でも導入され注目されている．比較的均一の大きさであり，ゼラチンスポンジに比しより末梢での血管塞栓や腫瘍内での塞栓が可能であり，表面に抗癌剤を吸着させた薬剤溶出性ビーズも市販されている．高い塞栓効果の反面，症例の蓄積に伴い治療後出血症例の報告もある．
- **肝動注化学療法（HAIC）**：塞栓治療は行わず，経動脈的に肝細胞癌の栄養血管からワンショットあるいは持続的に抗癌剤を投与する治療法である．肝予備能が保たれている，腫瘍数 4 個以上の多発症例で脈管侵襲を伴う肝細胞癌が適応となる．肝外転移を伴う場合には，基本的には適応とならないが，肝病変が予後規定因子であると判断される場合には，治療の選択肢となりうる．海外においては，治療の有用性を示すエビデンスのある報告に乏しく推奨されていない．

化学療法

- **ソラフェニブ**：これまで述べてきた治療および外科的治療が施行できない症例，不応例，遠隔転移を有する症例に対する標準的治療はなかったが，このような症例に対する治療として，経口分子標的治療薬であるソラフェニブが登場し肝細胞癌に対する有用性が示された．肝癌診療ガイドラインで示される化学療法とは，現在のところ肝細胞癌に対して有効性を示された薬剤はソラフェニブのみであり，実情はソラフェニブを指している．日本肝臓学会提唱の治療アルゴリズムでは sorafenib と明記されている．原則，Child-Pugh A，単剤での使用である．

外科的治療

- **肝切除**: 肝予備能の良好な，単発症例が最もよい適応である．門脈系を介して起こる，同一肝区域内への微小転移も同時に治療が可能である，系統的肝切除が理想的な治療である．他の治療に比し，局所制御能は高いが，高侵襲であること，背景肝に応じて再発の可能性があることも治療選択にあたっては十分に考慮すべきである．
- **肝移植**: 肝細胞癌に対する肝移植は，癌および背景肝も正常肝とすることができる理想的な治療である．肝癌診療ガイドラインでは肝障害度 C，腫瘍数 3 個以内，腫瘍径 3cm 以内，単発の場合は 5cm 以内で推奨されている．本邦での肝移植は，脳死肝移植が主な欧米とは対照的に 2011 年末までで約 98％が生体肝移植である．肝移植を実施するには，生体ドナー（臓器提供者）が必要となり，治療自体の侵襲のみならず生体ドナーへのリスクも発生するため，やはりその適応は慎重にならざるをえない．

▶予後

肝細胞癌は前述の治療を行った後も，他臓器の癌に比し再発率が高く，約 80％の症例で 3 ～ 5 年以内に再発をきたす．これは，背景肝に慢性肝炎や肝硬変などの病態を有していることが関連し，遠隔転移よりも肝内局所再発や肝内転移として発見されることが多い．

また，肝細胞癌による癌死の他，慢性肝炎から肝硬変への進行，肝硬変による肝予備能の低下に起因する肝不全のリスクもあり，肝細胞癌への治療の際には常に，全身状態の評価，肝予備能の評価をあわせて行いながら方針を決定する必要がある．

▶再発予防

肝細胞癌の再発予防としては，やはり背景肝疾患に応じた治療が重要である．

B 型肝炎症例においては，核酸アナログ製剤投与による発癌抑制効果が示されている．

C 型肝炎症例においては，IFN 治療により発癌抑制効果が示されているが，今後の C 型肝炎治療は DAAs が中心的役割を果たすものと思われるが，DAAs での発癌抑制効果に関しては今後の検討が必要である．

▶入院とするべき状況

肝細胞癌に対する治療は，これまで述べてきた各種検査の結果に応じ治療方針を決定するべきであり，予定入院が原則である．緊急入院となりうる状況としては，背景肝の病態悪化による腹水貯留，黄疸，肝性脳症などの症状発現時や，肝細胞癌破裂に伴う突発的な腹痛などの病態である．

参考文献:

1) 田中純子，片山恵子．肝癌の疫学：日本における肝癌の疫学的動向：概論．In: 最新肝癌学．日本臨牀．2015; 73 増刊号 1: p.51-8.
2) 伊藤敬義．肝癌の検査・診断：血液検査（血液生化学的診断）．In: 最新肝癌学．日本臨牀．2015; 73 増刊号 1: p.474-8.
3) 斎藤明子．肝癌の検査・診断：造影超音波．In: 最新肝癌学．日本臨牀．2015; 73 増刊号 1: p.488-92.
4) 宮山士朗．肝癌の治療：肝動脈化学塞栓療法．In: 最新肝癌学．日本臨牀．2015; 73 増刊号 1: p.637-41.
5) 海道利実．肝癌の治療：肝移植—現状と残された問題点．In: 最新肝癌学．日本臨牀．2015; 73 増刊号 1: p.704-8.
6) 上嶋一臣，工藤正俊．肝癌の治療：sorafenib．In: 最新肝癌学．日本臨牀．2015; 73 増刊号 1: p.737-42.
7) 日本肝臓学会編．科学的根拠に基づく肝癌診療ガイドライン 2013 年版．東京：金原出版；2013.
8) 日本肝臓学会編．肝癌診療マニュアル．第 2 版．東京：医学書院；2010.
9) 日本肝癌研究会編．臨床・病理 原発性肝癌取扱い規約．第 6 版．東京：金原出版；2015.

〈石田周幸・黒河内和貴〉

4. 肝胆膵疾患 ▶ 3. 腫瘍性疾患

b 転移性肝癌

POINT

① 転移性肝癌は肝外の悪性腫瘍の転移により形成された肝腫瘍である.
② 原発性肝悪性腫瘍の鑑別と, 原発巣検索, 病期診断が重要である.
③ 治療, 予後は, 原発巣により異なる.

▶病因・病態

肝外腫瘍の血行性, リンパ行性の肝臓への転移により形成される.

▶疫学

肝臓の悪性腫瘍のなかでももっとも頻度が高く, さまざまな臓器の悪性腫瘍が肝転移をきたす (表1).

表1 肝転移をきたしうる悪性腫瘍

大腸癌, 胃癌, 膵癌, 乳癌, 肺癌, 卵巣癌, 子宮癌, 腎細胞癌, 甲状腺癌, など ほぼ全ての癌に肝臓へ転移する可能性がある

▶症状

原発巣の進行度等によりさまざまであるが, 進行癌としての体重減少, 全身倦怠感等の症状を呈することも多い.

▶診断

他臓器の悪性腫瘍のステージングや他臓器の疾患検索で行われた画像診断で, 発見される場合も多い. 診断は侵襲性, 安全性等を念頭に計画する.

血液検査

血液検査は低侵襲だが, 特異性には乏しい. AST, ALT, Alp, γ-GTP 等の上昇を認めることが多いが, 血清 Alp 値, 血清 LDH 値等の上昇のみを認めることもある. 鑑別疾患である肝細胞癌の risk factor 検索のため, HBs 抗原, HCV 抗体をチェックする. 原発性肝癌の腫瘍マーカーである AFP, PIVKAII, 原発巣として頻度が高い消化管悪性腫瘍の腫瘍マーカーの CEA, CA19-9, SCC の測定も許容される.

画像診断

腹部超音波検査は放射線被曝がなくまず行うべきである. 腺癌からの肝転移は低エコーで, 多発することが多い. 周囲の輪状低エコー, 内部エコーの不均一等も特徴とされるが特異性は高くない.

造影 CT は, 造影剤使用が可能な際は非常に有用である. 上腹部は単純, 動脈相, 門脈相の 3 相の dynamic CT を行うが, 胸部単純 CT, 骨盤腔の造影 CT も同時に施行し, 肝以外の転移巣, 原発巣の検索も行う. 大腸, 胃, 膵臓の肝転移は周囲肝組織に比して, 造影不良域として描出されることが多い. 一方, 神経内分泌腫瘍, 腎細胞癌, 乳癌, 悪性黒色腫, 甲状腺癌は動脈相で濃染を示す.

MRI は CT にて診断が困難な場合に施行が考慮される. T1 で low, T2 で high となることが多い. 広範な領域の撮像はできず, 肝臓に絞った精査となる. 造影 MRI は, 肝細胞癌などの鑑別にも有用である.

肝腫瘍生検

非侵襲的画像診断で診断困難な場合に考慮されるが, 出血, 播種などの合併症の危険もあり, 他の非侵襲的検査にて診断に至らない場合にのみ適応を検討すべきである.

►治療

原発巣を特定して病期の決定を行い, 治療方針を決める. 多くの場合全身化学療法の適応が検討されるが, 大腸癌の肝転移については肝切除, RFA も治療オプションとなる. 病期, 全身状態によっては緩和的治療となる場合もある.

►予後

原発巣の状態, 肝以外の転移巣, 原発巣に対する治療の反応性によるが, 予後は良好とは言えない.

►再発予防法

原発巣の治療を含め総合的アプローチが必要である.

►入院治療とするべき状況

原発巣の状況, 全身状態も考え, 総合的に判断する.

参考文献:

1) Saint. S, et al. 転移性腫瘍. In: 亀谷 学, 生坂政臣, 須永達哉監訳. セイントとフランシスの内科診療ガイド. 東京: メディカル・サイエンス・インターナショナル; 2000. p.360-4.
2) Schwarts JM, Kruskal JB, et al. Solod liver lesions; Differential diagnosis and evaluation. UpToDate. Wolters Kluwer. 2014.

〈増原昌明〉

4. 肝胆膵疾患 ▶ 3. 腫瘍性疾患

C ▶ 肝海綿状血管腫

POINT

① 最も頻度の高い肝良性腫瘍である.
② ほとんどの症例は無症状で経過し，治療の必要はない.
③ 実際の診療で重要となるのは，主に悪性腫瘍との鑑別である.
④ まれに血管内凝固異常（Kasabach-Merritt 症候群），腫瘍破裂を合併することがある.

▶病因・病態

本症の病因は十分には解明されていないが，大小の血液腔の集合からなる良性腫瘍であり，腔は異型のない 1 層の内皮細胞で覆われている．被膜は伴わず，細胞成分に乏しい線維性隔壁で区切られ，海綿状を呈する．血栓がしばしば形成され，経過に伴い，血栓の器質化，線維化，瘢痕化，石灰沈着がみられる.

▶疫学

肝良性腫瘍の中で最も頻度の高い疾患で，女性にやや多いとされるが性差なしとの報告もある．今日では画像検査時に偶然発見されることが多い.

▶症状

ほとんどの症例が無症状で経過する．少数にみられる腹痛や腹部膨満感などの自覚症状および，まれではあるが血管内凝固異常（Kasabach-Merritt 症候群）や腫瘍破裂などの重篤な合併症は，巨大病変に伴いやすい.

▶診断

通常，画像検査にて診断する．腹部超音波検査では，内部均一な高エコー病変が典型的である，サイズが大きくなるにつれて内部に低エコー域を含み非典型的な所見を示す頻度が高くなる．非典型例では，辺縁部の境界高エコー（marginal strong echo）が血管腫の診断に有用である．また，検査中に経時的なエコー輝度の変化「wax and wane sign」，圧迫による変化「disappearing sign」，体位変換による変化「chameleon sign」がみられる場合があり，血管腫に特徴的である．ペンフルブタン（ソナゾイド®）を使用した造影超音波検査では，血管相において，腫瘍周囲から腫瘍内へ流入（fill in）が経時的に観察される．後血管相では腫瘍全体の濃染がみられ，周囲肝とのコントラストは低下するが，一部が造影されない症例や，小さな病変で濃染後の defect として観察される症例もある.

単純 CT では通常，均一な低吸収病変として描出される．造影 CT の動脈相では辺縁部が結節状に大動脈と等濃度に染まり，門脈相から平衡相では造影効果が中心へと広がり，濃染が持続する所見が典型的である（図 1）.

図 1　血管腫の造影ダイナミック CT

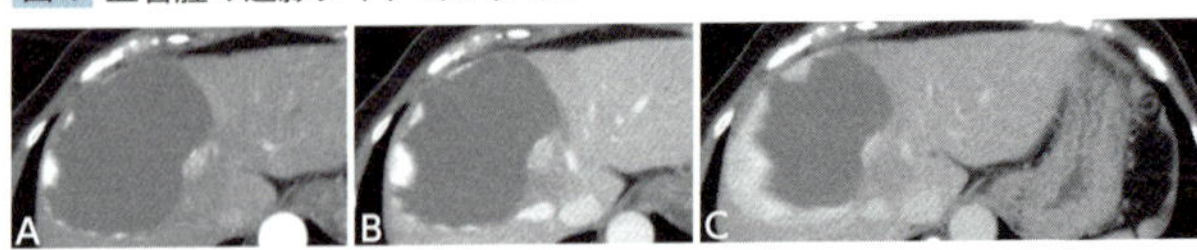

動脈相において腫瘍辺縁が結節状に濃染し（A），緩徐に中心へと広がる（B）．病変が大きく，平衡相においても造影効果は全体に至っていない（C）．

単純 MRI では T2 強調像で均一な高信号，T1 強調像で均一な低信号を示す．Gd-EOB-DTPA（EOB・プリモビスト®）を使用した造影 MRI のダイナミック相においては，造影 CT 同様，濃染が辺縁から中心に向かって増大し持続するが，肝実質の造影効果に伴って平衡相（後期相）でのコントラストは低下している．肝細胞相では，高信号を示す肝実質と比較して相対的に低信号となる．

悪性腫瘍との鑑別が困難な場合等，診断に苦慮する症例には腫瘍生検も考慮される．

▶治療

ほとんどの症例は経過による変化を認めず治療の対象とならない．少数ながらサイズ変化を認める症例も存在するため，通常年 1 回程度の定期的な経過観察を行う．急速な増大に対しては，悪性腫瘍との鑑別および破裂の危険性を考慮した対処が必要となる．

まれではあるが自然ないし外傷性の腫瘍破裂，血管内凝固異常（Kasabach-Merritt 症候群）の合併は外科治療の絶対適応であり，臨床症状の発現や巨大腫瘍，腫瘍の増大も治療の対象となり得る．

治療は手術（肝切除術あるいは腫瘍摘出術）が主として行われ，肝動脈塞栓術，放射線治療が選択される場合もある．

▶予後

ほとんどの症例で治療の必要がなく予後は良好である．手術成績もおおむね良好であるが，腫瘍破裂例等，予後不良な症例もわずかながら存在する．

参考文献:

1）日本医学放射線学会および放射線科専門医会・医会ガイドライン作成委員会編. 肝海綿状血管腫の画像診断ガイドライン 2007 年版. 日本放射線学会；2007.

〈楠　真帆〉

4. 肝胆膵疾患 ▶ 3. 腫瘍性疾患

d ▶ 肝嚢胞

POINT

① 臨床で遭遇する肝嚢胞の大半は単純性肝嚢胞であり，無症状である．
② 超音波検査や CT 検査により偶然に発見される例が多い．
③ 有症状時や悪性腫瘍を否定できない場合は治療を必要とする．
④ 治療としては，外科的摘出術，開窓術，経皮的薬剤注入療法があげられる．

▶病因・病態

肝嚢胞は寄生虫性と非寄生虫性に分けられ，さらに非寄生虫性嚢胞は（a）単純性肝嚢胞，（b）遺伝性の多発肝嚢胞，（c）腫瘍性，（d）外傷性，（e）その他に分けられる．先天性と後天性に分ける分類法も提唱されている．本稿では（a）を中心に記載する．先天性のものは胎生期における胆管形成異常が病因とされている．

▶疫学

以前の報告では超音波検査による肝嚢胞の発見頻度は 2.5 ～ 4%であったが，近年画像診断の急速な進歩に伴い無症状のまま発見される件数は増加しており，最近では 7%程度と報告されている[1]．

▶症状

大半の肝嚢胞は無症状であるが，嚢胞内出血では強い腹痛がみられ，嚢胞感染では発熱・腹痛がみられる．また特に肝門部の嚢胞では，嚢胞による胆管への圧排のために閉塞性黄疸や胆管炎を発症することがある．

▶診断

多くは腹部超音波検査にて診断可能であるが，造影 CT 検査を要する場合もある．嚢胞壁の限局性肥厚や乳頭状隆起を認めた場合は腫瘍性嚢胞を疑う必要がある．嚢胞内が高エコー（超音波検査），high density area（CT 検査）あるいは heterogeneous な場合，感染や出血を疑う．腫瘍性嚢胞や有症状嚢胞では aspiration での内容物の確認および細胞診が有用である．内容物がムチン様である場合はより腫瘍性嚢胞の可能性が高まる．壁石灰化が認められる多包性嚢胞が観察された場合は肝包虫症（echinococcosis）による二次性嚢胞を疑い，血清学的検査や針生検による組織学的な検索を考慮すべきである．また常染色体優性先天性嚢胞腎に伴う多発肝嚢胞が疑われる場合には，高血圧症に留意し，合併症として報告されている脳動脈瘤や心臓弁膜症（僧帽弁閉鎖不全など）のスクリーニングを行うべきである．

▶治療

肝嚢胞において治療の対象となるのは，肝嚢胞自体に破裂の危険性がある場合，また何らかの症状を呈する場合，肝機能障害を呈する場合などである．肝嚢胞の治療法としては手術療法と経皮的薬剤注入療法があり，手術療法には嚢胞摘出術，開窓術などが，経皮的薬剤注入療法ではエタノール，酢酸，塩酸ミノサイクリン，および EO（5% ethanolamine oleate）などの注入が報告されている．またエタノールを注入した後に腹腔鏡下開窓術を施行することで良好な治療成績が得られたとの報告もある[2)]．腫瘍性嚢胞の場合や悪性腫瘍が否定できない場合は外科的に切除するのが一般的である．

なお筆者は黄疸を合併した直径 4cm の単純性肝嚢胞に対し，経皮経肝的胆道ドレナージ・嚢胞ドレナージおよびエタノール注入療法を施行し治癒に至った症例を経験している[3)]．

▶予後

大半の肝嚢胞が無症状で経過する．有症状の肝嚢胞についても適切に処置を行えば生命予後に影響することはまれである．ただし治療後に再発する症例は少なくないため，治療後も定期的な経過観察が必要である．

▶入院とするべき状況

黄疸や疼痛・炎症を伴った嚢胞については早急に入院の上治療を要する．

参考文献:

1）後藤信雄，田村静夫，大野けい子．多項目健診に導入した腹部超音波検査の検討．逓信医学．2012; 53: 217-21.

2）Tanaka S, Watanabe M, Kinoshita Y, et al. Laparoscopic fenestration in combination with ethanol sclerotherapy prevents a recurrence of symptomatic giant liver cyst. Surg Laparosc & Endosc. 1998; 8: 453-6.

3）新垣昌利，佐藤秀一，木下芳一，他．閉塞性黄疸を呈した肝嚢胞の 1 例．島根医学．2015; 35: 49-54.

〈新垣昌利〉

4. 肝胆膵疾患 ▶ 4. 胆道疾患

a 胆道・胆嚢結石症

POINT

① 高齢者に多い疾患である.
② 胆石は有症状であれば原則胆嚢摘出すべきである.
③ 総胆管結石は，無症状であっても，必ず治療を行う.
④ 胆嚢炎，胆管炎などは，緊急に対応すべき病態である.

▶病因・病態

胆石の主な原因としては，以下のようにいわれている.

胆嚢収縮能の低下

胆石症患者では，健常者と比較して胆嚢収縮能が低下している.

胆嚢収縮能の低下している病態…脂質異常症，減量ダイエット，完全静脈栄養，迷走神経切離術後，脊髄損傷，ホルモン療法など

CCK の胆嚢の反応性が低下（以下のことが知られている）…ソマトスタチンアナログ投与時には，CCK 分泌低下．高 TG 血症では，CCK の反応性低下.

腸管機能低下

胆石症患者では，健常者と比較して食物の腸管通過時間が遅延している．通過時間の遅延は，腸内細菌叢の変化，小腸における胆汁酸吸収の低下に関連した胆汁酸組成の変化（2 次胆汁酸であるデオキシコール酸の増加）を引き起こし，肝から胆汁へのコレステロールの過剰分泌を誘発する.

→ウルソデオキシコール酸や cisapuride の投与により腸管通過時間の遅延を改善することが知られている.

一方総胆管結石は，①総胆管原発，②胆嚢結石の落下によるもの，③肝内結石の落下などであり，多くが感染を伴っておりビリルビンカルシウム結石が多い.

肝内結石は，ビリルビンカルシウム結石が多いが，近年は，減少してきており，コレステロール結石の報告が散見されるようになった．症例対象研究から生活環境の衛生条件や，幼少時の健康状態，回虫の既往，HTLV-1 抗体陽性率などが，有意に多く認められた.

併存疾患として先天性胆道拡張症が知られており，特に戸谷分類 IV-A 型が多くみられる．理由として手術に伴う逆行性感染，先天性の膜様狭窄，索条狭窄による胆汁うっ滞が関与しているといわれている.

▶疫学

2013 年度日本胆道学会による全国調査では，胆嚢結石では 60 ～ 70 歳にピークがあるのに対し，総胆管結石では，70 ～ 80 歳にピークがある.

►症状

最近は無症状でみつかる場合も多いが，典型的には，心窩部痛，右季肋部痛で，右肩に放散することがある．食後に発生することが多く，脂肪食摂取時に多い．

胆囊炎の所見としては，黄疸，発熱，腹痛を主とするCharcot 3徴が有名である．腹部所見としては，吸気時に右季肋部を押さえると呼吸が止まる現象としてMurphy徴候が有名である．

►診断

胆石，総胆管結石に伴う胆囊炎，胆管炎を疑えば以下の検査を施行する．

生化学検査

胆囊結石に関しては，肝機能検査に異常がでることは少ない．逆に肝機能異常がみられる場合は，総胆管結石の合併や，他の原因も考慮する．

総胆管結石では，一般的に肝，胆道系酵素の上昇がみられる．そのうちALP，T-Bil，ALT，ASTが感度が高い．

a）**体外式超音波検査**：急性胆管炎，胆囊炎が疑われるすべての症例において，施行されるべき検査である．（胆管炎診療ガイドライン）

b）**CT**：胆管炎では，特に造影CTが有用．急性胆管炎では，胆管の炎症がグリソン鞘に波及し，血流障害が生じ代償性に動脈血流が増加するため肝内にAPシャント様の不均一濃染が高頻度に生じる．

また胆囊内腔あるいは，壁内のガス像，胆囊壁の造影不良，胆囊周囲膿瘍などの所見があれば急性壊疽性胆囊炎を疑う．

c）**MRI（MRCP）**：USで結石が特定できないときなどの場合などが適しているが，小結石の診断には限界がある．

d）**EUS**：CT，MRIにて診断がつかない時に行うと良いが，術者により差があるため，専門医が行うべきである．感度95%，特異度96%と報告されている[1]．

►治療

胆石症（図1）

米国内科学会の胆石治療ガイドライン[2]では，以下のように分類されている．

a）**無症状胆石**：原則治療は不要で，経過観察．しかし，胆囊癌の高危険群とされている陶器様胆囊，3cm以上の結石に関しては予防的胆囊摘出が推奨．

b）**有症状胆石（胆石発作あり）**：生命予後に関してはほとんど影響はなく，治療の意義としては，再発予防．初回発作の場合，約30%は再発しないため経過観察でも良い．

c）**有合併症胆石（急性胆囊炎，胆石性膵炎などの併存）**：胆石症には，急性胆囊炎，急性膵炎（胆石性膵炎），胆石イレウス，胆囊癌などを合併する．

• **急性胆囊炎を併発している場合**…非手術的治療では，再発頻度が高く，い

図 1 フローチャート—胆嚢結石治療

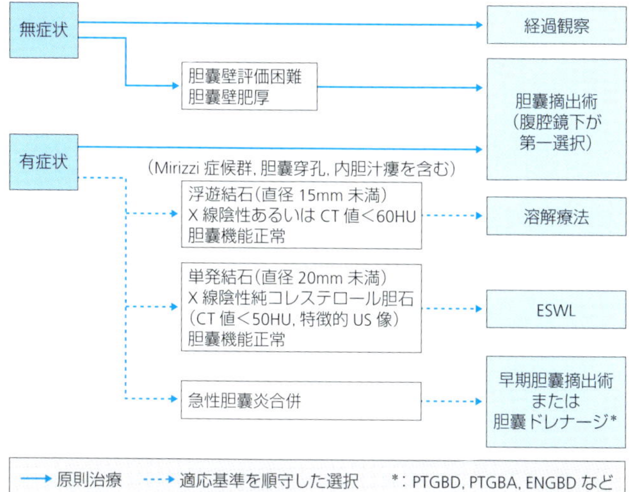

(日本消化器病学会編. 胆石症診療ガイドライン2016. 東京: 南江堂; 2016. より許諾を得て転載)

ずれにしても外科的手術が必要となる.

- **軽症胆嚢炎では，早期手術（発症から 72 時間以内）が原則**…早期でないあるいは，ハイリスク，早期手術の体制が整っていない場合は，急性期に PTGBD（percutaneous transhepatic gallbladder drainage）あるいは，PTGBA（percutaneous transhepatic gallbladder aspiration）を施行し，待機的に手術を施行する.

  重症胆嚢炎では，早期開腹手術か，PTGBD 後に待機的に手術を行う.

総胆管結石症（図 2）

必ず治療を行う. 治療としては大きく分けて以下の方法がある.

①開腹術，②腹腔鏡下手術，③内視鏡的治療，④経皮経肝的治療

以前に①～③を比較検討した試験があるが，②と③の間には差はなかった[3]. そのため侵襲性の観点から内視鏡的治療が第一選択としている施設が多い.

〈内視鏡的治療〉

① EST（内視鏡的乳頭切開術），② EPBD（内視鏡的乳頭バルーン拡張術）

海外の前向き試験の報告で，両者の結石摘出率の差はなかった[4] が，重症膵炎の発症が，EPBD で有意に高かったとするものがあり，この結果以降欧米では，EPBD は行われることはほとんどない. 本邦では，EPBD を行うことも多く，結石径 1cm 以下，数個，出血傾向のある場合などは施行されている.

図2 フローチャート—総胆管結石症治療

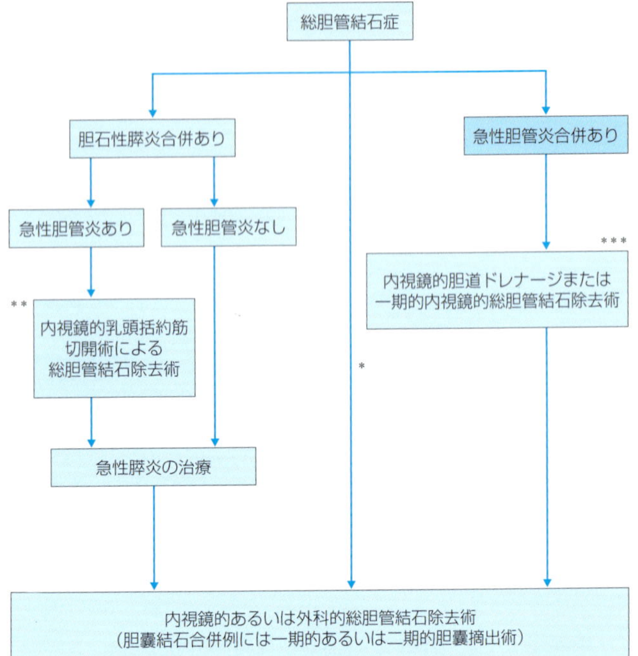

＊：無症状例，過去に有症状であった待機例を含む
＊＊：不成功の場合，経皮的胆道ドレナージを考慮する
＊＊＊：施設によっては経皮的胆道ドレナージを選択する

（日本消化器病学会編．胆石症診療ガイドライン2016．東京：南江堂；2016．より許諾を得て転載）

高齢者が多い昨今では，高齢者の治療を検討する機会は多いと思われるが，PS（perfomanse status）が良好であれば積極的に胆管結石摘出を行うべきである．しかしPSが悪かったり，さまざまな疾患による高リスク患者の場合は，採石にこだわらず内視鏡的ステント留置のみとすることも検討したほうが良い．

▶予後

米国内科学会の胆石治療ガイドライン[2)]では，以下のように分類されている．

a）**無症状胆石**：発作の出現率は，1～2%と低く，胆囊癌の発生率もきわめて低いため，原則治療は不要で，経過観察．

b）**有症状胆石（胆石発作あり）**：腹痛などで発症．発作の再発率は，1年で約50%と高率（10年では，約70%）．急性胆囊炎に関しては1～2%/年で出現.

生命予後に関しては，ほとんど影響はなく，治療の意義としては，再発予防．初回発作の場合，約 30%は，再発しないため経過観察でも良い．

c）**有合併症胆石（急性胆嚢炎，胆石性膵炎などの併存）**：急性胆嚢炎，急性膵炎などを合併した症例で，胆嚢摘出を行わないと 3 カ月間の経過中に 30%で合併症が再発する．

総胆管結石に関しては，EST 後結石再発は，8.4 ～ 9.8%，胆嚢炎 6.2%（有石胆嚢放置 22%）．

肝内結石の治療後は，結石再発，胆管炎，肝膿瘍などが約 10%程度．肝内胆管癌の合併率は，肝内結石の 4.8 ～ 12.9%と高率．

▶再発予防法

胆石

胆嚢摘出が基本．急性胆嚢炎，急性膵炎などを合併した症例で，胆嚢摘出を行わないと 3 カ月間の経過中に 30%で合併症が再発するとされている．

総胆管結石

EST と EPBD 後の再発に関しては比較したものは少ないが，結石再発などは，EPBD のほうが低いとする報告がある[5]．

▶入院治療とすべき状況

- 胆嚢，胆道に炎症をきたしている状態
- 胆石があり，腹痛を伴う発熱及び画像検査で胆嚢炎を疑う場合
- 総胆管結石があり，血液学的検査で肝，胆道系酵素の上昇をきたしている胆管炎を認める場合

参考文献:

1） Tse F, Liu L, Barkun AN, et al. EUS: meta analysis of test performance in suspected choledocholitiasis. Gastrointest Endosc. 2008; 67: 235-44.
2） American College of physicians. Guidelines for the treatment of gallstone. Ann Intern Med. 1993; 119: 620-2.
3） Clayton ES, Connor S, Alexakis N, et al. Meta-analysis of endoscopy and surgery versus surgery alone for common bile duct stones with the gall-bladder in situ. Br J Surg. 2006; 93: 1185-91.
4） Liu Y, Su P, Lin S, et al. Endoscopic papillary balloon dilation versus endoscopic sphincterotomy in the treatment for common bile choledocholithiasis: meta-analysis. J Gastroenterol Hepatol. 2012; 27: 464-71.
5） Yasuda I, Fujita N, Maguchi H, et al. Long-term outcomes after endoscopic sphincterotomy versus endoscopic papillary balloon dilation for bile duct stones. Gastrointest Endosc. 2010; 72: 1185-91.

〈加藤隆夫〉

4. 肝胆膵疾患 ▶ 4. 胆道疾患

b ▶ 急性胆管炎，急性胆囊炎

POINT

① 急性胆管炎，急性胆囊炎はそれぞれ診断基準を用い診断し，重症度判定基準を用い重症度を判定し，重症度に応じて治療をすすめることが重要である．

② 再発も考慮し，急性胆囊炎では基本的に胆囊摘出術をすすめる．急性胆管炎では総胆管結石が原因の症例に関しては，有石胆囊症例であれば胆囊摘出術を行うことが望ましい．

▶病因・病態

急性胆管炎

急性胆管炎の発症には2つの要因が必要となり，それらは①胆道閉塞と，②胆汁中の細菌増殖（胆汁感染）である．胆道閉塞の原因のうち頻度が高いものは，総胆管結石・良性胆道狭窄・胆道の吻合部狭窄・悪性疾患による狭窄である．胆汁感染の危険因子としては，①高齢，②緊急手術，③急性胆囊炎の既往，④黄疸の既往・存在，⑤総胆管結石，⑥総胆管の検査や処置の既往，⑦胆管空腸吻合術後，⑧総胆管の閉塞，など種々の因子があげられている．

急性胆囊炎

急性胆囊炎の原因の90～95%は胆囊結石であり，結石の嵌頓による胆囊管閉塞と胆囊内胆汁うっ滞に引き続き，胆囊粘膜障害が起こり，炎症性メディエーターの活性化が引き起こされる．

▶疫学

いわゆる5F（forty（40歳代），female（女性），fatty（肥満），fair（白人）fecund あるいは fertile（多産））は，胆囊結石形成に関連する因子とされている．しかし，これらがすべて急性胆管炎・胆囊炎の発症に関連するかは定かではない．

▶症状

急性胆管炎を疑うべき症状としては，発熱，悪寒，腹痛，黄疸，悪心，嘔吐，意識障害などがある．これらの症状を1つでも認める場合は急性胆管炎を疑って，診察，検査を進める必要がある．

急性胆囊炎に最も典型的な症状は右季肋部痛である．右上腹部の圧痛，胆囊触知，Murphy's sign（炎症のある胆囊を検者の手で触知すると，痛みを訴えて呼吸を完全に行えない状態）は急性胆囊炎に特徴的な所見である．

▶診断

急性胆管炎の診断のためには，臨床所見に加え白血球数，CRP，および ALP，γ-GTP，AST，ALT，ビリルビンなどを測定し，原因検索のための画像検査もあわせて行う（表 1）．急性胆管炎の重症度判定には，血小板，アルブミン，BUN，クレアチニン，プロトロンビン時間（PT），PT-INR，血液ガス分析が必要となる（表 2）．

急性胆嚢炎の診断に特異的な検査所見はないが，白血球数，CRP は炎症の存在を確認するのに有用である（表 3）．重症度判定には，血小板数，ビリルビン，BUN，クレアチニン，プロトロンビン時間（PT），PT-INR，血液ガス分析が必要となる（表 4）．

腹部超音波検査，腹部造影 CT は急性胆道炎の診断において非常に有益な画像検査である．腹部超音波検査は急性胆道炎が疑われる場合に必ず施行するべきである．

表 1 急性胆管炎診断基準

A　全身の炎症所見
A-1．発熱（悪寒戦慄を伴うこともある） A-2．血液検査：炎症反応所見
B　胆汁のうっ滞所見
B-1．黄疸 B-2．血液検査：肝機能検査異常
C　胆管病変の画像所見
C-1．胆管拡張 C-2．胆管炎の成因：胆管狭窄，胆管結石，ステント，など

確診：Aのいずれか＋Bのいずれか＋Cのいずれかを認めるもの
疑診：Aのいずれか＋BもしくはCのいずれかを認めるもの

(急性胆管炎・急性胆嚢炎ガイドライン改訂出版委員会編．急性胆管炎・胆嚢炎診療ガイドライン2013．第2版．東京：医学図書出版；2013[1] より抜粋)

表 2 急性胆嚢炎診断基準

A　局所の臨床徴候
(1) Murphy's sign，(2) 右上腹部の腫瘤触知・自発痛・圧痛
B　全身の炎症所見
(1) 発熱，(2) CRP値の上昇，(3) 白血球数の上昇
C　急性胆嚢炎の特徴的画像検査所見
超音波検査，CT検査，MRI検査にて胆嚢腫大，胆嚢壁肥厚，嵌頓胆嚢結石を認めるなど

確診：Aのいずれか＋Bのいずれか＋Cのいずれかを認めるもの
疑診：Aのいずれか＋Bのいずれかを認めるもの

(急性胆管炎・急性胆嚢炎ガイドライン改訂出版委員会編．急性胆管炎・胆嚢炎診療ガイドライン2013．第2版．東京：医学図書出版；2013[1] より抜粋)

表3 急性胆管炎重症度判定基準

重症急性胆管炎（Grade III）

急性胆管炎のうち，以下のいずれかを伴う場合は「重症」である．
- 循環障害（ドパミン≧5μg/kg/min，もしくはノルアドレナリンの使用）
- 中枢神経障害（意識障害）
- 呼吸機能障害（PaO_2/FiO_2比＜300）
- 腎機能障害（乏尿，もしくはCr＞2.0mg/dL）
- 肝機能障害（PT-INR＞1.5）
- 血液凝固異常（血小板＜10万/mm^3）

中等症急性胆管炎（Grade II）

初診時に，以下の5項目のうち2つ該当するものがある場合には「中等症」とする．
- 白血球数＞12000，or ＜4000/mm^3
- 発熱（体温≧39℃）
- 年齢（75歳以上）
- 黄疸（総ビリルビン≧5mg/dL）
- アルブミン（＜健常値下限×0.73g/dL）

上記の項目に該当しないが，初期治療に反応しなかった急性胆管炎も「中等症」とする．

軽症急性胆管炎（Grade I）

急性胆管炎のうち，「中等症」，「重症」の基準を満たさないものを「軽症」とする．

（急性胆管炎・急性胆嚢炎ガイドライン改訂出版委員会編．急性胆管炎・胆嚢炎診療ガイドライン2013．第2版．東京：医学図書出版；2013[1]より抜粋）

表4 急性胆嚢炎重症度判定基準

重症急性胆嚢炎（Grade III）

急性胆嚢炎のうち，以下のいずれかを伴う場合は「重症」である．
- 循環障害（ドパミン≧5μg/kg/min，もしくはノルアドレナリンの使用）
- 中枢神経障害（意識障害）
- 呼吸機能障害（PaO_2/FiO_2比＜300）
- 腎機能障害（乏尿，もしくはCr＞2.0mg/dL）
- 肝機能障害（PT-INR＞1.5）
- 血液凝固異常（血小板＜10万/mm^3）

中等症急性胆嚢炎（Grade II）

急性胆嚢炎のうち，以下のいずれかを伴う場合は「中等症」である．
- 白血球数＞18000/mm^3
- 右季肋部の有痛性腫瘤触知
- 症状出現後72時間以上の症状の持続
- 顕著な局所炎症所見（壊疽性胆嚢炎，胆嚢周囲膿瘍，肝膿瘍，胆汁性腹膜炎．気腫性胆嚢炎などを示唆する所見）

軽症急性胆嚢炎（Grade I）

急性胆嚢炎のうち，「中等症」，「重症」の基準を満たさないものを「軽症」とする．

（急性胆管炎・急性胆嚢炎ガイドライン改訂出版委員会編．急性胆管炎・胆嚢炎診療ガイドライン2013．第2版．東京：医学図書出版；2013[1]より抜粋）

►治療

急性胆管炎

急性胆管炎の治療は重症度に応じて行うべきである．胆管ドレナージと抗菌薬投与は急性胆管炎の治療において重要な 2 本柱である．診断基準で急性胆管炎と診断された場合，血圧，脈拍，尿量の厳重なモニタリングの上で，直ちに絶食，輸液，抗菌薬投与，鎮痛薬などの基本的初期治療を開始するべきである．それと同時に重症度判定基準を用いて重症度を判定する．基本的初期治療に対する反応に応じて頻回に重症度の再評価を行うべきである．

a）**軽症急性胆管炎（Grade I）**：抗菌薬投与を含む基本的治療で十分なことが多く，ほとんどの症例で胆管ドレナージは必要ではないが，初期治療に反応しない場合は胆管ドレナージを考慮すべきである．原則として総胆管結石や膵・胆道癌などの原因疾患に対する内視鏡的，経皮経肝的，または手術的療法は，炎症が消褪して行うべきであるが，高度の内視鏡技術を有する医師が存在する施設では総胆管結石に対する内視鏡的乳頭括約筋切開術（EST）は，胆管ドレナージを兼ねて行ってもよい．

b）**中等症急性胆管炎（Grade II）**：早期の内視鏡的，経皮経肝的，または手術的胆管ドレナージを行うべきである．成因に対する治療が必要な場合は，全身状態が改善してから行う．

c）**重症急性胆管炎（Grade III）**：重症胆管炎は臓器障害を伴うので，適切な呼吸・循環管理（気管内挿管の上での人工呼吸管理や昇圧剤投与）が必要となる．基本的初期治療を呼吸・循環管理である程度全身状態を改善させてから，できるだけ早く内視鏡的，経皮経肝的，または（状況によって）手術的胆管ドレナージを行う．成因に対する治療が必要な場合は，全身状態が改善してから行う．

• 胆管ドレナージには経皮経肝胆管ドレナージ（percutaneous transhepatic cholangial drainage：PTCD），内視鏡的経鼻経管ドレナージ（endoscopic naso-biliary drainage：ENBD）と内視鏡的胆管ステンティング（endoscopic biliary stenting：EBS），バルーン小腸内視鏡による胆管ドレナージ，超音波内視鏡ガイド下胆管ドレナージ（EUS-guided biliary drainage），外科的ドレナージなどの方法がある．おのおのの方法の特徴を理解した上で，患者の状態，術者の技量を加味して適切なドレナージ方法を選択するべきである．

急性胆囊炎

急性胆囊炎の第一選択の治療は早期または緊急胆囊摘出術で，できるだけ腹腔鏡下胆囊摘出術が望ましい．リスクを有し早期または緊急胆囊摘出術が安全に施行できないと考えられる患者には，経皮経肝胆囊ドレナージ（percutaneous gallbladder drainage：PTGBD），経皮経肝胆囊穿刺吸引術（percutaneous transhepatic gallbladder aspiration：PTGBA），内視鏡的経鼻胆囊ドレナージ（endoscopic naso-biliary gallbladder drainage：ENGBD）を行う．診断基準で急性胆囊炎と診断されたら，血圧，脈拍，尿量の厳重なモニタリングの上で，ただちに絶食，輸液，抗菌薬投与，鎮痛薬などの基本的初期治療を開始するべきである．それと同時に重症度判定基準を用いて重症度を判定する．重症度判定に加えて，併存疾患や全身状態から手術リスクを評価する．

抗菌薬投与や胆囊ドレナージで炎症が消褪しても，急性胆囊炎の再燃の予防のために胆囊摘出術を施行することが望ましい.

a) **軽症急性胆囊炎（Grade Ⅰ）**：早期の腹腔鏡下胆囊摘出術が第一選択の治療である. 手術リスクが高い症例では, 基本的初期治療にて軽快後に胆囊摘出術を施行しないで経過観察としてもよい.

b) **中等症急性胆囊炎（Grade Ⅱ）**：中等症急性胆囊炎はしばしば高度な局所の炎症を伴うので, 胆囊摘出術が困難となることを考慮して治療方針を決定するべきである. 急性炎症が消褪してからの待機的胆囊摘出術が第一選択の治療である. 基本的初期治療に反応しない場合は緊急または早期の胆囊ドレナージが必要である. また, 高度の内視鏡外科技術を有する場合は, 早期の腹腔鏡下胆囊摘出術も可能である. 胆囊穿孔による胆汁性腹膜炎は緊急手術（胆囊摘出術, ドレナージ術）の適応である.

c) **重症急性胆囊炎（Grade Ⅲ）**：重症急性胆囊炎は臓器障害を伴うので, 適切な呼吸・循環管理（気管内挿管の上での人工呼吸管理や昇圧剤投与）が必要となる. 全身状態が不安定なため外科的治療はリスクが高いため, 緊急または早期の胆囊ドレナージを行い, 全身状態が回復してから待機的胆囊摘出術を行う.

• 胆囊ドレナージには, PTGBD, PTGBA, ENGBD, 内視鏡的胆囊ステント留置（endoscopic gallbladder stenting：EGBS）, 超音波内視鏡下胆囊ドレナージ（EUS-guided gallbladder drainage：EUS-GBD）, 外科的胆囊外瘻術などの方法がある. おのおのの方法の特徴を理解した上で, 患者の状態, 術者の技量を加味して適切なドレナージ方法を選択するべきである.

▶予後

急性胆管炎の死亡率は, 2000 年以降は 2.7 ～ 10%と報告されている.

急性胆囊炎の死亡率は, 2000 年以降はおおむね 1%未満と報告されている.

▶再発予防法

急性胆囊炎は胆囊摘出術が行われれば, 基本的にその再発はない.

急性胆管炎は総胆管結石が原因の症例に関しては, 有石胆囊症例であれば胆管へ落下するリスクを考慮し, 再発予防のため胆囊摘出術を行うことが望ましい.

▶入院治療とするべき状況

急性胆管炎, 急性胆囊炎ともに基本は絶食が必要となるため, 入院加療が望ましい.

参考文献：

1) 急性胆管炎・急性胆囊炎ガイドライン改訂出版委員会編. 急性胆管炎・胆囊炎診療ガイドライン 2013. 第 2 版. 東京：医学図書出版；2013.

〈森藤吉哉〉

4. 肝胆膵疾患 ▶ 4. 胆道疾患

C ▶ 胆道癌

POINT

① 肝外胆道系に発生する癌は胆道癌と総称され，通常，胆管癌，胆嚢癌，乳頭部癌に分類される（図 1）.
② 日本の癌死亡原因の第 6 位である.
③ 胆道癌を疑う臨床症状は黄疸，右上腹部痛，体重減少である.
④ 悪性胆道閉塞を合併している場合には，必ずドレナージ前に病変の進展度診断を行い手術適応について検討する.
⑤ 他臓器やリンパ節などに遠隔転移がある場合は切除不能である.

図 1 肝外胆道系区分と乳頭部の範囲および区分

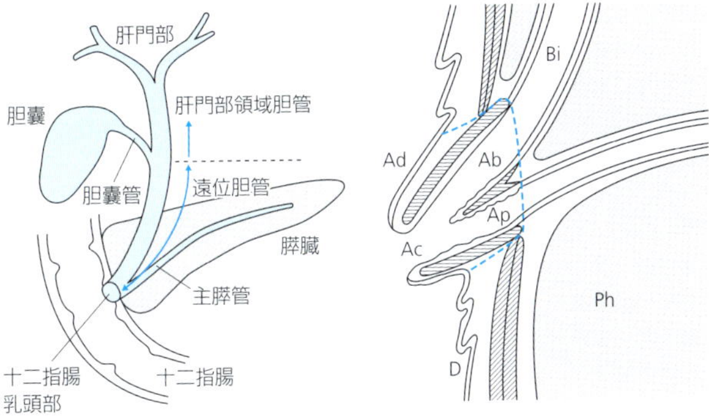

肝外胆管
(1)肝門部領域胆管
(2)遠位胆管

胆嚢
(1)胆嚢底部
(2)胆嚢体部
(3)胆嚢頸部
(4)胆嚢管

乳頭部
(1)乳頭部胆管(Ab)
(2)乳頭部膵管(Ap)
(3)共通管部(Ac)
(4)大十二指腸乳頭(Ad)
(5)膵頭部(Ph)
(6)十二指腸(D)

(日本肝胆膵外科学会編．臨床・病理 胆道癌取扱い規約．第6版．東京：金原出版；2013[1] より改変)

▶病因・病態

胆管・胆嚢上皮における慢性的な化学的・物理的傷害，炎症，胆汁うっ滞が癌化に関与していると考えられるが，決定的病因は不明である．胆管癌のハイリスクには膵･胆管合流異常，原発性硬化性胆管炎，肝内結石があり，胆嚢癌ではそれに加え，胆石症，胆嚢ポリープ，胆嚢腺筋腫症があるが，乳頭部癌にはエビデンスのあるハイリスクの報告はない．

その他，肥満，高脂血症，糖尿病，高脂肪食摂取，トウガラシの過剰摂取などもハイリスクとしてあげられ，近年では印刷業で従業員らに胆管癌が続出し，印刷機の洗浄に使用される有機溶剤（ジクロロメタン，1,2-ジクロロプロパン）の影響が取りざたされている．

▶疫学

好発年齢は 60 歳代で，胆管癌は男性に多く，胆嚢癌は女性に多い．胆管癌・胆嚢癌は日本の癌死亡原因の第 6 位であり，年間約 23,000 人が罹患し，約 18,000 人が死亡している．また国際比較では，日本人は他の東アジアの国の人やアメリカの日系移民，欧米人に比べて多い傾向がみられる．

▶症状

胆道癌を疑う臨床症状は黄疸，右上腹部痛，体重減少等であるが，初期には無症状であることが多い．このうち，胆管癌では約半数で黄疸を初発症状とし，全身瘙痒感，黒褐色尿，白色便が伴う．一方，胆嚢癌では右上腹部痛が最も多く，黄疸，悪心・嘔吐，体重減少が続く．乳頭部癌では早期より黄疸が出現し，時として消長がみられる．また腹部エコー，上部消化管内視鏡検査，肝機能障害で偶然に発見されることもある．

▶診断（図 2）

血液検査

黄疸がある場合，ビリルビンおよび胆道系酵素（ALP，LAP，γ-GTP）が上昇する．また，胆道の閉塞に伴い肝細胞逸脱酵素（AST，ALT）も異常値を示す．腫瘍マーカーとして CA19-9, CEA が上昇する．CA19-9 は胆管炎，胆管閉塞で上昇し，炎症軽減，閉塞解除によって下降するが，CEA は胆汁うっ滞の影響は受けない．

画像検査

胆管癌，胆嚢癌が疑われる場合は診断アルゴリズムに従い，以下の検査を組み合わせて施行する．

a）**腹部超音波検査**：胆道癌・胆嚢癌を疑った場合にファーストステップで行うべき検査である．下部胆管，乳頭部では腫瘍描出率は低下するが，癌部の上流でみられる胆管拡張は間接所見となる．

b）Multiple detector CT（MDCT）：横断像のみならず冠状断，斜位冠状断像など多方向からの観察が可能なため，進展度診断に有用でありセカンドステップで行う．胆道ドレナージ前に MDCT による dynamic CT を行うことで肝内外の胆管狭窄や壁肥厚の有無，病変の範囲，病変周囲臓器や血管浸潤の評価，リンパ節転移の診断が可能となる．

c）MRCP，MRI：非侵襲的に胆管の狭窄部位の同定や進展度診断が可能である．胆嚢癌では膵・胆管合流異常合併の有無が評価でき，肝門部胆管狭窄においては造影 CT よりも良悪性の鑑別に優れていたという報告がある．

d）ERCP（**内視鏡的逆行性膵胆管造影**），IDUS（**管腔内超音波検査**）：ERCP

図 2 診断アルゴリズム

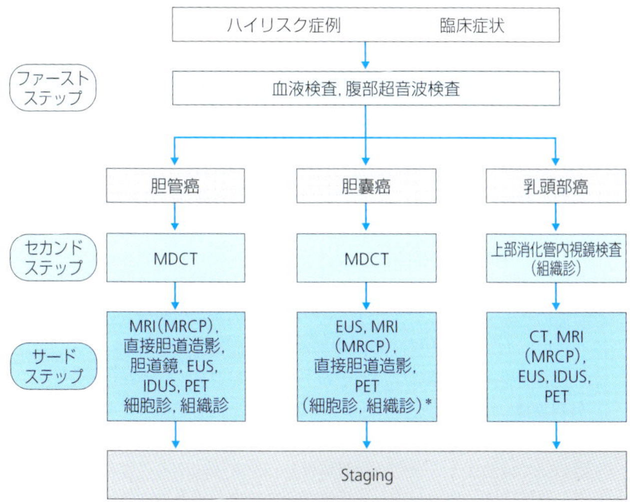

*必要に応じて十分に注意した上で行う

（日本肝胆膵外科学会 胆道癌診療ガイドライン作成委員会編．エビデンスに基づいた胆道癌診療ガイドライン．第2版．東京：医学図書出版；2014[2] より許諾を得て転載）

は，細いカテーテルを十二指腸乳頭より胆管へ挿入し，造影剤を注入する直接胆道造影検査である．胆管狭窄の診断能に優れ，同時に胆汁細胞診やブラシ細胞診，生検が行える長所がある．また，カテーテルの代わりにミニチュアプローベを胆管内に挿入することで IDUS を行うことも可能である．IDUS は腫瘍の水平浸潤範囲を診断するのに有用である．

e）EUS（**超音波内視鏡検査**）：胆道に近い胃や十二指腸から高周波の超音波プローベでスキャンするため体外式超音波検査より明瞭な画像の描出が可能となる．EUS は肝門部胆管癌の血管浸潤や中下部胆管癌の壁内進展度診断に有用性が高い．また，EUS-FNA（超音波内視鏡下穿刺吸引細胞診）は胆道癌においても診断能が高く，内視鏡的手法で組織診断が得られなかった場合に考慮する．

f）PTC（**経皮経肝胆道造影**），**経皮経肝胆道鏡**（PTCS），**経口胆道鏡**（POCS）：PTCS，POCS は胆管内腔の詳細な観察と直視下での生検を可能とし，良性狭窄との鑑別診断および胆管癌の粘膜内進展範囲診断に有用である．しかしながら，PTCS や PTC は播種や瘻孔再発の危険性もあるため，適応は慎重にするべきである．

g）PET-CT：胆管癌の原発巣において検出率は MDCT とほぼ同等であり，リンパ節転移や遠隔転移の診断では CT 単独よりも優れるという報告がある．

乳頭部癌が疑われた場合は，上部消化管内視鏡検査で組織生検を行う．遠隔転移や高度のリンパ節転移の有無を CT，MRI で確認し，膵浸潤や十二指腸浸潤の診断には EUS や IDUS を行う．

►治療（図 3）

h）胆道ドレナージ：広範肝切除術を予定する胆道癌や切除不能例には胆道ドレナージを行う．切除可能例では外科医とドレナージ前に術式も含めたディスカッションが必要である．広範肝切除を要する上部・肝門部胆管閉塞では経鼻胆道ドレナージ（ENBD）により残存予定肝のみをドレナージする．切除不能例では QOL を考慮し，なるべく内瘻化を目指す．中下部胆管閉塞に対しては開存期間の長い covered self-expandable metallic stent（SEMS）が，肝門部胆管閉塞には uncovered SEMS が推奨される．近年 tube free を目指した新たなドレナージ法として超音波内視鏡下胆道ドレナージ術が報告されている．悪性胆道閉塞に対する経皮経肝胆道ドレナージ（PTBD）では，腹膜播種再発の頻度を高め予後不良因子となるという報告がある．

i）外科治療：明らかな遠隔転移（肝転移，肺転移，骨転移，腹膜播種，傍大動脈周囲リンパ節や腹腔外リンパ節転移など）がない場合は外科医と手術適応について相談する．根治切除可能かどうかを検討するには右肝動脈，門脈，胆管分離限界点，膵内胆管への腫瘍進展の評価が重要である．また，右葉切除以上あるいは 50 ～ 60％の肝切除を予定している場合は術前門脈塞栓術を施行する．

図 3　治療アルゴリズム

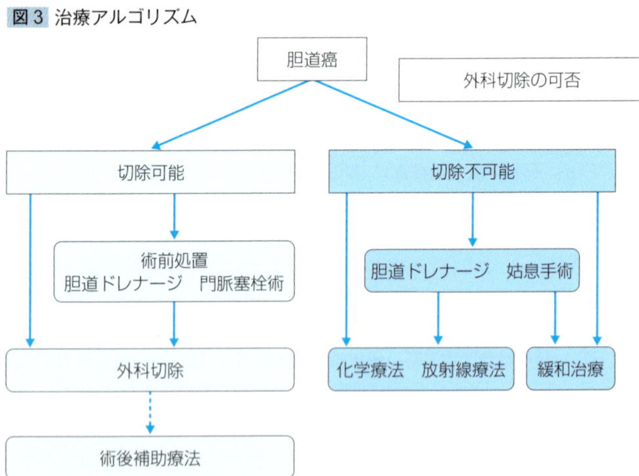

（日本肝胆膵外科学会 胆道癌診療ガイドライン作成委員会編．エビデンスに基づいた胆道癌診療ガイドライン．第2版．東京：医学図書出版；2014[2] より許諾を得て転載）

JCOPY 498-14044

j）**化学療法**：現状ではゲムシタビン，シスプラチン併用療法（GC）が標準療法と位置づけられる．セカンドラインの化学療法として推奨すべきレジメンは確立されていないが，S-1とゲムシタビンの併用療法（GS）はGCに匹敵する効果が期待され，現在治験が進行中である．また，化学療法との併用でいくつかの分子標的薬が有望な可能性があり検討中である．

k）**放射線療法**：切除不能例のうち，高齢などで化学療法の適応とならない場合は考慮する．胆道癌に対しては一般的に体外照射が行われているが，胆管内から高線量を照射できる腔内照射もあり，その併用が有効であったとの報告もある．また切除不能胆管癌の治療として，光感受性物質とレーザー照射による光線力学的治療 photodynamic therapy（PDT）の有用性を支持する報告が近年みられるが，現在のところ保険適応になっていない．

▶予後

非切除例では長期予後は期待できない．胆道・胆管癌の5年相対生存率は22.5%であり，消化器癌の中で膵癌に続き予後不良の癌腫である．治癒切除，リンパ節転移の有無，神経周囲浸潤の有無などが予後を規定する．

▶再発予防法

胆道癌・胆嚢癌は根治切除が可能であっても早期再発例が多いため，術後補助療法による再発予防に大きな期待が持たれているが，これまでその有用性を示したエビデンスはない．しかしながら，再発様式に応じた治療を再開するためにも，細やかな経過観察は必要である．通常1カ月ごとに血液生化学検査，腫瘍マーカーのチェックを行い，3カ月ごとに腹部超音波検査やCT検査を行う．

胆管拡張型の膵・胆管合流異常では胆道癌，胆嚢癌の発生が高率であるため予防的胆嚢摘出術と肝外胆管切除術が，胆管非拡張型では胆嚢癌の発生が高率であるため予防的胆嚢摘出術を行うことが望ましい．また，胆嚢ポリープが10mm以上でかつ増大傾向を有する場合や，大きさに関わらず広基性の場合は，胆嚢癌の頻度が高いため胆嚢摘出術の適応である．

▶入院治療とするべき状況

閉塞性黄疸に胆管炎を合併している症例や疼痛が高度である症例は入院が必要である．またstagingを行うため，あるいは胆道ドレナージを行うためのERCPは入院のうえ施行する．

参考文献：

1）日本肝胆膵外科学会編．臨床・病理 胆道癌取扱い規約．第6版．東京：金原出版；2013.
2）日本肝胆膵外科学会 胆道癌診療ガイドライン作成委員会編．エビデンスに基づいた胆道癌診療ガイドライン．第2版．東京：医学図書出版；2014.

〈串山義則〉

4. 肝胆膵疾患 ▶ 4. 胆道疾患

d ▶ 胆囊ポリープ

POINT

① 胆囊ポリープとは胆囊粘膜より隆起した病変.
② 無症状で健診の腹部超音波検査等にて偶然発見されることが多い.
③ 10mm を超えると胆囊癌の可能性も考え，精査を行い胆囊摘出術も考慮する.

▶病因・病態

胆囊ポリープとは，胆囊粘膜より隆起した病変の形態的名称．肉眼的ないし画像診断上認められる病変に対し用いられる．病理学的には非腫瘍性病変から腫瘍性病変まで幅広く含まれる.

▶疫学

- 健診などのスクリーニングの超音波検査で発見されることが多い.
- 健診での発見頻度は 5 ～ 10%．好発年齢は 40 ～ 50 歳代．男女差はなし.
- 頻度はコレステロールポリープが圧倒的に多い．次いで過形成ポリープ.
- **コレステロールポリープ**：胆汁中のコレステロールエステルを貪食した組織球が集塊をなして隆起を形成したもの.
- **過形成ポリープ**：上皮の過形成からなる.
- **炎症性ポリープ**：炎症に起因するポリープ.
- 胆囊隆起性病変の組織学的分類を示す（表 1）.

表 1 胆囊隆起性病変の組織学的分類（堀口）[1)]

I. 腫瘍性病変	II. 非腫瘍性病変
1. 上皮性病変 　1）腺腫 　2）腺腫内癌 　3）癌 　4）内分泌細胞腫 2. 非上皮性腫瘍	1. 上皮性病変 　1）過形成ポリープ 　2）限局性粘膜過形成 2. 非上皮性病変 　1）コレステロールポリープ 　2）炎症性ポリープ 　3）肉芽腫性ポリープ 　4）腺筋腫症 　5）異所性組織

▶症状

一般的に無症状．まれに胆囊炎症状をきたすことあり.

▶診断

存在診断には腹部超音波検査が第一選択．癌との鑑別が重要となる.

- **腹部超音波検査**：大きさ，数，形状，表面構造，内部エコー，ドップラー所見の観察が重要．コレステロールポリープは点状高エコーの集簇で，桑の実状または類円形で，細い茎を有する隆起性病変として描出され，多発する傾向にある．10mmを超える病変や広基性病変では他画像検査を併用し，治療方針を決定する．

- 超音波内視鏡検査（EUS）：ポリープ付着部や微細構造を詳細に評価できる．
- 造影CT：ポリープの血流を評価する．
- 内視鏡的逆行性胆膵管造影（ERCP）：胆汁細胞診を行い，悪性細胞の有無を確認することができる．

►治療

直径10mm以下では6～12カ月ごとの経過観察．10mmを超えるものや広基性病変，増大傾向にあるものでは胆嚢癌の可能性を考え，精査を進め，肝床部を含めた胆嚢摘出術を考慮する．

►予後

コレステロールポリープの場合は予後良好．腺腫や胆嚢癌が疑わしい場合には精査・治療が必要である．

►入院治療とするべき状況

11mm以上で腫瘍性を疑う場合は入院の上，精査を行う．

参考文献：

1）堀口祐爾．胆嚢隆起性病変の分類と鑑別．綜合臨牀．1995; 44: 595-6.

〈高橋芳子〉

4. 肝胆膵疾患 ▶ 4. 胆道疾患

e ▶ 胆嚢腺筋腫症

POINT

① Rokitansky-Aschoff sinus（RAS）の増生・粘膜上皮の過形成・筋の肥厚を示す，良性増殖性疾患．
② 胆嚢壁のびまん性ないし限局性の壁肥厚を特徴とする．
③ 肥厚した壁内に RAS を認めれば診断可能．
④ ほとんどの症例で経過観察可能だが，有症状や胆嚢癌が疑われる際には胆嚢摘出術を考慮．

▶病因・病態

胆嚢の過形成性疾患の 1 つ．胆嚢壁の Rokitansky-Aschoff sinus（RAS）の増生を主体とし，筋層の肥厚や粘膜上皮の過形成を伴う．成因については，胆嚢内圧上昇説，炎症性慢性刺激説，増殖退行変性説などが提唱されている．

▶疫学

40 ～ 50 歳代に好発．胆石を伴うことが多い．

▶症状

多くの場合無症状．胆石や胆嚢炎を合併した場合には腹痛などの症状を訴えることもある．

▶診断

ほとんどの場合，腹部超音波検査で診断が可能．肥厚した壁内に RAS を描出することが重要．

- **腹部超音波検査**：肥厚した壁内に拡張・増生した RAS を示す無エコー域を描出できれば診断可能．壁内結石を有する場合は comet-like echo を呈する．
  病変の局在により，3 つに分類される（図 1）．
- **超音波内視鏡（EUS）**：腹部超音波で評価困難であれば有用．数 mm の無エコー域も描出可能．
- **造影 CT**：肥厚した胆嚢壁に RAS による嚢胞構造がみられる．
- **MRCP**：RAS 描出に有用．壁肥厚部の RAS 内の液体貯留を反映し，首飾り様にみえることがある（pearl necklace sign）．
- **胆嚢造影（DIC・ERCP）**：RAS への造影剤貯留がみられる．

図 1 胆嚢腺筋腫症 分類

①底部・限局型　②分節型　③びまん・全体型

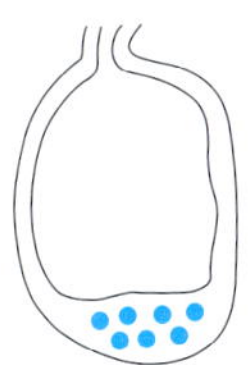
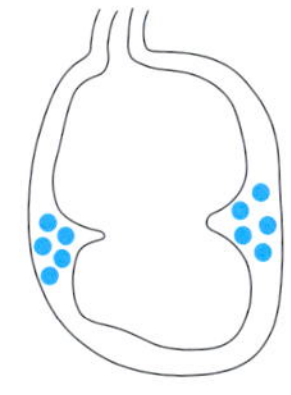
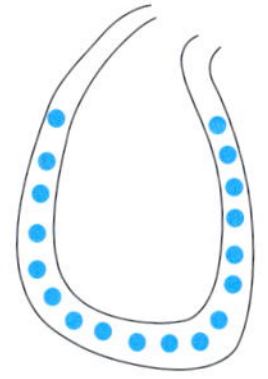

①底部・限局型（fundal/localized type）: 主に底部に限局して壁が肥厚し，隆起を呈していることが多い．胆嚢癌との鑑別診断が必要．
②分節型（segmental/annular type）: 病変が胆嚢体部あるいは頸部の全周に肥厚し，特徴的なtriangle signがみられる．
③びまん全体型（diffuse/generalized type）: びまん性に壁肥厚がみられ，慢性・急性胆嚢炎や浸潤型胆嚢癌との鑑別が必要．

▶治療

良性疾患であり基本的には治療不要で，経過観察可能．有症状の場合や癌が疑われる場合には胆嚢摘出術を考慮する．

▶予後

胆石や胆嚢炎を合併しない場合は予後良好．

▶入院治療とするべき状況

急性胆嚢炎を伴った際には，入院加療が必要となる場合がある．

参考文献:
1) Jutras JA. Hyperplastic cholecystoses; Hickey lecture, 1960. Am J Roentgenol Radium Ther Nucl Med. 1960; 83: 795-827.

〈高橋芳子〉

4. 肝胆膵疾患 ▶ 4. 胆道疾患

f ▶ 膵・胆管合流異常

POINT

① 無症状のことも多く，健診での画像検査で偶然指摘されることもある．
② 胆道癌の発生のリスクがあるため確定診断後は早期の治療が望まれる．

▶病因・病態

通常は膵管と胆管は十二指腸壁内で合流し共通管を形成する．本疾患は解剖学的に膵管と胆管が十二指腸壁外で合流する先天性の形成異常である．このため共通管が長くなり，十二指腸乳頭括約筋（Oddi 括約筋）の作用が膵胆管合流部に及ばない．すると，膵液と胆汁が相互逆流を生じ胆道や膵にさまざまな病態を引き起こし，胆道癌発生母地にもなる（図 1）．

また膵・胆管合流異常は胆管拡張の有無によって，先天性胆道拡張症と胆管非拡張型膵・胆管合流異常とに分けられる．さらに膵管と胆管の合流形式により 3 型に分類される（図 2）．

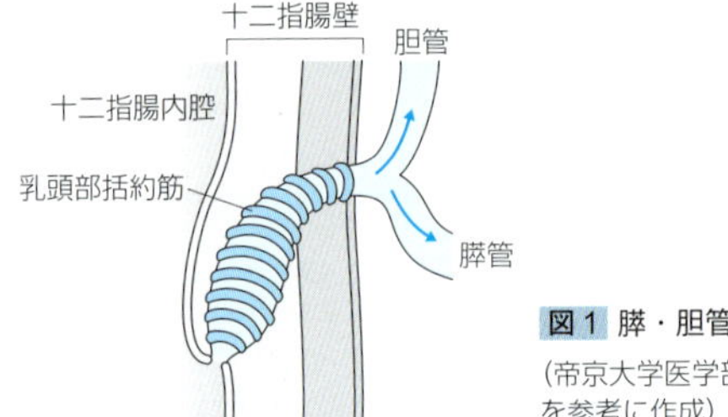

図 1　膵・胆管合流異常の模式図
（帝京大学医学部附属病院肝胆膵外科HPを参考に作成）

図 2　膵・胆管合流異常の分類

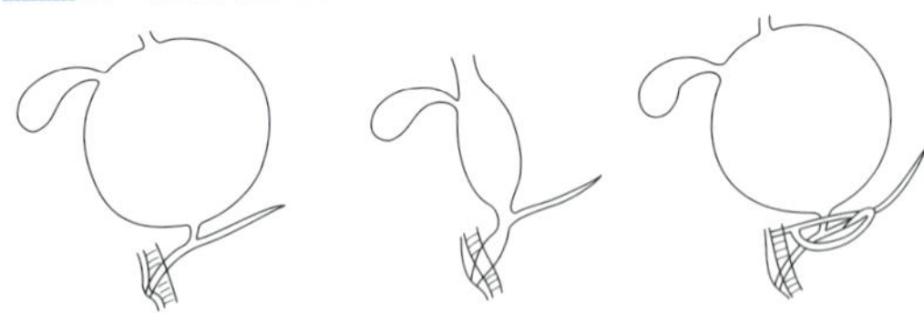

1) 胆管が膵管に直角に合流する胆管（合流）型
2) 膵管が胆管に鋭角に合流する膵管（合流）型
3) 複雑な合流形式を呈する複雑型

（日本膵・胆管合流異常研究会・日本胆道学会編．膵・胆管合流異常の診療ガイドライン．胆道．2012; 26: 678-90[1] より改変）

▶疫学

膵・胆管合流異常における胆道癌合併率は非常に高率であり，先天性胆道拡張症 21.6%，胆管非拡張型膵・胆管合流異常 42.4%である．

また胆道結石も通常よりも合併しやすく，先天性胆道拡張症 17.9%，非拡張型膵・胆管合流異常 27.3%である．

▶症状

腹痛，嘔吐，黄疸，発熱などが主な症状である．しかし無症状のことも多く人間ドックや内視鏡的逆行性胆道膵管造影検査，手術中に偶然発見されることもある．

また先天性胆道拡張症の方が胆管非拡張型膵・胆管合流異常よりも症状を呈することが多い．先天性胆道拡張症では腹痛，黄疸，腹部腫瘤が古典的 3 主徴として有名であるがすべて揃うことは比較的まれで 9%程度との報告もある．

▶診断

画像または解剖学的検索によって診断される．直接胆道造影（内視鏡的逆行性胆道膵管造影検査，術中胆道造影など）または磁気共鳴胆管膵管撮影，DIC-CT などで膵管と胆管が異常に長い共通管をもって合流するか，あるいは異常な形で合流するかを確認する．また超音波内視鏡検査などで膵管と胆管が十二指腸壁外で合流することを確認する．

手術や剖検などで上記のような膵・胆管合流異常が認められれば診断される．補助診断としては，胆管または胆嚢内の胆汁中膵酵素の異常高値があげられる．

▶治療

胆道癌の発生のリスクがあるため確定診断後は早期の治療が望まれる．治療は肝外胆管切除と胆道再建を行う分流手術が行われる．先天性胆管拡張症は小児でも早期の手術が推奨されているが，胆管非拡張型では胆道癌よりも胆嚢癌の頻度が高いことから胆嚢摘出術に留め肝外胆管切除は必要無いとする見解もある．

▶予後

発癌前に分流手術を受ければ予後は良好である．だが，分流手術後の発癌例も近年増えており厳重な経過観察が必要である．

また狭窄部が残存していると術後に肝内結石が形成され胆管炎を繰り返すこともある．胆管非拡張型は先天性と比較して診断時の年齢が高齢である場合が多く，胆道癌の合併率が高い．

▶再発予防法

確定診断後は早期に手術を受け，術後も定期的な画像検査で胆道癌の発生に注意していく必要がある．

▶入院治療とするべき状況

膵液の胆管への逆流により生じる胆石や，胆汁が膵管へ逆流し生じる膵石などにより腹痛，黄疸，発熱，嘔吐などの症状が出現することがある．胆管炎や胆囊炎，急性膵炎の診断となれば入院し絶食・点滴加療・内視鏡的処置が必要となり入院適応となる．

参考文献：

1) 日本膵・胆管合流異常研究会・日本胆道学会編．膵・胆管合流異常の診療ガイドライン．胆道．2012; 26: 678-90.
2) 廣岡芳樹．膵・胆管合流異常．日医師会誌．2012; 141 特別号 2: 300-1.

〈園山浩紀〉

4. 肝胆膵疾患 ▶ 5. 膵疾患

a ▶ 急性膵炎

POINT

① 近年，急性膵炎患者は増加傾向であり，男性は女性の 2 倍である.
② 原因として最も多いのは，男性はアルコール，女性は胆石である.
③ 予後因子または造影 CT で軽症か重症かを判定する.
④ 20%が重症化し，そのうち 10%が死亡する.
⑤ 軽症例では絶食，十分な輸液，除痛など基本的な初期治療を行い，重症例ではさらに全身管理を必要とする.

▶病因・病態

急性膵炎は，膵の消化酵素が膵内で異所性に活性化され，膵の自己消化をきたす急性炎症であるが，詳細な発生機序はいまだ不明である.

膵臓で生じた炎症は，周囲組織や隣接臓器に波及するだけではなく，全身性炎症反応症候群（systemic inflammatory response syndrome: SIRS）が惹起される．重症化すると，血管透過性の亢進や膠質浸透圧低下により，細胞外液が膵周囲や腹腔，胸腔内に漏出し大量の循環血漿が失われ，ショック，多臓器不全，播種性血管内凝固症候群（DIC）を併発し早期の死因となる．また，炎症初期の膵滲出液は無菌であるが，経過中に腸内細菌の bacterial translocation により二次的な感染が加わり敗血症を併発し，後期の死因となる.

厚生労働省の研究班による 2011 年の全国調査では，急性膵炎の成因としてアルコールが 33.5%と最多で，次いで胆石が 26.9%，突発性が 16.7%であった．他には術後，診断的内視鏡的逆行性胆管膵管造影法（endoscopic retrograde cholangiopancreatography: ERCP），高脂血症，膵腫瘍などが成因として報告されている.

男女別では，男性がアルコール（46.2%），胆石（19.7%），突発性（13.4%）の順であったのに対し，女性は胆石（40.3%），突発性（22.8%），アルコール（9.9%）と性差がみられる.

▶疫学

急性膵炎の推定患者数は，全国調査で 2011 年は 63,080 人であった．1998 年の推定患者数が 19,500 人であるので，十数年で約 3 倍に増加していることになる.

男女比は 1.9：1，平均年齢は 60.9 ± 18.1 歳で，男性は 60 歳代，女性は 70 歳代が最も多かった.

軽症例が 80.3%，重症例が 19.7%であった.

重症例の男女比は 1.8：1 で，男性は 50 歳代，女性は 70 歳代が最多だった.

▶症状

主な症状としては腹痛（特に心窩部），嘔気・嘔吐，背部痛である．

なお，意思疎通に障害がある人は，嘔吐や食欲不振などの症状のみで腹痛の訴えが乏しいことがあり，注意を要する．

▶診断

2008 年に厚生労働省の研究班により定められた，急性膵炎の診断基準および重症度判定基準に従い，診断および重症度を判定する（表 1）．

表 1　急性膵炎の重症度判定基準

予後因子（予後因子は各1点とする）

1. Base Excess≦－3mEq/L，またはショック（収縮期血圧≦80mmHg）
2. PaO_2≦60mmHg　(room air)，または呼吸不全（人工呼吸管理が必要）
3. BUN≧40mg/dL（or Cr≧2mg/dL），または乏尿（輸液後も1日尿量が400mL以下）
4. LDH≧基準値上限の2倍
5. 血小板数≦10万/mm^3
6. 総Ca≦7.5mg/dL
7. CRP≧15mg/dL
8. SIRS診断基準＊における陽性項目数≧3
9. 年齢≧70歳

＊：SIRS診断基準項目：①体温＞38℃または＜36℃，②脈拍＞90回/分，③呼吸数＞20回/分または$PaCO_2$＜32torr，④白血球数＞12,000mm^3か＜4,000mm^3または10％幼若球出現

造影CT Grade

1. 炎症の膵外進展度

前腎傍腔	0点
結腸間膜根部	1点
腎下極以遠	2点

2. 膵の造影不良域

膵を便宜的に3つの区域（膵頭部，膵体部，膵尾部）に分け判定する．

各区域に限局している場合，または膵の周囲のみの場合	0点
2つの区域にかかる場合	1点
2つの区域全体を占める，またはそれ以上の場合	2点

3. 合計スコア（1＋2）

1点以下	Grade 1
2点	Grade 2
3点以上	Grade 3

重症の判定

①予後因子が3点以上，または②造影CT Grade 2以上の場合は重症とする．

（厚生労働省難治性膵疾患に関する調査研究班2008年）

急性膵炎の診断基準

①上腹部に急性腹痛発作と圧痛がある.
②血中または尿中に膵酵素の上昇がある.
③超音波，CT または MRI で膵に急性膵炎に伴う異常所見がある.

上記 3 項目中 2 項目以上を満たし，他の膵疾患および急性腹症を除外したものを急性膵炎と診断する．ただし，慢性膵炎の急性増悪は急性膵炎に含める.

注：膵酵素は膵特異性の高いもの（膵アミラーゼ，リパーゼなど）を測定することが望ましい.

急性膵炎の重症度判定基準

急性膵炎の診断がつけば，特に発症から 48 時間以内に軽症か重症かの判定を行う．軽症例でも重症化することがあるので，経時的に重症度判定を行う.

►治療

急性膵炎と診断されたら入院の上，重症度に応じたモニタリング，治療を行う.

軽症例では，絶食による膵の安静，十分な輸液，除痛など基本的な初期治療を行う.

重症例では，さらに全身的な集中管理・治療が必要で，対応が困難な場合は転送を考慮する.

輸液

初期輸液として細胞外液（乳酸リンゲル液など）を用いる．脱水を伴わない場合は 130 ～ 150mL/h で，脱水状態，重症例では 150 ～ 600mL/h（上限 10mL/kg/h）で輸液を開始する．ただし，高齢者や心不全，腎不全などの基礎疾患を有する患者ではモニタリングを厳重に行い，過剰輸液にならないよう輸液量を決定する．そして平均動脈圧〔＝拡張期血圧＋（収縮期血圧－拡張期血圧）/3〕が 65mmHg 以上，尿量 0.5mL/kg/h が確保されたら，初期の急速輸液を終了し輸液量を調整する.

輸液を行っても，循環動態が改善せず，利尿が得られない場合は血液浄化療法も考慮する.

薬物療法

a）抗菌薬

軽症例でも重症化の可能性があるため，セフォペラゾン・スルバクタムナトリウム合剤などが使用されているのが現状であるが，診療ガイドラインでは，軽症例では予防的抗菌薬は不要とされている.

重症例では，最初からカルバペネム系薬のような広域スペクトラムをもつ抗菌薬を用いる.

b）蛋白分解酵素阻害薬

ガベキサートメシル酸塩またはナファモスタットメシル酸塩が使用され，重症例では DIC に準じた大量持続静注が行われる.

JCOPY 498-14044

重症例に対し，蛋白分解酵素阻害薬（＋抗菌薬）の動注療法が行われているが，保険適応が得られていない．現在，ナファモスタットメシル酸塩を用いた治験が進行中である．

c）鎮痛剤

急性膵炎の疼痛は激しく持続的であるため，非ステロイド性消炎鎮痛薬では効果が不十分なことがあり，その場合はペンタゾシンやブプレノルフィンなどの非麻薬性鎮痛薬が使用される．モルヒネが用いられることもある．

栄養療法

重症例では，経腸栄養は栄養補給だけではなく感染予防に効果があり，48時間以内に開始することが望ましいとされている．ただ，日本では普及率は低いのが現状で，その原因として原則，空腸まで栄養チューブを挿入しなければならない困難性が指摘されている．

特殊治療

a）胆石性膵炎における胆道結石に対する治療

胆道結石による胆管炎や胆道通過障害を疑う場合，内視鏡検査が可能な全身状態であれば早期の ERCP，乳頭括約筋切開術（ES）が望ましい．

b）膵局所合併症に対するインターベンション治療

局所合併症として，膵または膵周囲に貯留物が形成され，壊死所見のない間質性浮腫性膵炎と，壊死所見のある壊死性膵炎に分類される．そこに感染が併発したり，増大傾向で腹痛などの症状を有する場合は治療の適応となる．インターベンション治療にはドレナージとネクロセクトミーがある．超音波内視鏡ガイド下で，嚢胞と消化管を内瘻化させ貯留物を排出させるドレナージや，瘻孔を拡張させ積極的に壊死物質を除去するネクロセクトミーなどが行われている．

▶予後

a）死亡率

2011 年の全国調査では急性膵炎の死亡率は 2.6％で，軽症例が 0.8％，重症例では 10.1％であり，54.4％が発症 2 週間以内に死亡していた．重症例の年齢別死亡率では，30 歳未満では死亡例がなく，80 歳以上では 20％を超える致命率であった．

死因は敗血症，心不全・循環不全，呼吸不全の順に多かった．

b）再発率

2015 年に改訂された急性膵炎の診療ガイドラインには，アルコール性急性膵炎の 46％に再発を認め，胆石性膵炎では，胆石に対する処置が行われなかった場合，32 ～ 61％に再発を生じるとの海外の報告が記載されている．本邦では重症例の急性膵炎の再発率は 20.3％であり，アルコール性 32.4％，胆石性 7.4％とされている．

▶再発予防法

アルコール性急性膵炎では禁酒が重要である．

断酒例では平均約 2 年間の膵炎再発率は 16.4%であるのに対し，飲酒量は減少したが飲酒を継続した例は 34.8%，飲酒が不変あるいは増加例では 54.6%という報告がある.

胆石性膵炎では胆囊摘出術が再発予防となる．胆管結石を有する症例では ERCP，ES による結石除去が有用である.

▶入院とすべき状況

急性膵炎の診断が確定すれば全例が入院の適応となる．重症例であれば対応可能な施設への早急な搬送を検討する．なお，軽症例でも経時的に重症度判定を行い，重症の基準を満たせば，転送を考慮する.

参考文献：

1）急性膵炎診療ガイドライン 2015 改訂出版委員会編．急性膵炎診療ガイドライン 2015．第 4 版．東京：金原出版；2015.

2）正宗 淳，粂 潔，下瀬川 徹．アルコール性膵炎の実態調査．膵臓．2012; 27: 106-12.

〈天野和寿〉

4. 肝胆膵疾患 ▶ 5. 膵疾患

b ▶ 慢性膵炎

POINT

① 慢性膵炎は膵臓内部に急性炎症またはその後遺的変化，慢性炎症，腺細胞の脱落，再生が不均一・不均等に混在し，膵炎症状が主体の代償期から機能不全症状中心の非代償期へと移行していくが，その経過はさまざまである．
② 原因としては，飲酒，胆石，膵管狭窄，膵石など膵管内圧上昇をきたすものが多い．
③ 診断のためには血中･尿中膵酵素やBT-PABA試験が用いられるが，感度または特異度が低いためエコー，CT，MRI，超音波内視鏡，ERCPなど画像診断に頼らざるを得ない．
④ 全病期において膵管内圧上昇の原因を除去する治療が必要であり，代償期には膵外分泌刺激を抑制する治療，活動性膵炎を沈静化させる治療，疼痛対策が主体で，非代償期になると膵内・外分泌補充療法が主体となる．
⑤ 予後を悪化させる膵性糖尿病早期発見･治療のために，食後高血糖に注意する．

▶病因・病態

慢性膵炎は膵臓内部に急性炎症（急性膵炎）またはその後遺的変化，慢性炎症，腺細胞の脱落，再生がそれぞれ不均一な程度に不均等に混在した状態で，進行に伴い膵内外分泌機能の低下をきたすようになる．多くの症例で膵管内圧上昇や膵管拡張をきたしており，慢性膵炎の発症や進行において，膵管内圧上昇の関与が重要であることは間違いない．原因も飲酒，胆石，膵管狭窄，膵石と膵管内圧上昇をきたすものが多く，その他に高中性脂肪血症，副甲状腺機能亢進症などがある．

▶疫学

患者は増加傾向にあり，女性においては原因の特定できない特発性が多数を占めること，経過中に通常膵管癌の発生率が高いこと，喫煙が独立した危険因子であり，その継続が予後を悪化させることなどに注意を要する．

▶症状

典型例では図1に示すように，腹痛，背部痛，腹部膨満感など膵炎症状が中心の代償期から，口渇・多尿，下痢，脂肪便といった膵内外分泌不全症状中心の非代償期へと移行していくが，膵炎症状の再燃を繰り返す症例から無症状のまま非代償期に進行する症例まで，症状の程度とその時間的経過はさまざまである．

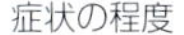

図 1　症状の経過と治療内容の変遷

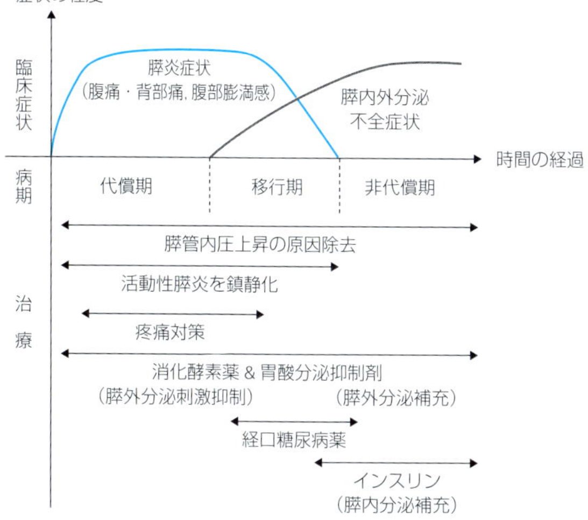

▶診断

原因不明の背部・腹部症状に対して慢性膵炎を疑うことがまず大切で，血中・尿中酵素は代償期における上昇，非代償期における低下が診断に有用であるが，感度は決して高くない．膵外分泌機能検査として一般に行える検査は BT-PABA 試験（PFD テスト®）のみであるが，PABA の腸管吸収，肝での抱合，腎排泄の影響を受け，感度・特異度に問題があるので，以下の画像所見に頼らざるを得ない．「①膵石灰化結石または膵管内蛋白栓」が最も重要な画像所見で，その他に膵管内圧上昇に伴う「②主膵管または分枝膵管の不整な拡張，囊胞形成」，実質の脱落に伴う「③膵実質辺縁の陥凹」，線維化，炎症・浮腫，腺房再生，小膵管増生所見の混在に伴う「④微細な実質不整像（蜂巣状分葉エコー，不連続な分葉エコー，点状高エコー，索状高エコー）」といった所見が，不均一な程度で不均等に混在していることが特徴である．エコー，MRI（MRCP），CT，超音波内視鏡，内視鏡的逆行性胆道膵管造影（ERCP）で，これらの所見を確認し，慢性膵炎臨床診断基準 2009[1] をもとに，慢性膵炎診療ガイドライン 2015 の診断フローチャート（図 2)[2]）に従って診断する．

膵炎症状が軽減してくる移行期からは，特に糖尿病合併に注意すべきであり，食後血糖のチェックを行い，高血糖を確認した場合には，75gOGTT 検査でインスリン分泌状態も確認し，糖尿病治療方針について検討する．

図2 フローチャート：診断

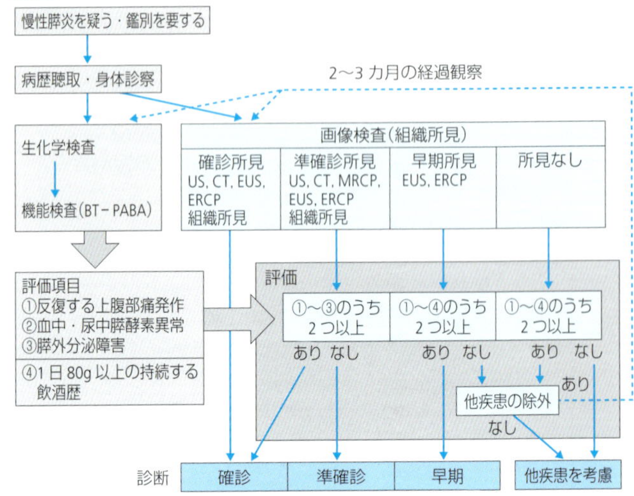

(日本消化器病学会編．慢性膵炎診療ガイドライン2015．第2版．東京：南江堂；2015. p.xviii[1] より許諾を得て転載)

►治療

慢性膵炎では，全病期において，1．膵管内圧上昇の原因を除去する治療は必要であるが，代償期には2．膵外分泌刺激を抑制する治療，3．活動性膵炎を沈静化させる治療が主体であり，それでも疼痛が改善しない場合に，4．疼痛対策が必要となる．膵内・外分泌機能が枯渇した非代償期になると，治療の主体は，5．膵内・外分泌補充療法へと移行する（図1）．

膵管内圧上昇の原因除去

慢性膵炎患者はさまざまな原因で膵管内圧上昇を起こしており，飲酒，胆石，膵管狭窄，膵石など原因が特定できている場合には，それらの原因除去を行うことが望ましく，禁酒・禁煙以外には内視鏡的治療，体外衝撃波結石破砕療法（ESWL)，各種外科的治療などの非薬物療法が中心となるが，これらの治療は疼痛を伴うことの多い主膵管の病変に対しては有効であるものの，無痛性のまま機能が低下していくことの多い末梢膵管病変に対しては無力であることを認識しておくべきである．膵管内の石灰化結石や蛋白栓に対する薬物療法として，トリメタジオン（ミノアレ®散）による経口膵石溶解療法，ブロムヘキシン（ビソルボン®）による経口蛋白栓溶解療法もその有効性が報告されている[3]が，これらの治療は非薬物療法が無効である末梢膵管の結石や蛋白栓に対しても効果があるというところに意義がある．両薬剤とも現在慢性膵炎に関する治療としての保険適用はない．経口膵石溶解療法で用いるトリメタジオンは本来抗てんかん薬であり，0.6g分3毎食後から開始して，

0.9g 分 3 毎食後にまで増量して維持していくが，副作用として軽度の羞明が起こりやすく，膵石溶解には長期間を要し，中止後には膵石の再出現が多いので，多数の症例を経験している施設に相談または依頼してみてもよい．

膵外分泌刺激の抑制

飲酒や食事摂取，特に脂肪摂取が膵外分泌を刺激するので，非代償期には禁酒・禁煙，過剰な食事摂取や脂肪摂取の制限など生活習慣指導を行うが，過度な脂肪制限は必須脂肪酸欠乏や免疫栄養の面から好ましくない．ヒトにおいて，十分な十二指腸内消化酵素活性が CCK を介して膵外分泌を調整するという機序は否定されているものの，何らかのネガティブ・フィードバック機構は存在するはずであり，胃酸分泌抑制剤とともに大量の消化酵素薬または高用量パンクレリパーゼ（リパクレオン®）投与により膵外分泌が抑制されることによって，腹痛の軽減が期待できる．

活動性膵炎の沈静化

1，2 の治療とともにカモスタットメシル酸塩（フオイパン®）の内服投与を行う．この薬剤は抗トリプシン作用だけでなく，プラスミン，カリクレイン，トロンビンなど炎症反応や疼痛に関与するさまざまな蛋白分解酵素を阻害し，炎症に関与するサイトカインである TNF-α と MCP-1 の産生も抑制することによって膵炎を沈静化し，疼痛を軽減させる．

疼痛対策

1，2，3 の治療で疼痛が軽減しない場合，Oddi 括約筋の緊張を除く作用のある鎮痙薬 cathecol-O-methyltransferase（COMT）阻害薬フロプロピオン（コスパノン®）の投与を行い，それでも疼痛が改善しない場合には，NSAIDs 内服または坐薬で対処する．高度の腹痛に対してのペンタゾシン注射は Oddi 括約筋収縮作用と依存症が生じやすいという問題がある．ペンタゾシンに比べて薬物乱用の危険性が少ないとされているトラマドールの効果はモルヒネと同等であったと報告されており，トラマドール塩酸塩とアセトアミノフェンの配合薬（トラムセット®）は非癌性慢性疼痛にも適応があるが，投与初期における悪心・嘔吐などの副作用に注意を要する．

膵内・外分泌補充療法

非代償期には，消化・吸収と糖代謝の両方の機能が低下して著しい栄養不良状態をきたすため，早期の対策が必要である．重炭酸塩分泌低下に伴って十二指腸内 pH が低下するので，消化酵素の失活を防ぐため胃酸分泌抑制薬とともに消化酵素薬の補充を行う．目的は異なるものの代償期における膵外分泌刺激抑制治療と同じ治療を継続する（図 1）．膵性糖尿病ではラ氏島から分泌される他のホルモン分泌も低下するため低血糖をきたしやすく，インスリン治療では少量ずつであっても持効型インスリンと毎食前の超速効型インスリンを用いて，通常よりも高めの血糖コントロールを目指すべきである．ただし，初期膵性糖尿病はインスリン抵抗性であることを知っておくべきであり，インスリン分泌が十分に保たれていれば，低血糖をきたしにくい経口糖尿病薬メトホルミン（メトグルコ®）や短時間作用型のグリニド薬の使用が望ましい．DPP-4 阻害薬は膵炎発症などの報告があり，その投与については慎重に検討すべきである.

►予後

非代償期には栄養不良を伴う糖尿病が予後を悪化させるので，膵炎症状が軽減してくる移行期にこそ，機能温存のための治療継続，糖尿病の早期発見(食後高血糖のチェック)・治療ための通院が必要であることを患者本人に理解してもらうことは大切である.

►再発予防治療

1. 膵管内圧上昇の原因除去と，2. 膵外分泌刺激の抑制が再発予防治療に該当する.

►入院治療とすべき状況

慢性膵炎急性増悪時は，急性膵炎と同じ入院治療（急性膵炎 p.443 参照）を行う.

参考文献:

1) 厚生労働省難治性膵疾患に関する調査研究班，日本膵臓学会，日本消化器病学会. 慢性膵炎臨床診断基準 2009. 膵臓. 2009; 6: 645-6.
2) 日本消化器病学会. フローチャート 1: 診断. In: 日本消化器病学会編. 慢性膵炎診療ガイドライン 2015. 第 2 版. 東京: 南江堂; 2015. p.xviii.
3) 山本真紀子，野田愛司，伊吹恵理，ほか. 石灰化膵石症および蛋白栓や粘稠膵液に対する経口膵石溶解療法の効果. 愛知医大医会誌. 2002; 30: 209-21.

〈芦沢信雄〉

4. 肝胆膵疾患 ▶ 5. 膵疾患

C ▶ 自己免疫性膵炎

POINT

① びまん性あるいは限局性の膵腫大をきたし，膵癌との鑑別が問題となる．
② 血清 IgG4 の上昇などがみられ，発症に自己免疫機序の関与が疑われている．
③ 膵臓のほか，胆管，唾液腺，甲状腺，腎など他臓器に及ぶ全身疾患の 1 つである．
④ ステロイド治療に奏効しやすいが，再燃も多くみられる．

▶病因・病態

自己免疫性膵炎はびまん性あるいは限局性の膵腫大をきたす疾患である．原因は不明であるが，IgG4 陽性を示す形質細胞浸潤が膵臓だけでなく，唾液腺をはじめさまざまな臓器で認められることから，IgG4 関連疾患の 1 つと考えられている．自己免疫性膵炎は病理学的特徴から Type 1 と Type 2 に分類される．Type 1 は IgG4 陽性の形質細胞やリンパ球の浸潤像と閉塞性静脈炎像を特徴とするリンパ形質細胞性硬化性膵炎（lymphoplasmacytic sclerosing pancreatitis：LPSP）を呈する．膵臓のみならず，胆管や唾液腺，甲状腺，腎など他臓器症状を伴いやすい．Type 2 は顆粒球上皮病変（granulocytic epithelial lesion：GEL）を呈する特発性膵管破壊性慢性膵炎（idiopathic ductcentric chronic pancreatitis：IDCP）が特徴的であり，IgG4 陽性形質細胞は認められないことが多い．Type 2 では他臓器の合併症も少ない反面，炎症性腸疾患の合併が多いことが知られている．

▶疫学

自己免疫性膵炎はまれな疾患であり，その疾患頻度は 1/100,000 人未満と報告されている．60 歳以上の中高年に好発し，男女比は 3：1 程度であり，男性に多くみられる[1)]．アジアおよび欧米諸国からの報告が多く，なかでも Type 1 は本邦に多く，Type 2 は欧米に多い．

▶症状

無痛性の黄疸を契機に診断されることが多い．主症状としては，軽微な腹痛であることが多く，急性膵炎をきたすことはまれである．また，膵内外分泌機能低下による糖尿病の発症や悪化，消化不良による下痢などをきたすこともある．このほか，IgG4 関連疾患として唾液腺炎（Mikulicz 病），甲状腺炎（Riedel 甲状腺炎），腎症（尿細管間質性腎炎など），後腹膜線維症，肺病変や下垂体炎など多彩な症状を合併することもある．

▶診断

自己免疫性膵炎の診断基準としては，日本（表 1）[2)] のほか，アメリカ[3)] などからも示されている．このなかでも，血清 IgG4 は重要な血清マーカーで

表1 自己免疫性膵炎臨床診断基準 2011

A. 診断項目

I. 膵腫大

a. びまん性腫大
b. 限局性腫大

II. 主膵管の不整狭細像（ERCP）

III. 血清学的所見

高IgG4血症（≧135mg/dL）

IV. 病理所見

以下の①～④の所見のうち
a. 3つ以上を認める
b. 2つを認める

① 高度のリンパ球，形質細胞の浸潤と線維化
② 強拡1視野当たり10個を超えるIgG4 陽性形質細胞浸潤
③ 花筵状線維化（storiform fibrosis）
④ 閉塞性静脈炎（obliterative phlebitis）

V. 膵外病変：硬化性胆管炎，硬化性涙腺炎・唾液腺炎，後腹膜線維症

a. 臨床的病変
臨床所見および画像所見において，膵外胆管の硬化性胆管炎，硬化性涙腺炎・唾液腺炎（Mikulicz病）あるいは後腹膜線維症と診断できる
b. 病理学的病変
硬化性胆管炎，硬化性涙腺炎・唾液腺炎，後腹膜線維症の特徴的な病理所見を認める

<オプション> ステロイド治療の効果

専門施設においては，膵癌や胆管癌を除外後に，ステロイドによる治療効果を診断項目に含むこともできる．悪性疾患の鑑別が難しい場合はEUS-FNA細胞診まで行っておくことが望ましいが，病理学的な悪性腫瘍の除外診断なく，ステロイド投与による安易な治療的診断は避けるべきである

B. 診断

I. 確診

① びまん型
Ia＋<III or IVb or V（a or b）>
② 限局型
Ib＋II＋<III or IVb or V（a or b）>の2つ以上
Ib＋II＋<III or IVb or V（a or b）>＋オプション
③ 病理組織学的確診
IVa

II. 準確診

限局型
Ib＋II＋<III or IVb or V（a or b）>

III. 疑診＊

びまん型
Ia＋II＋オプション
限局型
Ib＋II＋オプション

自己免疫性膵炎を示唆する限局性膵腫大を呈する例でERP 像が得られなかった場合，EUS-FNAで膵癌が除外され，III/IVb/V（a/b）の1つ以上を満たせば疑診とする．さらに，オプション所見が追加されれば準確診とする．
疑診＊：Type 2の可能性もある．

（岡崎和一，他．膵臓．2012; 27: 17-25[2] より改変）

あり，本疾患で上昇（≧ 135mg/dL）を認めことが多い．ただし Type 2 では IgG4 の上昇がみられないことが多く，また膵癌でも IgG4 の上昇を認めることがあるため，必ずしも特異的ではない．自己免疫性膵炎は，しばしば膵癌に類似した画像所見を呈する．このため，臨床において最も重要となるのは膵癌との鑑別である．膵のびまん性腫大を呈する場合，造影コンピュータ断層撮影（computed tomography：CT）・磁気共鳴胆道膵管造影（magnetic resonance cholangiopancreatography：MRCP）によって膵の“ソーセージ様”腫大や，被膜様構造（capsule-like rim）が，自己免疫性膵炎に典型的な所見と考えられている．しかし膵の限局性腫大の場合，病変は低濃度腫瘤を呈し尾側膵管の拡張や膵実質の萎縮を伴うこともあり，この場合には膵癌との鑑別は困難である．内視鏡的逆行性胆管膵管造影（endoscopic retrograde cholangiopancreatography：ERCP）および MRCP では，主膵管が不整狭細像をきたすことが知られているが，短い狭窄の場合には膵癌の膵管狭窄像と類似した像を呈する．また，病変が膵頭部にも及ぶ場合には，総胆管にも狭窄もきたしうるため，膵癌との鑑別はさらに困難となる．18F フルオロデオキシグルコースポジトロン断層法（^{18}F-fluorodeoxy glucose ultrasonography positron emission tomography：FDG-PET）検査では，活動性炎症が存在する部位に一致して異常集積を認めることが多いが，膵癌でも同様に異常集積を認めるため，膵癌の鑑別には有用ではない．

このように，画像検査による自己免疫性膵炎と膵癌の鑑別には限界があるため，病理学的診断が重要となる．病理学的には，Type 1 では IgG4 陽性の炎症細胞，膵管周囲へのリンパ形質細胞浸潤，閉塞性静脈炎，小葉間の線維化を特徴とする．一方，Type 2 では顆粒球の膵管上皮内への浸潤が特徴であり，IgG4 陽性細胞は少ない．超音波内視鏡下穿刺吸引法（endoscopic ultrasound-guided fine needle aspiration：EUS-FNA）の自己免疫性膵炎の診断における感度は 43％と低いが，膵癌を除外する上できわめて有効な検査である．

▶治療

自己免疫性膵炎は一般にステロイド治療が奏効することが多く，腹痛などの症状緩和と，閉塞性黄疸や後腹膜線維症などの合併症を予防する．その一方で再燃も繰り返しやすく，とくに Type 1 に多くみられることが知られている．また，ステロイド治療により膵内外分泌機能が回復し，糖尿病などの改善がみられることも少なくない．ただし，2 型糖尿病の既往がある場合には，ステロイドの副作用により耐糖能の悪化をきたす場合もあるため，注意が必要である．

ステロイド治療においては，経口プレドニゾロンを 30 ～ 40mg/ 日（0.6mg/ 体重 kg/ 日）より投与開始し，2 ～ 4 週間の継続投与の後に漸減を行う．1 ～ 2 週間ごとに IgG・IgG4 値や画像所見，臨床症状などを参考に 5mg ずつ減量し，2 ～ 3 カ月を目安に維持量まで漸減する．ステロイドの維持療法は自己免疫性膵炎の再燃予防に有効で，経口プレドニゾロン 5 ～

10mg/日にて維持投与する．維持投与は3年間，症状などをみつつ，ステロイド投与の中止を検討する．ステロイドに対する反応は2週間程度と早期に認められることが多く，CTでの膵腫大の改善のほか，FDG-PETで異常集積が認められる場合には集積の陰性化が認められる．

自己免疫性膵炎はステロイド治療に反応しやすいが，病理学的に検索を行うことなく膵癌との鑑別目的で安易にステロイド投与を行うとことは避けるべきである．

▶予後

自己免疫性膵炎の再燃の頻度は20～40%と報告されている．一方，自己免疫性膵炎の長期予後については不明な点が多く，膵癌の併発など，不明な点も多い．また，最近では本疾患における膵萎縮や膵石の併発の報告がみられるようになってきており，非代償期慢性膵炎への移行が懸念されている．

▶再燃予防法

再燃例では再投与あるいは増量を行う．またステロイド治療抵抗性を示す症例では，免疫調整薬（アザチオプリン / 保険適応外）の併用を検討する．

▶入院治療とするべき治療

自己免疫性膵炎の診断においてEUS-FNAを行うときや，ERCPを行うとき，また閉塞性黄疸を発症し，ERCPおよび減黄処置を行うときには，入院で処置を行う．

参考文献:

1) Hart PA, Zen Y, Chari ST. Recent Advances in Autoimmune Pancreatitis. Gastroenterology. 2015; 149: 39-51.
2) 岡崎和一，下瀬川 徹，伊藤鉄英，他．報告 自己免疫性膵炎臨床診断基準 2011. 膵臓．2012; 27: 17-25.
3) Chari ST, Takahashi N, Levy MJ, et al. A diagnostic strategy to distinguish autoimmune pancreatitis from pancreatic cancer. Clin Gastroenterol Hepatol. 2009; 7: 1097-103.

〈今岡　大〉

4. 肝胆膵疾患 ▶ 5. 膵疾患

d ▶ 囊胞性膵疾患

POINT

① 膵囊胞性疾患は偶発的に画像検査で指摘されることが多いが，鑑別すべき疾患は多く治療方針もさまざまである．

② 囊胞性膵腫瘍には漿液性囊胞腫瘍（serous cyst neoplasm: SCN），粘液性囊胞腫瘍（mucinous cyst neoplasm: MCN），膵管内乳頭粘液性腫瘍（intraductal mucinous neoplasm: IPMN）などがある．IPMN と MCN は浸潤性膵癌へ移行するため，その他の囊胞性疾患との鑑別と切除時期の決定が重要となる．

③ IPMN の診断，治療方針や経過観察などは IPMN/MCN 国際診療ガイドラインに則って慎重に経過観察をすべきである．

▶病因・病態

IPMN も MCN も腫瘍の内面は粘液産生の多い円柱上皮で覆われ，細胞外に多量の粘液貯留がみられる．組織学的異型は過形成，腺腫，腺癌（非浸潤癌，微小浸潤癌，浸潤癌）まで各種あり，経過が長くなると悪性の確立が上昇する．膵実質浸潤をきたすと通常型膵癌とほぼ同様の強い浸潤・転移傾向をもつようになる．MCN の成因は，胎生期の生殖原基組織の迷入説がある．胎生期には生殖原基は腹膜表層の肝および膵背側に近接して存在し通常はそれが腹腔下側に移動して行くが，近接している時期に膵表面に迷入しそれが MCN の元となることが推察されている．MCN のほとんどが女性の膵体尾部に生じ，紡錐形の好酸性の細胞質を有する線維細胞が腫瘍上皮の直下に「花莚」状に配列する卵巣様間質を有しており，卵巣様間質の 80％前後は免疫組織染色でエストロゲンレセプター，プロゲステロンレセプターが陽性である．MCN の悪性の頻度は 2011 年の 156 例の報告で 17％である[1]．

▶疫学

囊胞性膵疾患の頻度は健診受診者の約 0.2％で，女性より男性が多い．IPMN は 40 歳以上のどの年代にもみられるが高齢者ほど多くなる．人口 10 万人当たり罹患率は 25.96 人，60 歳以上に限ると 99.10 と 4 倍近くになる．男女比は 2.2：1 で男性にやや多い．MCN の罹患率は不明であるが，ほとんどは女性の膵体尾部に生じ男性例は 2％程度のみである．10 歳代後半からあらゆる年代に発見されるが平均年齢は 48 歳で閉経前後に多い．画像診断の普及により若年で診断される症例が増加する傾向にある[1]．SCN は膵腫瘍全体の 1 ～ 2％と比較的まれな腫瘍で，良好な経過をとる囊胞性腫瘍として知られている．膵 SCN は若年から中年女性に好発するが，男性例も認められる．

▶症状

IPMN は無症状のことがほとんどであるが，腹痛・背部痛を訴えることが

JCOPY 498-14044

多い．また，粘液の排出に伴って主膵管・十二指腸乳頭部が閉塞されて急性膵炎を起こすことがあり，その頻度は 13%と報告されている．有症状例に悪性が多いという報告は多く，悪性例は悪性傾向の強い例では産生される粘液の量が多いものと思われる．MCN は非常に大きくなると上腹部痛・左背部痛が生じることがあるが，通常は主膵管を圧迫して尾側に閉塞性膵炎をきたすこともあるが，悪性化して周囲組織に浸潤しない限り症状が出現することはない．SCN は増大すれば主膵管を圧排狭窄することがあり，そのために膵液のうっ滞からなる腹痛・背部痛を訴えることがあるが，通常はかなりの大きさになっても無症状のことが多い．

▶診断

検診や何らかのきっかけで受けた超音波検査や CT などの画像診断によることが多い．主膵管型 IPMN の特徴はびまん性の主膵管の拡張である．全体像の把握には MRCP が有用である．分枝型では分枝の囊胞状の拡張を認め，典型的にはぶどうの房状の多房性囊胞としてみられる（cyst-by-cyst appearance）．内視鏡では乳頭の開大を認め，主膵管と囊胞は高率に交通しており，主膵管や囊胞内には粘液による透瞭像を認める．MCN は，女性の膵体尾部に粘液を有する類円形の比較的厚い被膜を持つ囊胞としてみられる．典型的には多房性であり囊胞を囲む共通の被膜を有する（cyst-in-cyst appearance）．囊胞壁に接する壁在囊胞（mural nodule）を認めることがある．基本的には主膵管との交通は認められない．MCN に特徴的な組織所見として卵巣様間質（ovarian like stroma）があげられる．IPMN も MCN も，囊胞壁あるいは隔壁の肥厚がみられる例，内部に壁在結節がある例は悪性を疑う．これらが造影剤で増強される場合は悪性を念頭に置き精査する必要性がある．

SCN は形態的には腫瘍中心部に蜂巣状構造（honeycomb structure）といわれる微小囊胞の集簇があり病変の周辺部には大きめの囊胞がみられる．中心部付近には石灰化を伴うこともある．これらは microcystic type とよばれ診断は容易なことが多いがまれに大きな囊胞からなる macrocystic variant や囊胞が肉眼的に同定困難な solid variant を呈することがある．また，囊胞壁は造影効果を伴い solid variant type では内分泌腫瘍との鑑別が難しくなることがある．全体的には囊胞性病変のため MRI では T2 強調像で液体成分に近い高信号を呈するのが大きな特徴である．

▶治療

IPMN は主膵管型と分枝型によって治療方針が異なる．主膵管型は悪性の頻度が高いため原則切除となる．分枝型は造影される壁在結節，10mm 以上の主膵管拡張のあるものは悪性のリスクが高いために切除の適応となる．囊胞径 3cm 以上のもの，造影効果のある隔壁肥厚，5 ～ 9mm の主膵管拡張，造影されない壁在結節，近傍主膵管の狭窄が出現したものは，短い期間での画像検索を行い増悪があれば手術を考慮する必要がある（図 1[2)]）．MCN は

図 1 分枝型 IPMN 診療アルゴリズム

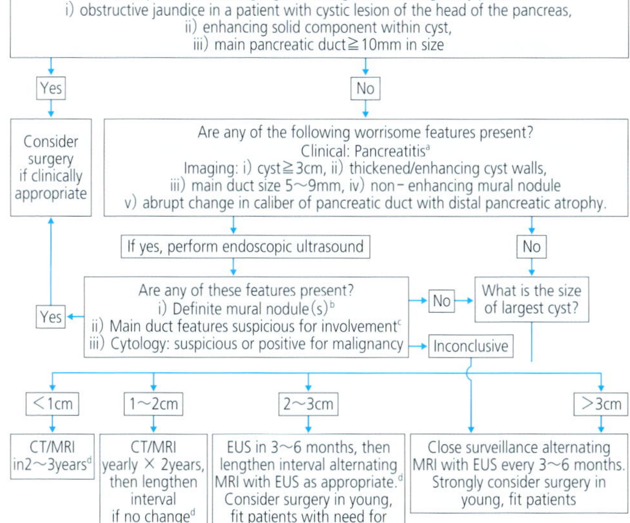

Are any of the following high-risk stigmata of malignancy present?
i) obstructive jaundice in a patient with cystic lesion of the head of the pancreas,
ii) enhancing solid component within cyst,
iii) main pancreatic duct≧10mm in size
Yes
No
Consider surgery if clinically appropriate
Are any of the following worrisome features present?
Clinical: Pancreatitis[a]
Imaging: i) cyst≧3cm, ii) thickened/enhancing cyst walls,
iii) main duct size 5〜9mm, iv) non-enhancing mural nodule
v) abrupt change in caliber of pancreatic duct with distal pancreatic atrophy.
If yes, perform endoscopic ultrasound
No
Are any of these features present?
i) Definite mural nodule(s)[b]
ii) Main duct features suspicious for involvement[c]
iii) Cytology: suspicious or positive for malignancy
Yes
No
What is the size of largest cyst?
Inconclusive
<1cm
1〜2cm
2〜3cm
>3cm
CT/MRI in2〜3years[d]
CT/MRI yearly × 2years, then lengthen interval if no change[d]
EUS in 3〜6 months, then lengthen interval alternating MRI with EUS as appropriate.[d] Consider surgery in young, fit patients with need for prolonged surveillance
Close surveillance alternating MRI with EUS every 3〜6 months. Strongly consider surgery in young, fit patients

a. Pancreatitis may be an indication for surgery for relief of symptoms.
b. Differential diagnosis includes mucin, Mucin can move with change in patient position, may be dislodged on cyst lavage and dose not have Doppler flow. Features of true tumor nodule include lack of mobility, presence of Doppler flow and FNA of nodule showing timor tissue.
c. Presence of any one of thickened walls, intraductal mucin or mural nodules is suggestive of main duct involvement. In their absence main duct involvement is incolclusive.
d. Studies from Japan suggest that on follow-up of subjects with suspected BD-IPMN there is increased incidence of pancreatic ductal adenocarcinoma unrelated to malignant transformation of the BD-IPMN(s) being followed. However, it is unclear if imaging surveillance can detect early ductal adenocarcinoma, and, if so, at what interval surveillanceimaging should be performed.

(国際膵臓学会ワーキンググループ. IPMN/MCN 国際診療ガイドライン2012年版〈日本語版・解説〉. 東京: 医学書院; 2012[2] より許諾を得て転載)

malignant potential を有しており，良悪性を問わず切除が原則である．一般的には完全切除の後は再発しないとされている．SCN はほとんどが良性腫瘍であり，症状がなければ経過観察が可能である．

▶予後

IPMN の予後は切除時の浸潤癌の有無によって決まってくる．全国調査での術後 5 年生存率は腺腫では良好（99 〜 100%）であるが，非浸潤癌（98.4%），微小浸潤癌（88.9%），浸潤癌（57.7%）と進展とともに低下してくる．浸潤癌でない IPMN を断端陰性として切除したとしても IPMN の再発が 10%にみられる．また，分枝型 IPMN には通常型膵癌が年率 0.4 〜 1.1%の割合で発生してくることが知られており術後も定期検査が必要である[3]．MCN の予後は一般には良好であるが，悪性例では生存率は低下する．全国調査での術後 5 年生存率は微小浸潤癌，浸潤癌は 62.5%で，浸潤癌のみでは 0%と予後不良である[1]．切除の結果良性腺腫であれば再発リスクはなく，定期検査の必要はないが，悪例であれば後腹膜再発，肝転移の出現の可能性があり注意しながらの経過観察が必要である．SCN は通常は良性疾患であり診断が確定した場合は経過観察でよいが，まれではあるが浸潤，転移を伴う例も報告されており，画像診断における経過観察が必要である．

▶再発予防法

分枝型 IPMN は術後再発や膵癌合併のリスクがあり定期的な画像検索が必要である．

▶入院とすべき状況

IPMN は粘液による膵管閉塞を起こし急性膵炎を発症することがあり，その頻度は 13%と報告されている．その際は通常の急性膵炎の治療と同様入院し全身管理が必要となってくる．

参考文献：

1) Yamao K, Yanagisawa A, Takahashi K, et al. Clinicopathological features and prognosis of mucinous cystic neoplasm with ovarian-type stroma. A multiinstitutional study of the Japan Pancreas Society. Pancreas. 2011; 40: 67-71.
2) 国際膵臓学会ワーキンググループ．IPMN/MCN 国際診療ガイドライン 2012 年版〈日本語版・解説〉．東京：医学書院；2012.
3) Maguchi H, Tnno S, Mizuno N, et al. Natural history of branch duct intraductal papillary mucinous neoplasm of the pancreas: A multicenter study in Japan. Pancreas 2011; 40: 364-70.

〈伊藤聡子〉

4. 肝胆膵疾患 ▶ 5. 膵疾患

e ▶ 膵癌

POINT

① 膵癌は最も治療成績の不良な固形癌である.
② 臨床的に通常, 膵癌と呼ばれるのは浸潤性膵管癌 ductal carcinoma のことである.
③ 良性疾患や膵内分泌腫瘍などと鑑別困難なことがあり, 可能な限り超音波内視鏡下穿刺吸引細胞診（EUS-FNA）などによる病理学的診断を行う.
④ 膵癌の治療においては, 腫瘍に対する治療だけではなく, 随伴して起こる症状への対応が必要となることが多い.

▶病因・病態

膵癌は膵管上皮細胞, 腺房細胞, 内分泌細胞から構成されており, それぞれより発生する膵管癌, 腺房細胞癌および内分泌細胞癌の 3 つに分けられるが, そのほとんどを膵管癌が占めている. 危険因子として膵癌の家族歴, 糖尿病・慢性膵炎・膵管内乳頭粘液性腫瘍（IPMN）・膵嚢胞などの合併, 喫煙・大量飲酒などがある.

▶疫学

膵悪性腫瘍による年間死亡者数は年々増加傾向にあり, 2013 年の厚生労働省の人口動態統計によると 3 万人を越え, 本邦の癌死亡原因の第 4 位となった. 60 ～ 70 歳代が罹患年齢のピークであり, 男性に多い. 好発部位は膵頭部が約 60%, 体尾部が約 15%, 2 区域ないし全体癌が 25%である.

▶症状

腹痛, 黄疸, 腰背部痛が多く, 次いで体重減少, 消化不良などがある. 膵頭部癌では腹痛, 黄疸, 体重減少がみられ, 体部癌では腹痛が最も多い. しかしながら, 有症状で診断された症例では進行癌が多く, 早期診断に有用な特異的症状はない. 近年, 高齢発症の糖尿病が診断契機として注目されており, 発症後 2 ～ 3 年以内に膵癌が発見される場合が多いと報告されている.

▶診断（図 1）

血液検査

アミラーゼやリパーゼ, エラスターゼ 1, トリプシンなどの膵酵素上昇を伴うことがあるが, 膵癌に特異的ではない. 腫瘍マーカーとして CA19-9 の他, CEA, Dupan-2, Span-1 があり, 検出感度は 30 ～ 80%とされているが, 進行癌を除くと陽性率は低く特異度も高くないことから早期診断には有用ではない.

画像検査

腹部超音波検査（図 2a）: 簡便で低侵襲な検査であるためスクリーニングに

図 1 膵癌診断のアルゴリズム

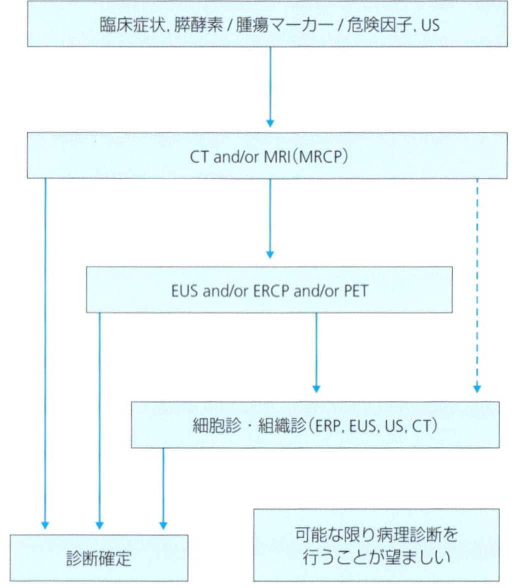

（日本膵臓学会 膵癌診療ガイドライン改訂委員会編. 科学的根拠に基づく膵癌診療ガイドライン2013年度版. 東京: 金原出版; 2013[1] より許諾を得て転載）

適しているが, 膵尾部や膵鉤部の病変は検出困難なことが多い. 描出率向上のための工夫として, 座位での走査や脱気水を飲ませた後に走査を行うとよい. 膵癌は境界不明瞭な低エコー腫瘤として描出されることが多い. 消化管ガスや肥満により膵自体が描出困難な場合でも膵管拡張や膵嚢胞などの随伴所見があれば精査に進むべきである.

CT（図 2b）: dynamic CT が第一選択である. 膵癌は造影効果の乏しい腫瘤像として認め, 尾側の膵管拡張を伴うことが多い. 動脈相で腫瘍の大きさ, 前方・後方浸潤, 主要動脈浸潤を, 平衡相で門脈浸潤, 大動脈リンパ節転移の有無を評価する.

MRI: 造影および 3 テスラ以上の MRI の膵癌診断能は造影 CT とほぼ同等であり, MRCP（図 2c）は膵管の評価のほか膵嚢胞の描出に優れている.

上記の各種画像検査で膵腫瘤の確定診断が得られない場合は EUS, ERCP のいずれか 1 つあるいは組み合わせて行い, 必要に応じて PET-CT を加える.

EUS: 消化管ガスの影響を受けることがほとんどないため, 腹部超音波検査や造影 CT 検査でとらえることの困難な微小膵癌の診断も可能であり, EUS-FNA による細胞診・組織診も有用である.

ERCP: 膵癌では膵管の狭窄・途絶像を認める. 膵液細胞診や膵管ブラシ細

図2 膵頭部癌（同一症例）

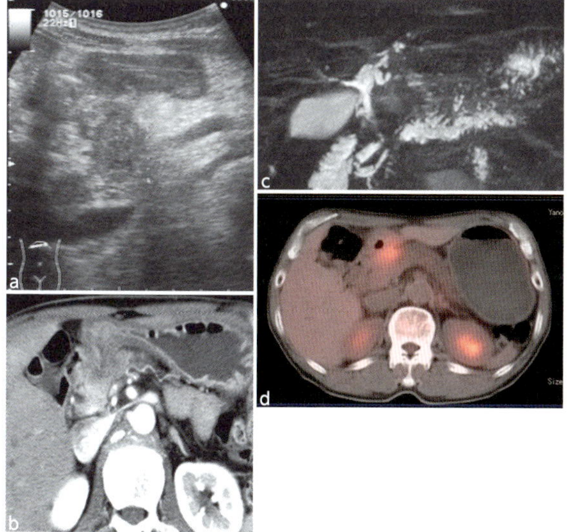

a: 腹部超音波．膵頭部に約3cm大の境界不明瞭な低エコー腫瘤があり，尾側膵管は著明に拡張している．
b: CT．膵頭部腹側から十二指腸下行脚に広がる境界不明瞭な腫瘤を認める．胃十二指腸動脈がinvolveされている．
c: MRCP．中部胆管に狭窄，膵頭部膵管の途絶と体尾部主膵管の著明な拡張を認める．
d: PET-CT．膵頭部から十二指腸に強い集積像を認める．

胞診を行うことが可能である．

PET-CT（図 2d）：膵腫瘍の良悪性の鑑別や遠隔転移の評価に有用である．2cm 以下の小膵癌に対する描出率は低く，腫瘤形成性膵炎や自己免疫性膵炎との鑑別が困難なこともある．

▶治療（図 3）

積極的治療

切除可能膵癌：膵癌診療ガイドラインの治療アルゴリズム（図 3）に従えば，Stage IVa までの膵癌症例（大血管への浸潤がなく遠隔転移がない）が外科切除の対象で，膵頭部癌に対しては膵頭十二指腸切除術または幽門輪温存膵頭十二指腸切除術，膵体尾部癌に対しては膵体尾部切除術が行われる．

Borderline resectable 膵癌：技術的に外科的切除が困難なことに加え，膵癌の局所浸潤により外科的切除を施行しても高率に癌が遺残し（R1，2），手術により生存期間が延長しない可能性があるものを Borderline resectable 症例といい，さらなる治療成績の向上を目指しこれらの症例に対する術前治

図3 膵癌治療のアルゴリズム

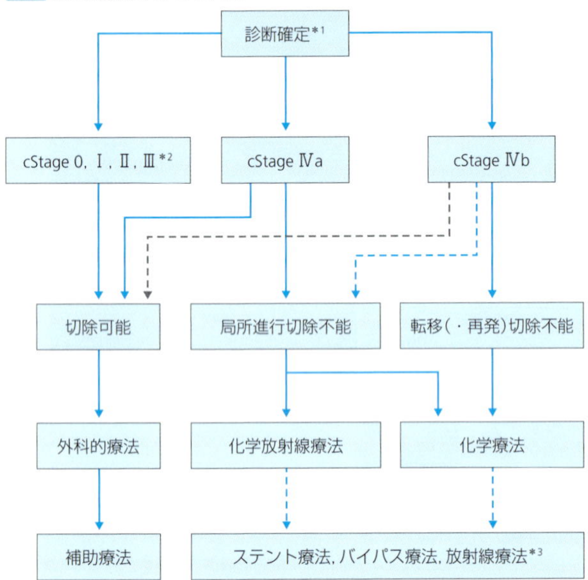

＊1：膵癌患者においては診断初期から疼痛・消化吸収障害・(膵性) 糖尿病・不安などに対する支持療法が必要となる．詳細に関しては各病態の診療ガイドラインおよび日本緩和医療学会のホームページ〈http://www.jspm.ne.jp/guidelines/index.html〉を参照されたい．
＊2：cStage分類は『膵癌取扱い規約』(第6版) による．
＊3：ステント療法，バイパス療法，放射線療法は症例により適応とされる場合がある．

(日本膵臓学会 膵癌診療ガイドライン改訂委員会編．科学的根拠に基づく膵癌診療ガイドライン2013年度版．東京：金原出版；2013[1] より許諾を得て転載)

療が注目されている．

局所進行切除不能膵癌：一次治療として化学放射線療法または化学療法単独による治療を行う．化学放射線療法の具体的なレジメンについては一定のコンセンサスは得られていないが，フッ化ピリミジン系抗癌薬またはゲムシタビン塩酸塩 (GEM) との併用が推奨されており，一次化学療法としては GEM 単剤治療もしくはテガフール・ギメラシル・オテラシルカリウム (S-1) 単剤治療が推奨されている．

転移切除不能膵癌：化学療法が標準治療である．これまで GEM 単剤治療を凌駕する治療方法がなく治療に難渋していたが，近年 S-1，エルロチニブ塩酸塩，FOLFIRINOX，ナブパクリタキセルなどのさまざまな薬剤や併用療法が登場し治療選択肢が広がった．

支持療法

閉塞性黄疸: 膵頭部癌では閉塞性黄疸をきたすことがあるため，胆道ドレナージ術を要することが多い．化学療法前の減黄目的だけでなく，切除不能症例の予後や QOL の改善が期待できるため，積極的に行うべきである．経皮経肝的胆道ドレナージ術，内視鏡的逆行性胆道ドレナージ，超音波内視鏡ガイド下胆道ドレナージ術などがある．

消化管狭窄: 膵頭部癌では十二指腸浸潤による悪性狭窄のため経口摂取不能となる症例もあり，長期予後が見込める場合は外科的胃空腸吻合術を，見込めない場合は内視鏡的十二指腸ステント留置術を考慮する．

癌性疼痛: 進行膵癌においては上腹部痛・背部痛を呈することが多く，疼痛コントロールに難渋することがある．WHO 方式がん疼痛治療法に準じて治療を開始するが，非ステロイド性抗炎症薬（NSAIDs）でコントロール不良の場合は早期からオピオイドを使用する．頑固な疼痛には，抗うつ薬，抗痙攣薬などの鎮痛補助薬を並行して投与する．また，超音波内視鏡を用いた腹腔神経叢ブロックが有用なこともある．骨転移による疼痛緩和にはビスフォスフォネート等の薬物療法とともに 20 ～ 30Gy 程度の放射線療法が有効である．

▶予後

膵癌全体の 5 年生存率は 7.1％と固形癌の中で最も予後不良であり，罹患数と死亡者数がほぼ同数である．Stage I，Stage II，Stage IVa，Stage IVb の生存期間中央値はそれぞれ 30.6 カ月，39.0 カ月，15.7 カ月，8.3 カ月である．

▶再発予防

2013 年 S-1 による 6 カ月の補助化学療法は GEM と比較して有意に良好という結果が日本より報告された．GEM 群の 2 年生存率が 53％であったのに対し, S-1 群では 70％と驚異的な結果であった．これにより膵癌診療ガイドライン[1)]では S-1 による術後補助化学療法が推奨されている．

いずれの治療を選択した場合も 1 カ月ごとの血液・生化学検査，腫瘍マーカー，3 カ月ごとの画像検査を行うだけでなく，体重，経口摂取状態，疼痛の有無なども定期的に評価する．

▶入院治療とするべき状況

血液検査で肝障害や黄疸などの異常が認められる場合，腹痛，食欲低下などの症状が高度で自宅療養が困難な場合は入院治療とする．

参考文献:

1）日本膵臓学会 膵癌診療ガイドライン改訂委員会編．科学的根拠に基づく膵癌診療ガイドライン 2013 年度版．東京：金原出版；2013.

〈串山義則〉

4. 肝胆膵疾患 ▶ 5. 膵疾患

f ▶ 膵神経内分泌腫瘍

POINT

① インスリノーマ患者は肥満を呈することが多い.
② 難治性の消化性潰瘍は Zollinger-Ellison 症候群を鑑別にあげる.
③ 難治性の下痢は VIPoma を鑑別にあげる.
④ PNET でも嚢胞変性をきたすことがある.
⑤ PNET を疑ったら副甲状腺機能亢進症の存在を check する.

▶概要

膵神経内分泌腫瘍（pancreatic neuroendocrine tumor: PNET）は，機能性と非機能性に分類され，両者で診断契機が異なる．機能性 PNET は分泌する生理活性ペプチドによりさまざまな臨床像を呈し，時として他臓器疾患との鑑別が必要である．頻度の多い順にインスリノーマ，Zollinger-Ellison 症候群（ガストリノーマ），VIPoma（WDHA 症候群），グルカゴノーマ，ソマトスタチノーマに分類される．一方，非機能性 PNET は，増大するまで発見されないことがある．インスリノーマ以外は悪性であることが多い．

▶適応

いずれの PNET も基本的に治療適応である．治療法には外科的治療，抗腫瘍薬による治療，症状緩和を目的とした薬物療法がある．外科的治療が第一選択になるが，腫瘍のサイズ，局在により核出術，部分切除術，リンパ節郭清を伴う定型的膵切除術（膵頭十二指腸切除術など）を選択する．抗腫瘍薬は切除不能例もしくは術後再発症例に適応がある．生検や手術検体から WHO2010 分類を行い薬剤を選ぶ．PNET（G1/G2）に対してはエベロリムス，スニチニブが推奨され，ストレプトゾシンによる化学療法も適応である．一方，膵 NEC（G3）に対しては小細胞癌の治療に順じ白金製剤をベースとした併用療法（エトポシド＋シスプラチン，イリノテカン＋シスプラチン：いずれも保険未承認）が推奨されている．内分泌症状のコントロール目的としてソマトスタチンアナログによる薬物療法が適応となるが，インスリノーマではグルカゴンなどの拮抗ホルモンの抑制により低血糖を増悪させることがあるので注意が必要である．

▶注意点と副作用・リスク

PNET 診断時には多発性内分泌腫瘍症 1 型（multiple endocrine neoplasia type 1：MEN1）の存在に注意すべきである．PNET のうち，MEN1 に伴うものは約 10％であり，特にガストリノーマや若年発症のインスリノーマに多い．MEN1 は常染色体優性遺伝性疾患であるため，家族歴の聴取は必須である．また副甲状腺機能亢進症が下垂体腺腫に先行することが多いためアルブミン補正後カルシウム，リン，インタクト PTH の検索が推奨

JCOPY 498-14044

される．下垂体腺腫のうち機能性腫瘍ではプロラクチノーマ，GH 産生腫瘍が大半であり，症状によって血清プロラクチン，成長ホルモンなどを測定する．非機能性腫瘍を念頭において視野検査，下垂体 MRI などが推奨されている．

▶検査の実際

各疾患の診断の実際は以下のとおりである．日本神経内分泌腫瘍研究会から膵・消化管神経内分泌腫瘍（NET）診療ガイドライン 2015 年第 1 版[1)] が出版されており参照すべきである．

インスリノーマ

震え，動悸，不安感などの自律神経症状や目の霞み，健忘，異常行動などの中枢神経症状をきたす．これらの低血糖に起因した典型的な症状をきたさず，けいれん発作や認知症などの非典型的な症状をきたすこともあり，診断に時間を要することもある．症状は空腹時にきたすが糖分の摂取で改善する．そのため患者は空腹を回避するため無意識のうちに食事摂取量が増加し肥満を呈していることが多い．診断に空腹時の血糖値とインスリン分泌を比較した Fanjans の指標などが参照される．60 歳代女性に多いが，若年例では MEN1 併発例である可能性がある．約 80％が単発，良性だが 10％以下で多発例，悪性例も存在する．ほぼ全例が膵原発であり局在診断は腹部超音波，CT，MRI，超音波内視鏡などが推奨されるが，これらの画像診断でも局在を指摘できないケースがある．その際はグルコン酸カルシウムを刺激薬とした SASI テストを行う．前値と比べて 200％以上の上昇がみられたものを栄養血管し局在診断とする．

Zollinger-Ellison 症候群（ガストリノーマ）

難治性の消化性潰瘍や逆流性食道炎が受診動機になる．また膵酵素不活性化により下痢をきたす．十二指腸下行部以降にも潰瘍を多発することも本疾患の潰瘍の特徴である．20 ～ 50 歳代で発症しやや男性に多い．PPI 1 週間以上（H2 拮抗薬なら 48 時間以上）休薬し空腹時血清ガストリン値を測定するが，休薬中の潰瘍再発に注意が必要である．血清ガストリン値が 1,000pg/mL 以上の症例では本疾患が強く疑われる．確定診断には胃酸分泌測定検査（空腹時 pH ＜ 2）もしくは 24 時間以内 pH モニター検査（pH ＜ 2 holding time が 90％以上）が必須である．膵原発は 25％にとどまり十二指腸原発が 70％，それ以外が 5％である．多くは悪性であり外科的切除が第一選択になるが，散発性であることが多く，また微小な病変も多いため局在診断に難渋することがある．その際はインスリノーマと同様の SASI テストを行うが，診断基準はインスリノーマと異なり，前値と比べて 20％以上の上昇かつ絶対値で 80 pg/mL 以上上昇がみられた血管を栄養血管として局在診断とする．

グルカゴノーマ

耐糖能障害や糖尿病をきたし，約 80％に遊走性壊死性紅斑を合併するのが特徴である．また低アミノ酸血症，低アルブミン血症，体重減少をきたす．

血漿グルカゴン測定と血中アミノ酸濃度測定が推奨される．中高年で発症しやや女性に多い．膵原発が多く，半数以上が悪性である．

VIPoma〔WDHA 症候群（watery diarrhea, hypokalemia, achlorhdria）〕

VIP（vasoactive intestinal polypeptide）の過剰分泌により大量の分泌性の水様下痢をきたす．多くの患者で1日3,000mL以上の下痢を認める．便は紅茶色でにおいがないのが特徴である．下痢に伴い，低カリウム血症，低クロール血症，代謝性アシドーシスを伴う．90％が膵に発生し，好発部位は膵尾部で3cm以上の大きさでみつかることが多い．血中VIP濃度上昇，便の浸透圧と血清浸透圧の差（Osmotic gap）の低下が診断に有用である．半数以上は悪性である．

ソマトスタチノーマ

PNETで最もまれな疾患である．約半数で膵原発であり，糖尿病，胆石症，下痢（もしくは脂肪便）が3主徴である．残りの約半数を占める十二指腸原発ではこれらの症状に乏しく，占拠性病変として腹痛や黄疸などをきたす．また十二指腸ソマトスタチノーマはvon Recklinghausen病に合併することがある．空腹時血漿ソマトスタチン測定が160pg/mL以上である場合は本疾患が疑われる．70％以上が悪性である．

非機能性PNET

PNETの約半数を占める．60％以上が悪性であり手術が第一選択になる．偶発的に診断されることもあるが，症状が乏しいために進行した状態で発見されることもある．多くは造影効果の高い充実性腫瘤であり，EUS-FNAによる病理診断が必要である．比較的大きな腫瘤では嚢胞変性や石灰化を伴うことがあり，SPN，SCNなどの嚢胞性病変も鑑別に上がる．本邦では嚢胞性病変に対するEUS-FNAによるコンセンサスが得られていない．

参考文献：

1）日本神経内分泌腫瘍研究会（JNETS）編．膵・消化管神経内分泌腫瘍（NET）診療ガイドライン．東京：金原出版；2015.

〈福庭暢彦〉

4. 肝胆膵疾患 ▶ 6. 腹壁疾患

a ヘルニア

POINT

① ヘルニアとは，臓器もしくは組織の一部が本来の部位から脱出した状態を指す．
② 腹部のヘルニアは外ヘルニア，内ヘルニアに大別される．
③ 内臓の絞扼やイレウスを伴う場合は緊急手術の適応となる．

▶病因・病態

腹部ヘルニアは発生部位により表 1 のように分類される[1]．外ヘルニアはヘルニア内容となる臓器が腹腔外に脱出したもの，内ヘルニアは腹腔内で裂孔部や陥凹部に臓器が入り込んだものである．

表 1 腹部ヘルニアの分類（横隔膜ヘルニアを除く）

1. 外ヘルニア
- ●鼠径部ヘルニア
  - ・鼠径ヘルニア
    - 外鼠径ヘルニア
    - 内鼠径ヘルニア
  - ・大腿ヘルニア
- ●臍ヘルニア
- ●腹壁ヘルニア
  - ・腹壁瘢痕ヘルニア
  - ・半月状線ヘルニア
  - ・白線ヘルニア
- ●骨盤部ヘルニア
  - ・閉鎖孔ヘルニア
  - ・坐骨ヘルニア
  - ・会陰ヘルニア
- ●腰ヘルニア
  - ・上腰部ヘルニア
  - ・下腰部ヘルニア

2. 内ヘルニア
- ●傍十二指腸ヘルニア
- ●Winslow孔ヘルニア
- ●肝鎌状間膜ヘルニア
- ●大網ヘルニア
- ●経腸間膜ヘルニア
- ●盲腸周囲ヘルニア
- ●S状結腸間膜ヘルニア
- ●胃癌術後内ヘルニア（Petersenヘルニア）

3. 膀胱上ヘルニア

（和田則仁，他．日医師会誌．2012; 141: S322-3[1] より引用）

▶疫学

腹部のヘルニアで最も多いのは鼠径ヘルニアである．外鼠径ヘルニアが大部分を占め，男性に多い．一方，大腿ヘルニアは中年以降の女性，右側に多く，嵌頓を起こしやすい．成人鼠径部ヘルニアの危険因子としては高齢，るいそう，ヘルニアの既往・家族歴，腹圧のかかる仕事や運動，前立腺手術歴，慢性咳嗽，腹膜透析，喫煙，腹部大動脈瘤などが報告されている．

▶症状

外ヘルニアでは発生部位に膨隆，腫脹を生じる．膨隆は立位，腹圧上昇で増大し，仰臥位や圧迫により消退する．イレウスをきたしたり，臨床経過が24時間を超える場合は腸管の絞扼を疑う．

▶診断

鼠径ヘルニアは典型的な局所所見がみられれば理学的所見のみで診断可能である．よって腹部診察時はヘルニア門を意識的に触診することが大切である．必要に応じて超音波，CT，MRIなどを併用する．

▶治療

鼠径ヘルニアの治療については，日本ヘルニア学会よりガイドライン[2)]が発表されている．

内臓の絞扼やイレウスを伴う場合は緊急手術の適応である．それ以外の有症状ヘルニアは待期的手術を検討する．

手術はヘルニア内容の還納とヘルニア門の閉鎖を行う．鼠径ヘルニアではメッシュを用いた修復術が非メッシュ法に比べ再発率が低い．内ヘルニアはイレウスを伴う緊急手術例が多い．絞扼例では壊死腸管の切除を要する．

▶予後

待期的手術であれば日常生活への復帰は手術翌日から可能である．再発や術後慢性疼痛などの合併症をきたす例がある．

▶再発予防法

術後，腹圧のかかる身体動作やスポーツは徐々に進めるべきとの意見がある．

参考文献：

1）和田則仁，古川俊治，北川雄光．消化器疾患の診断と治療 ヘルニア．日医師会誌．2012; 141: S322-3.
2）日本ヘルニア学会 ガイドライン委員会編．鼠径部ヘルニア診療ガイドライン．東京：金原出版；2015.

〈森田照美〉

4. 肝胆膵疾患 ▶ 6. 腹壁疾患

b 癌性腹膜炎

POINT

• 悪性腫瘍の症例に腹水を認めた場合は癌性腹膜炎を疑う.

▶病因・病態

癌細胞が種をまくように腹膜に転移（腹膜播種）した病態である. 腹膜播種の進行により消化管閉塞や腹水貯留, 尿管閉塞などを引き起こす.

▶疫学

腹腔内悪性腫瘍に合併することが多い. 消化器癌では胃癌が最も多い. 腹腔外臓器の悪性腫瘍（乳癌, 肺癌, 悪性リンパ腫など）も腹膜播種を呈することがある.

▶症状

食欲不振や嘔気, 嘔吐, 腹痛, 腹部膨満感, 尿閉などを認め, 患者の QOL を著しく悪化させる.

▶診断

悪性腫瘍の症例に腹水を認め, 腹水細胞診で悪性所見が得られれば診断が確定する. 身体所見, 画像検査により腹水の存在を確認し, 可能であればエコーガイド下で腹水を採取し, 一般検査, 細胞診を行う.

- 癌性腹膜炎に伴う腹水は滲出性腹水であり, 時に血性腹水を呈する.
- 腹水細胞診の感度は 58～75%である. 癌性腹膜炎を強く疑う場合は細胞診を複数回行うことで診断できる可能性が高くなる. 検体量は少なくとも 50mL が必要で, 採取後すぐに検査室へ提出することが望ましい.

腹水の少ない初期の癌性腹膜炎の診断は困難であり, 手術時の開腹所見で診断されることも多い. 近年, 他の画像検査では指摘できない微量な腹水を EUS-FNA（endoscopic ultrasound-guided fine needle aspiration）を用いて採取し, 癌性腹膜炎の補助的診断に用いた報告がある.

細胞診が陰性であっても, 腹部 CT や腹部エコー検査による水腎症, 腹膜結節, 腸間膜肥厚, 大網肥厚（omental cake）, 消化管造影検査による腸管狭窄など, 間接的な所見で診断することもある.

▶治療

原疾患に対する標準的化学療法が基本である. 年齢や基礎疾患, 全身状態を考慮し治療適応を慎重に判断する. 緩和治療も同時に行う.

化学療法における注意点

- 抗癌剤の毒性が遷延, 重症化する可能性がある.
- 大量の腹水がある症例, 消化管通過障害がある症例では, イリノテカン

(CPT-11) は禁忌.
- 腹水貯留や水腎症を伴う症例では，大量補液を要するシスプラチン (CDDP) は禁忌.
- 消化管通過障害がある症例では経口抗癌剤の内服が安定しない.

緩和治療

a) 腹水

- 腹部膨満感や食思不振等の症状緩和目的に腹水穿刺を行う．1回の排液量は1,000～3,000mL程度とする．これを超えると低血圧やショックをきたすことがある．大量に排液した場合はアルブミンを併用することもある.
- 癌性腹膜炎に伴う腹水に対しては利尿薬が著効することは少なく，40%程度とされる.電解質異常や腎機能障害に注意しながらスピロノラクトン，フロセミドを使用する.
- 頻回の腹水穿刺を要する難治性腹水の場合は，腹水濾過濃縮再静注法 (cell-free and concentrated ascites reinfusion therapy: CART) や腹腔静脈シャント (Denverシャント，経頸静脈経肝的腹腔静脈シャント) を検討する.

b) 腸閉塞

- 経鼻胃管やイレウス管を挿入し減圧を図る．長期間の留置が必要で，鼻腔や咽頭の違和感・苦痛が強い場合は経皮的胃瘻・食道瘻造設を検討する.
- 1日500～1,000mL程度の少量の補液とする.
- オクトレオチドを投与する (消化液分泌・水電解質の分泌の抑制)
- ステロイドを投与する (消化管浮腫の軽減)

これらの治療で消化管閉塞が改善しない場合は，画像検査で病変の広がり，狭窄部位を把握し，バイパス術や腸瘻，人工肛門造設等の外科手術，消化管ステント留置術の適応を検討する．癌性腹膜炎による腸閉塞は複数箇所で狭窄しており，手術は困難なことが多いが，症例の予後や全身状態を考慮して手術の適応を決定する.

c) 水腎症

水腎症による腎機能障害が認められる場合は，経尿道的に尿管ステントを挿入，あるいは腎瘻造設を行う.

▶予後

化学療法不能の場合，予後は数カ月である.

▶入院治療とするべき状況

癌の終末期で，腹水貯留，消化管閉塞による症状が増悪し，在宅療養が困難となった場合は入院とし緩和治療を行う.

参考文献:

1） 酒井 瞳: がん性腹膜炎. 腫瘍内科. 2013; 11: 441-5.
2） 花田敬士, 飯星知博, 平野巨通, 他. 癌性腹膜炎の診断における EUS-FNA の意義. 胆と膵. 2010; 31: 1189-92.
3） 日本緩和医療学会 緩和医療ガイドライン作成委員会編. 終末期がん患者の輸液療法に関するガイドライン 2013 年版. 東京: 金原出版; 2013.

〈山下詔嗣〉

索引

あ行

か行

■さ行

た行

な行

は行

■T・V・W・Z

消化器内科グリーンノート ©

発　行　2016年11月5日　　1版1刷

編　者　木　下　芳　一

発行者　株式会社　中外医学社
　　　　代表取締役　青木　　滋
　　　　〒162-0805　東京都新宿区矢来町62
　　　　電　　話　(03)3268-2701(代)
　　　　振替口座　00190-1-98814番

印刷・製本／三和印刷(株)　　　< KS・MU >
ISBN978-4-498-14044-8　　　Printed in Japan